原书第 3 版

fMRI Basics and Clinical Applications

fMRI 基础与临床应用

原著 [瑞士] Stephan Ulmer　[德] Olav Jansen

主译 卢 洁

中国科学技术出版社
·北京·

图书在版编目（CIP）数据

fMRI 基础与临床应用：原书第 3 版 /（瑞士）史蒂芬·奥尔默，（德）奥拉夫·詹森原著；卢洁主译 . — 北京：中国科学技术出版社，2023.6
书名原文：fMRI: Basics and Clinical Applications, 3e
ISBN 978-7-5046-9634-2

Ⅰ . ① f… Ⅱ . ①史… ②奥… ③卢… Ⅲ . ①核磁共振成像 Ⅳ . ① R445.2

中国版本图书馆 CIP 数据核字 (2022) 第 093884 号

著作权合同登记号：01-2022-2988

策划编辑	孙　超　焦健姿	
责任编辑	孙　超	
文字编辑	郭仕薪	
装帧设计	佳木水轩	
责任印制	徐　飞	

出　　版	中国科学技术出版社
发　　行	中国科学技术出版社有限公司发行部
地　　址	北京市海淀区中关村南大街 16 号
邮　　编	100081
发行电话	010-62173865
传　　真	010-62179148
网　　址	http://www.cspbooks.com.cn

开　　本	889mm×1194mm　1/16
字　　数	619 千字
印　　张	25
版　　次	2023 年 6 月第 1 版
印　　次	2023 年 6 月第 1 次印刷
印　　刷	北京盛通印刷股份有限公司
书　　号	ISBN 978-7-5046-9634-2/R·2902
定　　价	298.00 元

（凡购买本社图书，如有缺页、倒页、脱页者，本社发行部负责调换）

译校者名单

主　译　卢　洁

副主译　黄　靖　殷雅彦　张　越

译　者　（以姓氏汉语拼音为序）

崔碧霄　崔亚东　郭　坤　黄　靖　胡晓飞　李　静

李倩文　李琼阁　李瑞利　彭　靖　单　艺　尚　琨

宋双双　宋天彬　唐　毅　王长明　王静娟　王佩佩

王振明　武春雪　闫少珍　杨睿博　杨延辉　殷雅彦

袁　丽　臧振享　张　越　郑　冲　郑爽爽　祝　威

主译简介

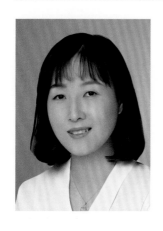

卢洁，医学博士，主任医师，博士研究生导师，首都医科大学宣武医院副院长，国家自然科学基金优秀青年基金获得者，国家万人计划科技创新领军人才。担任中华医学会放射学分会委员，中国医学影像技术研究会放射分会副主任委员，北京医学会放射学分会副主任委员，北京医师协会放射医师分会副会长等学术职务。主持国家科技部重点研发专项、国家自然科学重点项目、北京市自然科学基金重点研究专题等研究课题18项，主编/主译专著7部。

内容提要

本书引进自 Springer 出版社，为全新第 3 版，提供了丰富的 fMRI 基础理论与临床实践相关知识，并详细介绍了如何克服各种成像技术问题。本书分上下两篇。上篇基础理论涵盖了神经解剖、神经电生理、fMRI 成像原理和临床常用技术，以及数据分析方法等内容；下篇临床应用则主要介绍了 fMRI 应用于儿童所涉及的问题、fMRI 技术与经颅磁刺激及脑电刺激的结合、fMRI 在癫痫诊疗的应用、fMRI 辅助术前定位、多发硬化和海马的功能解剖与图像分割，以及 fMRI 应用于神经退行性疾病等内容。随着 fMRI 相关技术的不断发展，除应用于基础脑研究外，也逐渐应用于临床诊断，尤其是术前定位方面。本书理论与实践并重，有助于读者快速学习掌握 fMRI 技术，适合神经影像学医师、神经内科学医师及神经外科学医师、医学生参考阅读。

译者前言

自 1993 年日本科学家 Ogawa 开创性地应用基于血氧水平依赖的功能磁共振成像（BOLD-fMRI）方法以来，fMRI 已发展成为脑成像的重要工具。随着成像技术和数据统计分析的飞速发展，fMRI 为"理解脑"提供了有力的技术支持，同时其非侵入性的优势对脑疾病的诊疗具有重要作用，为"保护脑"提供了切实有效的技术手段。

《fMRI 基础与临床应用（原书第 3 版）》由相关领域的专家共同撰写，他们各自分享了所在领域的丰富经验，阐述了 fMRI 的基础理论及其临床引用的新进展，从 BOLD-fMRI 信号的基础知识开始，涵盖了相关解剖、技术问题、统计分析、临床应用等内容，此外还包括 fMRI 与其他神经影像技术（如经颅磁刺激和脑电图）的比较与结合。本书对神经影像、神经内外科医师及相关研究人员均具有重要参考价值。

本书已修订更新至第 3 版，针对国内同行的需求，首都医科大学宣武医院放射与核医学科团队应中国科学技术出版社邀约翻译本书，希望能对国内从事相关工作的科研工作者、临床医生、研究生及感兴趣的同道有所帮助。本书内容涵盖广泛，加之中外术语规范及语言表达习惯有所差异，中文翻译版中可能存在疏漏或欠妥之处，敬请广大读者批评指正！

首都医科大学宣武医院

目 录

上篇 基础理论

下篇 临床应用

上 篇
基础理论
Basics

第 1 章

绪 论
Introduction

Stephan Ulmer 著

宋天彬 殷雅彦 卢 洁 译

30 多年前，Ogawa 提出了功能磁共振成像（functional MRI，fMRI）的概念，并利用 T_2^* 加权成像成功反映了脑血氧的变化。随着磁共振扫描技术、研究范式、实验设计和数据分析软件的快速发展，fMRI 已广泛应用于基础脑科学研究和临床工作中，尤其是在神经外科术前的脑功能区定位方面发挥着重要的作用。本书第 3 版将重点介绍 fMRI 基础知识和临床应用，包括最新的研究进展及其临床应用。

深入研究各种脑功能并进行对应功能区的精确定位一直是神经科学研究的目标，fMRI 是实现这一目标的重要手段。针对健康志愿者的研究，由于研究方法各异，且研究设计通常比较复杂，因此异质性较高。而针对患者的临床研究，除了患者依从性较差这一最主要的问题，其挑战还在于研究设计和数据分析算法。目前与任务相关的 fMRI 研究，即便是结果相对稳定的运动任务，也仍然需要进一步改进以提高适用性和稳定性，因此静息态 fMRI 更加适用于临床研究。除此以外，越来越多的学者开始应用动脉自旋标记（arterial spin labeling，ASL）进行 fMRI 研究。不仅如此，大家也逐渐认识到 fMRI 研究并不仅限于某个特定的脑功能区，更需要从功能连接和脑网络的角度进行理解。

目前 fMRI 在临床中已经有一些成功的应用。

fMRI 对神经外科术前的脑功能区定位，目前仅限于经典脑功能区（如运动区和语言相关脑区），即使病变导致相关功能区移位或者解剖结构变形，fMRI 也能够进行准确定位。但是对于脑卒中、脑外伤导致的功能区受损及功能重组，以及脑发育或疾病进展导致的功能区变化，fMRI 尚需要进一步研究。此外，fMRI 研究为进一步理解精神神经系统疾病提供了新视角，如 fMRI 有助于揭示阿尔茨海默病或额颞叶痴呆相关的病理生理机制；可以监测多发性硬化患者脑功能适应性或非适应性的功能重组，从而帮助制订治疗方案。对于癫痫患者，fMRI 可以研究从发作间期、发作期、直至发作结束的整个临床过程。

fMRI 研究绘制儿童脑图谱面临双重挑战，即儿童标准化数据获取困难，以及儿童依从性较差，对于年龄较小的幼儿、认知障碍的患儿、发育期的儿童，不仅需要设计个体化的认知任务，而且数据分析和结果解释也很困难。

进行 fMRI 研究不仅有一些基本的要求，同时还受多种因素影响。研究者除了掌握基本的神经解剖学、fMRI 信号的电生理学之外，还需要掌握生理学特别是疾病的病理生理学知识。fMRI 对于健康志愿者的研究结果，有助于理解患者的异常改变。任务相关 fMRI 研究需要对患者扫描时进行实时监测，以保证获得的结果能够反映刺激引起的脑区激活，进而研究激活减少或者无激活的原因。

对于无法配合任务的患者，建议选择静息态 fMRI。血管狭窄、脑肿瘤或动静脉畸形（arteriovenous malformation，AVM）的盗血效应都可能影响 fMRI 结果。此外，其他原因（如金属植入物等）也可能影响结果的准确性，因此跨学科合作非常关键。

fMRI 数据分析也存在很多挑战，尽管目前大多数研究可以使用免费软件进行分析。fMRI 实验过程中任何的自发头动都会影响数据质量，即使运用了各种头动校正方法，也会导致无法对结果进行可靠的解释，因此被试者在实验过程中避免头动，是高质量数据的保证。如前所述，fMRI 实验结果缺乏预期的激活往往会导致对研究方法可靠性的质疑，目前无激活或任务相关信号强度的降低，均难以完全解释。对于病灶邻近额下回的低级别肿瘤患者，如果 fMRI 语言任务没有发现激活，可能导致神经外科医生切除病灶后，患者出现语言障碍或记忆丧失。因此，临床研究需要与临床医生的密切合作，以及对 fMRI 结果持相对保守的态度，并且需要与其他检查方法（如直接皮层刺激）结果相结合，从而避免出现错误。本书详细介绍了 fMRI 与其他模态绘制脑功能图谱方法的比较，值得强调的是，静息态 fMRI 在术前规划的作用将愈发重要。

在引入平面回波成像之前，fMRI 的时间分辨率有限。对于空间分辨率，个体化病例比健康对照组研究的要求更高，尤其是患者重要脑功能区（左颞叶和额叶）的术前定位。提高磁共振场强能够检测到更多的信号，但同时也包含了更多的噪声，因此需要进一步提高信噪比。

通过本书我们希望能够回答有关 fMRI 的一些问题，并概述如何将 fMRI 应用于临床研究。我很荣幸邀请到这个领域的各位专家参加编写工作，希望本书能够得到读者的认可，并对大家的日常工作有所帮助。

第2章

神经解剖与皮质定位标志
Neuroanatomy and Cortical Landmarks

Stephan Ulmer 著

宋双双 袁丽 卢洁 译

功能区的神经解剖和皮层定位

在进行任何类型的功能定位之前，必须熟悉掌握神经解剖学知识。为了 fMRI 更好的临床应用，本章将介绍识别脑内特征性解剖标志的方法，描述脑沟和脑回的走行、形态，以及如何在 MRI 上进行识别。由于神经功能定位经常需要准确的解剖结构，通过一些方法识别皮层定位标志非常重要。若临床常规扫描未进行 fMRI 采集，则通常需要采集 3D 数据标识。目前，fMRI 采用各向异性的回波平面成像方法（echo planar imaging，EPI）获得，而 3D T_1WI 通常是各向同性，如磁化准备快速采集梯度回波（magnetization-prepared rapid acquisition gradient echo，MPRAGE）或稳态扰相梯度回波采集（spoiled gradient-recalled acquisition in steady state，SPGR）序列等。fMRI 数据的标准化可一定程度上减少系统误差，这种误差在前额叶和枕叶后部更明显。然而，对于个体数据，标准化模板与 fMRI 结果配准的准确性至关重要，因为没有两个大脑是完全一致的，甚至同一个受试者的双侧大脑半球也不完全相同，应用解剖学模板只是一种折中的方法（Devlin 和 Poldrack，2007）。使用标准模板，如 Talairach 空间（基于 1 个大脑的解剖结构）或 MNI 模板（基于 305 个大脑）可造成配准误差和其他变形，降低准确性，并且不能保证个体化案例的解剖精度。

（一）感觉运动皮层

1. 横轴位

识别中央前回（preCG；③）、中央沟（CS）和中央后回（postCG；④）的方法有很多种。从颅后侧观，感觉运动区呈带状（从顶端到外侧裂㉟）的内侧后上向外侧前下走行。从横轴位观（图 2-1 和图 2-2），中央前回③与额上回（SFG；①）在颅脑凸面处融合（Ebeling 等，1986；Kido 等，1980；Naidich 等，1995；Ono 等，1990）。中央前回③是额叶最后面的部分，向下延伸至外侧裂㉟。从横轴位观察，中央前回③比中央后回④厚（Naidich 等，1995）。皮层也如此（Meyer 等，1996）。中央前回③和中央后回④在顶部汇合形成中央旁小叶ⓑ。矢状位上（图 2-3），扣带沟⑤在内侧半球表面背侧向上走行至中央旁小叶（缘支部）ⓑ，将其与楔前叶⑥分开。横轴位可显示该交点，称为"括弧"征（图 2-2；Naidich 和 Brightbill，1996），与中央后回④毗邻。大脑皮层躯体定位图显示，大脑凸面顶点支配下肢的皮层（Penfield 和 Rasmussen，1950）。沿其凸面表面走行（从内侧后上至外侧前下），中央前回的皮层表面在后缘增宽，从而形成了 Ω 形的运动"手结区"（hand knob）（ⓐ；Yousry 等，1995，1997）。在对应手部的初

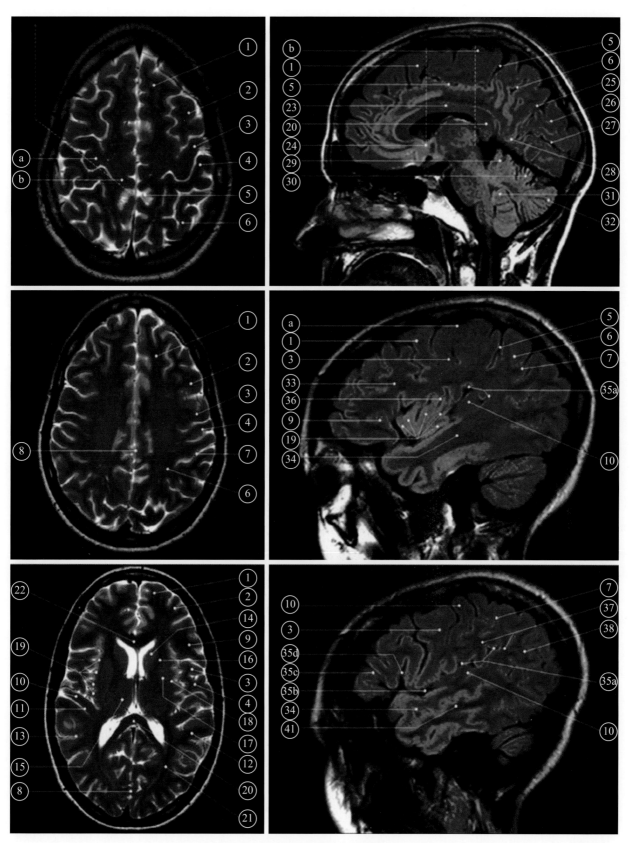

▲ 图 2-1　皮层定位标志
图中数字在本章正文和其他图例中均有详细说明

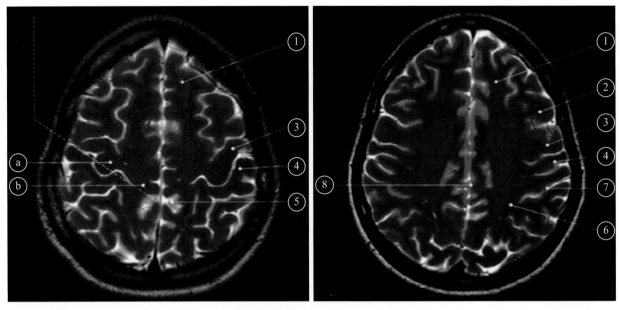

▲ 图 2-2　MRI 横轴位 T₂WI 图像

①额上回；②额中回；③中央前回；④中央后回；⑤"括弧"征，扣带沟；⑥楔前叶，顶叶；⑦顶内沟；⑧大脑纵裂；
ⓐ手结区；ⓑ中央旁小叶

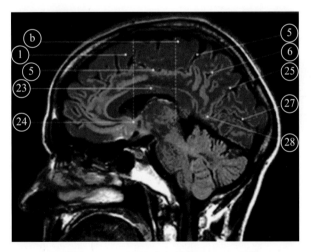

▲ 图 2-3　MRI 正中矢状位 FLAIR 图像

①额上回；⑤"括弧"征，扣带沟；⑥楔前叶，顶叶；㉓胼胝体体部；㉔前连合；㉕顶枕沟；㉗距状沟；ⓑ中央旁小叶；㉘楔点

级运动皮层（M1）内，每个手指具有相应的位置顺序（个体之间有重叠和变异），从内至外侧依次表示从小拇指区（D5）至最外侧的拇指区（D1）（Dechent 和 Frahm，2003）。运动"手结区"ⓐ是中央前回③的另一个典型标志。CS 和中央后回④按这个路径走行时，中央后回也会形成"Ω"

形结构（包括手躯体感觉区）。此外，如上所述，与中央前回③相比，中央后回④的厚度较小，因此容易区分。大脑皮层躯体定位图显示，躯体感觉区的皮层分布在中央前回③走行区域（Penfield 和 Rasmussen，1950；Overduin 和 Servos，2004），在额上回①的外侧，额中回②曲折向后，并指向手结区ⓐ。中央前回③的前后径从"手结区"向外侧下方逐渐变细，但在凸面低处再次增宽，Eberstaller（1890）明确提出了这种改变。使用现代成像技术可测量中央前回③横轴位的宽度，既往研究结果证实，中央前回的最大宽度位于靠近外侧裂的脑回下部㉟ⓑ（Ono 等，1990），是控制嘴唇和舌头运动的初级运动皮层（M1）。横轴位上既没有典型的脑回形状和标志，又没有运动手结区或 ac（前连合）测量相对位置帮助精确定位，但这矢状位可以解决此问题（见下文）。

上文描述了一部分额叶解剖。横轴位可以清晰显示额中回②的走行，额下回位于额叶的侧下方。中央前回③前方为前额叶运动区，额下回与岛叶⑲前缘相邻。这部分是额叶岛盖部⑨，包含 Broca 的运动性语言中枢（见下文的矢状位部分）。由于侧脑室的典型形态和脑脊液（corticospinal fluid，CSF）的信号特征，横轴位很容易定位侧脑室及其前后角（图 2-1、图 2-5 和图 2-6），其形状是由位于前角外侧的尾状核⑩，体部（第三脑室）外侧丘脑⑪、及其后面前后走行的视辐射㉑和左右走行胼胝体压部⑳形成（图 2-5 和图 2-6）。下行的皮质脊髓束走行于尾状核的外侧，通过内囊⑯。内囊位于内侧尾状核头⑩、第三脑室和丘脑⑪（位于第三脑室的后方）、外侧苍白球⑰形成的区域内。从内到外至岛叶⑲，可以识别豆状核⑰内的苍白球、壳核以及屏状核。控制舌、嘴唇和面部的皮质脊髓束在内囊⑯前肢和膝部下行，内囊后肢走行控制上肢、躯体和下肢的纤维束。

2. 矢状位

前文已经介绍了矢状位大脑半球表面的解剖结构（图 2-3）。胼胝体⑳、㉒、㉓是联络左右大脑半球纤维构成的纤维束板。前面是膝部㉒，中间是体部㉓，后面是压部⑳。胼胝体包绕侧脑室，在基底部、前连合（ac；㉔）呈椭圆形，容易识别。后联合也容易识别，是穿过中线的纤维束，位于导水管上端背侧。大多数 fMRI 研究扫描根据前 - 后联合连线定位，从而获得标准的参考位置。

从基底部向上，胼胝体与胼胝体沟和扣带回相邻。与扣带沟⑤相邻的脑回是额上回①的内侧，辅助运动区（supplementary motor area，SMA）位于垂直于前联合（vertical lines perpendicular to the ac，Vac）或后联合（vertical lines perpendicular to the pc，Vpc；图 2-3）的垂直线构成的区域（内侧皮层表面），位于扣带回和额上回。如上所述，扣带沟⑤在中央旁小叶（ⓑ；扣带沟缘部）背部的内侧半球表面（图 2-3）上行，将其与楔前叶分开⑥。该交点在横轴位的"括弧"征显示清晰（图 2-2；Naidich 和 Brightbill，1996），与中央后回④毗邻。中央后回是顶叶的一部分。楔前叶⑥位于中央后沟背侧。顶枕沟㉕是区分顶叶与枕叶（楔叶㉖）的重要标志。顶枕沟位于扣带沟⑤ 上部的后方，由前下向上后走行，矢状位上容易识别（图 2-3）。推荐在矢状位沿这些沟、裂进行横向走行定位，当外侧裂㉟ⓑ显示，解剖标志很容易确定。

正中矢状位（图 2-6）显示运动皮层的手结区，ⓐ形似钩子从脑实质指向背侧。此外，感觉运动皮层位于岛叶⑲上方。外侧裂㉟ⓑ由下前至上后走行，分隔额叶和颞叶，其水平支㉟ⓒ，在前上缘走行，前上升支㉟ⓓ在背侧进入额下回岛盖部⑨，岛盖部位于岛叶⑲的前部。前水平支㉟ⓔ将额下回眶部⑩与三角部㊳分界，前上升支㉟ⓓ将额下回三角部㊳与岛盖部⑨分界，形成 M 形（Naidich 等，1995）。额下回岛盖部⑨位于 Broca 区，岛盖部后缘以中央前下沟为界，在感觉运动区的底部，与中央前回③和中央后回④汇合（Eberstaller，1890；Ono 等，1990），汇合处背部以中央下后沟为界，嘴唇或舌头运动引起此区血氧水平依赖（blood oxygen level-dependent，BOLD）信号增加（Fesl 等，2003）。由于解剖变异，感觉运动区的基底部形成 K 形或 N 形，该形状由中央下前沟和中央前下沟构成，中央前回、中央后下沟、中央后回和中央后沟与角回相邻㊳（Eberstaller 1890；Ono 等，1990；图 2-6）。大脑外侧裂的后部沿其上后部走行，上行至后上升支㉟ⓐ，后升支两侧为马蹄形缘上回㊲的前部和后部。

（二）岛叶

岛叶⑲被颞上回㉞、额叶岛盖⑨和感觉运动区的底部覆盖，解剖结构在矢状位显示最清晰

（图 2-6）。

1. 矢状位

岛叶⑲被从其顶部自上后向前下走行的中央沟㊱分隔为前叶和后叶（图 2-6）。前叶由 3 个脑回组成（前、中和后岛短回），后叶由两个脑回组成，即中央后回隔开的前岛长回和后岛长回（Naidich 等，2004）。

从神经功能角度，岛叶有多个功能区。癫痫手术的电刺激过程中，发现刺激前叶会造成语言组织困难（Ojemann 和 Whitaker，1978a, b），是语言组织功能区（Wise 等，1999；Price 2000）。失语症是由岛叶左中央前岛叶沟病变引起（Dronkers，1996；Nagao 等，1999），而右前叶在非抒情的声音重复过程中激活（Riecker等，2000）。刺激右岛叶，交感神经紧张性增加；刺激左岛叶，副交感神经紧张性增加（Oppenheimer，1993）。左岛叶脑梗死，可能造成心源性死亡。有学者证实岛叶 – 视觉 – 前庭存在相互作用（Brandt 等，1998）。

2. 横轴位

岛叶皮层⑲由其内的苍白球、壳核（豆状核 ⑰）和屏状核组成，三者被体积较小的白质边界（外囊⑱）隔开。岛叶被岛中央沟分为前、后两叶，前叶分为三个岛短回（前、中、后岛短回），后叶分为两个岛长回（前、后岛长回）（图 2-5 和图 2-6）。

（三）语言相关的额叶区域

1. 横轴位

横轴位很容易定位岛叶⑲（图 2-5 和图 2-6）。从内侧（脑室）至外侧，沿外囊⑱和岛叶⑲皮层可识别豆状核⑰内的苍白球、壳核，以及屏状核。外侧裂㉟将岛叶⑲与颞叶分界。如前所述，由于解剖变异，岛叶有 4~5 个突起（前、中、后岛短回，前、后岛长回）。岛叶⑲被颞上回㉞、

额叶顶盖⑨和感觉运动区底部覆盖。横轴位可识别岛叶皮层前叶的前岛短回后，岛叶与额叶下部之间的前界是前岛界沟。岛周围沟一面与岛叶⑲毗邻，另一面与额下回的岛盖部⑨相邻。额叶岛盖部⑨在横轴位呈三角形，覆盖岛叶⑲的前部。额叶岛盖部⑨可走行至前颅窝，与和直回平行的眶回相邻，其外侧前方是额下回三角部，由外侧裂㉟前上升支分开。

2. 矢状位

从大脑的外侧面开始（矢状位，图 2-4 和图 2-5），外侧裂㉟由前下方向后上走行。上文已描述其后缘。外侧裂是颞叶与额叶分界，其前缘外侧裂上升至前水平支㉟，前上升支㉟向背面进入额叶岛盖部⑨，岛盖部⑨位于岛叶⑲前部。前水平支㉟将额下回眶部㊵与三角部㊴分开，前上升支㉟将三角部㊴与额下回岛盖部⑨分开，从而形成 M 形（Naidich 等，1995）。额下回的岛盖部位于 Broca 区，以中央下前沟为界。

（四）听觉皮层和语言相关的颞顶叶区域

1. 横轴位

从内至外侧（图 2-5 和图 2-6）至岛叶⑲，可识别豆状核⑰的苍白球、壳核，以及屏状核。在豆状核⑰和岛叶⑲皮层之间可见外囊⑱的白质形成薄层白质纤维板。外侧裂㉟将岛叶⑲与颞叶分界，这是横轴位易于识别的标志。由于解剖变异，岛叶有 4~5 个突起（前、中、后岛短回，前、后岛长回）。代表后岛长回的突起后方，为从中背侧到前外侧走行的颞叶上部脑回，称为颞横回或 Heschl 脑回⑩，是主要的听觉皮层（Mukamel 等，2005；Devlin 和 Poldrack，2007），颞横回的数量和大小存在个体差异（Penhune等，1996；Rademacher 等，2001），这是另一个易于识别的标志。Heschl 脑回⑩被 Beck 沟中间

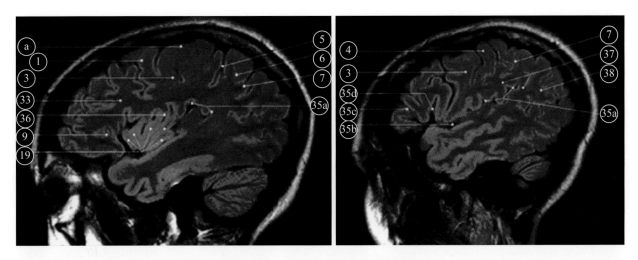

▲ 图 2-4　MRI 矢状位 FLAIR 图像

①额上回；③中央前回；④中央后回；⑤ "括弧" 征，扣带沟；⑥楔前叶，顶内沟；⑦顶内沟；⑨岛盖部，额下回；⑲岛叶（前、后岛短回，前、后岛长回）；㉝额中回；㉟ₐ外侧裂的后上升支；㉟ᵦ外侧裂；㉟꜀外侧裂前水平支；㉟ᵈ外侧裂前上升支；㊱岛叶中央沟；㊲缘上回；㊳角回；ⓐ手结区

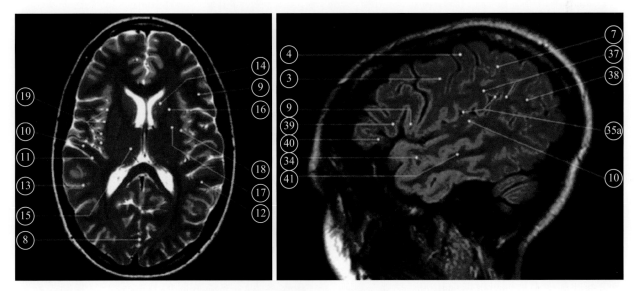

▲ 图 2-5　MRI 横轴位 T₂ WI 和矢状位 FLAIR 图像

③中央前回；④中央后回；⑦顶内沟；⑧大脑纵裂；⑨岛盖部，额叶下部，额盖；⑩ Heschl 脑回；⑪ Heschl 沟；⑫颞平面；⑬颞上沟；⑭尾状核头；⑮丘脑；⑯内囊；⑰苍白球、壳核和屏状核（豆状核）；⑱外囊；⑲岛叶（前、后岛短回，前、后岛长回）；㉞颞上回；㉟ₐ外侧裂后上升支；㊲缘上回；㊳角回；㊴三角部，额盖，额下回；㊵眶部，额盖，额下回；㊶颞中回

段分界，通常可见右侧半球有 2 个脑回，左侧半球 1 个脑回（Shapleske 等，1999）。Heschl 沟⑪是颞平面⑫的前缘，与 Heschl 脑回⑩相邻。尽管手术中直接刺激颞平面区域可能导致语言障碍（Sanai 等，2008；Shapleske 等，1999），但颞平面⑫更可能是听觉相关皮层。颞平面⑫在

颞叶的上表面延伸，外侧以颞上沟⑬为界，后面以外侧裂后上升支和（或）后下降支为界，内侧以外侧裂深部为界，但界限不太明确（Shapleske 等，1999）。虽然这些边界矢状位更容易显示；但横轴位可显示与 Heschl 脑回⑩同平面的颞上沟⑬，是 Heschl 沟⑪后方另一个大脑沟。Heschl

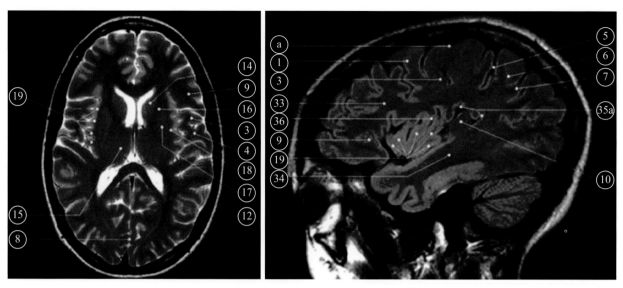

▲ 图 2-6　MRI 横轴位 T₂WI 和矢状位 FLAIR 图像

①额上回；③中央前回；④中央后回；⑤ "括弧" 征，扣带沟；⑥楔前叶，顶叶；⑦顶内沟；⑧大脑纵裂；⑨岛盖部，额叶下部；⑩ Heschl 脑回；⑫颞平面；⑭尾状核头；⑮丘脑；⑯内囊；⑰苍白球、壳核和屏状核（豆状核）；⑱外囊；⑲岛叶（前、后岛短回，前、后岛长回）；㉝额中回；㉞颞上回；㉟ₐ外侧裂后上升支；㊱岛叶中央沟

脑回⑩伸入外侧裂㉟ᵦ，因此，横轴位也可显示外侧裂的走行。在顶颞交界处，外侧裂或颞上沟⑬上行，而中间沟下行，导致横轴位解剖定位困难。颞上沟⑬在缘上回后方上行，直径逐渐变小。由于 Heschl 脑回 ⑩突入外侧裂㉟ᵦ，外侧裂后上升支㉟ₐ上行至侧脑室体部水平，形成 Heschl 沟⑪后方的交点。外侧裂的后上升支㉟ₐ位于缘上回㊲内侧，与角回㊳由中间沟分界。横轴位上，中央前回和中央后回可根据前述的 "括弧" 征加以识别。顶内沟位于中央后沟背侧⑦，从顶叶⑥顶部内侧表面向外侧和背面走行。在外侧面，位于中间沟上方，与角回㊳相邻。颞平面⑫的大小取决于性别、利手习惯和优势半球(Shapleske 等，1999)。功能成像研究发现，动词生成任务（Wise等，1991 ）和听到音调、单词、一系列音调时（ Binder 等，1996，1997，2000 ），该区域可见激活。

2. 矢状位

根据颞横回或 Heschl 脑回⑩从背内侧至前外侧的走行（图 2-6），其外侧紧邻感觉运动区下部（可能是中央后回），中间部分邻近岛叶后岛长回⑲，参与形成外侧裂㉟ᵦ。Heschl 沟⑪是颞平面⑫的前界，与 Heschl 脑回⑩后侧相邻。颞平面⑫延伸至颞叶上表面，侧面以颞上沟⑬为界，后面以外侧裂的后上升支和（或）下降支为界，内侧以外侧裂深部为界，但界限不明确（Shapleske等，1999）。外侧裂向前上方走行的前上升支㉟ᵨ和水平支㉟ₑ至额下回岛盖部⑨，向背侧走行的上升支㉟ₐ和下降支至颞顶交界处，外侧裂内侧为岛叶⑲，外侧是颞上回㉞、中央前回和中央回的下部。颞上回㉞与外侧裂㉟ᵦ平行，为前后走行。外侧裂的后上升支㉟ₐ伸入马蹄形的缘上回㊲。缘上回㊲后方，上下走行的中间沟将其与角回㊳分界。颞上沟⑬在缘上回后方上行，直径逐渐变小。

3. 冠状位

冠状位容易显示颞叶、岛叶和额叶分界的外侧裂。Heschl 脑回起源于颞叶，指向岛叶。

（五）视觉皮质

矢状位

枕叶内侧面锯齿状前后走行的脑沟，称为距状沟㉗，视觉皮层沿距状沟分布，距状沟㉗将视觉皮层距状裂上唇与下唇分开。

参考文献

[1] Binder JR, Frost JA et al (1996) Function of the left planum temporale in auditory and linguistic processing. Brain 119:1239–1247

[2] Binder JR, Frost JA et al (1997) Human brain language areas identified by functional imaging. J Neurosci 17: 353–362

[3] Binder JR, Frost JA et al (2000) Human temporal lobe activation by speech and nonspeech sounds. Cereb Cortex 10:512–528

[4] Brandt T, Bartenstein P et al (1998) Reciprocal inhibitory visual-vestibular interactions: visual motion stimulation deactivates the parieto-insular vestibular cortex. Brain 121:1749–1758

[5] Dechent P, Frahm J (2003) Functional somatotopy of finger representations in human primary motor cortex. Hum Brain Mapp 18:272–283

[6] Devlin JT, Poldrack RA (2007) In praise of tedious anatomy. NeuroImage 37:1033–1041

[7] Dronkers NF (1996) A new brain region for coordinating speech articulation. Nature 384:159–161

[8] Ebeling U, Huber P et al (1986) Localization of the precentral gyrus in the computed tomogram and its clinical application. J Neurol 233(2):73–76

[9] Eberstaller O (1890) Ein beitrag zur anatomie der oberfläche des grosshirns. Urban & Schwarzenberg, Wien/Leipzig

[10] Fesl G, Moriggl B et al (2003) Inferior central sulcus: variations of anatomy and function on the example of the motor tongue area. NeuroImage 20(1):601–610

[11] Kido DK, LeMay M et al (1980) Computed tomographic localization of the precentral gyrus. Radiology 135:373–377

[12] Meyer JR, Roychowdhury S et al (1996) Location of the central sulcus via cortical thickness of the precentral and postcentral gyri on MR. AJNR Am J Neuroradiol 17(9): 1699–1706

[13] Mukamel R, Hagar G et al (2005) Coupling between neuronal firing, field potentials, and fMRI in human auditory cortex. Science 309:951–954

[14] Nagao M, Takeda K et al (1999) Apraxia of speech associated with an infarct in the precentral gyrus of the insula. Neuroradiology 41:356–357

[15] Naidich TP, Brightbill TC (1996) The pars marginalis: part I. A "bracket" sign for the central sulcus in axial plane CT and MRI. Int J Neuroradiol 2:3–19

[16] Naidich TP, Valavanis AG et al (1995) Anatomic relationships along the low-middle convexity: part I – normal specimen and magnetic resonance imaging. Neurosurgery 36:517–532

[17] Naidich TP, Kang E et al (2004) The insula: anatomic study and MR imaging display at 1.5 T. AJNR Am J Neuroradiol 25:222–232

[18] Ojemann GA, Whitaker HA (1978a) The bilingual brain. Arch Neurol 35(7):409–412

[19] Ojemann GA, Whitaker HA (1978b) Language localization and variability. Brain Lang 6(2):239–260

[20] Ono M, Kubik S et al (eds) (1990) Atlas of the cerebral sulci. Georg Thieme, Stuttgart/New York

[21] Oppenheimer S (1993) The anatomy and physiology of cortical mechanisms of cardiac control. Stroke 24:I3–I5

[22] Overduin SA, Servos P (2004) Distributed digit somatotopy in primary somatosensory cortex. NeuroImage 23(2): 462–472

[23] Penfield W, Rasmussen T (1950) The cerebral cortex in man. Macmillan, New York

[24] Penhune VB, Zatorre RJ et al (1996) Interhemispheric anatomical differences in human primary auditory cortex: probabilistic mapping and volume measurement from magnetic resonance scans. Cereb Cortex 6:661–672

[25] Price CJ (2000) The anatomy of language: contributions from functional neuroimaging. J Anat 197:335–359

[26] Rademacher J, Morosan P et al (2001) Probabilistic mapping and volume measurement of human auditory cortex. NeuroImage 13:669–683

[27] Riecker A, Ackermann H et al (2000) Opposite hemispheric lateralization effects during speaking and singing at motor cortex, insula and cerebellum. Neuroreport 11:1997–2000

[28] Sanai N, Mirzadeh Z et al (2008) Functional outcome after language mapping for glioma resection. N Engl J Med

358(1):18–27

[29] Shapleske J, Rossell SL et al (1999) The planum temporale: a systematic review of its structural, functional and clinical significance. Brain Res Rev 29:26–49

[30] Wise R, Chollet U et al (1991) Distribution of cortical neuronal networks involved in word comprehension and word retrieval. Brain 114:1803–1817

[31] Wise RJ, Greene J et al (1999) Brain regions involved in

articulation. Lancet 353:1057–1061

[32] Yousry TA, Schmid UD et al (1995) Topography of the cortical motor hand area: prospective study with functional MR imaging and direct motor mapping at surgery. Radiology 195(1):23–29

[33] Yousry TA, Schmid UD et al (1997) Localization of the motor hand area to a knob on the precentral gyrus. A new landmark. Brain 120(Pt 1):141–157

fMRI 信号的电生理背景

The Electrophysiological Background of the fMRI Signal

第**3**章

Christoph Kayser　Nikos K. Logothetis　著

殷雅彦　王长明　卢洁　译

一、概述

无创研究人脑结构和功能是现代医学、心理学和神经科学最重要的里程碑之一。当前的活体脑成像技术不仅可以帮助临床诊断，还可以评价临床治疗效果，还可以为揭示脑功能及功能障碍的神经机制提供影像依据。现代成像的优势在于能够研究神经系统结构，以及与神经元活动相关的功能变化。总之，神经成像是目前唯一能够将神经系统的空间结构、功能连接信息与潜在神经元信息相结合，并将感知和认知与人脑神经机制相联合的唯一方法。功能成像技术与脑血流（cerebral blood flow，CBF）、能量需求和神经元活动的相互关系有关（Heeger 和 Ress，2002；Logothetis，2002；Logothetis 和 Wandell，2004；Lauritzen，2005）。CBF、血液氧合变化与离子梯度以及神经递质的合成、转运和再摄取的耦联机制，极其精细复杂。截至本书出版的125 年前，安吉洛·莫索（Angelo Mosso）观察到颅骨缺损患者在进行脑力劳动时，大脑搏动不断增加，提示能量需求与脑血流之间存在某种必然联系（Mosso，1881）。罗伊（Roy）和谢灵顿（Sherrington）有关脑血流与神经元活动耦联的类似研究结果（动物实验），提示"……淋巴液中所含的大脑代谢化学产物可导致小动脉壁的管径变化。在这种反应中大脑具有内在机制，通过这种机制供血量根据功能活动的局部变化而改变。"（Roy 和 Sherrington，1890）。

目前，成像技术对基础研究和临床诊断的价值已经毋庸置疑。随着磁共振成像（magnetic resonance imaging，MRI）的广泛应用，功能成像已成为神经科学研究的一个独立分支，其中血液氧合水平依赖成像（bloodoxygenation level-dependent fMRI，BOLD-fMRI）是使用最广泛的成像方法（Ogawa 等，1998）。尽管目前已取得了很大进展，但仍不清楚功能成像如何反映脑灌注改变的神经元活动模式。由于成像信号的时间空间精度目前尚存争议，研究人员将其与电生理这种直接测量神经元电活动的方法进行了对比。神经电活动可以进行头皮的脑电图（EEG）记录，以及使用微电极的空间定位记录直接获得，这些记录能够表征神经元过程的多种信号。因此，了解功能成像信号的神经生理学基础，应首先了解电生理学方法测量的信号特性。

二、复合神经信号

系统水平的电生理研究通常记录细胞外信号，该信号为局部电流的叠加。与直接评估单个神经元膜电位的细胞内记录相反，细胞外信号可能有多种来源，并且难以解释。神经元被细胞外基质包绕，基质作为导体，使电信号在相当长的空间距离内传播。对于细胞外记录点，带正电的离子进入神经元的活性区（突触前膜）表现为电流输入（内向电流），而进入非活性区的作为活动区的正电离子源（外向电流）。由于细胞外基质的电阻特性，这些电流会产生细胞外场电位（extracellular field potentials，EFP）（Freeman，1975），某一神经位点电极测量的信号代表平均 EFP，信号来自沿该位点的多个单元的电流输入和输出在空间上进行加权叠加。另外，根据叠加原理，多个单元的 EFP 在整个容积导体（电流传播介质）中线性相加。因此，细胞或细胞内间隔在完全相反的方向，大小相等但极性相反的电流产生相互抵消的电势，而排列良好且具有延展性的神经元，电流会增加，从而产生强方向性的电场。尽管解释所测量的信号存在难度，但 EFP 仍然是神经生理学家最重要的工具，因为检测基本的脑功能信息。

如果将微电极放置在神经元的胞体或轴突的附近位置，测量的 EFP 可直接记录该神经元及其邻近区域的峰值（动作电位）。自从微电极发展以来，这种高度隔离的神经元放电率是比较神经活动与感觉处理或行为的关键指标（Adrian 和 Zotterman，1929）。几十年来，测量放电率一直是神经科学的主要内容。尽管测量神经元活动很重要，但是单细胞记录技术依然有缺点，即无法记录给定部位在某阈值的整合过程或关联信息。此外，这种技术对所记录的细胞类型和大小存在偏倚（Towe 和 Harding，1970；Stone，1973），大神经元的活性区和非活性区相距较远，从而产生比小神经元更大的膜电流和细胞外电位。此外，与小神经元的峰电位相比，大神经元产生的峰电位在距细胞较远区域也可以记录，所以此方法通常测量的是大神经元，即新皮层锥体细胞的放电活动。这种测量偏倚在警觉性动物实验或人

类实验尤为明显，这些实验中即使研究对象进行了轻微运动，虽然时间足够长，也难以记录到小神经元的活动（Fried 等，1997；Kreiman 等，2000）。因此，大多数使用单细胞外膜记录的实验都仅报道大神经元的活动。

如果微电极的阻抗很低，或者无法分离单个神经元的信号，可以使用电极监测该区域动作电位变化。通常，多单位活动（multiunit activity，MUA）的特征是大于 300～500Hz 频率的复合电信号。该信号已被证明具有位点特异性（Buchwald 和 Grover，1970），与单个神经元活动方式相同，随刺激特性而变化（Kayser 等，2007a）。研究表明多单位活动反映细胞外放电电位的波幅变化，即多单位活动的信号变化反映细胞外电位。总之，多单位活动包含半径为 150～300mm 的球形信号，具体取决于电极的具体性能（Buchwald 和 Grover，1970；Legatt 等，1980；Gray 等，1989），通常这样的信号区域包含数千个神经元，表明多单位活动对许多细胞的同步放电特别敏感，上述叠加原理会增强这种同步放电。

虽然集合场电位的快速、高频成分主要反映邻近神经元的放电活动，而 EFP 的慢成分反映神经元的另一种活动。局部场电位（local field potential，LFP）定义为 EFP 的低频成分，突出表现慢电位的变化特征。与多单位活动相反，局部场电位的大小与细胞大小无关，而是反映局部树突的范围和几何形状（Fromm 和 Bond，1964，1967；Buchwald 等，1966）。锥体细胞的尖端发出顶树突，顶树突垂直于皮层表面，这种方式形成开放场排布，其中树突朝向一个方向，胞体朝向另一个方向；顶树突接受刺激，和胞体形成了局部的电偶极子。局部场电位的空间性总和，反映同一时间不同部位连续的两个阈值刺激引起的去极化反应的叠加（Mitzdorf 1985，1987；

Juergens 等, 1999), 同时进行多电极记录实验,
相位相干性与电极空间距离具有函数关系, 可间
接计算局部场电位 (图 3-1)。联合细胞内和场
电位记录也表明了局部场电位源自于突触 / 树突,
代表局部的平均兴奋性和抑制性突触后电位, 显
著慢于神经元的放电活动 (Steriade 和 Amzica,
1994; Steriade 等, 1998)。此外, 局部场电位还
表示与突触事件无关的其他类型慢活动, 包括电
压依赖性膜振荡 (Juergens 等, 1999) 和后电位
(Buzsaki 等, 1988)。

总之, 可以从细胞外微电极记录提取 3 种不
同的信号, 每种信号覆盖部分所采集信号的不同
频率范围。多单位活动代表快速事件, 反映神经
元群体 (主要为投射神经元) 的平均峰值活动。
在相同频率范围, 单细胞活动主要代表皮层区域
主要输出的主神经元活动。相反, 局部场电位代
表较慢事件, 反映的是慢波, 如突触电位、后电
位和电压门控型膜振荡, 这些波形主要反映特定
皮层区域的输入及其局部皮层内的活动。

三、大脑的被动电特性

为了更好理解微电极获得信号是如何从神经
元发生, 特别是区分不同频率状况, 我们需要了
解脑组织的基本电学特性。细胞外微环境由细
胞之间的狭窄间隙组成, 平均宽度不超过 200Å,
这些空间为主要含有水、蛋白质的细胞外液。理
论上电流和离子在流体中传播, 而不是通过细胞
传播 (Robinson, 1968), 因此, 空间的电流阻力
取决于神经元组织的空间布局, 并可能导致非均
质电流流动, 且不一定像简单的盐水溶液的电流
那样 (Ranck, 1963a, b; Mitzdorf, 1985)。因此,
目前尚不清楚皮层组织究竟与欧姆电阻相似, 还
是与电容性滤波器相似。

脑电图测量的慢波活动在很大程度上独立于
棘波样放电反应, 说明电流传导过程中的频率依
赖行为, 表明皮层组织具有很强的频率滤波特
性 (Ajmone-Marsan, 1965; Bedard 等, 2004,
2006)。此外, 细胞外记录, 神经元动作电位的
形状和幅度取决于电极相对于神经元的空间位置
(Gold 等, 2006), 相同空间距离时频段较低的场
电位通常比频段较高的场电位具有更高的相干性
(图 3-1), 因此皮质组织与频率依赖的电容性滤
波器相似 (Destexhe 等, 1999), 可以选择性衰
减某些频率的电信号, 如高频放电事件多于低频
电位。

为了了解大脑组织行为与欧姆介质还是电容
介质相似, 作者最近对活体内不同信号在大脑的
被动电传播进行了量化, 在初级视觉皮层 (感觉
处理的典型系统) 进行测量, 测量范围为数百微
米至几毫米, 即与 BOLD-fMRI 等功能成像技术
相似的空间尺度 (Logothetis 等, 2007)。理论上
该尺度细胞外介质基本同质, 且大部分是各向同
性 (灰质), 作者的结果进行了证实, 并且发现
皮层组织的行为与电容性滤波器不同, 而与欧姆

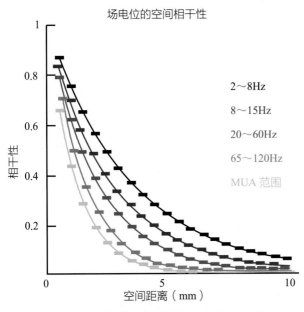

▲ 图 3-1 初级视觉皮层局部场电位的空间相干性
每个图形都显示了从两个电极记录的场电位的空间相干性,
它们是电极空间距离的函数; 每条曲线表示不同的频段

电阻相似，以相同方式衰减不同频率的信号。

作者测量了预定频率的注入电流引起的两个相邻电极之间的电压差（图 3-2），采用四点电极系统，在活体内对皮层组织的电阻进行高精度且无干扰测量。在很宽的电流频率范围内，对所有测试的电极空间排列，大脑的灰质组织表现为各向同性，且与欧姆电阻相似；相反，白质表现为各向异性，即一个方向的电阻较低，而正交方向的电阻较高，然而白质表现与欧姆电阻相似。总之，作者的测量结果表明皮层组织的性质与频率依赖的电容性滤波器不同，而与欧姆电阻相似。

基于上述发现，作者得出结论，上述场电位的某些特性，如不同频带的不同空间相干性，并不是组织中被动扩散的结果。作者的发现表明，低频信号（如 theta 或 beta 节律）的相关性是由信号的发生源属性决定，即与介导这些振荡的连接空间模式有关，因此功能成像能够观察到这种特性。

四、BOLD 信号的神经基础

由于可以从细胞外记录获得不同信号的差异，因此哪种信号可解释功能成像看到的活动模式，或哪种信号与功能成像信号最相关？越来越多的研究工作以两种方式解决了这一重要问题，一种间接方式是观察细胞外记录和功能成像对于同一刺激是否产生相似的响应，如大脑的某个区域是否对给定刺激做出反应。另一种直接方式是同时测量 BOLD 信号和电信号，将功能成像激活与神经元活动的不同信号进行直接比较。

Rees 等进行了间接比较的典型示例，他们将人类功能磁共振成像的测量结果与猴子单细胞记录的电生理数据进行比较（Rees 等，2000），两个数据集分别来源于各自的运动脑区，反映了各自信号作为刺激运动一致性函数的变化程度。通过比较两种信号的斜率得出结论：BOLD 信号与平均放电速率呈正比，且比例常数固定，即

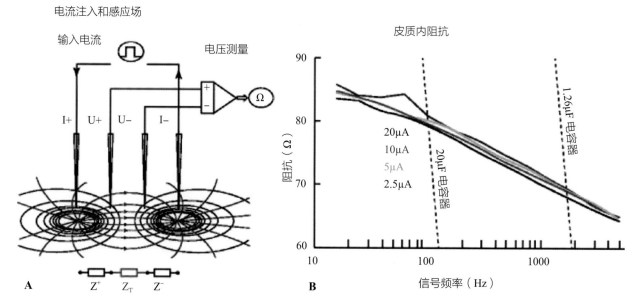

▲ 图 3-2　皮层组织的阻抗谱

A. 显示阻抗测量的示意。输入预定频率的电流（通过电极 I+ 和 I-），并测量电极 U+ 和 U- 两端的电压差。根据该电压差，可以推断皮层电阻（Z_T）作为电流频率的函数，即频率依赖的阻抗谱。场线表示均匀组织的电流。B. 显示皮层（实线）不同电流强度和电子容量条件下测量的阻抗值。皮层的阻抗谱与电容谱相比几乎平坦，表明皮层行为与频率依赖的滤波器不同，而是与欧姆电阻相似（引自 Logothetis 等，2007）

每增加一个 BOLD 百分比，每秒约有 9 个尖峰。Heeger 等使用相同设计，将初级视觉皮层的信号增加作为刺激对比度的函数，结果证实神经元放电活动和 BOLD 信号呈线性关系，尽管比例常数较小，即每增加一个 BOLD 百分比，相应增加0.4 个峰值（Heeger 等，2000）。这些结果表明在相同皮层区域 BOLD 信号与神经元放电速率之间具有良好相关性，同时表明这种相关性的相关系数取决于每个区域的具体特征。

上述研究仅关注放电频率，另一项有关初级视觉皮层的研究扩展到了更大范围的刺激和生理信号（Kayser 等，2004）。研究猫的视觉系统获得 BOLD 信号，而另一组猫记录多单位活动和场电位。研究者通过观察不同刺激下，哪种电生理信号与 BOLD 信号具有相似响应，即在相同感兴趣区域 BOLD 信号与哪个电生理信号具有相似表现。（图 3-3）总体而言，多单位活动与 BOLD 信号的匹配度较局部场电位低，尽管后者显示出很强的频率依赖性，局部场电位和 BOLD 之间的最佳匹配在 20～50Hz。值得注意的是，这项研究还表明，间接比较的结果可能很大程度取决于使用的特定刺激，当对比涉及光栅刺激时会引起强烈的 γ 频段响应，因此局部场电位的 γ 频段和获得的 BOLD 之间具有良好的匹配性。但是，当实验使用视觉刺激时，因其不具有特异性的局部场电位激活模式，所以局部场电位和 BOLD 的相关性表现出较低的频率依赖性。

上述研究仅比较了每个信号的平均响应强度，另一项研究将比较范围扩展到了时间维度，并将 fMRI 获得的平均时间进程与神经元响应获得的平均时间进程相关联（Mukamel 等，2005）。另有研究者使用人类听觉皮层作为模型系统，从健康受试者获得平均的 BOLD 响应，再从癫痫术前接受电生理监测的患者获得皮层内记录的电信号，将 BOLD 响应与电生理监测结果进行相关性

分析，结果显示尽管 BOLD 信号与局部场电位相关性良好，但与神经元放电率的相关性更高，这与上述视觉皮层结果形成了对比。

如这些研究所示，BOLD 信号与神经元反应之间的间接比较结果可能有所不同，具体取决于所涉及的特定实验范式和特定刺激。实际上，只有在两种测量的响应都高度平均后才能进行间接比较。虽然这种平均得到与刺激反应的可靠估计，但同时也会消除神经元反应的实验差异和其他大脑状态波动的影响。因此，作者比较了两种"人工"信号，这些信号可能与正常脑功能显示的神经元活动模式存在差异。另外，功能成像信号的时间分辨率通常很低，特别是人体研究，无法与神经元活动的快速变化相提并论。因此，功能成像和神经元活动的间接比较只能说明信号在某个刺激的相关性，而不是正常的神经元活动，且每种刺激模式可能唯一、不可重复。

为了克服这些间接比较的局限性，作者通过同时采集同一动物的电生理和 fMRI 数据，直接检测 BOLD 信号与神经活动的关系。作者团队开发了 4.7T MRI 扫描仪系统，专门用于结合神经生理学和影像学实验，包括用于干扰补偿、微电极和数据去噪的新方法（Logothetis 等，2001）。测量结果表明，BOLD-fMRI 响应直接反映细胞外场电位信号测量神经活动的局部增加，对于大多数记录位点，BOLD 信号是局部场电位、多单位活动和单个神经元放电率的线性函数，而不是不变函数（图 3-4A 至 C）。刺激呈现后通常在所有局部场电位频率观察到其瞬时增加，随后整个刺激呈现期保持较低的激活水平。相反，多单位活动通常表现为短暂响应，表明与 BOLD 响应的相关性较低。使用系统识别技术证实了假设，即虽然局部场电位和多单位活动均可作为 BOLD 的良好预测指标，但局部场电位比多单位活动在功能磁共振成像响应的变异性多 7.6%。尽管这种差

BOLD-fMRI 信号的平均响应

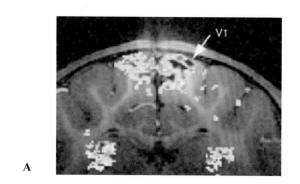

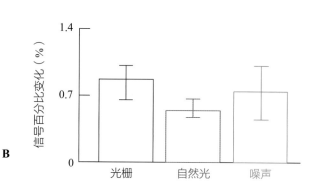

电生理平均响应

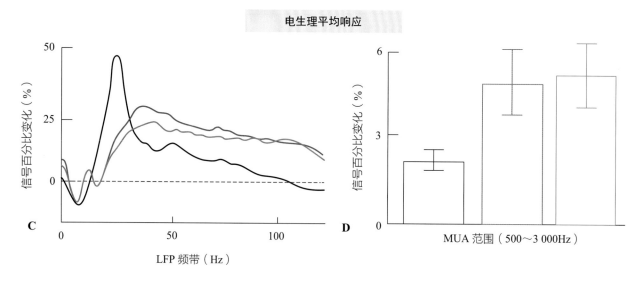

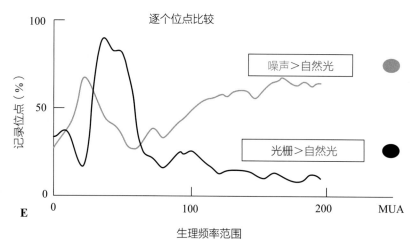

▲ 图 3-3　猫初级视觉皮层中 BOLD 和神经生理信号的间接比较

A 和 B. 本研究使用 3 种刺激的平均 BOLD 响应；C 和 D. LFP 和 MUA 的平均响应；E. 信号之间的比较，通过比较神经生理记录位点的百分数，且与 BOLD 信号变化相似（噪声＞自然光和光栅＞自然光），对每个 LFP 频段和 MUA 分别进行比较（引自 Kayser 等，2004）

异很小，但在整个实验中具有统计学意义。作者团队在警觉动物中进一步证实了同样的发现，表明更复杂的自然情况下，BOLD 和局部场电位的相关性也很好（Goense 和 Logothetis，2008）。一方面，这些发现证实并扩展了先前研究，表明尖峰响应与 BOLD 信号之间存在相似性；另一方面，揭示了场电位对 BOLD 信号的贡献，提示 BOLD 信号变化转化为放电率变化的一观点具有误导性。相反，基于这些观察结果，作者认为 BOLD 信号反映局部区域的输入及其局部处理，如聚集的突触活动，而不是输出，如细胞放电活动。

最近猫视觉皮层进行的研究，通过结合光学成像技术与同步记录的微电极记录测量血流动力学响应，证实了这些发现（Niessing 等，2005），根据既往结果发现 BOLD 和局部场电位之间存在频率依赖的匹配性，尤其低于 10Hz 的频段与 BOLD 信号呈负相关，即血流响应增加期间场电位降低。较高频率尤其在 50~90Hz，显示与 BOLD 信号显著相关，且相关性比与多单位活动更明显。

值得注意的是，局部场电位、多单位活动和 BOLD 之间相关性的强度取决于研究范式和数据采集的详细特性，特别是 BOLD 信号和神经元响应的不同采集速率会产生潜在影响，这一点很容易证明（图 3-4D 和 E），从使用 250ms 的时间分辨率获取的 BOLD 信号开始，随后将所有信号抽取为 3s 的有效时间分辨率，是人脑功能成像研究的典型时间分辨率，"快速" BOLD 信号与局部场电位和多单位活动间的相关性存在差异，而"慢速" BOLD 信号显示三者具有较强的相关性，局部场电位和多单位活动之间的差异较小。降低时间分辨率可有效的平滑信号，还可增加局部场电位不同频带间的相干性，从而增加 BOLD 信号与局部场电位的相关性，然而各个频带的相关系

数并不是均匀增加；滤波会显著影响高频段（＞60Hz）BOLD 信号，因此平滑信号不可避免地增加了多单位活动与 BOLD 响应的相关性。由于人脑研究主要依赖于时间平滑信号和受试者的平均信号，因此采集信号的时间分辨率差异可以解释和间接方式研究发现的差异（Mukamel 等，2005）。总之，解释血流动力学信号和神经元信号的相关性必须谨慎，因为显著差异可能只是由于方法的人为因素造成，而不是真实差异。

五、突触活动与 CBF 的耦合

局部场电位和多单位活动与 BOLD 信号的相关性存在差异，因为许多情况下多单位活动和局部场电位会同时变化，许多刺激条件下皮层和皮层下结构任何处理过程的输出信号都可能反映输入信号变化，并且局部场电位 - 多单位活动的关系"紧密"，且两者都与 BOLD 信号密切相关。但是，这种情况在复杂任务生成认知图时可能发生"例外"，受试者的"心理"状态可能具体体现在各种前馈和反馈过程中，而不一定增加皮层微电路的净输出，因此，可能存在信号分离的情况，如局部输入（局部场电位）增加导致局部输出活动（多单位活动）减少。显然，这种情况可以揭示不同信号背后的不同过程及其相互关系。Mathiesen 等（1998，2000）和 Thomsen 等（2004）提供了这种信号分离的有力证据，利用小脑皮层的突触组织，其中平行纤维的电刺激引起浦肯野细胞的单突触兴奋，并通过篮状细胞引起相同神经元的突触间抑制，导致浦肯野细胞的放电活动抑制，同时增加对这些细胞的突触输入。Mathiesen 等将电生理记录与激光多普勒血流仪相结合以测量 CBF 变化，证明峰电位活动和 CBF 分离，当峰电位活动停止时，局部场电位和 CBF 均增加，表明 CBF 或 BOLD 增加不能推断受刺激区域峰电位活动的潜在增加或减少

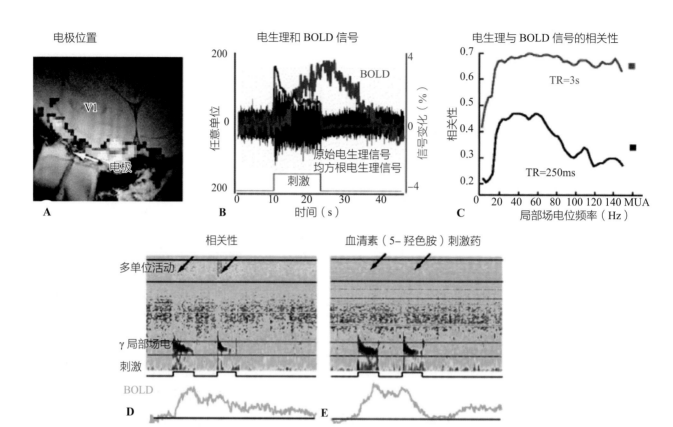

▲ 图 3-4　同时测量猴子初级视觉皮层的 BOLD 和神经生理信号

A. 电极在 V1 的位置，以及电极附近的功能响应（红 - 黄色编码）；B. 同时记录 BOLD 和神经元信号；C. 两个信号的时间相关性，一次是高时间分辨率（TR=250ms），一次是使用平滑的低分辨率信号（TR=3s）；D 和 E. 通过应用 5- 羟色胺激动药诱导的锥体神经元放电的抑制引发 BOLD、多单位活动和局部场电位。药物应用期间 BOLD 和局部场电位反应持续存在，而多单位活动反应停止（引自 Logothetis 等，2001；Goense 和 Logothetis，2008；Rauch 等，2008）

（Lauritzen 和 Gold，2003）。

作者观察到 BOLD 信号和神经元放电率具有相似的分离（Logothetis 等，2001），通常单个或多个细胞的活动在最初几秒钟内显示较强的响应适应性，随后放电率下降至基线。与此相反，整个刺激期间 BOLD 信号和局部场电位持续在基线以上，导致在持续的刺激期间，只有场电位可以与功能成像信号相关联，而与神经元放电活动无关。重要的是，实验中或观察期间未发现相反的情况。除了这种自然发生的分离，可通过药理学诱导类似的情况，如应用 5- 羟色胺受体激动剂引起锥体细胞持续超极化，导致多单位活动响应停止（图 3-4D 和 E），然而局部场电位和 BOLD 信号仍然对视觉刺激做出反应，再次表明 BOLD 信号不一定与神经元放电响应耦联（进一步的结果见 Rauch 等，2008）。

CBF 信号是否与突触活动呈线性耦联呢？尽管在某些情况下似乎确实存在，但其他情况下突触输入信号和血流动力学响应之间为非线性关系（Mathiesen 等，1998；Norup Nielsen 和 Lauritzen，2001），特别是非常低或高水平的突触输入，CBF 响应与输入信号解除耦联。例如，通过功能失活或应用 TTX 诱导神经元反应失活只会导致基线 CBF 轻度降低（Gold 和 Lauritzen，2002），这种神经血管解除耦联的情况，功能成像数据并不能反映突触输入信号的所有变化，而是反映功能成像的有限动态变化。突触活动与 CBF 间的非线性关系可能是由于不同受体和通道，对突触电位和血流的不同贡献所致，例如谷氨酸能 NMDA 通道对 CBF 的贡献很大，而对局部场电位的影响很小（Hoffmeyer 等，2007），使得局部场电位没有很大变化，也可能导致血流反应，从而证明不是细胞外电流引起 CBF 增加，而是与神经递质释放、摄取和循环相关的细胞内信号有关。尽管血流动力学反应提供葡萄糖和氧气代谢，但不是所有需要能量过程 CBF 均会增加，而神经递质相关信号传导引起 CBF 增加（Lauritzen，2005）。

功能成像能够测量局部区域突触输入的观点，解决了功能成像和电生理实验一些明显矛盾的结果。功能成像对突触输入敏感，可"看到"反馈投射，这些投射可能不足以引起神经元放电率的显著变化，但导致明显的突触输入，例如人脑功能成像揭示空间注意对许多视觉脑区（包括初级视觉皮层）的影响，这种注意的影响一直难以用单细胞记录证明（Luck 等，1997；Kastner 和 Ungerleider，2000；Heeger 和 Ress，2002），由于注意由视觉和额顶脑区的反馈投射调节，只有通过功能成像才能显示。同样，使用功能成像比使用电生理学更容易看到跨模态的交互作用，即一种感觉模态对另一种感觉模态的影响（Calvert，2001；Kayser 和 Logothetis，2007），如功能成像表明听觉皮层可以通过视觉或体感刺激调节甚至激活（Kaysere 等，2007b），而单个

神经元放电率的水平，这种作用很微弱。与上述一致的是，视觉任务在听觉皮层记录的场电位水平非常明显，证明 BOLD 信号与场电位之间的对应关系比与神经元放电率的关系更紧密（Kayser 等，2008）。

六、结论

以脑功能成像为特征的血流动力学响应，可以更好地反映以局部场电位为特征的突触活动，但不提供神经元放电率的信息，这部分是由于血流增加机制引起，与轴突水平的上游和突触－树突水平有关。

许多研究发现都为以下观点提供了证据，功能成像反映局部区域的信息输入，但不一定反映该区域的信息输出。正常情况下局部区域的信息输入和输出相关，因此脑功能成像提供有关区域典型神经元放电率的信息。由于对突触输入的敏感性，功能成像信号更容易受调制反馈信息输入的影响。对于先验和大多数实验条件，并不清楚信息输入和输出之间的关系，因此无法区分前馈与反馈相关的激活，因此，从功能成像结果直接推断潜在的神经元过程有时会造成误导，尤其是直接造成不良后果的应用，如临床诊断和手术计划，应当谨慎建立具有明确定义的范式，且这些范式中脑功能成像信号的神经相关性，已在电生理和功能成像方法得到验证。

参考文献

[1] Adrian ED, Zotterman Y (1929) The impulses produced by sensory nerve endings, part 2. The response of a single endorgan. J Physiol 61:151–171

[2] Ajmone-Marsan C (1965) Electrical activity of the brain: slow waves and neuronal activity. Isr J Med Sci 1:104–117

[3] Bedard C, Kroger H et al (2004) Modeling extracellular field potentials and the frequency-filtering properties of extracellular space. Biophys J 86:1829–1842

[4] Bedard C, Kroger H et al (2006) Model of low-pass filtering of local field potentials in brain tissue. Phys Rev E Stat Nonlinear Soft Matter Phys 73:051911

[5] Buchwald JS, Grover FS (1970) Amplitudes of background fast activity characteristic of specific brain sites. J Neurophysiol 33:148–159

[6] Buchwald JS, Halas ES et al (1966) Relationships of neuronal spike populations and EEG activity in chronic cats. Electroencephalogr Clin Neurophysiol 21:227–238

[7] Buzsaki G, Bickford RG et al (1988) Nucleus basalis and thalamic control of neocortical activity in the freely moving rat. J Neurosci 8:4007–4026

[8] Calvert GA (2001) Crossmodal processing in the human brain: insights from functional neuroimaging studies. Cereb Cortex 11:1110–1123

[9] Destexhe A, Contreras D et al (1999) Spatiotemporal analysis of local field potentials and unit discharges in cat cerebral cortex during natural wake and sleep states. J Neurosci 19:4595–4608

[10] Freeman W (1975) Mass action in the nervous system. Academic Press, New YorkFried I, MacDonald KA et al (1997) Single neuron activity in human hippocampus and amygdala during recognition of faces and objects. Neuron 18:753–765

[11] Fromm GH, Bond HW (1964) Slow changes in the electrocorticogram and the activity of cortical neurons. Electroencephalogr Clin Neurophysiol 17:520–523

[12] Fromm GH, Bond HW (1967) The relationship between neuron activity and cortical steady potentials. Electroencephalogr Clin Neurophysiol 22:159–166

[13] Goense J, Logothetis N (2008) Neurophysiology of the BOLD fMRI signal in awake monkeys. Curr Biol 18:631–640

[14] Gold L, Lauritzen M (2002) Neuronal deactivation explains decreased cerebellar blood flow in response to focal cerebral ischemia or suppressed neocortical function. Proc Natl Acad Sci U S A 99:7699–7704

[15] Gold C, Henze DA et al (2006) On the origin of the extracellular action potential waveform: a modeling study. J Neurophysiol 95:3113–3128

[16] Gray CM, Konig P et al (1989) Oscillatory responses in cat visual cortex exhibit inter-columnar synchronization which reflects global stimulus properties. Nature 338:334–337

[17] Heeger DJ, Ress D (2002) What does fMRI tell us about neuronal activity? Nat Rev Neurosci 3:142–151

[18] Heeger DJ, Huk AC et al (2000) Spikes versus BOLD: what does neuroimaging tell us about neuronal activity? Nat Neurosci 3:631–633

[19] Hoffmeyer HW, Enager P et al (2007) Nonlinear neurovascular coupling in rat sensory cortex by activation of transcallosal fibers. J Cereb Blood Flow Metab 27:575–587

[20] Juergens E, Guettler A et al (1999) Visual stimulation elicits locked and induced gamma oscillations in monkey intracortical- and EEG-potentials, but not in human EEG. Exp Brain Res 129:247–259

[21] Kastner S, Ungerleider LG (2000) Mechanisms of visual attention in the human cortex. Annu Rev Neurosci 23:315–341

[22] Kayser C, Logothetis NK (2007) Do early sensory cortices integrate cross-modal information? Brain Struct Funct 212:121–132

[23] Kayser C, Kim M et al (2004) A comparison of hemodynamic and neural responses in cat visual cortex using complex stimuli. Cereb Cortex 14:881–891

[24] Kayser C, Petkov CI et al (2007a) Tuning to sound frequency in auditory field potentials. J Neurophysiol 98:1806–1809

[25] Kayser C, Petkov CI et al (2007b) Functional imaging reveals visual modulation of specific fields in auditory cortex. J Neurosci 27:1824–1835

[26] Kayser C, Petkov CI et al (2008) Visual modulation of neurons in auditory cortex. Cereb Cortex 18:1560–1574. https://doi.org/10.1093/cercor/bhm187

[27] Kreiman G, Koch C et al (2000) Category-specific visual responses of single neurons in the human medial temporal lobe. Nat Neurosci 3:946–953

[28] Lauritzen M (2005) Reading vascular changes in brain imaging: is dendritic calcium the key? Nat Rev Neurosci 6:77–85

[29] Lauritzen M, Gold L (2003) Brain function and neurophysiological correlates of signals used in functional neuroimaging. J Neurosci 23:3972–3980

[30] Legatt AD, Arezzo J et al (1980) Averaged multiple unit activity as an estimate of phasic changes in local neuronal activity: effects of volume-conducted potentials. J Neurosci Methods 2:203–217

[31] Logothetis NK (2002) The neural basis of the bloodoxygen-level-dependent functional magnetic resonance imaging signal. Philos Trans R Soc Lond Ser B Biol Sci 357:1003–1037

[32] Logothetis NK, Wandell BA (2004) Interpreting the BOLD signal. Annu Rev Physiol 66:735–769

[33] Logothetis NK, Pauls J et al (2001) Neurophysiological investigation of the basis of the fMRI signal. Nature 412:150–157

[34] Logothetis NK, Kayser C et al (2007) In vivo measurement of cortical impedance spectrum in monkeys: implications for signal propagation. Neuron 55:809–823

[35] Luck SJ, Chelazzi L et al (1997) Neural mechanisms of spatial selective attention in areas V1, V2, and V4 of macaque visual cortex. J Neurophysiol 77:24–42

[36] Mathiesen C, Caesar K et al (1998) Modification of activity-dependent increases of cerebral blood flow by excitatory synaptic activity and spikes in rat cerebellar

cortex. J Physiol 512(Pt 2):555–566

[37] Mathiesen C, Caesar K et al (2000) Temporal coupling between neuronal activity and blood flow in rat cerebellar cortex as indicated by field potential analysis. J Physiol 523(Pt 1):235–246

[38] Mitzdorf U (1985) Current source-density method and application in cat cerebral cortex: investigation of evoked potentials and EEG phenomena. Physiol Rev 65:37–100

[39] Mitzdorf U (1987) Properties of the evoked potential generators: current source-density analysis of visually evoked potentials in the cat cortex. Int J Neurosci 33:33–59

[40] Mosso A (1881) Ueber den Kreislauf des Blutes im Menschlichen Gehirn. von Veit, Leipzig

[41] Mukamel R, Gelbard H et al (2005) Coupling between neuronal firing, field potentials, and FMRI in human auditory cortex. Science 309:951–954

[42] Niessing J, Ebisch B et al (2005) Hemodynamic signals correlate tightly with synchronized gamma oscillations. Science 309:948–951

[43] Norup Nielsen A, Lauritzen M (2001) Coupling and uncoupling of activity-dependent increases of neuronal activity and blood flow in rat somatosensory cortex. J Physiol 533:773–785

[44] Ogawa S, Menon RS et al (1998) On the characteristics of functional magnetic resonance imaging of the brain. Annu Rev Biophys Biomol Struct 27:447–474

[45] Ranck JB (1963a) Analysis of specific impedance or rabbit cerebral cortex. Exp Neurol 7:153–174

[46] Ranck JB (1963b) Specific impedance of rabbit cerebral cortex. Exp Neurol 7:144–152

[47] Rauch A, Rainer G et al (2008) The effect of a serotonin induced dissociation between spiking and perisynaptic activity on BOLD functional MRI. Proc Natl Acad Sci 108:6759–6764

[48] Rees G, Friston K et al (2000) A direct quantitative relationship between the functional properties of human and macaque V5. Nat Neurosci 3:716–723

[49] Robinson DA (1968) The electrical properties of metal microelectrodes. Proc IEEE 56:1065–1071

[50] Roy CS, Sherrington CS (1890) On the regulation of the blood supply of the brain. J Physiol 11:85–108

[51] Steriade M, Amzica F (1994) Dynamic coupling among neocortical neurons during evoked and spontaneous spike-wave seizure activity. J Neurophysiol 72:2051–2069

[52] Steriade M, Amzica F et al (1998) Spike-wave complexes and fast components of cortically generated seizures. II Extra- and intracellular patterns. J Neurophysiol 80: 1456–1479

[53] Stone J (1973) Sampling properties of microelectrodes assessed in the cat's retina. J Neurophysiol 36:1071–1079

[54] Thomsen K, Offenhauser N et al (2004) Principal neuron spiking: neither necessary nor sufficient for cerebral blood flow in rat cerebellum. J Physiol 560:181–189

[55] Towe AL, Harding GW (1970) Extracellular microelectrode sampling bias. Exp Neurol 29:366–381

第 4 章

高场强 fMRI
High-Field fMRI

Elke R. Gizewski 著

殷雅彦 卢洁 译

一、概述

近年来，功能磁共振成像（functional magnetic resonance imaging，fMRI）已广泛应用于神经科学研究，fMRI 时间和空间分辨率的进一步提高将有助于神经科学的发展。血氧水平依赖（blood oxygenation level-dependent，BOLD）描述的是 T_2 或 T_2*WI 的信号变化，由于 fMRI 采集序列特性，随着磁场强度升高，BOLD 信号信噪比（signal-to-noise ratio，SNR）越高，信号强度（Vaughan 等，2001）越强，磁化率的敏感性也会增高。例如，组织 - 空气边界附近因磁敏感伪影造成平面内失相和信息缺失。

为了深入理解大脑功能，超高场强 fMRI 已在提高空间分辨率方面进行了一些研究（Duong 等，2003；Pfeuffer 等，2002a）。这些研究主要包括提高空间分辨率的同时保持良好的时间分辨率，以及特定空间分辨率下提高时间分辨率。已有研究表明高场强 MRI 具有信号增强的优势（Pfeuffer 等，2002b）。几乎所有早期 7T MRI 研究的扫描视野和层数均受限，并且需要避开组织 - 空气的临近区域，但术前功能磁共振成像和认知功能研究都需要对大脑进行大范围采集，从而显示多脑区的网络激活情况。本章将介绍高场强和超高场强 fMRI 的优缺点，以及为改进缺点、增进优点而进行的研究进展。

二、高场强和超高场强磁共振成像的优点和缺点

超高场强 MRI 系统的引入，使 MRI 技术受到超高场强的物理限制，需要在扫描序列和图像处理方面进行更多的研究。3T MRI 系统属于高场强，用户舒适度与 1.5T MRI 类似（Alvarez-Linera，2008；Norris，2003）。理论上根据 Boltzmann 方程，高场强 MRI 的 SNR 随磁场强度的增加呈线性增加，但在图像采集过程中，磁场强度与弛豫时间、射频（radio frequency，RF）脉冲和线圈性能等因素的相互影响，其中重要因素是高磁场强度对 RF 脉冲的影响。从 1.5T MRI 过渡至 3T MRI，RF 能量增加 4 倍，导致比吸收率（specific absorption rate，SAR）增加（Ladd，2007），由于组织的能量吸收不能超过一定阈值，因此 SAR 增加导致图像采集受限。因此，随着磁场强度的增加，扫描层数及原子核激发的均匀性均受限。

3T MRI 自应用以来，已得到显著提升，特别是线圈开发和序列技术方面，因此优势［如采集时间短和（或）空间分辨率高］大于劣势（如高成本及系统运行不稳定）（Scheef 等，2007）。最近针对 7T 及更高磁场强度 MRI 的研究提示已有所提高，但仍在继续研究。

7T MRI 的磁体较 1.5T MRI 的磁体长，常规 1.5T MRI 扫描仪的孔径为 60cm，但由于其长度远大于孔径，受试者扫描时会有狭小的感觉（图 4-1），因此焦虑再次成为成像检查的问题，但研究表明受试者和患者可以接受 7T MRI 成像（Theysohn 等，2008）。

另一个重要问题是金属植入物在 7T MRI 均为禁忌证，即使是非铁磁性材料也会受感应电流的影响。当这些材料进入扫描仪，如外科固定夹，会产生严重伪影。

随着高场强和超高场强扫描仪的日益普及，最近一些研究探讨了超高场强 MRI 可能产生的不良反应，使人们对 MRI 的安全性展开新讨论。

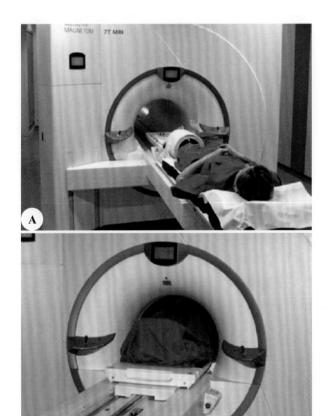

▲ 图 4-1　7T MRI 扫描仪

7T MRI 扫描仪，孔径为 60cm，长度为 3.5m。磁体被 425 吨钢钢包绕。A. 受试者足先进扫描。B. 受试者头先进扫描，头部位于扫描中心。使用扫描仪为德国埃森 Erwin L. Hahn 研究所

有关 MRI 检查可能影响认知的研究表明，常规扫描过程和扫描后，高场强以及施加高频脉冲对认知没有任何影响（Schlamann 等，2010a）。然而，一项研究表明，MRI 检查后正常受试者经颅磁刺激期间，皮层的沉默期显著延长（Schlamann 等，2010b）。1.5T 和 7T MRI 的比较研究，没有发现与场强存在显著差异或具有场强依赖性。

三、高场强 fMRI 的特点

临床常规使用梯度回波平面技术（echo-planar technique，EPI）采集 BOLD 图像，优化序列设计必须考虑回波时间和采样周期；相关影响因素包括具有不同基线 T_2^* 组织之间的敏感性差异、生理噪声和非指数信号衰减的影响（Gowland 和 Bowtell，2007）。高场强 fMRI，最佳 TE 比 1.5T 短，T_2^* 缩短与磁场强度呈正比（Okada 等，2005）。优化 3T fMRI 成像，使用 TE 为 30～35ms（Preibisch 等，2008）。据报道，7T fMRI 显示枕叶皮层的最佳 TE 为 25ms（Yacoub 等，2001）。

如前所述，SNR 应随磁场强度的增加而增加。一些研究表明，与 1.5T MRI 的 BOLD 信号相比，7T fMRI 的 BOLD 信号增加 5 倍。与扫描范围为全脑的研究（Gizewski 等，2007）相比，提高空间分辨率和小视野的研究（Pfeuffer，2002c）显示 7T MRI 的信号增强更显著。此外，这些因素的影响随场强增加而增大，与 1.5T MRI 相比，7T MRI 不同测量值和受试者间的 BOLD 信号变化更显著。与 1.5T 甚至 3T 相比，7T MRI 的 BOLD 信号变化范围相对较大，可能与 7T MRI 难以获得均匀的射频场和静磁场匀场有关。因此，基于 7T 的 fMRI 实验与磁场的不均匀性密切相关，图像分析必须考虑这些不均匀性。

高场强 BOLD 响应在大于体素的血管增加较少，在小于体素的血管增加较多。与 1.5T MRI

相比，更高场强使用较小体素，可提高 BOLD 信号的特异性和可靠性（Shimada 等，2008；Zou 等，2005）。因此信号变化与皮层活动紧密相关，随场强增加 BOLD 信号强度和稳定性增加，执行任务次数也可以减少，超高磁场下即使单次任务态扫描也能提供可靠的 BOLD 信号，详细叙述见下文（超高场强 fMRI 及其临床应用）。

最近研究显示 SNR 和 BOLD 信号得到进一步提高，Newton 等（Newton 等，2012）评估了更高场强检测和分析功能连接的潜在优势，在 7T 运动任务 fMRI 的研究，设置两种不同的空间分辨率（体素大小分别为 3mm×3mm×2mm，1mm×1mm×2mm），分析不同分辨率对功能连接的影响，结果表明使用小体素时感觉运动网络的功能连接变化较大体素时更显著；作者认为功能连接增加可能是由于局部体积平均值减少所致，并且感觉运动网络脑区间的功能连接在小体素可能具有异质性。

高场强的主要问题是即使在组织 - 空气边界附近这些因磁敏感伪影导致信息缺失区域也能获得很好响应函数；另一个问题是随磁场强度增加，化学位移增加；这些限制导致读取回波时出现错误。因此，与常规 1.5T MRI 扫描仪相比，优化扫描参数和线圈结构至关重要。目前，已取得了很大进展，有助于 fMRI 在 7T 的应用，下文将列举超高磁场 MRI 的 BOLD 和结构成像实例。

匀场（特别 7T MRI）应手动进行，尽管可以使用标准的匀场算法，但开始 EPI 序列扫描前，应仔细验证匀场结果的前提下进行多次重复匀场，较高场强可能需要对每层进行匀场，以解决 B0 畸变的问题。此外，可以在 EPI 读出前使用 3 个非相位编码导航回波，逐层计算相位校正参数（Heid，1997）。最近，研究采用动态多线圈技术（dynamic multi-coil technique，DYNAMITE）在 7T 人脑试验得到较好的 B0 匀场（Juchem 等，

2011）；该小组还报道 DYNAMITE 匀场对多层 EPI 和 T_2^* WI 的优势（Juchem 等，2015）。此外，高阶 B0 匀场可改善 7T MRI 梯度回波 EPI 的图像质量，尤其是皮层区域（Kim 等，2017）。此外，专门设计线圈克服这些限制，如多通道相控阵发射线圈，可均匀激励整个视觉皮层（Sengupta 等，2016）。

3T 和 7T MRI 的磁敏感伪影较 1.5T 增加，与圆形极化（circularly polarized，CP）线圈相比，使用更先进的头线圈可显著改善这一问题。多通道线圈是实现并行采集技术的基础（Mirrashed 等，2004），进一步提高 SNR，再加上并行采集技术，可减少 1.5T MRI 组织 - 空气边界处磁化率差异导致的伪影。研究表明采用并行成像方法可使 3T MRI 的 BOLD 信号增加（Preibisch 等，2008）。7T MRI 需开发新的线圈，因为 7T MRI 系统需要组合发射和接收（t/r）线圈。第一个接收线圈是圆形极化设计，不支持并行成像技术，但目前已可使用 32 个接收器通道的多通道设计。一些团队使用 32 个以上的通道线圈，以获得更高的分辨率。由于 7T MRI 的多通道接收线圈更易使用，几乎所有实验组都从圆形极化线圈转向了多通道线圈。

高场强 MRI 的另一个缺点是因 SAR 限制和脑部磁场的不均匀，限制了扫描的层数（Wiggins 等，2005），因此必须根据应用的实验范式选择线圈和序列。同样并行成像有利于减少组织的 RF 负荷，以获得更多扫描层数。研究表明 3T MRI 并行成像的加速系数为 2，对图像灵敏度的影响很小（Preibisch 等，2008）。

使用自旋回波代替梯度回波 EPI 序列，可解决图像失真的一些问题，但目前尚未常规使用。基于 Hahn 自旋回波（Hahn spin-echo，HSE）的 BOLD 信号，低磁场主要来自静脉血，但高磁场下则大大减弱，因为 HSE 静脉血的 T_2 随磁场增

加呈二次方减小，而 HSE BOLD 信号随磁场强度超线性增加。Yacoub 等报道 4T 和 7T MRI，视觉皮层功能成像 HSE BOLD 信号变化的定量评估（Yacoub 等，2003），使用超高场强及增加表面线圈提高 SNR，从而减少部分容积效应。此外，他们还发现高分辨率采集，导致体素 $<1mm^3$ 的 CNR 增加。因此得出结论：高场强 HSE fMRI 信号主要来源毛细血管，且与脑功能相关的信号变化幅度更大，为毫米及亚毫米成像提供了有用的方法。

最近，平衡稳态自由进动（balanced-steady-state free precession，b-SSFP）fMRI 利用 b-SSFP 对偏谐振频率相对不敏感的通带区域，测量神经元活动增加时组织氧合变化引起的信号变化。该序列仅需 2 次采集即可实现无变形的全脑图像，这种采集方法也可改善 7T 的 fMRI 成像。Malekian 等（2018）在 7T fMRI 使用非平衡 SSFP，认为该序列经过修改后，为一种基于 SSFP 的稳定方法，具有很高的空间特异性。此外，有学者在 7T fMRI 测试具有可变翻转角的 3D-GRASE 序列（Kemper 等，2016），发现可变的翻转角重聚焦方法可提高 3D-GRASE 在高分辨率 fMRI 的适用性，因为可以提高图像质量并增加扫描范围。克服失真问题的另一种解决方法，采用 T_2 序列图像作为参考模板，使用短回波时间进行单次 3D 快速梯度回波读取 BOLD 信号（Hua 等，2014）。

高磁场强度如果使用高分辨率矩阵和薄层扫描获得高空间分辨率，fMRI 采集过程中热噪声和生理噪声对 SNR 的影响严重；然而低分辨率矩阵获取的数据也会受生理噪声影响；解决方法是以高分辨率获取数据并将数据平滑至低分辨率。在这种情况下，生理噪声会影响高场强的优势，如果使用 1.5T MRI 常规分辨率，图像 SNR 增加只表现在时间过程中较小增加（Triantafyllou 等，

2006）；而 3T MRI 还存在其他问题，如低频周期性波动与噪声都会随时间增加而增加，特别是长时间扫描的 EPI 序列（Shimada 等，2008）。

高场强也会增加奈奎斯特伪影，并且是 7T MRI 进行 BOLD 成像的重要影响因素。目前已有高场强 EPI 传统奈奎斯特伪影的校正方法。有研究组进一步提出改进方案：fMRI 采集序列中将 EPI 读出梯度的极性每隔一个容积反转一次，作者认为高 B0 场强下，通过这种交替方法可大幅提高 EPI 序列的奈奎斯特伪影校正（van der Zwaag 等，2009）。

梯度回波 EPI 序列主要用于 fMRI，特别是临床应用。因此，优化 EPI 序列和减少伪影具有重要意义。本质上多通道线圈是表面线圈的阵列，其外周信号比中心信号高。高场强下即使多通道线圈的中心，信号也比 1.5T MRI 高。3T MRI 使用多通道线圈和并行成像组合，全脑 BOLD 敏感性提高 11%，且受强磁敏感伪影影响的区域提高程度更大。使用并行成像可显著减少图像失真，因此，该方法已在功能成像得到广泛应用（Poser 等，2006）。最近，一种称为"可变层厚"（variable slice thickness，VAST）的 2D 梯度回波 EPI 新技术，可减少由于层敏感性伪影造成的信号损失，同时保持图像 TR 在可接受范围内（Brunheim 等，2017）。

3D 分段回波平面成像（3D-EPI）是 BOLD 成像的一种常用方法。7T MRI 单次 EPI 通常会出现明显的几何变形，部分原因是相位编码方向的低带宽和生理噪声。与传统多层 2D-EPI 相比，3D 序列在相同时间分辨率下可提供更高的 SNR，从而进一步提高 fMRI 分辨率，总之 3D 序列可增加扫描范围，减少几何失真。van der Zwaag 等（2012）研究发现 7T 运动任务 fMRI 实验，3D-EPI 的时间 SNR 和检测大脑区域激活的敏感性优于 2D-EPI，使用 3D PRESTO 序列研究也报

道了类似结果（Barry 和 Strother，2011）。

综上所述，近年来，随着超高场强 MRI 对 fMRI 进行优化的研究越来越多，对序列和新线圈的开发也进行了扩展优化，尤其是开发了新的发射 – 接收线圈。此外，多模态成像在 fMRI 的应用也逐渐增多，如联合波谱成像和 7T MRI 的 BOLD 成像。研究报道长时间刺激下，人类大脑皮层的乳酸、谷氨酸、天冬氨酸和葡萄糖的浓度有微小变化，但目前尚不清楚与 BOLD-fMRI 信号的关系。Bednarik 等（2015）应用 7T MRI 的 MRS 分析此类信号变化，发现 BOLD-fMRI 信号与谷氨酸和乳酸浓度变化呈正相关。3T MRI 和超高场强 MRI，DTI 和 fMRI 联合应用越来越广泛。例如，使用高分辨率 fMRI 和 DTI 的研究显示皮层 – 皮层下环路的功能特异性取决于不同具体认知功能及环路内的结构连接（Jeon 等，2014）。

7T 及更高场强 MRI

场强越来越高的主要驱动力是固有 SNR 的增加，预期 SNR 增加随场强呈线性增长。然而，如前所述，随着静态场限制的增加，RF 场的均匀性下降；纵向弛豫时间 T_1 增加，而 T_2 和 T_2^* 减少；高频射频线圈结构越来越复杂。Pohmann 等（2016）的文章概述了 3T、7T 和 9.4T MRI 的发展和比较，他们的实验表明在理想条件下，SNR 随场强呈超线性增加，但是要达到这种增加，必须克服 B1 场均匀性降低和 T_2^* 减少的问题。最近的研究提出应对这些挑战的解决方案，如在 9.4T MRI 进行扫描范围更大的全脑 B0 匀场（Chang 等，2018），作者强调校准匀场系统的必要性，研究结果表明，更好的 B0 均匀性可显著减少回波平面成像的信号丢失和失真，显著提高 MRI 波谱成像的线宽。7T fMRI 的可能的解决方案是使用 SSFP 成像（如前所述），应用 9.4T MRI 的高分辨视网膜脑图已得到初步结果（Scheffler 和 Ehses，2016）。

如上所述，高场强所面临的挑战越来越大，但为了获取高场强下的高 SNR 优势，我们还需要进一步研究和发展。

四、超高场强 fMRI：最近的神经认知研究进展

早期的 7T fMRI 实验除运动范式外，还研究了视网膜脑图，在枕顶叶皮层发现视觉脑区（Hoffmann 等，2009），结果表明平均相关性随磁场强度和体素大小的增加而增加。应用 7T fMRI 可在短时间内以高分辨率对枕叶皮层进行高灵敏度采样，因此 7T fMRI 获得的视网膜脑图，为详细了解皮层视野表征及其视觉系统病理学的可塑性提供了帮助。另一项研究分析 3T 和 7T MRI 使用 1.8mm 分辨率的自旋回波 BOLD、梯度回波序列对视网膜定位的结果（Olman 等，2010）。如上所述，一些早期研究应用自旋回波序列在 fMRI 应用。Olman 等认为 GE BOLD 和 7T MRI SE BOLD 在 V1、V2 和 V3 区或边界位置，均不存在系统性差异。因此，高分辨率自旋回波 BOLD 在多个视觉脑区都有良好的灵敏度和可行性，然而由于血流动力学信号生物学的扩散性质，超高场强 fMRI 的最高分辨率会受到限制，这种扩散程度取决于局部血管分布和血流调节的空间特异性，此外还受测量参数影响。最近一项研究提出基于层流表面的分析方法，通过获取 7T 下各向同性的单脉冲 EPI，探究空间局部化和激活强度与层流深度之间的关系（Polimeni 等，2010）。BOLD 信号分别从浅层、中层或深层皮层取样，结果表明避开表面层可以改善空间定位，因此使用解剖学知识进行空间采样避开大的软脑膜血管，从而实现皮层功能成像的最佳空间分辨率。

除了分析运动任务，感觉运动网络最近成为 7T fMRI 的研究重点。Hale 等在 3T 和 7T

MRI 使用静息态 fMRI，评估不同平滑程度下感觉运动网络和默认模式网络的连通性（Hale 和 Brookes，2010），结果发现 7T fMRI 感觉运动网络和默认网络的时域相关系数在所有的平滑程度均高于 3T fMRI。7T fMRI 生理噪声影响较大，但进行生理校正后，图像的空间相关性没有显著差异。 7T MRI 使用并行成像技术可进行全脑高分辨率（1mm 各向同性）静息态 fMRI，不受时间分辨率或扫描范围的限制（De Martino 和 Esposito，2011）。自首次报道以来，改进的静息态 fMRI 实验已相继发表。例如，使用更高分辨率描述静息态 fMRI 信号的时程特性，评估创伤性轴索损伤病灶对脑网络的影响（Lee 等，2018）。

目前尽管针对大脑认知功能已进行了一些研究，但理解这个问题还需进行深入研究。一项研究应用 7T fMRI 评估视觉刺激任务引起的 BOLD 反应（Walter 等，2008），研究表明高场强 fMRI 是研究皮层下核团功能的理想工具。此外，由于 SNR 提高，可获得高分辨率的短时间扫描。对于涉及高磁敏感脑区的实验，最近研究结果表明，与 3T 相比 7T MRI 使用 8 通道头线圈，即可获得临床接受的图像质量（图 4-2）。此外，这些结果表明从 3T 到 7T fMRI，记忆编码任务期间的海马激活也有所提高（Theysohn 等，2013）。然而 7T fMRI 由于图像的不均匀性，导致数据采集失败率也较高。

利用上述 7T fMRI BOLD 成像的改进，关于亚结构区脑网络的研究结果得以发表，如使用 7T 静息态 fMRI（Shah 等，2018）分析内侧颞叶亚结构及其在记忆功能中的整体作用，研究者发现半球间存在中等强度的结构连接和高等强度的功能连接，此外双侧海马亚区（CA1，齿状回和下托）是参与记忆及认知功能的重要脑区。另一种测量方法是对正中神经进行直接机械性刺激（Sanchez Panchuelo 等，2016），应用 fMRI 观察该刺激在人脑皮层的空间定位。终纹床核是边缘系统的重要结构之一，体积小，是 7T fMRI 的研究重点（Torrisi 等，2015），与焦虑和成瘾的病理生理学有关。该团队使用基于种子点的静息态功能连接，绘制终纹床核静息态网络，表明活体人类终纹床核的连接模式与既往动物实验研究所描述的连接模式一致。

五、超高场强 fMRI 及其临床应用

大多数国家 3T fMRI 越来越多地用于临床和实验研究。除了线圈技术的发展外，3T MRI 还很好地解决了高分辨率和（或）信号变化导致的磁化率伪影问题（Alvarez-Linera，2008）。

目前 3T fMRI 已应用于各种实验范式。使用视觉引导的手指敲击范式，当刺激开始时可观察到运动和视觉区域的 BOLD 信号降低（Yacoub 和 Hu，2001）。其他研究结果表明，fMRI 不仅可量化脑活动强度，确定任务响应质心，还可以灵敏检测两次 fMRI 的脑活动变化。因此，高场强 fMRI 可用于模块设计的运动和认知任务研究（Goodyear 和 Douglas，2008），这些高场强 fMRI 的研究结果有希望应用于临床。1.5T fMRI 因缺乏敏感性和特异性而无法获得个体的激活图，但可通过用更稳定的血流动力学响应函数及 3T MRI 或更高场强（如 7T MRI）的 BOLD 高信号解决。

近年来，随着 3T MRI 扫描仪的普及，3T fMRI 研究的数量大大增加，实验研究内容包括性别差异的评估、假词的编码和识别（Banks 等，2012）或幽默差异（Kohn 等，2011），临床研究显示 3T fMRI 脑区的激活较 1.5T 显著（Blatow 等，2011）。图 4-3 显示 3T fMRI 在肿瘤患者的典型临床应用，应用简短组块设计的任务态 fMRI 和 3D T_1 结构像（MPRAGE）可清晰显

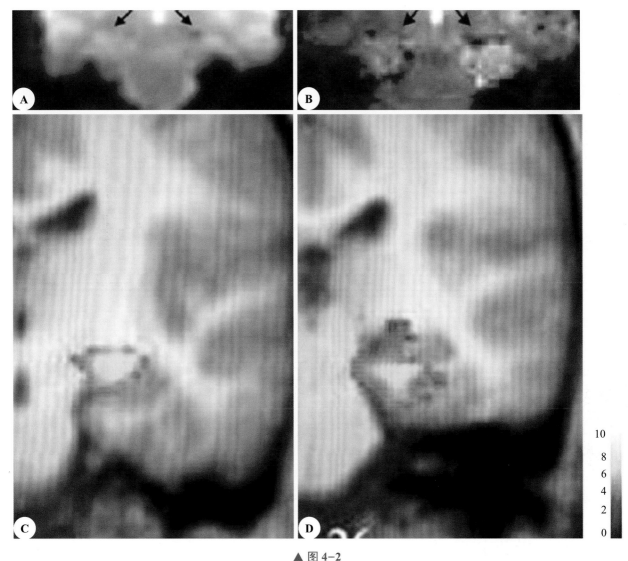

▲ 图 4-2
A. 3T fMRI 成像 EPI 图像对磁敏感伪影的敏感性；B. 7T fMRI 成像 EPI 图像对磁敏感伪影的敏感性。两个扫描仪均采用并行采集技术减少伪影（矩阵 92m×92m，8 通道头线圈）。C 和 D. 7T fMRI 成像技术改进提高图像质量，对海马区进行研究

示执行任务期间显著激活的运动脑区。目前，不仅视觉和听觉皮层，人的手指体感也有亚结构图谱（Martuzzi 等，2014），手指对应的皮层表征受到特别关注，因此这些结果对临床有重要影响。

第一个 7T 研究证明 EPI 序列用于 BOLD-fMRI 的可行性，并利用视觉刺激表征人脑在 7T fMRI 的 BOLD 响应。fMRI 可在 7T MRI 可靠应用，BOLD 响应的灵敏度和空间特异性均有所提高。研究表明超高磁场 MRI 在绘制人类功能图谱方面具有优势（Yacoub 等，2001），高场强下

减小体素大小的同时获得高时间分辨率具有挑战性，主要受梯度性能的限制。Pfeuffer 等使用优化的表面线圈实现了视觉皮层的局部功能成像（Pfeuffer 等，2002c），通过在人脑以亚毫米分辨率（500mm×500mm）和 125ms 的高时间分辨率进行单次采集，获得了单次试验 BOLD 响应激活图。因此，人脑进行事件相关功能成像的可能性增大。一项有关脑机接口（brain-computer-interface，BCI）技术的最新研究在 7T MRI，使用实时 fMRI 评估这种方法对 BCI 交互作用的潜在

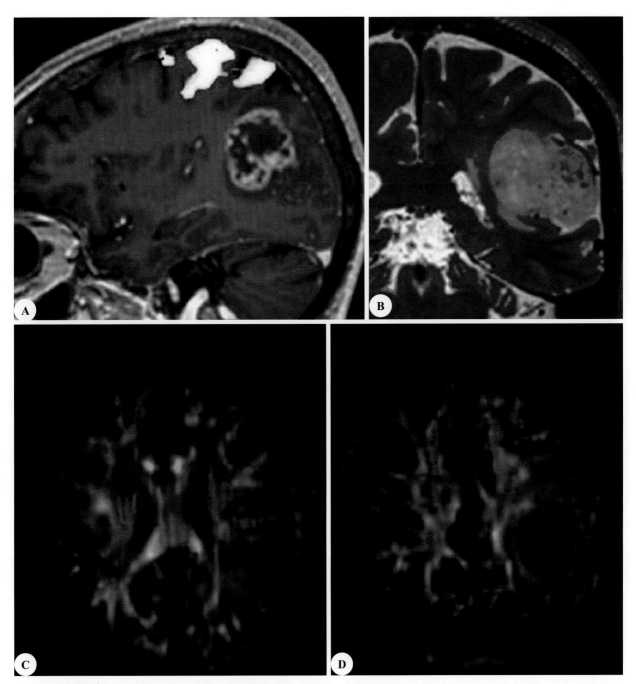

▲ 图 4-3 **3T MRI 的临床应用**

A. 脑肿瘤患者，病灶位于中央沟附近，执行组块设计的手指敲击任务，运动区显著激活。fMRI 结果与 3D T1 结构像（MPRAGE）叠加。B. 3D T$_2$WI 图像显示肿瘤最大层面。C 和 D. DTI 图像显示肿瘤与邻近白质纤维束关系

益处（Andersson 等，2010）。

在临床应用中，如感觉运动区等功能区的激活和增大扫描范围非常重要。一项 7T MRI 的研究表明，所有感觉运动区均激活，即 SI、MI、SII、SMA、丘脑和参与感觉运动加工的对侧小脑（Gizewski 等，2007）。即使使用接收圆形极化线圈，7T MRI 的信号变化也比 1.5T 高 2～5 倍。7T MRI 检查尤其是前颅底脑结构存在磁敏感伪影，但所有感觉运动区都可以检测到良好的响应曲线，即使小脑等磁敏感区域（图 4-4）。与 1.5T

MRI 的结果相反，所有受试者在 7T MRI 均发现丘脑激活，并显示出良好的响应函数；7T MRI 即使是单组块分析，也显示比 1.5T MRI 多组块测量相似或更高的响应强度；这些结果表明 7T MRI 能够可靠进行 fMRI，使用具有更好信号的接收圆形极化头线圈覆盖整个大脑，可提高血流动力学响应曲线的稳定性。研究使用简单感觉运动范式，可显示良好的响应函数和高信号变化，表明即使在有磁敏感问题的脑区，超高场强功能磁共振成像也是可行的。另一项研究 7T MRI 使用 16 通道头线圈，测量个体受试者 1mm 各向同

性分辨率人体体感皮层手指的功能表现（Sanchez-Panchuelo 和 Schluppeck，2010），这项研究通过对每个手指进行触觉刺激，可以显示中央后回手指的有序映射，这些激活很强，可以在单个受试者进行，使得该方法在临床和实验能够广泛使用。然而同一团队在 3T MRI 进行了类似研究（Olman 等，2012），发现受试者动手指任务时会激活对侧大脑半球的 BOLD 信号，但空间映射没有规律，考虑可能由于实验设计的轻微差异所致，也可能与磁场强度不同有关。

如上所述，超高场强 fMRI 的信号增加不仅

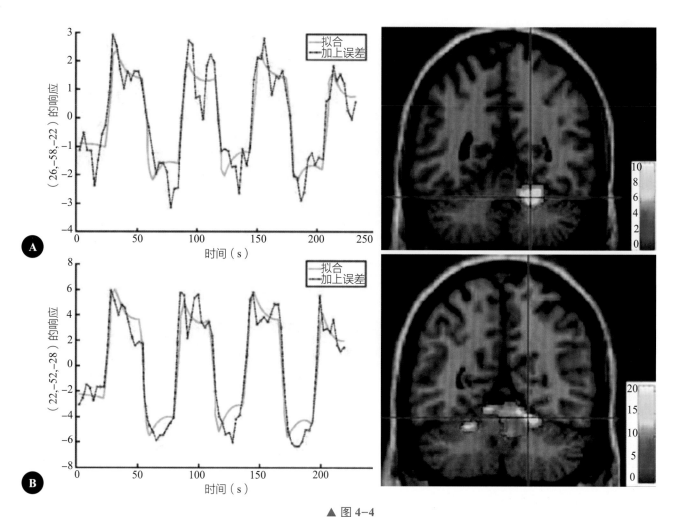

▲ 图 4-4
A. 1.5T MRI 在小脑感觉运动区主要簇拟合的响应函数图（代表性受试）。与 1.5T MRI 静息态相比，执行手指敲击任务时受试者脑内激活情况的统计参数图，与 3D T_1 WI 标准脑冠状位图像融合，统计学校正阈值为 $P < 0.05$，结果显示小脑感觉运动区激活。B. 7T MRI 小脑感觉运动区主要簇拟合的响应函数图（代表性受试者）。与 7T MRI 静息态相比，执行手指敲击任务时受试者脑内激活情况的统计参数图，统计校正阈值为 $P < 0.005$，结果显示小脑为主要激活区

取决于磁场强度，还取决于其他因素。一些研究表明，使用高空间分辨率和较小视野的成像参数，信号最多可增加5倍（Pfeuffer等，2002a,b）。如果将圆形极化头线圈与1.5T MRI的标准体素联合使用，则灵敏度受 SNR 的限制。研究表明减小体素大小可降低生理噪声，从而改善时间序列 SNR（Triantafyllou 等，2005）。有研究联合应用圆形极化头线圈和较大的体素扫描，发现一些大脑区域的 BOLD 信号很小，但较大体素扫描的优势在于可包括全脑范围。

未来研究可能不会追求大脑某个区域特别高的分辨率，而是致力于分析复杂网络，特别是认知功能及临床应用都需要更多层数和更广泛脑区。此外，海马、小脑半球等结构由于位于组织–空气交界附近，会有信号丢失。线圈技术和序列及后处理技术的最新发展，使超高场强的应用得以改善，即使上述磁敏感区域也是如此。前述的认知部分列举了一些示例，图 4–5 为另一个示例，该示例不仅可以用在实验，也可用于临床，即执行手指敲击任务时齿状核的典型激活。使用这种技术可以通过增加信噪比，观察正常受试者在动词生成任务齿状核的激活情况（Thürling 等，2011）。图像处理采用新开发的齿状核感兴趣区的驱动归一化方法，该实验表明人的齿状核可细分为喙侧 – 背侧运动区和腹侧非运动区，这些发现显示高场强 fMRI 具有更高 SNR，能更可靠显示大脑深层结构。

临床应用中脑干和深部核团等受组织 – 空气交界附近信号丢失和搏动伪影（如基底动脉搏动）的影响，需要更高分辨率才能清晰显示（图4–6）。优化的结构成像和纤维追踪方法（DTI）序列，能显示脑干的亚结构（Deistung 等，2013；Gizewski 等，2014）。人类活体脑干的影像解剖结构图像，由具有多种对比度的图像组成：T_2/

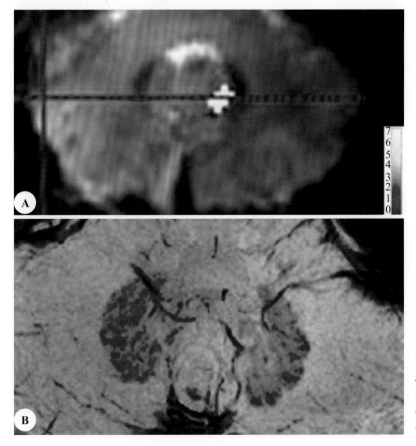

◀ 图 4–5
A. 7TMRI，执行手指敲击任务时单受试脑内激活的统计参数图，图像叠加在 EPI 横轴位；B. 7T MRI 高分辨 SWI 齿状核成像。统计学校正阈值为 $P < 0.001$

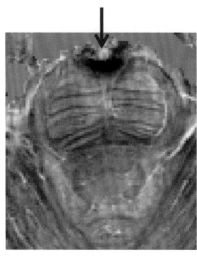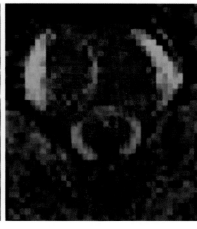

◀ 图 4-6
SWI 基底动脉的搏动伪影，但 DTI 具有良好分辨率（与德国海德堡 DKFZ 的 Sina Straub 博士合作）

PDWI 图像，纵向弛豫率的定量图（R1* 图），磁化率图（定量 SWI）和 DTI，脑干的 fMRI 目前有待进一步研究。皮层下结构的血流动力学响应函数（haemodynamic response function，HRF）可能存在很大差异，因此研究设计和解释这些区域的 fMRI 结果应考虑这种差异。Lewis 等（2018）研究人类视觉系统（上丘、外侧膝状核、初级视觉皮层）HRF 的属性，认为皮层下视觉结构表现出快速和非线性的血流动力学响应，7T MRI 成像这些小的深部脑结构也能检测到快速的 BOLD 信号。脑干的高分辨率结构图像和脑干核团可用于静息态 fMRI 的种子区（Bianciardi 等，2016），有研究基于 12 个受试者的 7T MRI 高分辨结构像将网状激活系统、运动和自主神经系统的 11 个脑干核团清晰显示。

7T MRI 可清晰显示中脑导水管周围的灰质，这是自主神经功能的关键区域，既往 3T MRI 研究表明该区域参与疼痛加工等一些自主功能，然而要确定这些子区域仍然有很大难度。Faull 等（2015）研究显示受试者短促屏气时，局部皮层可见激活，而中脑导水管周围灰质的外侧和背内侧不激活，首次证明中脑导水管周围灰质的子区域参与人类有意识的呼吸控制网络。

基底节神经回路在帕金森病（Parkinson's disease，PD）等神经系统疾病起着重要作用，是深部脑刺激（deep brain stimulation，DBS）等的治疗靶标。近年来，关于基底节和丘脑连接的知识不断发展，但活体成像仍然受分辨率和灵敏度的限制。研究人员提出一种成像和算法克服这一问题（Lenglet 等，2012），用 7T MRI 采集高分辨率结构和功能图像，显示人类基底节和丘脑的结构和功能连接，这些数据为基底节回路提供客观信息，并且对个体受试者的术前计划提供参考帮助。de Hollander 等通过减少回波时间和空间分辨率优化序列以显示基底节结构（2017）；一项 3T fMRI 实验使用 7T MRI 分辨率，结果显示任何基底节核团均未检测到稳定的 BOLD 信号；因此，超高场强 fMRI 在显示基底节方面具有明显优势。

其他的临床应用，如第一个关于语音范式的 7T fMRI 实验揭示 8 通道头线圈和并行采集技术相结合的优势（图 4-7），使用并行采集技术可以增加 BOLD 信号，并且发现更广泛激活区和检测大脑语言功能偏侧化，此外并行采集成像可显著减少伪影（图 4-2），因此可对高分辨率结构图像与 EPI 图像进行可靠配准。图 4-8 显示一例海绵状血管瘤患者术前 1.5T fMRI（A）和 7T fMRI（B）扫描，组块设计的两个任务中，语音范式均为动

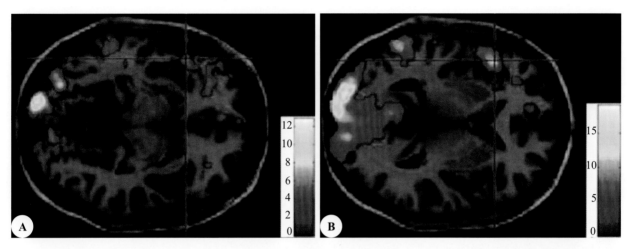

▲ 图 4-7

执行动词生成任务时受试者脑内激活的统计参数图，将 1.5T fMRI（A）和 7T fMRI（B）的激活图与标准大脑配准。经统计校正，阈值是 *P* ＜ 0.005。两个场强下均显示出 Broca 和 Wernicke 区激活，但 7T fMRI 显示更大激活范围和更强信号变化

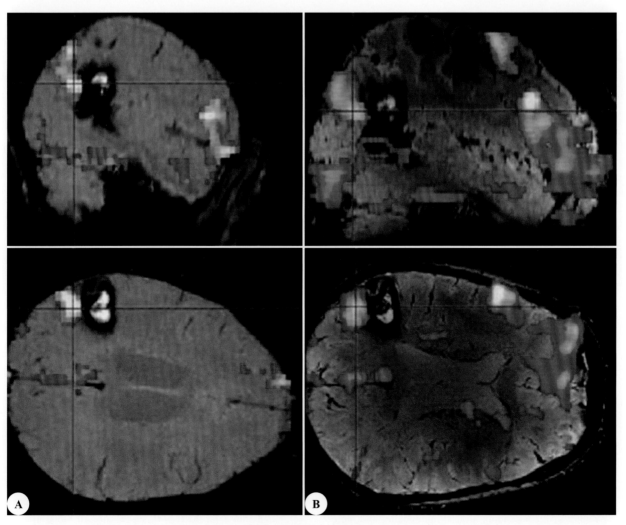

▲ 图 4-8

执行动词生成任务时受试者脑内激活的统计参数图，将 1.5T fMRI（A）和 7T fMRI（B）的激活图与 SWI 图像配准。经统计校正，阈值是 *P* ＜ 0.005。两个场强下均显示了 Broca 和 Wernicke 区激活，但 7T fMRI 显示更大激活范围和更强信号变化。此外，7T MRI 结构图像具有更高的空间分辨率，清晰显示肿瘤 - 脑组织边界和海绵状血管瘤内部结构

词生成任务，激活图叠加在 1.5T 和 7T MRI 的磁敏感加权图像（susceptibility-weighted images, SWI）。除了 7T fMRI 较高的 BOLD 信号和更广泛的激活外，更高空间分辨率的结构图像更有助于手术计划。最近一项研究分析 17 例患者分别在 3T 和 7T fMRI 手部运动区的情况（Beisteiner 和 Robinson，2011），显示了 7T fMRI 的临床优势。然而，和既往研究相同，7T fMRI 数据的伪影（鬼影、头部运动）显著增加。

随着分辨率的提高和序列的进一步优化，脊髓结构已成为关注的焦点。最近，一个研究小组报道健康志愿者的脊髓静息态功能连接，他们观察到左右脊髓前角之间及左右脊髓后角之间具有明显的功能连接（Barry 等，2016）。

除认知研究实验外，7T fMRI 也有临床应用指征，脑肿瘤患者的术前 fMRI 受益于 7T MRI 更高分辨率或更短扫描时间的优势，即使运动功能受损患者，大多也能完成单次检查的手指运动。

参考文献

[1] Alvarez-Linera J (2008) 3 T MRI: advances in brain imaging. Eur J Radiol 67(3):415–426

[2] Andersson P, Ramsey NF et al (2010) BCI control using 4 direction spatial visual attention and real-time fMRI at 7 T. Conf Proc IEEE Eng Med Biol Soc 2010:4221–4225

[3] Banks SJ, Jones-Gotman M et al (2012) Sex differences in the medial temporal lobe during encoding and recognition of pseudowords and abstract designs. NeuroImage 59(2): 1888–1895

[4] Barry RL, Strother SC (2011) Data-driven optimization and evaluation of 2D EPI and 3D PRESTO for BOLD fMRI at 7 Tesla: I. Focal coverage. NeuroImage 55(3):1034–1043

[5] Barry RL, Rogers BP, Conrad BN, Smith SA, Gore JC (2016) Reproducibility of resting state spinal cord networks in healthy volunteers at 7 Tesla. NeuroImage 133:31–40

[6] Bednařík P, Tkáč I, Giove F, DiNuzzo M, Deelchand DK, Emir UE, Eberly LE, Mangia S (2015 Mar 31) Neurochemical and BOLD responses during neuronal activation measured in the human visual cortex at 7 Tesla. J Cereb Blood Flow Metab 35(4):601–610

[7] Beisteiner R, Robinson S (2011) Clinical fMRI: evidence for a 7T benefit over 3T. NeuroImage 57(3):1015–1021

[8] Bianciardi M, Toschi N, Eichner C, Polimeni JR, Setsompop K, Brown EN, Hämäläinen MS, Rosen BR, Wald LL (2016 Jun) In vivo functional connectome of human brainstem nuclei of the ascending arousal, autonomic, and motor systems by high spatial resolution 7-Tesla fMRI. MAGMA 29(3):451–462

[9] Blatow M, Reinhardt J et al (2011) Clinical functional MRI of sensorimotor cortex using passive motor and sensory stimulation at 3 Tesla. J Magn Reson Imaging 34(2):429–437

[10] Brunheim S, Johst S, Pfaffenrot V, Maderwald S, Quick HH, Poser BA (2017 Dec) Variable slice thickness (VAST) EPI for the reduction of susceptibility artifacts in whole-brain GE-EPI at 7 Tesla. MAGMA 30(6):591–607

[11] Chang P, Nassirpour S, Henning A (2018 Jan) Modeling real shim fields for very high degree (and order) B0 shimming of the human brain at 9.4T. Magn Reson Med 79(1): 529–540

[12] de Hollander G, Keuken MC, van der Zwaag W, Forstmann BU, Trampel R (2017 Jun) Comparing functional MRI protocols for small, iron-rich basal ganglia nuclei such as the subthalamic nucleus at 7 T and 3 T. Hum Brain Mapp 38(6):3226–3248

[13] De Martino F, Esposito F (2011) Whole brain highresolution functional imaging at ultra high magnetic fields: an application to the analysis of resting state networks. NeuroImage 57(3):1031–1044

[14] Deistung A, Schäfer A, Schweser F, Biedermann U, Güllmar D, Trampel R, Turner R, Reichenbach JR (2013) High-resolution MR imaging of the human brainstem in vivo at 7 Tesla. Front Hum Neurosci 7:710

[15] Duong TQ, Yacoub E et al (2003) Microvascular BOLD contribution at 4 and 7 T in the human brain: gradientecho and spin-echo fMRI with suppression of blood effects. Magn Reson Med 49(6):1019–1027

[16] Faull OK, Jenkinson M, Clare S, Pattinson KT (2015 Jun) Functional subdivision of the human periaqueductal grey

in respiratory control using 7 Tesla fMRI. NeuroImage 113:356–364

[17] Gizewski ER, de Greiff A et al (2007) FMRI at 7 T: wholebrain coverage and signal advantages even infratentorially? NeuroImage 37(3):761–768

[18] Gizewski ER, Maderwald S, Linn J, Dassinger B, Bochmann K, Forsting M, Ladd ME (2014 Mar) Highresolution anatomy of the human brain stem using 7-T MRI: improved detection of inner structures and nerves? Neuroradiology 56(3):177–186

[19] Goodyear BG, Douglas EA (2008) Minimum detectable change in motor and prefrontal cortex activity over repeated sessions using 3 T functional MRI and a block design. J Magn Reson Imaging 28(5):1055–1060

[20] Gowland PA, Bowtell R (2007) Theoretical optimization of multi-echo fMRI data acquisition. Phys Med Biol 52(7):1801–1813

[21] Hale JR, Brookes MJ (2010) Comparison of functional connectivity in default mode and sensorimotor networks at 3 and 7 T. MAGMA 23(5–6):339–349

[22] Heid O (1997) Robust EPI phase correction. In: Proceedings of the ISMRM, Vancouver, 1997

[23] Hoffmann MB, Stadler J et al (2009) Retinotopic mapping of the human visual cortex at a magnetic field strength of 7 T. Clin Neurophysiol 120(1):108–116

[24] Hua J, Qin Q, van Zijl PC, Pekar JJ, Jones CK (2014 Dec) Whole-brain three-dimensional T2-weighted BOLD functional magnetic resonance imaging at 7 Tesla. Magn Reson Med 72(6):1530–1540

[25] Jeon HA, Anwander A, Friederici AD (2014 Jul 9) Functional network mirrored in the prefrontal cortex, caudate nucleus, and thalamus: high-resolution functional imaging and structural connectivity. J Neurosci 34(28):9202–9212

[26] Juchem C, Nixon TW, McIntyre S, Boer VO, Rothman DL, de Graaf RA (2011 Oct) Dynamic multi-coil shimming of the human brain at 7 T. J Magn Reson 212(2):280–288

[27] Juchem C, Umesh Rudrapatna S, Nixon TW, de Graaf RA (2015 Jan 15) Dynamic multi-coil technique (DYNAMITE) shimming for echo-planar imaging of the human brain at 7 Tesla. NeuroImage 105:462–472

[28] Kemper VG, De Martino F, Yacoub E, Goebel R (2016 Sep) Variable flip angle 3D-GRASE for high resolution fMRI at 7 Tesla. Magn Reson Med 76(3):897–904

[29] Kim T, Lee Y, Zhao T, Hetherington HP, Pan JW (2017 Nov) Gradient-echo EPI using a high-degree shim insert coil at 7T: implications for BOLD fMRI. Magn Reson Med 78(5):1734–1745

[30] Kohn N, Kellermann T et al (2011) Gender differences in the neural correlates of humor processing: implications for different processing modes. Neuropsychologia 49(5): 888–897

[31] Ladd ME (2007) High-field-strength magnetic resonance: potential and limits. Top Magn Reson Imaging 18(2): 139–152

[32] Lee S, Polimeni JR, Price CM, Edlow BL, McNab JA (2018 Jun) Characterizing signals within lesions and mapping brain network connectivity after traumatic axonal injury: a 7 Tesla resting-state FMRI study. Brain Connect 8(5): 288–298

[33] Lenglet C, Abosch A, Yacoub E, De Martino F, Sapiro G, Harel N (2012) Comprehensive in vivo mapping of the human basal ganglia and thalamic connectome in individuals using 7T MRI. PLoS One 7(1):e29153

[34] Lewis LD, Setsompop K, Rosen BR, Polimeni JR (2018 Jun 20) Stimulus-dependent hemodynamic response timing across the human subcortical-cortical visual pathway identified through high spatiotemporal resolution 7T fMRI. NeuroImage 181:279–291

[35] Malekian V, Nasiraei-Moghaddam A, Khajehim M (2018 Jul) A robust SSFP technique for fMRI at ultra-high field strengths. Magn Reson Imaging 50:17–25

[36] Martuzzi R, van der Zwaag W, Farthouat J, Gruetter R, Blanke O (2014 Jan) Human finger somatotopy in areas 3b, 1, and 2: a 7T fMRI study using a natural stimulus. Hum Brain Mapp 35(1):213–226

[37] Mirrashed F, Sharp JC et al (2004) High-resolution imaging at 3 T and 7 T with multiring local volume coils. MAGMA 16(4):167–173

[38] Newton AT, Rogers BP et al (2012) Improving measurement of functional connectivity through decreasing partial volume effects at 7 T. NeuroImage 59(3):2511–2517

[39] Norris DG (2003) High field human imaging. J Magn Reson Imaging 18(5):519–529

[40] Okada T, Yamada H et al (2005) Magnetic field strength increase yields significantly greater contrast-to-noise ratio increase: measured using BOLD contrast in the primary visual area. Acad Radiol 12(2):142–147

[41] Olman CA, Van de Moortele PF et al (2010) Retinotopic mapping with spin echo BOLD at 7 T. Magn Reson Imaging 28(9):1258–1269

[42] Olman CA, Pickett KA et al (2012) Selective BOLD responses to individual finger movement measured with fMRI at 3T. Hum Brain Mapp 33(7):1594–1606

[43] Pfeuffer J, Adriany G et al (2002a) Perfusion-based highresolution functional imaging in the human brain at 7 Tesla. Magn Reson Med 47(5):903–911

[44] Pfeuffer J, Van de Moortele PF et al (2002b) Correction

of physiologically induced global off-resonance effects in dynamic echo-planar and spiral functional imaging. Magn Reson Med 47(2):344–353

[45] Pfeuffer J, Van de Moortele PF et al (2002c) Zoomed functional imaging in the human brain at 7 Tesla with simultaneous high spatial and high temporal resolution. NeuroImage 17(1):272–282

[46] Pohmann R, Speck O, Scheffler K (2016 Feb) Signal-tonoise ratio and MR tissue parameters in human brain imaging at 3, 7, and 9.4 Tesla using current receive coil arrays. Magn Reson Med 75(2):801–809

[47] Polimeni JR, Fischl B et al (2010) Laminar analysis of 7T BOLD using an imposed spatial activation pattern in human V1. NeuroImage 52(4):1334–1346

[48] Poser BA, Versluis MJ et al (2006) BOLD contrast sensitivity enhancement and artifact reduction with multiecho EPI: parallel-acquired inhomogeneity-desensitized fMRI. Magn Reson Med 55(6):1227–1235

[49] Preibisch C, Wallenhorst T et al (2008) Comparison of parallel acquisition techniques generalized autocalibrating partially parallel acquisitions (GRAPPA) and modified sensitivity encoding (mSENSE) in functional MRI (fMRI) at 3 T. J Magn Reson Imaging 27(3):590–598

[50] Sanchez Panchuelo RM, Ackerley R, Glover PM, Bowtell RW, Wessberg J, Francis ST, McGlone F (2016) Mapping quantal touch using 7 Tesla functional magnetic resonance imaging and single-unit intraneural microstimulation. Elife 5. pii: e12812

[51] Sanchez-Panchuelo RM, Schluppeck D (2010) Mapping human somatosensory cortex in individual subjects with 7T functional MRI. J Neurophysiol 103(5):2544–2556. https://doi.org/10.1152/jn.01017.2009

[52] Scheef L, Landsberg MW et al (2007) Methodological aspects of functional neuroimaging at high field strength: a critical review. Rofo 179(9):925–931

[53] Scheffler K, Ehses P (2016 Jul) High-resolution mapping of neuronal activation with balanced SSFP at 9.4 Tesla. Magn Reson Med 76(1):163–171

[54] Schlamann M, Voigt MA et al (2010a) Exposure to highfield MRI does not affect cognitive function. J Magn Reson Imaging 31(5):1061–1066

[55] Schlamann M, Yoon MS et al (2010b) Short term effects of magnetic resonance imaging on excitability of the motor cortex at 1.5 T and 7 T. Acad Radiol 17(3):277–281

[56] Sengupta S, Roebroeck A, Kemper VG, Poser BA, Zimmermann J, Goebel R, Adriany G (2016) A specialized multi-transmit head coil for high resolution fMRI of the human visual cortex at 7T. PLoS One.11(12):e0165418

[57] Shah P, Bassett DS, Wisse LEM, Detre JA, Stein JM, Yushkevich PA, Shinohara RT, Pluta JB, Valenciano E, Daffner M, Wolk DA, Elliott MA, Litt B, Davis KA, Das SR (2018 Feb) Mapping the structural and functional network architecture of the medial temporal lobe using 7T MRI. Hum Brain Mapp 39(2):851–865

[58] Shimada Y, Kochiyama T et al (2008) System stability of a 3 T-MRI during continuous EPI scan. Nippon Hoshasen Gijutsu Gakkai Zasshi 64(12):1504–1512

[59] Theysohn JM, Maderwald S et al (2008) Subjective acceptance of 7 Tesla MRI for human imaging. MAGMA 21(1–2):63–72

[60] Theysohn N, Qin S, Maderwald S, Poser BA, Theysohn JM, Ladd ME, Norris DG, Gizewski ER, Fernandez G, Tendolkar I (2013 Oct) Memory-related hippocampal activity can be measured robustly using FMRI at 7 Tesla. J Neuroimaging 23(4):445–451

[61] Thürling M, Küper M et al (2011) Activation of the dentate nucleus in a verb generation task: a 7 T MRI study. NeuroImage 57(3):1184–1191

[62] Torrisi S, O'Connell K, Davis A, Reynolds R, Balderston N, Fudge JL, Grillon C, Ernst M (2015 Oct) Resting state connectivity of the bed nucleus of the stria terminalis at ultra-high field. Hum Brain Mapp 36(10):4076–4088

[63] Triantafyllou C, Hoge RD et al (2005) Comparison of physiological noise at 1.5 T, 3 T and 7 T and optimization of fMRI acquisition parameters. NeuroImage 26(1):243–250

[64] Triantafyllou C, Hoge RD et al (2006) Effect of spatial smoothing on physiological noise in high-resolution fMRI. NeuroImage 32(2):551–557

[65] van der Zwaag W, Marques JP et al (2009) Minimization of Nyquist ghosting for echo-planar imaging at ultrahigh fields based on a "negative readout gradient" strategy. J Magn Reson Imaging 30(5):1171–1178

[66] van der Zwaag W, Marques JP et al (2012) Temporal SNR characteristics in segmented 3D-EPI at 7T. Magn Reson Med 67(2):344–352

[67] Vaughan JT, Garwood M et al (2001) 7T vs. 4T: RF power, homogeneity, and signal-to-noise comparison in head images. Magn Reson Med 46(1):24–30

[68] Walter M, Stadler J et al (2008) High resolution fMRI of subcortical regions during visual erotic stimulation at 7T. MAGMA 21(1–2):103–111

[69] Wiggins GC, Potthast A et al (2005) Eight channel phased array coil and detunable TEM volume coil for 7 T brain imaging. Magn Reson Med 54(1):235–240

[70] Yacoub E, Hu X (2001) Detection of the early decrease in fMRI signal in the motor area. Magn Reson Med 45(2):184–190

[71] Yacoub E, Shmuel A et al (2001) Imaging brain function in

humans at 7 Tesla. Magn Reson Med 45(4):588–594

[72] Yacoub E, Duong TQ et al (2003) Spin-echo fMRI in humans using high spatial resolutions and high magnetic fields. Magn Reson Med 49(4):655–664

[73] Zou KH, Greve DN et al (2005) Reproducibility of functional MR imaging: preliminary results of prospective multi-institutional study performed by biomedical informatics research network. Radiology 237(3): 781–789

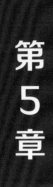

第5章

静息态 fMRI：临床前期的基础
Resting-State fMRI: Preclinical Foundations

Jonathan D. Power　著

臧振享　殷雅彦　卢　洁　译

一、概述

本章将为读者（尤其是临床医生）介绍近年来发展迅速的功能磁共振成像（functional magnetic resonance imaging，fMRI）方法，即静息态功能磁共振成像（RS-fMRI）。受试者在序列采集时只需安静地躺在磁共振扫描仪器中，无须执行任务，这种看似简单的检查可以揭示许多脑功能信息，也称为功能连接磁共振成像，有望应用于临床患者。本章使用 RSFC 表示静息态功能连接（resting-state functional connectivity，RSFC）。

掌握 RSFC 相关知识对于临床医生非常重要，该方法已从研究逐渐转化为临床前及临床应用。2005 年之前每年发表 RSFC 文章仅几十篇，并且只在神经科学杂志发表，而 2017 年 PubMed 检索显示约 2000 篇文章使用 RSFC 方法，现在随便翻开一期 *Brain* 或者 *The American Journal of Psychiatry* 杂志，都能看到关于 RSFC 的研究。本章主要介绍 RSFC 分析的相关知识及其在科研和临床的应用，让读者了解 RSFC 分析过程、应用价值和发展前景。

二、概念

静息态 fMRI 代表功能影像学研究模式的转变，在功能磁共振研究的前 20 年，即 20 世纪 90 年代早期，主要关注视觉感知和语言生成等任务

态 fMRI。临床研究针对与症状相关的任务，如抑郁患者与健康受试者判断生气或中性的面部表情任务。任务态 fMRI 数据分析是提取同一时间内实验范式引起的信号变化，通过组块设计（如受试者观看 20s 变化的棋盘格，然后休息 20s）分析实验刺激和静息状态的信号差异。事件相关设计（如受试者对一系列单词作出生命体或非生命体的判断）对不同类型的刺激，以及连续刺激之间的交互作用进行建模分析，通过对多个刺激结果进行平均，噪声可被抑制，而刺激相关的信号被提取出来，这类分析方法的实验结论通常表述为"A 刺激与 B 刺激的比较下，X 脑区信号增加或减少"（如与静息态相比，观看棋盘格时初级视觉皮层信号增高），或"Y 脑区的信号改变可以区分 A 与 B 两种状态"（如内侧顶叶信号能够区分记忆与遗忘的任务刺激）。总之，任务设计决定实验刺激"哪个脑区""如何刺激""为什么刺激该脑区"，另外任务设计方案决定 BOLD 信号激活。RSFC 数据分析方法与任务态 fMRI 不同，首先受试者无须执行任务，研究人员不需要指定具体流程或实验操作，这种没有任务的方法对不能正常完成任务的受试人群（如幼儿或低智人群）具有优势，但这种模式也有缺点，即 BOLD 信号没有特异性（早期 RSFC 缺乏特异性和针对性，即便受试者随意想像也有 BOLD 信

号）。除此之外，由于缺乏任务的时间标尺提取目标信号，因此静息态不能像任务态一样用于某一时间段的信号变化分析。实际上 RSFC 的主要研究数据中 BOLD 信号协方差，基于协方差的方法有两种挑战：①生成大量结果（N 个信号就会产生 N^2 的相关矩阵），会增加假阳性可能；②由于静息态没有任务态的时间标尺，从扫描数据中清晰区分"信号"与"噪声"存在困难。

第 1 篇关于 RSFC 的研究发表于 1995 年，研究结果颇有争议，此后 10 年内只有少数研究使用这一方法，说明该领域许多有威望的学者并没有接受 RSFC，对其持保留意见。本章大部分内容介绍 RSFC 方法的技术问题，尽管研究具有局限性和挑战性，但目前研究已揭示脑功能的重要信息，有利于理解人脑解剖、行为与疾病。

三、静息态 fMRI 基础

过去 15 年绝大多数静息态 fMRI 扫描时间约 5min（Van Dijk 等，2010），除静躺保持不动之外，受试者通常不会得到其他指令。受试者可能会看到一块白色、灰色或黑色屏幕，凝视屏幕或其上方的十字游标，或者闭上眼睛。睁眼及闭眼导致的影响显著，许多受试者在研究人员不知情的状况下闭眼睡觉（两种状态下神经活动模式不同，Tagliazucchi 和 Laufs，2014）。扫描过程中需同时采集影响 fMRI 扫描的生理信号，如应用脉搏血氧饱和仪（测量心率）和腹部呼吸监测仪（测量呼吸模式）。少数情况下还会获取眼球追踪数据、皮肤电反应数据、心电图、脑电图，以及呼气数据（如呼气末 PCO_2 值）。

近 5 年同步多层扫描序列的应用受到广泛关注，此前大多数 RSFC 数据都使用单层平面回波成像（EPI）序列获取，采集单张全脑图像需 2~4s，每个体素（构成 MRI 图像的三维像素）分辨率为 2~4mm。同步多层扫描序列扫描间隔亚秒级，同时体素分辨率达到 2mm 或更小。此外扫描时间也有所增加，既往认为 5min 扫描时长能够满足，但目前研究发现对于复杂的脑功能分析，扫描时间 60~90min 数据可靠性显著提高（Laumann 等，2015），当前研究 10~15min 的扫描时长较常见。RSFC 由于无任务属性，非常适用于不同扫描方案、扫描中心进行数据收集。目前已有多个大型数据库，包含成千上万的公开数据以供感兴趣的研究团队进行数据分析。早期研究如 ABIDE，从多个研究中心收集上千例扫描时间约 5min 的 fMRI 数据。最近一些重要数据库，如人脑连接组计划（Human Connectome Project）有 1200 例扫描时间长达 1h 的数据（同时包括基因、行为学和多模态磁共振成像数据，Marcus 等，2013）；My Connectome 项目是单一受试者长达 14h 的 RSFC 扫描，此外还包括日常记录、血液检查和其他行为学数据（Poldrack 等，2015）。还有 Midnight Scan Club 项目，其中 10 位受试者长达 5h 的 RSFC 数据、6h 的任务态数据和行为学记录，以及脑结构影像数据（Gordon 等，2017）。美国由联邦政府资助的人脑连接组计划的附加项目，围绕发育、老化和临床疾病相关课题也在开展，欧盟和中国也有类似的项目。

四、RSFC 扫描的基础属性：一些负面信息

如上所述，RSFC 数据分析的一大挑战是由于缺乏外界实验刺激，很难将与神经活动相关的"信号"从"噪声"中准确分离（Murphy 等，2013）。只需观察几个受试者的数据就很容易发现 RSFC 数据降噪的重要性。图 5-1 所示两列图像（Power，2017）是一个数据库（Power 等，2017a）的两个受试者数据，图中顶部不同颜色标注的不同时间的头位置（X、Y、Z 代表头位置；

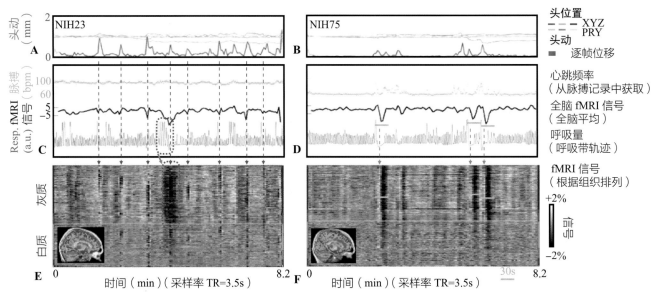

▲ 图 5-1 静息态 fMRI 信号

图像显示两位受试者的 fMRI 信号。A 和 B. 头位置及头动轨迹。B 和 C. 绿色信号是脉搏测量仪测量的心跳信号，而腹部呼吸监测仪测量的呼吸信号标注为蓝色。底图是灰质、白质和脑脊液所有体素信号的图像，脑组织在图中标注为不同的颜色（旁边的颜色条及插图中脑组织对应的颜色）。亮绿色的直线区分灰质和白质。红箭是头动引起的信号变化，可清楚看到头动期间或头动结束后，这些异常信号出现在 fMRI 信号。蓝箭是呼吸暂停结束后的深呼吸，这个信号模式与叹气和打哈欠一致，fMRI 信号图像观察到呼吸导致的短暂信号增强，以及长达约 30s 的信号衰减。C 和 E. 蓝色虚线标注的区域是深呼吸引起的 fMRI 信号衰减

pitch、roll、yaw 代表头角度）；红色粗线代表头动（头动位置的导数），底部灰度图显示扫描中所有体素的信号，X 轴代表时间，Y 轴代表不同脑组织，亮绿色水平直线以上为灰质信号，直线以下为白质信号。通常白质信号被当作噪声，左图显示为标记的大幅度头动及信号变化（红箭标识），即头动噪声，蓝色虚线标记的是腹部呼吸监测仪测量的呼吸信号。右图显示某些时间点存在大幅度腹部呼吸监测仪信号波动，伴随呼吸暂停，表明受试者在深呼吸如叹气或打哈欠，在这种呼吸模式的后 30s，整个灰质和白质（蓝箭标识）出现大幅度信号衰减（如底图的黑色条状区域），是呼吸导致的信号变化，与深呼吸产生的信号波动响应相似。左侧脑信号图中间也能显示类似深呼吸导致的 fMRI 信号衰减（蓝色虚线区域）。此外，RSFC 信号还受其他因素影响，但头动和呼吸活动说明数据经常受到干扰因素影响而发生明显变化。

头动即头与扫描仪器（一般情况下为信号接收线圈）的相对位置发生改变，扰乱组织激发和信号读出的质子旋转轨迹，从而产生伪影，这些头动伪影发生在特定空间位置。根据头动不同时间和不同轨迹，数据受到不同程度影响（Power 等，2017b）。头动对信号协方差（RSFC 分析的关键点）的影响导致邻近体素相关系数升高，而远距离脑区相关系数趋近于 0，甚至负相关（Power 等，2012；Satterthwaite 等，2012；Van Dijk 等，2012）。

与头动不同，呼吸信号也是血氧水平依赖（blood oxygenlevel-dependent，BOLD）的信号，与神经活动引起的信号相同，有学者在 fMRI 进行了相关研究。BOLD 信号很大程度上受血液脱氧血红蛋白水平的影响，原理是由神经活动导致的大量血液流入局部脑区，从而导致血液磁性发

生变化，被磁共振序列采集（如 BOLD 序列）。呼吸模式与神经活动引发的 BOLD 信号变化相似，低通气导致高碳酸血症，引起脑血流量的显著增加，导致血液含氧量上升以及 BOLD 信号增加，过度换气产生相反变化。由于呼吸信号影响所有灰质，所以有可能导致与空间位置无关的全脑信号相关性增加（Power 等，2018）。由于呼吸引起头动，引起的噪声也会相互关联（Power，2017；Power 等，2018），小幅度正常呼吸两者同步循环。然而大幅度断续呼吸导致短暂大幅头动变化（图 5-1）。因此，如果发生头动，信号协方差因为呼吸和头动导致噪声增加（Power 等，2015）。单纯运动伪影与呼吸之间的平衡，决定这两种相关运动模式对数据的影响，重要性将在后文详细叙述。

此外，fMRI 信号还存在其他伪影（Murphy 等，2013），本章内容主要使读者对噪声有正确认识，因为这些伪影直接影响信号的协方差。RSFC 与伪影相关的问题主要包括：①并非所有伪影都能被发现或描述；②头动和呼吸引起的伪影，很难从信号中选择性去除；③某些感兴趣变量（如年龄或临床诊断）均与头动相关，因此变量相关的信号特征也存在于相关伪影中。以上均表明信号降噪的重要性。但介绍这些降噪方法之前，主要介绍 RSFC 的优势。

五、RSFC 扫描基本属性：优点

使用手动任务激活可以确定脑皮层运动区，在静息状态时运动脑区的 BOLD 信号出现自发振荡且双侧具有高度同步性，提示双侧脑皮层运动区具有功能连接性（Biswal 等，1995），而且这些信号的相关性在低频区最显著，周期为 10～100s，比典型任务引起的 BOLD 信号变化慢许多，该发现很快应用到到视觉与听觉系统（Lowe 等，1998；Cordes 等，2000）。研究用任

务态 fMRI 对功能脑区进行定位，发现与 RSFC 高度相关，验证了一个基本假设，即没有外界刺激状态下的 fMRI 信号的协方差与脑区功能有很强的相关性，因此功能磁共振连接可以视为"功能性示踪剂"。但 RSFC 并不是神经连接甚至神经活动的直接测量信号，而是反映血液磁性的时间相关测量信号。理想状态下完全去除噪声后，RSFC 通过 BOLD 信号反映神经活动的间接效应，可以研究相关脑区的空间和时间模式。本书其他章节会详细介绍神经活动与 fMRI 信号的关联机制。

另外，RSFC 分析方法有很多，最基本的方法是通过选取感兴趣区（region of interest，ROI）的信号进行相关性分析，这些感兴趣区可以是单个体素或多个体素的集合。图 5-2A 显示两个感兴趣区之间的比较。当感兴趣区超过两个，用矩阵形式表示相关系数更方便，而矩阵中的第 i 行的第 j 列表示第 i 个感兴趣区与第 j 个感兴趣区的相关系数。图 5-2B 显示该方法与一组感兴趣区的图解说明，如 Pearson 相关，相关矩阵是沿对角线对称（因为 i 和 j 的相关等于 j 和 i 的相关），蓝色和棕褐色感兴趣区相关性较高，属于具有相关信号的感兴趣区集群的一部分（蓝色虚线标注区域），而红色和粉色感兴趣区相关性较低，且分属于不同的集群（橙色、绿色区域）。将一组感兴趣区放在一起时，通常用"向量映射"（spring embedding）图表示，其中感兴趣区（又称为节点）通过连接强度（RSFC 相关系数）进行空间定位。图 5-2B 点线图是向量映射图的一部分，可以帮助理解复杂关系，如相关矩阵，只显示非常强的相关性和关键节点。

另一种相关矩阵是感兴趣区与大脑其他所有体素的相关，生成 3D 图，其中每个体素值都是相关系数，也可为种子点图（seed map），常用方法是将统计阈值的相关系数呈现在高分辨率的脑

解剖图上。对于相关矩阵，脑相关图是将所有体素当作感兴趣区，指定 j 为种子点（单一体素种子点），第 j 行的元素作为种子点图，感兴趣区之间（指体素）的相关系数通过统计阈值显示在具有解剖细节的脑皮层或脑结构上。

图 5-2C 为脑统计图，第 1 张图是手指运动任务引起的 BOLD 信号变化，第 2 张图是以手指运动激活脑区为种子点的脑 RSFC 图，两者结果并不完全一致但相关性很高，证明任务范式相关的脑区之间存在高度相关的自发活动，这张图来自第 1 篇发表的 RSFC 研究（Biswal 等，1995）。图 5-2D 为有标志性意义的脑统计图，左图是正电子断层扫描（PET）的 Meta 分析结果，显示任务状态下代谢降低的脑区，即默认网络图，静息状态这些脑区代谢比任务状态（大多数任务）代谢增高（Shulman 等，1997）。右图为以默认网络中后侧扣带回为种子点计算的 RSFC 种子点脑图（Greicius 等，2003）。执行相同任务的功能区与 RSFC 信号的之间存在明显对应关系。10 年前 RSFC 研究主要集中在计算生成与各种任务相关的脑功能图，提示静息态结果并非是 MRI 噪声产生的无关紧要信号，也不是特定任务神经活动引起。静息态研究早期显示运动、听觉和视觉系统，之后是默认网络，接着为注意和控制网络（Oakes 等，2005；Dosenbach 等，2007；Seeley 等，2007）。2000 年后期有学者不仅研究已知的功能网络，还试图分析 RSFC 数据的聚类结构，以了解多少组相关信号及其在整个大脑的解剖位置（Smith 等，2009；Yeo 等，2011；Power 等，2011），图 5-3A 和 B 显示两项研究的结果。这些研究中聚类分析后特定颜色标注的体素均为相关性很强的信号特征，每个体素都遵循"全或无"的原则，因此仅属于一个簇。由于一个体素包含的众多神经元在同一时间不止生成一个信号，该方法是对数据进行简化。然而，这种方法

是理解信号模式最重要的一步，类似地球上划分各个大陆，视觉信号属于一个模块，默认网络信号也属于一个模块，反映上述种子图发现的相关信号，但也存在其他 RSFC 相关矩阵的模式，如大脑皮层、皮层下核团和小脑组成一组大规模的 RSFC 模式。两个研究显示的模块分布并不完全一致，但很相似，很多其他研究也重复了出相同结果。

上文提及的研究都基于组分析研究，相关矩阵模式在受试者之间（几十人至上百人）进行平均化。然而目前研究关注个体化空间生成脑图谱，最早研究是 MyConnectome 项目构建单人的脑 RSFC 模式，图 5-3C 所示（Laumann 等，2015）。个体化脑图结果与组平均脑图结果比较，可明显观察到两者的相似性，然而也存在许多不同点，而且这些不同点很稳定，既不是噪声，也不是图像伪影。结果图显示基于组分析结果的轮廓非常平滑，而基于个体化结果的轮廓呈锯齿状，此外内侧颞叶红色区域内有小片状黄色区域（图 5-3C，黑箭）。这些个体化特征在任务激活模式和 RSFC 均显示，但组分析结果经过平均化这些细节不明显或消失。图 5-3D 为 Midnight Scan Club 项目的 8 个个体化数据，首先是组分析的 RSFC，之后是个体化 RSFC（Gordon 等，2017）。这些个体化结果与组分析结果相似，然而又拥有各自的个体化特质。个体化的特征，如个体化结果显示内侧前额叶红色区域内有小片状黄色、黑色的区域（图 5-3D，黑箭），是否具有行为学意义目前尚不明确，针对这些问题的研究仍在进行。

这些研究 RSFC 的临床应用很有意义：第一，临床医生治疗的是个体，因此能够观测个体水平的 RSFC 非常有意义。然而目前为了得到比较稳定的测量值，需要进行 60~90min 的扫描，不适用于大多数临床患者，未来随着技术的发展时间

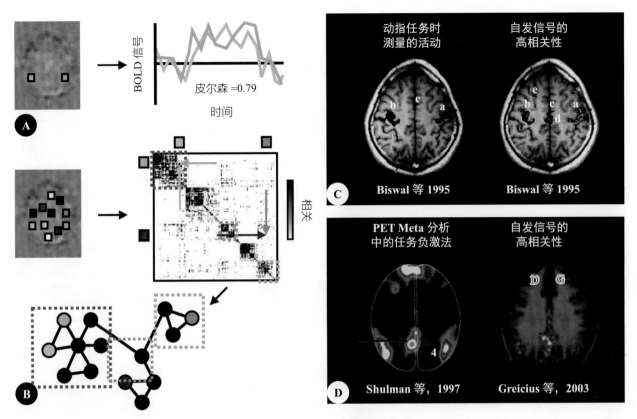

▲ 图 5-2　RSFC 数据呈现

A. 成对相关系数：两个感兴趣区（regions of intere，ROI）用不同颜色标注，两个虚构的 RSFC 信号和相关系数用于示例。B. 相关矩阵：图示若干颜色标注的感兴趣区，以及相关矩阵（相关矩阵包含比左侧图更多的节点，来源具有 264 个节点的真实数据），箭头表示每对节点的相关系数位置。图下方显示虚构但与相关矩阵聚类一致的网络图，其中蓝色和棕褐色的感兴趣区（两者相关系数很高）处于一个模块（蓝色虚线方框），而红色和粉色的感兴趣区（两者相关系数很低）分属两个不同的模块（橙色、绿色方框）。C. 种子点脑图：左侧图是手指运动任务导致的 BOLD 信号变化统计图，右侧图是通过手指运动激活的种子点，计算 RSFC 得到的相关脑图。D. 左侧种子点脑图显示在一系列外界任务刺激下脑代谢降低的统计图，右侧以以后扣带回为种子点（左侧图中红箭所示）计算的脑相关。C 和 D. 脑区的功能像及相关模式

会缩短。第二，目前已发表的研究，对于受试者的分析可得出个体 RSFC 的差异，这种差异对神经影像学和临床工作治疗靶点脑区意义重大，如经颅磁刺激（TMS），立体定位坐标往往与不同受试者的特定功能脑区位置不符，RSFC 及任务态 fMRI 的结果也证实了这种误差。其次，RSFC 个体化结果往往和组分析结果存在差异，这种差异不仅表现为 RSFC 功能区边界的几毫米偏差，某些也存在功能区差异（如图 5-3D 个体结果中黑箭示内侧前额叶黄色或黑色区域）。这种差异导致部分学者对应用立体定位系统描述大脑功能区的方法提出质疑，如目前普遍使用的神经影像

空间配准方法（为了将个体图像配准到标准大脑模板，原始图像会被拉伸及扭曲），以及应用立体定位坐标或外界标记指导 TMS 定位。这些方法的问题在于利用平均化的立体定位坐标定位某脑区的信号或刺激某脑区，而个体变异性会降低研究结果的稳定性。但上述研究结果也显示个体中存在稳定的 RSFC 结果，所以针对个体识别大脑功能区，使用个体化的方法进行图像配准和治疗是可行的。

上述内容阐明科学家和临床医生对 RSFC 关注的原因，即数据相对容易获取，并且可以分析个体化的脑功能。有研究运用 RSFC 信号进行大

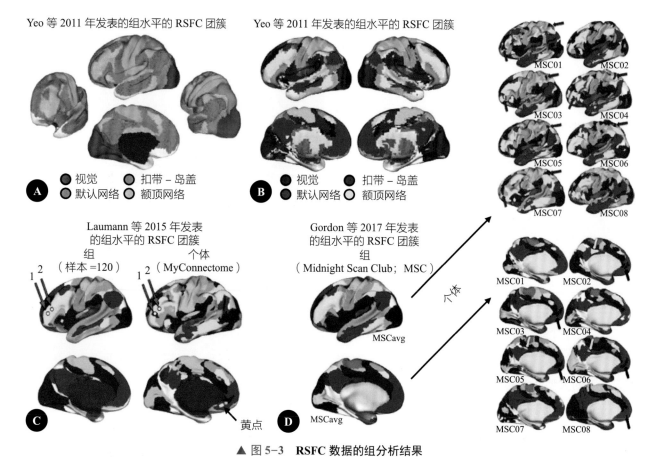

▲ 图 5-3　RSFC 数据的组分析结果

A 和 B. 显示两组 RSFC 数据的组分析结果。脑皮层的每种颜色都代表一类主要信号，这些信号经常会多次出现在多个脑区。C. MyConnectome 数据库发表的第一个详细描述的基于个体化结果；D. 8 个个体化的结果及组分析结果；这些个体化结果有明显的相似处，同时也有稳定的个体化差异特征

脑功能分区（类似 Brodmann 脑图谱），通过这些脑区水平的皮层连接模式，与分子表达、基因表达相关联，研究 RSFC 与疾病的相关性。下面将详细介绍信号去噪声。

六、RSFC 扫描基本属性：伪影对观测指标的影响

RSFC 扫描最具挑战性的部分是关注的测量指标经常与伪影相关（Siegel 等，2016）。若去噪时只去除了一部分伪影，计算时会将剩余伪影误认为感兴趣区。

2000 年代中期研究对儿童和青少年进行脑功能扫描，研究儿童发育到成年的 RSFC 变化轨迹，这些横向研究均有重要发现：儿童时期 RSFC 主要是局部短程连接，同时有少量高度相关的长程连接；但青少年至成年时期局部连接减低，长程连接增强（Kelly 等，2009；Fair 等，2009；Supekar 等，2009）。然而运动伪影也会导致与长、短程连接相关的 RSFC 协方差发生变化（Power 等，2012；Satterthwaite 等，2012；Van Dijk 等，2012）。头动在儿童最明显，青少年次之，成年人最小（图 5-4）。因此，上述 RSFC 随发育变化的研究结果可能由运动伪影导致。相同年龄段采用严格图像质控的发育研究发现，上述 RSFC 结果明显减弱，尽管与之前研究结果具有相似性，尚不清楚这些研究结果是否与头动伪影有关（Satterthwaite 等，2013）。

图 5-4 显示老年人比年轻人的头动更明显，

头动伪影问题也为衰老研究带来挑战。与青少年发育的研究类似，运动伪影导致老年人短程 RSFC 增高，长程 RSFC 减低。衰老研究 RSFC 初步发现长程功能连接出现"失连接"（默认网络的后扣带回与内侧前额叶失连接）（Andrews-Hanna 等，2007），与数据的头动伪影效应有关，对数据进行严格质控发现上述结果减弱，与发育究结果相似（Van Dijk 等，2012）。研究衰老的另一问题是随年龄增加脑灰质体积变小，脑沟增宽，呈脑萎缩改变，增宽的脑沟充满脑脊液（cerebrospinal fluid，CSF），导致测量体素含有更多的脑脊液。脑脊液的信号特性与灰质显著不同，导致信号特征随受试者年龄而变化。

青年人群的 RSFC 研究也存在头动问题，一项青年人的大型队列研究受试者按头动程度分组，发现长、短程连接相关的 RSFC 协方差有差异，提示数据可能受到头动伪影影像（Power 等，2017b；Yan 等，2013；Burgess 等，2016）。人脑连接组计划中健康成年人的一些行为和生理指标与头动相关，见图 5-4 所示（Siegel 等，2016）。研究者首先分析了人脑连接组计划数据集前 500 例受试者，首次发现了这些相关性，并在随后 500 例受试者进行了重复验证。体脂指数和体重都与头动密切相关，可能由于身体习惯与呼吸方式引起的头动有关。头动与认知指标（如阅读能力、手灵活度等）也存在可重复的弱相关性，因此 RSFC 与行为和生理指标相关，这些相关是由头动导致的伪影，还是由于指标本身代表的神经基础（或两者都是），取决于扫描信号去噪，下一节对这个问题进行介绍。

七、RSFC 扫描基本属性：信号去噪

解释 RSFC 结果需要考虑信号是否降噪，上文介绍头动伪影影响 RSFC 协方差分析，并且与感兴趣变量有关。因此，分析感兴趣区的功能相关脑区，去除信号伪影，或者组间伪影相对一致很重要。

RSFC 去噪研究有很多进展，本文不做详细介绍，仅概述一些研究团队结果及常用去噪方法，如果读者想了解相关知识，建议参考神经影像学杂志 *NeuroImage* 的专题介绍（2017 年 7 月第 154 卷，Bulte 和 Wartolowska，2017；Ciric 等，2017；Zaitsev 等，2017；Liu，2017）。

目前有两种基本信号去噪方法：一种基于模型驱动，记录外界变量，运用特定假设或规则模拟变量对信号的影响，从而去除扫描噪音的预测方差；另一种将信号从扫描中提取出来，用内在的数据驱动方法识别并且去除噪声。模型驱动方法测量头动或生理参数，如呼吸、心率或瞳孔大小，并预测与指标相关的信号方差，这种方法如"RETROICOR"（瞬时心率和呼吸效应，Glover 等，2000）"RVTcor"（延迟呼吸效应，Birn 等，2008）或者利用头动位置估计将噪声回归（Friston 等，1996）。这类模型具有明确的假设，但并不能获取噪声的方差（Power 等，2017a），因此本节不介绍此类方法。基于数据驱动方法主要有两大类：一类从干扰组织（灰质外组织，如脑室、颅骨或白质）提取信号；另一类是从灰质提取信号。前一种方法包括从扫描中去除脑室、白质提取的平均信号，而后一种方法从扫描中去除脑皮层平均信号。数据驱动方法因对数据的假设较少而备受关注，而且这类方法的应用范围很广，下文将详细介绍。

基于数据驱动的去噪方法主要有 3 种，包括平均信号、信号的主成分分析（principal component analysis，PCA）和信号的独立成分分析（independent component analysis，ICA）。平均信号容易理解，但主成分分析和独立成分分析需要解释说明。主成分分析是对大量信号的可解释成分进行降序，简化为主要信号集。第一个成分

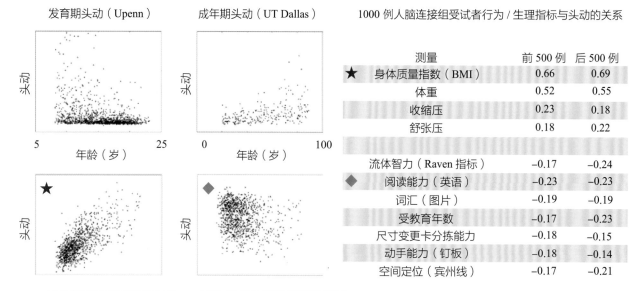

测量		前 500 例	后 500 例
★	身体质量指数（BMI）	0.66	0.69
	体重	0.52	0.55
	收缩压	0.23	0.18
	舒张压	0.18	0.22
	流体智力（Raven 指标）	−0.17	−0.24
◆	阅读能力（英语）	−0.23	−0.23
	词汇（图片）	−0.19	−0.19
	受教育年数	−0.17	−0.23
	尺寸变更卡分拣能力	−0.18	−0.15
	动手能力（钉板）	−0.18	−0.14
	空间定位（宾州线）	−0.17	−0.21

▲ 图 5-4　头动与感兴趣变量的关联

A. 学龄儿童随着年龄增加头动减少，而成年人随着年龄增加头动增加，这些数据建立人类整个寿命期间 U 型的头动分布。B. 头动与行为学、生理学及认知方面指标相关；研究者首先分析了人类脑连接组计划的前 500 例受试者，随后 500 例受试者中进行验证；图与表格对应符号标记显示头动与最基本两个指标的相关（左下角图），这些结果是 1000 例的总结果

通常是平均信号或相似成分，通常解释数据最大方差。第二个成分解释下一个最大方差，依此类推。主成分分析通常提取上千个白质信号，并简化为少量信号（通常 3～5 个），再通过回归模型将信号从灰质信号去除（属于 RSFC 的"CompCor"方法，Behzadi 等，2007）。与主成分分析一样，ICA 也将大量的信号简化为数量较少的信号集，但信号不是只按照可解释成分降序识别，而是辨别数据来源差异。信号差异来源于时间或空间，其中空间 ICA 是目前最常用的去噪方法，即空间 ICA 是根据空间特性进行的信号分组。ICA 方法的具体操作是将所有灰质信号分解成空间 ICA 分量，然后根据空间、时间特征或其他方面的特性将分量信号标记为"信号"或"噪声"，如"FIX-ICA"和"ICA-AROMA"方法就属于这类技术（Salimi-Khorshidi 等，2014；Pruim 等，2015）。

研究者根据伪影特性选择上述不同的去噪方法，获得去除伪影的最佳效果。运动伪影具有空间特定性和时间限制性，因此以空间或时间为目标的方法最适合去除运动伪影。ICA 非常适合发现特定的空间模式，其他基于空间信息的方法也能识别出这样的信号（如利用灰质体素附近的白质提取噪声信号；Jo 等，2010）。相比之下，平均脑皮层信号不包含运动导致的特定空间变化，这些变化经常互相抵消。另一种处理运动伪影的方法，由于运动影响具有时间限制性，因此可以从分析中删除受运动影响或紧随其后的时间点，这种方法称为"删减"或"擦除"（Power 等，2012）。呼吸信号是慢速的整体信号，这些信号通过平均灰质或白质信号或通过主成分分析识别（Power 等，2018）。由于总体信号无空间特异性，因此空间 ICA 不适用于识别总体信号。总之，每个去噪方法具有不同的特性，根据不同的伪影可能会成为优势或劣势。没有某种去噪方法能识别全部伪影，因此需要综合运用多种方法对 RSFC 数据进行去噪（Ciric 等，2017）。

RSFC 去噪的有效方法是对比去噪前后的灰度图，见图 5-5 所示 FIX ICA 方法去噪前后的对比图，去噪过程中灰质中识别出大量空间 ICA 成分，将其分类为保留或去掉的信号。通过去噪许多运动伪影和头部位置相关的伪影被去除，但仍然存在呼吸的垂直黑带（粉箭）。因此，空间 ICA 方法对去除空间中特定运动相关伪影非常有效，但对呼吸产生的伪影去噪作用有限。相反，去除平均灰质信号可以消除呼吸伪影，但对空间特定运动相关的伪影几乎没有作用。

总之，针对 fMRI 的多种伪影，需要多种不同方法进行去噪，尽管方法的细节很复杂，但对

RSFC 研究结果至关重要。利用 RSFC 研究健康受试者的个体差异以及患者诊断和预后模式都依赖有效的去噪，读者如果对去噪方法感兴趣，可阅读上文提到的综述。

八、RSFC 数据的临床应用

本节主要介绍 RSFC 临床应用，目前虽然精神科和神经内科医生尚未广泛应用，而神经外科医生和放射科医生已应用于特定脑功能区的定位，下面将介绍 RSFC 在手术计划的应用，以及其他的初步临床应用。

RSFC 能够帮助临床医生确定脑肿瘤范围，呼

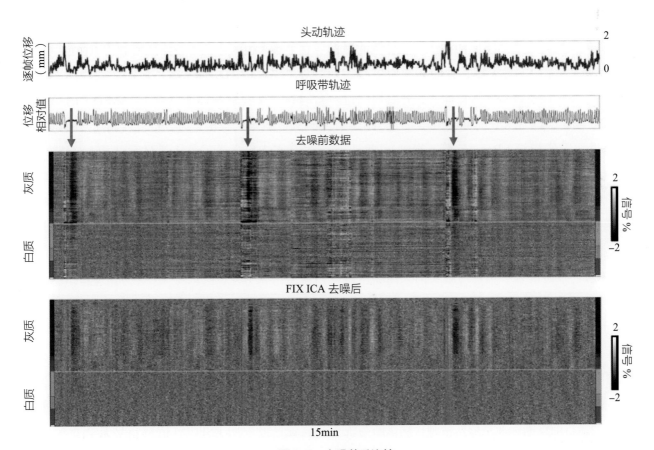

▲ 图 5-5　去噪前后比较

这些数据来源于人脑连接组（HCP156637）中一例个体受试者的 15min fMRI 扫描；最顶端的红色信号是通过框架位移描述的头动信号。下边的是包含深、浅呼吸的腹部呼吸监测仪信号追踪；灰度热图显示数千个灰质（绿线上方）和白质（绿线以下）信号；黑色区域的信号认为是伪影。粉箭指出几个深呼吸、浅呼吸或呼吸暂停的例子，导致整个大脑的 fMRI 信号大幅下降（黑色垂直带）；这些呼吸伪影未被 FIX-ICA 去噪程序去除；灰度图两侧的颜色条表示大脑皮层（深蓝色）、皮层下核团（中蓝色）和小脑（亮蓝色）信号，浅层（亮绿色），深层（深绿色），最深层（深绿色）白质信号和脑室信号（黄色）

吸运动是对大脑 BOLD 信号的主要影响因素，取决于血管舒缩反应与动脉血 PCO_2 和 PO_2 的耦合平衡，如果将整个大脑当做一个感兴趣区（产生全脑信号），种子图包括全部脑灰质，而灰质受呼吸系统影响最显著，如果血管舒缩反应与血液中 PCO_2 和 PO_2 的耦合破坏，如某些肿瘤及其邻近区域，那么肿瘤内部和周围的 RSFC 信号将不能像大脑其他部位那样反映全脑信号，RSFC 种子图可帮助确定病灶范围。图 5-6 是应用 RSFC 脑肿瘤的示例，T_1WI 增强显示胶质母细胞瘤呈环状强化，FLAIR 显示瘤周高信号，反映血脑屏障和血管舒缩反应受损导致的水肿（Chow 等，2016）。如果在强化区域或者整个对侧大脑半球提取感兴趣区（产生正常脑组织的全脑信号），RSFC 数据会得到截然不同的种子图，对侧大脑半球为感兴趣区的种子图，肿瘤和肿瘤中心表现为"空洞"，通过局部活检证实，肿瘤周围血管已被侵犯，因此 RSFC 可作为测量肿瘤范围及边界的影像指标（Bowden 等，2018）。此外，RSFC 检测不同类型肿瘤显示不同的肿瘤累及模式，可能有助于解释有些肿瘤治疗后复发率很高的原因（Englander 等，2018）。RSFC 结果推断的是血流动力学改变，而不是神经活动。

RSFC 在神经外科和神经康复的其他应用包括手术计划定位功能区、预测癫痫手术效果（如胼胝体切除手术）、脑卒中恢复及随访被动运动疗法（如通过固定健康手臂，迫使患者使用患病手臂）的脑可塑性。

精神病学有望通过 RSFC 发现精神疾病的内在表型，目前诊断标准是依据精神疾病诊断与统计手册第 5 版（DSM-V），通过一系列标准构建精神疾病的诊断类别，不是依据生物学指标（如血压、血压检查、基因型），而是患者症状及临床医生或其他人观察的患者行为，治疗进展通常通过问卷调查和（或）详细问诊获得。尽管诊断标准有效性或临床评估价值均可信，然而基于行为学指标和患者自我叙述，都是主观、耗时且间接的诊断方式。此外，目前药物治疗指南除介绍药物不良反应和药代动力学特征，通常很难确定最佳的药物治疗方案（如双相情感障碍患者应该使用锂盐还是丙戊酸钠）。因此，通过神经影像学对诊断或预后进行客观定义，对精神病学有很大帮助。

最近针对抑郁症患者的大规模 RSFC 研究引起关注（Drysdale 等，2017），尽管研究结果尚未被重复出来，但是研究设计完整，通过合并几个独立研究机构的数据，是迄今为止最大的抑郁症患者 RSFC 研究队列，研究结果发现见图 5-6。首先，研究收集几百个患者 RSFC 数据，设置几百个感兴趣区，去噪后计算每个受试者约 30 000 对感兴趣区的相关系数。抑郁症患者标准抑郁问卷—汉密尔顿抑郁量表（HAM-D）的得分与 RSFC 测量值做相关性分析，以确定与临床症状相关的 RSFC 模式。结果显示两种 RSFC 模式：一种以快感缺失症状为特征的模式，另一种以焦虑状态为特征的模式（图 5-6B）。根据两种模式分析患者 RSFC 数据，识别出 4 个聚类模块并标注为抑郁症亚型（图 5-6B，最右侧彩图），这些亚型根据 RSFC 模式定义，表现不同的 HAM-D 症状，见图 5-6C。TMS 对不同 RSFC 抑郁亚型的疗效不同，亚型 1 和 3（蓝色和粉色）的治疗有效率显著高于亚型 2 和 4（图 5-6D）。此外，RSFC 预测 TMS 治疗效果较临床预测更准确（图 5-6F）。尽管这项研究为初步结果，尚需要重复验证，但表明 RSFC 对精神病学具有重要临床价值。

还有许多其他临床应用，但由于篇幅有限，无法在本章详细介绍，但必须指出大多数临床疾病 RSFC 研究，目前存在相互矛盾或不一致结果，与诊断异质性或 RSFC 分析方法差异有关，

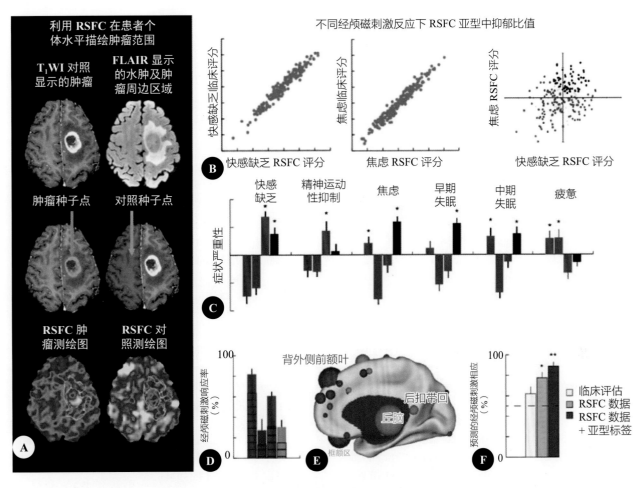

▲ 图 5-6　RSFC 的临床应用

个体受试者的脑影像（A）T_1WI 显示肿瘤呈边缘强化，FLAIR 图像显示肿瘤周围水肿。中间图像分别显示以肿瘤和对侧半球为感兴趣区，底部图像显示这些种子点的 RSFC 种子图。RSFC 种子点图（B）肿瘤种子点计算的脑图显示肿瘤增强区域，而对侧种子点脑图反映肿瘤和瘤周区域以外的脑区。右图是 RSFC 迄今为止最大的抑郁症研究结果。临床评估得出症状评分，然后用于识别与快感缺失和焦虑有关的 RSFC 模式，这两个维度的聚类产生 4 个聚类模块（C）不同的临床症状。不同亚型对经颅磁刺激的反应不同，其中蓝色和粉色聚类模块反应最好（D）。大脑皮层显示感兴趣区位置可区分 RSFC 亚型。临床评分对 TMS 反应的预测效果低于 RSFC 模式（F）

不一致结果肯定与使用的去噪方法有关，最新 RSFC 研究建议持谨慎态度。本书下次再版将会有更多临床研究，有助于验证既往研究的准确性和可重复性。

九、总结

RSFC 已从 20 世纪 90 年代中期的科学研究方法发展为 21 世纪 10 年代中期的科学工具，并且逐渐成为临床应用的重要手段。本章介绍的研究成果及其揭示的大脑信息，已经引起大家对这项技术的关注。过去 10 年研究者根据人脑皮层、皮层下核团和小脑构建了脑图谱，正如所有人脸包含同样器官（如鼻子、眼睛等），但长相各自不同一样，RSFC 数据大体相同，然而又存在很多个体差异。目前正在进行的研究将个体 RSFC 特性与行为和认知的个体差异联系，对于临床研究几乎都是横向设计，分析 RSFC 的特征与临床各项指标的相关性。RSFC 的临床应用虽然有一些初步结果，但仍处于初期阶段，提高 RSFC 的临床价值，还需进行很多深入的工作。

致谢

感谢 Julie Penzner、Meredith Pittman 和 Thomas Pearce 对书稿提出宝贵建议。J. D. P. 感谢 Mortimer D. Sackler 博士家人的支持。

利益冲突：作者声明没有利益冲突。

参考文献

[1] Andrews-Hanna JR, Snyder AZ, Vincent JL, Lustig C, Head D, Raichle ME et al (2007) Disruption of large-scale brain systems in advanced aging. Neuron 56(5):924–935

[2] Behzadi Y, Restom K, Liau J, Liu TT (2007) A component based noise correction method (CompCor) for BOLD and perfusion based fMRI. NeuroImage 37(1):90–101

[3] Birn RM, Smith MA, Jones TB, Bandettini PA (2008) The respiration response function: the temporal dynamics of fMRI signal fluctuations related to changes in respiration. NeuroImage 40(2):644–654

[4] Biswal B, Yetkin FZ, Haughton VM, Hyde JS (1995) Functional connectivity in the motor cortex of resting human brain using echo-planar MRI. Magn Reson Med 34(4):537–541

[5] Bowden SG, Gill BJA, Englander ZK, Horenstein CI, Zanazzi G, Chang PD et al (2018) Local glioma cells are associated with vascular dysregulation. AJNR Am J Neuroradiol 39(3):507–514

[6] Bulte D, Wartolowska K (2017) Monitoring cardiac and respiratory physiology during FMRI. NeuroImage 154:81–91

[7] Burgess GC, Kandala S, Nolan D, Laumann TO, Power JD, Adeyemo B et al (2016) Evaluation of denoising strategies to address motion-correlated artifacts in resting-state functional magnetic resonance imaging data from the human Connectome Project. Brain Connect 6(9):669–680

[8] Chow DS, Horenstein CI, Canoll P, Lignelli A, Hillman EM, Filippi CG et al (2016) Glioblastoma induces vascular dysregulation in nonenhancing peritumoral regions in humans. AJR Am J Roentgenol 206(5):1073–1081

[9] Ciric R, Wolf DH, Power JD, Roalf DR, Baum GL, Ruparel K et al (2017) Benchmarking of participantlevel confound regression strategies for the control of motion artifact in studies of functional connectivity. NeuroImage 154:174–187

[10] Cordes D, Haughton VM, Arfanakis K, Wendt GJ, Turski PA, Moritz CH et al (2000) Mapping functionally related regions of brain with functional connectivity MR imaging. AJNR Am J Neuroradiol 21(9):1636–1644

[11] Dosenbach NU, Fair DA, Miezin FM, Cohen AL, Wenger KK, Dosenbach RA et al (2007) Distinct brain networks for adaptive and stable task control in humans. Proc Natl Acad Sci U S A 104(26):11073–11078

[12] Drysdale AT, Grosenick L, Downar J, Dunlop K, Mansouri F, Meng Y et al (2017) Resting-state connectivity biomarkers define neurophysiological subtypes of depression. Nat Med 23(1):28–38

[13] Englander ZK, Horenstein CI, Bowden SG, Chow DS, Otten ML, Lignelli A et al (2018) Extent of BOLD vascular dysregulation is greater in diffuse gliomas without isocitrate dehydrogenase 1 R132H mutation. Radiology 287(3):965–972

[14] Fair DA, Cohen AL, Power JD, Dosenbach NU, Church JA, Miezin FM et al (2009) Functional brain networks develop from a "local to distributed" organization. PLoS Comput Biol 5(5):e1000381

[15] Friston KJ, Williams S, Howard R, Frackowiak RS, Turner R (1996) Movement-related effects in fMRI time-series. Magn Reson Med 35(3):346–355

[16] Glover GH, Li TQ, Ress D (2000) Image-based method for retrospective correction of physiological motion effects in fMRI: RETROICOR. Magn Reson Med 44(1):162–167

[17] Gordon EM, Laumann TO, Gilmore AW, Newbold DJ, Greene DJ, Berg JJ et al (2017) Precision functional mapping of individual human brains. Neuron 95(4):791–807. e7

[18] Greicius MD, Krasnow B, Reiss AL, Menon V (2003) Functional connectivity in the resting brain: a network analysis of the default mode hypothesis. Proc Natl Acad Sci U S A 100(1):253–258

[19] Jo HJ, Saad ZS, Simmons WK, Milbury LA, Cox RW (2010) Mapping sources of correlation in resting state FMRI, with artifact detection and removal. NeuroImage 52(2):571–582

[20] Kelly AM, Di Martino A, Uddin LQ, Shehzad Z, Gee DG, Reiss PT et al (2009) Development of anterior cingulate functional connectivity from late childhood to early adulthood. Cereb Cortex 19(3):640–657

[21] Laumann TO, Gordon EM, Adeyemo B, Snyder AZ, Joo SJ, Chen MY et al (2015) Functional System and Areal Organization of a Highly Sampled Individual Human Brain. Neuron 87(3):657–670

[22] Liu TT (2017) Reprint of 'noise contributions to the fMRI

signal: an overview'. NeuroImage 154:4–14

[23] Lowe MJ, Mock BJ, Sorenson JA (1998) Functional connectivity in single and multislice echoplanar imaging using resting-state fluctuations. NeuroImage 7(2):119–132

[24] Marcus DS, Harms MP, Snyder AZ, Jenkinson M, Wilson JA, Glasser MF et al (2013) Human Connectome Project informatics: quality control, database services, and data visualization. NeuroImage 80:202–219

[25] Murphy K, Birn RM, Bandettini PA (2013) Restingstate fMRI confounds and cleanup. NeuroImage 80:349–359

[26] Oakes TR, Johnstone T, Ores Walsh KS, Greischar LL, Alexander AL, Fox AS et al (2005) Comparison of fMRI motion correction software tools. NeuroImage 28(3):529–543

[27] Poldrack RA, Laumann TO, Koyejo O, Gregory B, Hover A, Chen MY et al (2015) Long-term neural and physiological phenotyping of a single human. Nat Commun 6:8885

[28] Power JD (2017) A simple but useful way to assess fMRI scan qualities. NeuroImage 154:150–158

[29] Power JD, Cohen AL, Nelson SM, Wig GS, Barnes KA, Church JA et al (2011) Functional network organization of the human brain. Neuron 72(4):665–678

[30] Power JD, Barnes KA, Snyder AZ, Schlaggar BL, Petersen SE (2012) Spurious but systematic correlations in functional connectivity MRI networks arise from subject motion. NeuroImage 59(3):2142–2154

[31] Power JD, Schlaggar BL, Petersen SE (2015) Recent progress and outstanding issues in motion correction in resting state fMRI. NeuroImage 105:536–551

[32] Power JD, Plitt M, Laumann TO, Martin A (2017a) Sources and implications of whole-brain fMRI signals in humans. NeuroImage 146:609–625

[33] Power JD, Plitt M, Kundu P, Bandettini PA, Martin A (2017b) Temporal interpolation alters motion in fMRI scans: magnitudes and consequences for artifact detection. PLoS One 12(9):e0182939

[34] Power JD, Plitt M, Gotts SJ, Kundu P, Voon V, Bandettini PA et al (2018) Ridding fMRI data of motion-related influences: removal of signals with distinct spatial and physical bases in multiecho data. Proc Natl Acad Sci U S A 115(9):E2105–E2E14

[35] Pruim RH, Mennes M, van Rooij D, Llera A, Buitelaar JK, Beckmann CF (2015) ICA-AROMA: a robust ICA-based strategy for removing motion artifacts from fMRI data. NeuroImage 112:267–277

[36] Salimi-Khorshidi G, Douaud G, Beckmann CF, Glasser MF, Griffanti L, Smith SM (2014) Automatic denoising of functional MRI data: combining independent component analysis and hierarchical fusion of classifiers. NeuroImage 90:449–468

[37] Satterthwaite TD, Wolf DH, Loughead J, Ruparel K, Elliott MA, Hakonarson H et al (2012) Impact of in-scanner head motion on multiple measures of functional connectivity: relevance for studies of neurodevelopment in youth. NeuroImage 60(1):623–632

[38] Satterthwaite TD, Wolf DH, Ruparel K, Erus G, Elliott MA, Eickhoff SB et al (2013) Heterogeneous impact of motion on fundamental patterns of developmental changes in functional connectivity during youth. NeuroImage 83:45–57

[39] Seeley WW, Menon V, Schatzberg AF, Keller J, Glover GH, Kenna H et al (2007) Dissociable intrinsic connectivity networks for salience processing and executive control. J Neurosci 27(9):2349–2356

[40] Shulman GL, Fiez JA, Corbetta M, Buckner RL, Miezin FM, Raichle ME et al (1997) Common blood flow changes across visual tasks: II. Decreases in cerebral cortex. J Cogn Neurosci 9(5):648–663

[41] Siegel JS, Mitra A, Laumann TO, Seitzman BA, Raichle M, Corbetta M et al (2016) Data quality influences observed links between functional connectivity and behavior. Cereb Cortex 27(9):4492–4502

[42] Smith SM, Fox PT, Miller KL, Glahn DC, Fox PM, Mackay CE et al (2009) Correspondence of the brain's functional architecture during activation and rest. Proc Natl Acad Sci U S A 106(31):13040–13045

[43] Supekar K, Musen M, Menon V (2009) Development of large-scale functional brain networks in children. PLoS Biol 7(7):e1000157

[44] Tagliazucchi E, Laufs H (2014) Decoding wakefulness levels from typical fMRI resting-state data reveals reliable drifts between wakefulness and sleep. Neuron 82(3):695–708

[45] Van Dijk KR, Hedden T, Venkataraman A, Evans KC, Lazar SW, Buckner RL (2010) Intrinsic functional connectivity as a tool for human connectomics: theory, properties, and optimization. J Neurophysiol 103(1):297–321

[46] Van Dijk KR, Sabuncu MR, Buckner RL (2012) The influence of head motion on intrinsic functional connectivity MRI. NeuroImage 59(1):431–438

[47] Yan CG, Cheung B, Kelly C, Colcombe S, Craddock RC, Di Martino A et al (2013) A comprehensive assessment of regional variation in the impact of head micromovements on functional connectomics. NeuroImage 76:183–201

[48] Yeo BT, Krienen FM, Sepulcre J, Sabuncu MR, Lashkari D, Hollinshead M et al (2011) The organization of the human cerebral cortex estimated by intrinsic functional connectivity. J Neurophysiol 106(3):1125–1165

[49] Zaitsev M, Akin B, LeVan P, Knowles BR (2017) Prospective motion correction in functional MRI. NeuroImage 154:33–42

第6章 fMRI 技术的空间分辨率
Spatial Resolution of fMRI Techniques

Seong-Gi Kim　Tao Jin　Mitsuhiro Fukuda　著

李　静　黄　靖　卢　洁　译

一、概述

自 30 多年前，功能磁共振成像（functional magnetic resonance imaging，fMRI）问世以来，基于血氧水平依赖（blood oxygenation level-dependent，BOLD）（Ogawa 等，1990）的 fMRI 已成为观察人脑神经活动首选的可视化工具。传统的 BOLD 成像已广泛应用于健康受试者和临床患者视觉、运动、语言和记忆等功能脑区的精准定位。fMRI 可对功能区进行术中定位，显著提高癫痫和肿瘤手术定位的精确性，也可帮助深部脑刺激治疗进行准确定位，空间分辨率神经活动精准定位至关重要（Kim 和 Ogawa，2002；Kim 和 Ugurbil，2003）。

优化 fMRI 技术成像技术提高信噪比（signal-to-noise ratio，SNR）对于可靠定位功能区具有重要意义，但如果成像信号对局部神经活动的特异性低，即使信噪比很高也无法获得高分辨率的成像。因此，了解 fMRI 的 BOLD 信号来源及其空间分辨率的基本概念很重要。神经活动增加引起组织代谢需求增加，由于新陈代谢发生在神经元活动的组织，而不是在血管系统，所以代谢变化的成像（如 18F-FDG 正电子发射断层扫描）空间特异性很高。

神经活动和代谢的改变可直接或间接调节血流动力学响应，包括脑血流量（cerebral blood flow，CBF）、脑血容量（cerebral blood volume，CBV）和静脉氧合水平。研究表明脑血流量与脑代谢变化的程度显著相关，因此即使 CBF 变化的空间范围有争议（Malonek 和 Grinvald，1996；Duong 等，2001），但仍能精确定位神经活动最活跃的区域。最常用的 BOLD 技术对顺磁性脱氧血红蛋白特性的毛细血管和静脉系统（deoxyhemoglobin，DHb）都很敏感（Ogawa 等，1993），导致梯度回波 BOLD 信号的空间特异性降低。fMRI 研究高分辨率 BOLD 成像通常定位在大静脉血管，因为静脉血管对信号的贡献高于脑组织。

了解血流动力学响应的空间分辨率，应谨慎考虑功能变化区域的不同供血血管，本章主要介绍 fMRI 空间分辨率的局限性及其改进方法。

二、血管结构和血流动力学反应

由于 fMRI 信号来源于血流动力学的改变，明确血管结构尤为重要。Duvernoy 等对人类脑血管结构进行了详细的解剖研究（1981），分为软脑膜血管和脑实质内血管。软脑膜血管中浅动脉和静脉血管较多，其中直径为 40～280μm 的动脉血管比直径为 130～380μm 的静脉血管分支少，这些血管长达几厘米甚至更长，软脑膜血管位于皮层表面，以直角与皮质支和浅静脉相连。

脑实质内血管分为动脉、静脉和毛细血管。毛细血管的平均直径约 5μm、长度约 100μm，皮层最为丰富（Pawlik 等，1981）。皮层内的动脉和静脉可以根据皮层深度进行分类（Duvernoy 等，1981），即第 1 组和第 2 组血管（动脉管径 10～20μm，静脉管径 20～30μm）位于皮层上部（第 2～3 层）；第 3 组（动脉管径 15～30μm，静脉管径 5μm）位于皮层中部（第 3～5 层）；第 4 组（动脉管径 30～40μm，静脉管径 65μm）位于下皮层（第 6 组）；第 5 组（动脉管径 30～75μm，静脉管径 80～125μm）位于白质。皮层内动脉的数量是静脉 4 倍。

基于血流动力学的 fMRI 空间特异性取决于 CBF 和 CBV 的调节程度，每条皮层内动脉的血液会供应一定体积的脑组织，称为"动脉单位体积"。第 2～3 组皮层内动脉的动脉单位体积是指其周围直径为 0.33～0.5mm 的空间体积，第 5 组皮层内动脉的动脉单位体积是其周围直径为 0.5～2mm 的空间体积（Duvernoy 等，1981）。假设皮层单支动脉可以独立调节 CBF 和 CBV，如果检测到动脉血管或毛细血管的变化，则空间分辨率达到 0.33～0.5mm。fMRI 研究表明 CBF 和 CBV 固有变化发生在亚毫米级的功能区（Duong 等，2001；Zhao 等，2005），猫的亚毫米级功能区的空间分辨率为 0.35～0.7mm。如果 CBF 和 CBV 的调节位于毛细血管前小动脉或毛细血管，则空间分辨率更好。最近研究表明任务刺激中毛细血管前小动脉通过星形胶质细胞 - 毛细血管的调节而扩张（Zonta 等，2003；Mulligan 和 MacVicar，2004；Metea 和 Newman，2006；Schummers 等，2008；皮层下（第 6 层）；第 5 组（动脉管 Petzold 和 Murthy，2011）。fMRI 可精确检测出大鼠嗅球神经活动的 BOLD 反应，表明空间分辨率达 100μm（Chaigneau 等，2003）。

当成像技术对皮层内静脉变化敏感时，其空间分辨率由每条静脉引流的组织体积决定，该体积认为是"静脉单位体积"。第 3～4 组皮层内静脉的静脉单位体积是指其周围直径为 0.75～1mm 的空间体积，第 5 组的静脉单位体积为血管周围直径 1～4mm 的空间体积（Duvernoy 等，1981）。因此，即使皮质单支静脉也可检测到 BOLD 反应，但空间分辨率不会 <0.75mm。MRI 能够显示皮层静脉结构，图 6-1 为猫的脑内静脉，9.4TMRI 采集的 BOLD 序列。因为静脉血相对于组织和动脉血的 T_2* 较短，静脉血管显示黑线或黑点。此外，血液的磁化率效应可放大皮层内静脉的管径，第 3～5 组皮层内静脉容易显示，且第 3 组数量最多，相邻皮层内静脉的间距约为 0.5～1mm（图 6-1）。

三、BOLD-fMRI 的空间分辨率

因为血液从毛细血管汇入皮层静脉，最后汇入软脑膜静脉，距离灰质较远区域血管的脱氧血红蛋白浓度变化会降低空间分辨率。然而，由于非神经活动区大血管的信号贡献，远离神经活动区域的脱氧血红蛋白变化被稀释，稀释程度与神经活动的强度和空间范围密切相关，当激活区域很小时，含脱氧血红蛋白的血液被来自未激活区域的血液稀释，从而减少氧合水平的变化，因此 BOLD-fMRI 能够区分小体积的功能模块，如桶状皮层（Yang 等，1996），然而当激活区域很大时，从激活区域流出的血液流向远端而不会被稀释。

传统的 BOLD 反应与体素中脱氧血红蛋白含量变化有关。由于含有引流静脉的像素内具有较高的基线脱氧血红蛋白含量，所以 BOLD 反应对较大的引流静脉敏感。然而，传统 BOLD 的空间分辨率与静脉单位体积确定的分辨率相差较大。合理的假设是，基于传统 BOLD 的高分辨率 fMRI 主要用来检测功能特异性较低的大血管信

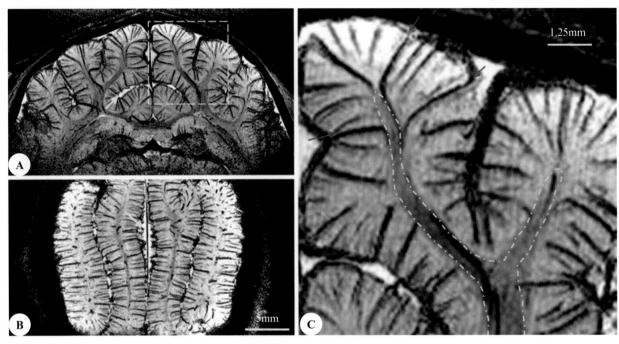

▲ 图 6-1 猫脑的静脉血管

A 和 B. 9.4TMRI 采集的 3D T_2WI 图像，各向同性，分辨率为 78μm，视野范围为 2cm×2cm×4cm。使用 20ms 的梯度回波时间，静脉血管和组织之间的对比度最大化。其他文献也报道了数据采集和处理方法（Park 等，2008）。C. 选择 1.25mm 层厚进行最小强度投影，以增强静脉血管的对比度。由于使用表面线圈，冠状位的腹侧部分（左上）信噪比较差，因此无法检测到血管，能够区分脑白质（右图轮廓）与灰质。右侧为 A 图像黄色虚线框内放大 4 倍的图像。黄箭为脑脊液（CSF）；红箭表示白质中引出的静脉血管。比例尺：A 和 B. 5mm；C. 1.25mm

号，因此，为了精确定位功能区，需要去除或使大血管的影响最小化。

为了解 fMRI 可以检测的静脉血管大小，作者回顾了 BOLD 信号的来源，详细的生物物理模型和解释见相关文献（Ogawa 等，1993；Weisskoff 等，1994；Kim 和 Ugurbil，2003）。脱氧血红蛋白引起 BOLD 信号包括血管内（intravascular，IV）和血管外（extravascular，EV）成分，由于水在两种成分之间的交换时间（水在毛细血管的停留时间＞500ms）较成像时间（回波时间＜100ms）慢，因此认为两种成分的 BOLD 信号相对独立。

血管内的 BOLD 信号均匀，因为水在顺磁性脱氧血红蛋白的红细胞（redbloodcells，RBC）和血浆之间快速交换（水在 RBC 平均停留时间 =5ms），并且在血管内脱氧血红蛋白引起的磁场梯度扩散，这些交换和扩散导致相位损失，称

为"动态"平均，血管内所有水分子都经历类似的动态平均，导致静脉的血液 T_2 减低。强磁场下静脉血 T_2 比组织短，因为静脉血的 R_2（=1/T_2）与磁场场强呈二次方的关系（Thulborn 等，1982）。因此较高磁场下设置比血液 T_2（或 T_2^*）长的回波时间，可以降低血管内 BOLD 信号的贡献（Lee 等，1999；Jin 等，2006）。此外，可以通过双极梯度（如扩散加权图像）降低血管内的信号，b 值＞30s/mm^2 仅保留微血管／血管外的贡献（LeBihan 等，1986）。

血管外 BOLD 信号有 2 个生物物理来源（Ogawa 等，1993；Weisskoff 等，1994）：一种是梯度场中由磁化率引起的体素内去相位，另一种是由小血管（毛细血管和小静脉）周围磁化率引起的梯度扩散。第一种会引起大静脉血管周围较大的信号变化，与磁场强度无关。由于磁场梯

度减小（r/a）2，其中 r 是从血管到感兴趣区的距离，a 是血管半径，较大血管周围的失相在空间上更广泛，但这种静态场的失相位效应可以通过 180° 射频脉冲重新聚焦，因此使用自旋回波技术减少大血管的血管外信号影响。第二种毛细血管和小静脉周围区域引起的 BOLD 信号较小，因为毛细血管和小静脉周围组织在 TE 时间内被"动态"平均，类似于血管内 BOLD 信号。这种效应在高磁场下更明显，因为磁化率梯度增加使 TE 时间内水扩散距离增加。梯度回波或自旋回波都可以检测到动态扩散导致的 BOLD 信号，如果大血管的血管内信号成分被消除，那么定位神经元活动区域，基于 T_2 的 BOLD 技术优于基于 T_2^* 技术（Zhao 等，2004，2006），但是自旋回波技术的灵敏度较低。

为了检验梯度回波和自旋回波 fMRI 的空间分辨率，以脑皮层作为模型，因为神经活动期间皮层的第 4 层代谢和 CBF 最高，突触密度和细胞色素氧化酶活性也最高（Woolsey 等，1996）。如果 fMRI 技术对代谢和（或）神经活动高度特异，皮层中部应该信号变化最显著。图 6-2 显示异氟醚麻醉的猫在 9.4TMRI 采集梯度回波和自旋回波的视觉刺激 fMRI（Zhao 等，2006），冠状位

分辨率 156μm×156μm，层厚 2mm。梯度回波和自旋回波 BOLD 图显示视觉刺激期间信号强度增加，表明静脉氧合增加，梯度回波 fMRI（图 6-2）信号改变最显著部位（黄色像素）为软膜静脉的脑脊液（绿色轮廓内），由于大血管周围的失相位重新聚相，因此自旋回波技术（图 6-2）可以减少大血管对 BOLD 信号的影响，与高场自旋回波 BOLD 结果一致（Lee 等，1999；Yacoub 等，2003；Zhao 等，2004）。

高磁场（如 7TMRI）如果需要高分辨率成像，自旋回波 fMRI 是很好的解决方法（Moon 等，2007；Yacoub 等，2008）。常规梯度回波 fMRI 应该与后处理方法联合使用，以消除或使大血管的影响最小化。高分辨率 T_2WI 磁共振成像静脉造影图像可以显示软膜静脉血管的位置（图 6-1），或通过解剖结构如脑沟和脑脊液确定，大的静脉血管往往导致 BOLD 信号发生较大变化（图 6-2）（Kim 等，1994）、BOLD 反应延迟（Lee 等，1995）、显著的相位变换（Menon 等，2002）和较大的基线波动（Kim 等，1994）。尽管这些技术和方法的选择具有一定的主观性，但有助于检测并降低大血管的影响。

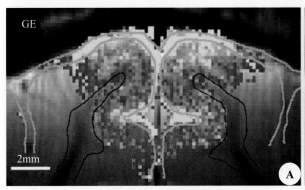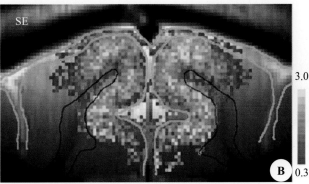

▲ 图 6-2　猫脑视觉刺激的高分辨率梯度回波（A）和自旋回波（B）BOLD 功能磁共振成像
9.4T MRI 的猫脑冠状图像，梯度回波时间 20ms，自旋回波时间 40ms，平面内分辨率 156μm×156μm，层厚 2mm。为了确定有统计学意义的像素，在逐像素的基础上进行 t 检验，t 值阈值为 2.0。然后计算活动像素的信号变化百分比，绿色轮廓代表脑脊液，黑色轮廓代表白质，比例尺：2mm，彩色比例尺：0.3%～3%（引自 Zhao 等，2006）

四、基于灌注的 fMRI 方法

作为 BOLD 技术的替代方案，CBF 技术也可定位功能区，将动脉血作为内源性示踪剂，利用 MRI 获得 CBF 图像。动脉自旋标记（arterial spin labeling，ASL）通过射频脉冲实现，标记的动脉血进入成像平面的毛细血管，与组织进行交换。为了获得与灌注相关的图像，需要采集两幅图像，一幅有动脉自旋标记，另一幅无标记，两幅图像之间的差值与 CBF 相关，并且可测量生理因素引起的相对 CBF 变化。大多数标记的水分子进入脑组织，而剩余的标记水分子由于相对较短的半衰期（血液的 T_1），在到达静脉时失去标记，因此 CBF 的信号主要来自组织 / 毛细血管，以及

动脉血管（Ye 等，1997；Lee 等，2002；Kim 和 Kim，2005）。随着磁场强度的增加，动脉血 T1 增加，灌注加权信号的灵敏度增加。ASL 技术包括连续 ASL（Detre 等，1992），流动敏感交替反转恢复（flow-sensitive alternating inversion recovery，FAIR）（Kim，1995；Kwong 等，1995）和其他技术（Edelman 等，1994；Wong 等，1998）。

灌注技术已应用于 fMRI 研究，基于灌注的 fMRI 较梯度回波 BOLD 技术的空间特异性更高（Duong 等，2001）。图 6-3 为 4T MRI 采集的手指运动的 BOLD 和 CBF 图（Kim 等，1997），采用 FAIR 技术，反转时间为 1.4s，BOLD 图由非层面选择反转恢复序列（non-slice-selective inversion recovery，NSIR）获得，CBF 图由层面

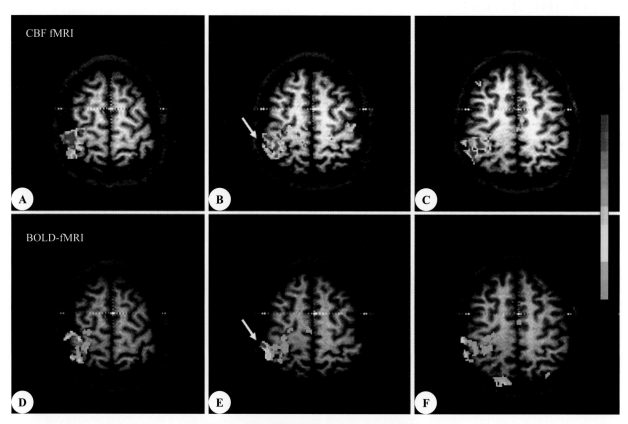

▲ 图 6-3 左手手指对侧的 BOLD 和 CBF 功能图

在 4.0 T MRI，使用流动敏感交替反转恢复（FAIR）技术同时获取 BOLD（D 至 F）和 CBF（A 至 C）图。BOLD 图是从非选择性反转恢复（IR）序列获得的，而 CBF 图是根据选择性和非选择性 IR 图像之间的差值计算的。阈值设为 0.3。对于 BOLD 图像，每个颜色增量代表从底部 1% 开始的 1% 增量，对于 CBF 图像，每个颜色增量代表从底部 10% 开始的 10% 增量。中间层面的斜箭表示右（对侧）中央沟（B 和 C），在 CBF 图中未见激活，但在 BOLD 图中信号显著增加，表明 BOLD 对大静脉敏感（引自 Kim 等，1997）

选择反转恢复图像减去非层面选择反转恢复图像获得，通过两种不同技术得到的激活区域一致，但两者结果存在差异，BOLD 信号显著变化位于中间层箭头所示的静脉区域，CBF 信号显著变化的区域 BOLD 信号变化较小，表明 CBF 方法比梯度回波 fMRI 更有组织特异性。为进一步证实人脑 fMRI 结果，在猫的模型比较 BOLD 和 CBF fMRI。图 6-4 为 9.4TMRI 采集视觉刺激期间的梯度回波 BOLD 和 CBF fMRI 图（Jin 和 Kim，2008）。CBF 采用 FAIR 技术，反转时间为 1.25s，梯度回波 BOLD 的 TE 为 20ms。梯度回波 BOLD 信号显著变化的区域位于皮层表面，而 CBF 显著变化的区域位于皮层中部，再次证明基于灌注的 fMRI 技术精确定位功能区优于梯度回波。

只有当标记的动脉血有足够时间进入感兴趣区，并与组织进行交换时，才能获得理想的 CBF 图，导致时间分辨率大于动脉血 T_1 时难以检测到 CBF 的变化。获取两幅图像会进一步降低时间分辨率和信噪比，因此难以快速采集全脑 fMRI。但优点是除了定量 BOLD 反应外，还可以获得基线的 CBF 值，另一个优点是对基线信号漂移的敏感性较低，因为获取 CBF 图时，图像相减可以消除非激活相关的信号变化（Kim 等，1995），并且与 BOLD 相比对低频刺激更稳定。因此，基于血流灌注的 fMRI 技术更适用于长时间（如数周或数月）的重复测量，可以研究脑功能重组和脑发育。临床研究需要精准定位异常脑区，由于 fMRI 脑实质信号为主，所以基于 CBF 的 fMRI 技术更适合。

致谢

此工作部分得到 IBS-R15-D1 的支持，感谢匹兹堡大学神经成像实验室同事提供的数据和经验。

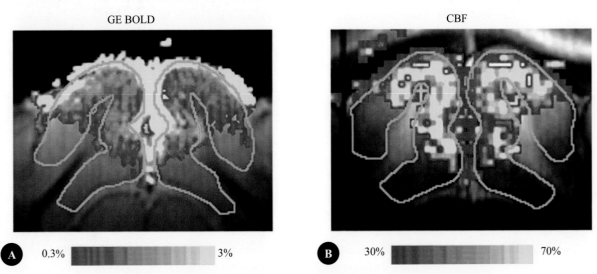

▲ 图 6-4　叠加在 EPI 图像上的视觉刺激期间猫脑的 BOLD 和 CBF 图

9.4T MRI 获得平面内分辨率为 312μm×312μm 的 2mm 层厚的冠状图像；BOLD-fMRI（A）在 20ms 的延迟时间内获得，而 CBF（B）在 1.25s 的反转时间内用 FAIR 技术获得。BOLD 和 CBF 图是通过阈值处理获得的，P 值<0.05，相邻活动像素的数量≥3。灰质区域由绿色轮廓勾勒出来。在皮层表面观察到最显著的 BOLD 信号变化，而最显著的 CBF 变化位于皮层中部。BOLD 颜色栏 0.3%～3.0%，CBF 颜色栏 30%～70%（引自 Jin 和 Kim，2008）

参考文献

[1] Chaigneau E, Oheim M et al (2003) Two-photon imaging of capillary blood flow in olfactory bulb glomeruli. Proc Natl Acad Sci U S A 100(22):13081–13086

[2] Detre JA, Leigh JS et al (1992) Perfusion imaging. Magn Reson Med 23:37–45

[3] Duong TQ, Kim D-S et al (2001) Localized cerebral blood flow response at submillimeter columnar resolution. Proc Natl Acad Sci U S A 98:10904–10909

[4] Duvernoy HM, Delon S et al (1981) Cortical blood vessels of the human brain. Brain Res Bull 7(5):519–579

[5] Edelman RR, Siewert B et al (1994) Qualitative mapping of cerebral blood flow and functional localization with echo-planar MR imaging and signal targeting with alternating radio frequency. Radiology 192:513–520

[6] Jin T, Kim SG (2008) Cortical layer-dependent dynamic blood oxygenation, cerebral blood flow and cerebral blood volume responses during visual stimulation. NeuroImage 43(1):1–9

[7] Jin T, Wang P et al (2006) Source of nonlinearity in echo-time-dependent BOLD fMRI. Magn Reson Med 55:1281–1290

[8] Kim S-G (1995) Quantification of relative cerebral blood flow change by flow-sensitive alternating inversion recovery (FAIR) technique: application to functional mapping. Magn Reson Med 34:293–301

[9] Kim T, Kim S-G (2005) Quantification of cerebral arterial blood volume and cerebral blood flow using MRI with modulation of tissue and vessel (MOTIVE) signals. Magn Reson Med 54:333–342

[10] Kim S-G, Ogawa S (2002) Insights into new techniques for high resolution functional MRI. Curr Opin Neurobiol 12:607–615

[11] Kim S-G, Ugurbil K (2003) High-resolution functional magnetic resonance imaging of the animal brain. Methods 30:28–41

[12] Kim SG, Hendrich K et al (1994) Potential pitfalls of functional MRI using conventional gradient-recalled echo techniques. NMR Biomed 7(1–2):69–74

[13] Kim S-G, Tsekos NV et al (1997) Multi-slice perfusionbased functional MRI using the FAIR technique: comparison of CBF and BOLD effects. NMR Biomed 10:191–196

[14] Kwong KK, Chesler DA et al (1995) MR perfusion studies with T1-weighted echo planar imaging. Magn Reson Med 34:878–887

[15] Le Bihan D, Breton E et al (1986) MR imaging of intravoxel incoherent motions: application to diffusion and perfusion in neurologic disorders. Radiology 161:401–407

[16] Lee AT, Glover GH et al (1995) Discrimination of large venous vessels in time-course spiral blood-oxygenlevel-dependent magnetic resonance functional neuroimaging. Magn Reson Med 33:745–754

[17] Lee S-P, Silva AC et al (1999) Diffusion-weighted spinecho fMRI at 9.4 T: microvascular/tissue contribution to BOLD signal change. Magn Reson Med 42:919–928

[18] Lee S-P, Silva AC et al (2002) Comparison of diffusionweighted high-resolution CBF and spin-echo BOLD fMRI at 9.4 T. Magn Reson Med 47:736–741

[19] Malonek D, Grinvald A (1996) Interactions between electrical activity and cortical microcirculation revealed by imaging spectroscopy: implication for functional brain mapping. Science 272:551–554

[20] Menon RS (2002) Postacquisition suppression of largevessel BOLD signals in high-resolution fMRI. Magn Reson Med 47:1–9

[21] Metea M, Newman E (2006) Glial cells dilate and constrict blood vessels: a mechanism of neurovascular coupling. J Neurosci 26:2862–2870

[22] Moon CH, Fukuda M et al (2007) Neural interpretation of blood oxygenation level-dependent fMRI maps at submillimeter columnar resolution. J Neurosci 27:6892–6902

[23] Mulligan S, MacVicar B (2004) Calcium transients in astrocyte endfeet cause cerebrovascular constrictions. Nature 431:195–199

[24] Ogawa S, Lee T-M et al (1990) Oxygenation-sensitive contrast in magnetic resonance image of rodent brain at high magnetic fields. Magn Reson Med 14:68–78

[25] Ogawa S, Menon RS et al (1993) Functional brain mapping by blood oxygenation level-dependent contrast magnetic resonance imaging. A comparison of signal characteristics with a biophysical model. Biophys J 64(3):803–812

[26] Park SH, Masamoto K et al (2008) Imaging brain vasculature with BOLD microscopy: MR detection limits determined by in vivo two-photon microscopy. Magn Reson Med 59:855–865

[27] Pawlik G, Rackl A et al (1981) Quantitative capillary topography and blood flow in the cerebral cortex of cats: an in vivo microscopic study. Brain Res 208:35–58

[28] Petzold GC, Murthy VN (2011) Role of astrocytes in neurovascular coupling. Neuron 71:782–797

[29] Schummers J, Yu H et al (2008) Tuned responses of astrocytes and their influence on hemodynamic signals in the visual cortex. Science 320:1638–1643

[30] Thulborn KR, Waterton JC et al (1982) Oxygenation dependence of the transverse relaxation time of water protons in whole blood at high field. Biochim Biophys Acta 714:265–270

[31] Weisskoff RM, Zuo CS et al (1994) Microscopic susceptibility variation and transverse relaxation: theory and experiment. Magn Reson Med 31:601–610

[32] Wong E, Buxton R et al (1998) Quantitative imaging of perfusion using a single subtraction (QUIPSS anf QUIPSS II). Magn Reson Med 39:702–708

[33] Woolsey TA, Rovainen CM et al (1996) Neuronal units linked to microvascular modules in cerebral cortex: response elements for imaging the brain. Cereb Cortex 6:647–660

[34] Yacoub E, Duong TQ et al (2003) Spin-echo fMRI in humans using high spatial resolutions and high magnetic fields. Magn Reson Med 49:655–664

[35] Yacoub E, Harel N et al (2008) High-field fMRI unveils orientation columns in humans. Proc Natl Acad Sci U S A 105:10607–10612

[36] Yang X, Hyder F et al (1996) Activation of single whisker barrel in rat brain localized by functional magnetic resonance imaging. Proc Natl Acad Sci U S A 93:475–478

[37] Ye FQ, Mattay VS et al (1997) Correction for vascular artifacts in cerebral blood flow values by using arterial spin tagging techniques. Magn Reson Med 37:226–235

[38] Zhao F, Wang P et al (2004) Cortical depth-dependent gradient-echo and spin-echo BOLD fMRI at 9.4 T. Magn Reson Med 51:518–524

[39] Zhao F, Wang P et al (2005) Spatial specificity of cerebral blood volume-weighted fMRI responses at columnar resolution. NeuroImage 27:416–424

[40] Zhao F, Wang P et al (2006) Cortical layer-dependent BOLD and CBV responses measured by spin-echo and gradient-echo fMRI: insights into hemodynamic regulation. NeuroImage 30:1149–1160

[41] Zonta M, Angulo MC et al (2003) Neuron-to-astrocyte signaling is central to the dynamic control of brain microcirculation. Nat Neurosci 6:43–50

第 7 章

动脉自旋标记的脑血流和脑功能采集

Acquisition Aspects of Functional and Clinical Arterial Spin Labeling

Dimo Ivanov　Yanina Kozovska　著

王静娟　殷雅彦　卢　洁　译

一、概述

组织灌注是指将血液输送到毛细血管的基本生理变量，灌注决定了氧气和营养物质（葡萄糖等）到达组织以及代谢物清除的速度。灌注障碍（如脑卒中）是临床发病的原因，血流（灌注）改变也是很多病理生理变化常见伴发改变，如癌症、癫痫和神经退行性疾病。组织灌注量是指单位时间内对单位体积或质量的组织［如 ml 血液 /（min·100g 组织）］输送的血量来量化的。

许多与血流有关的参数可以用磁共振成像（magnetic resonance imaging，MRI）方法测量，动脉自旋标记（arterialspinlabeling，ASL）是组织灌注的无创定量方法（Detre 等，1992；Williams 等，1992）。ASL 方法中动脉血作为内源性示踪剂，动脉血流入靶组织之前通过用射频（radiofrequency，RF）脉冲翻转动脉血液的磁化强度，从而实现示踪剂标记（详见本章"二、标记方法"）。"标记"血液流入组织后，产生的磁化强度降低，因此从标记位置下游采集的图像信号强度低，通过从对照图像（不翻转血液的情况下获取）减去标记图像，可以计算自标记开始后进入组织的血液量，通过交错获得标记图像和对照图像对应的时间序列，实现动态灌注测量。如

果不进行功能磁共振研究，可以使用简单的成对减法。ASL 具有高灌注率、血流稳定、运动不敏感，以及局部脑血流（cerebral blood flow，CBF）与神经活动之间的紧密耦合（Raichle，1998）等特点，因此广泛应用于大脑研究。内源性标记的持续时间受血液纵向松弛时间（T_1）的影响，T_1一般为 1~2s（Zhang 等，2013）。ASL 扫描参数很大程度受内源性标记的持续时间与动脉通过时间（arterialtransittime，ATT，即血液从标记层面到脑组织的时间）的影响，ATT 具有区域异质性，根据供血血管、分水岭区域（Hendrikse 等，2008）或侧支血流（Petersen 等，2010；Bokkers 等，2009）不同，ATT 存在差异。此外，ATT 在健康和病理脑组织之间，以及个体之间都存在差异。标记结束到图像采集的时间称为标记后延迟（post-labeling delay，PLD），PLD 的选择要谨慎，短 PLD 不能将标记的血液完全流动到脑组织，而长 PLD 导致 T_1 过度衰减，从而降低信噪比（signal-to-noise ratio，SNR）。

ASL 的无创性及其动态定量测量 CBF 的优势，使其成为神经科学和临床应用研究的热点（Detre 等，1998；Detre 和 Wang，2002）。目前 ASL 已应用于脑血管病研究（Detre 和 Wang，2002；Donahue 等，2012），尤其是异常神经血

管耦合机制（Blicher 等，2012；Donahue 等，2010）和血流不对称性（Hendrikse 等，2005；Donahue 等，2014）。研究证明 ASL 可同时测量 CBF 和 BOLD 的信号变化，是研究健康和脑疾病生理的有效方法（Bulte 等，2012；Buxton 等，2014）。功能研究应采用成对相减法，以尽量减少激活过程中 CBF 和 BOLD 信号之间的交叉影响（Lu 等，2006；Liu 等，2002）。这些技术将连续的对照图像平均或者插值到两次标记图像之间采集，目的是保持匹配的对照图像和标记图像具有相似的血氧水平。基线 CBF 已用于学习、经验和可塑性等原因引起的受试者自身的纵向变化，以及健康受试者和患者脑生理基线的个体差异研究（Detre 和 Wang，2002；Krieger 等，2014）。由于 ASL 通常比 BOLD fMRI 具有更高的时间稳定性（Aguirre 等，2002），脑功能实验更适合时间长的组块设计，并且由于能够进行无创定量分析，非常适合纵向评估研究。与 BOLD 信号相比，功能 ASL 在健康受试者相对稳定，可以更好定位激活位置，并且定量分析与相关神经元活动更相关（Duong 等，2001；Tjandra 等，2005；Cavusoglu 等，2012；Havlicek 等，2015）。

与 BOLD fMRI 相比，使用 ASL 进行 CBF 测量也存在一些缺点（Alsop 等，2015），如由于微血管密度低（局部组织体积的 1%～2%），导致灌注加权信号的信噪比较低。与 BOLD fMRI 采集方式相比，由于需要获取成对的标记和对照图像，ASL 的时间分辨率较低。此外，PLD 决定了标记血液是否可以到达成像层面。与 BOLD 成像相比，标记血液的 T_1 衰减和 SAR 值升高限制了 ASL 的扫描范围。为了克服这些缺点，提出了多种 ASL 方法，尽管有以上缺点，选择合适的 ASL 技术仍可以获得精确的 CBF。Alsop 的文章（Alsop 等，2015）概述了如何解决这些缺点及相关建议，本章主要讲述脑成像 ASL 提高信噪比和时间分辨率的方法，以及不同 ASL 参数选择对 BOLD 信号的影响。

上述 ASL 的局限性决定了脑功能灌注实验范式，由于时间分辨率低，重复时间（repetition time，TR）至少需要 2.5s，因此组块实验设计通常需要至少 20s，建议只采集感兴趣的脑区，以避免 TR 时间的不必要增加。此外尽量选择能够引起大范围功能变化的范式，如视觉、运动或药物刺激，这些刺激导致的 CBF 变化幅度比相应的 BOLD 变化大一个数量级，进而增加了检测率，这是 ASL 的主要优点。在功能 ASL 时间序列中，对照图像的信号强度与 BOLD 信号相对应，对照图像和标记图像之间的差异幅度与 CBF 相关。因此在功能激活过程中，对照图像的信号强度以及对照图像和标记图像之间的差异幅度都会增加。

ASL 信噪比低，可以通过降低空间分辨率（通常 2～4mm 体素）和信号平均方法进行提高。ASL 由于灌注的时间信噪比（temporal SNR，tSNR）较低，导致 CBF 的空间敏感低，即空间分辨率低且扫描时间长。灌注图像的 tSNR 由对照图像的 tSNR、标记的血量、PLD 和背景抑制程度决定（见本章"三、背景抑制"）。其他成像参数，如体素大小、部分傅里叶因子或所采用的射频线圈，都通过对照图像 tSNR 间接影响灌注 tSNR。灌注图像与对照图像 tSNR 之间的关系复杂，对照图像 tSNR 降低，灌注图像也会降低，但使用背景抑制时两者关联消失。背景抑制降低静态组织信号，并且一定程度降低对照图像 tSNR。与之相反，使用背景抑制时，由于 ASL 时间序列的生理噪声减少，灌注 tSNR 增加。对照图像 tSNR 受回波时间（echo time，TE）、体素大小、射频接收阵列、并行采集和磁场强度等诸多因素影响：其中一些参数也直接影响灌注 tSNR，如场强和 TE；其他因素通过改变对照图像 tSNR 影响灌注 tSNR，如接收阵列和体素大小。TE 主要由读出（获取）方法决定，在本章"四、成像读数"进行介绍，从常用的 2D 单发 EPI，到 2D 单发螺旋，再到 3D 分段自旋回波（spin-echo，SE）。最新的读出技术包括 2D 多层同时成像（simultaneous multi-slice，SMS）EPI 技术（Feinberg 等，2013；Kim 等，2013；Ivanov 等，2017a）和 2D 涡轮 FLASH（turboFLASH，TFL）（Zuo 等，2013；Wang 等，2015）。3D SE 方法 SNR 更高且能够配合背景抑制，已成为常用的方法（Vidorreta 等，2013）。PLD 主要由研究问题和生理限制决定，因此很少影响 ASL 的 tSNR。标记血液的量由标记范围决定，根据使用的标记技术不同而有差异，常用方法包括脉冲、连续、伪连续和速度选择（见本章"二、标记方法"）。

二、标记方法

目前动脉血液标记的技术主要有以下两种：一种为连续 ASL（continuous ASL，CASL），动脉血在通过标记平面时被连续和选择性标记（Detre 等，1992；Williams 等，1992）；另一种是脉冲 ASL（pulsed ASL，PASL），采用短 RF 脉冲或一组脉冲瞬时翻转血液和组织的磁化矢量，脉冲可以应用于脑外（Kim，1995；Wong 等，2006）或整个大脑区域，通过翻转使血液和脑组织之间产生磁化差异（Detre 等，1994）。伪连续 ASL（pseudo-continuous ASL，pCASL）是一种混合方法，使用许多短脉冲模拟 CASL，以匹配不同扫描仪的灵敏度和兼容性（Alsop 和 Detre，1998；Edelman 和 Chen，1998）。速度选择性动脉自旋标记（velocity-selective arterial spin labeling，VSASL）方法对于动脉血的标记基于速度而不是空间位置，不依赖动脉通过时间（ATT）（Aslan 等，2010；Dai 等，2012）。

脉冲 ASL 和（伪）连续 ASL 标记方法不仅

在空间上存在根本不同，而且标记的持续时间也有差异（图 7-1）。CASL 和 pCASL 标记发生在较长的周期内，通常为 1～3s，称为流驱绝热翻转。CASL 标记采用一个长的射频脉冲和恒定梯度，而 pCASL 标记采用每毫秒至少 1000 个选层 RF 脉冲和一组梯度脉冲。CASL 通过磁化转移效应产生明显的脑组织饱和，使得灌注估计值产生偏差。为了减少这种偏差而修改 CASL 脉冲序列，可以导致标记效率降低，从而降低 SNR。一种消除磁化转移效应的方法是单独使用标记线圈（Trampel 等，2002），然而这种标记线圈与大多数 MR 扫描仪不兼容，阻碍了其广泛使用。pCASL 射频脉冲梯度较大，降低磁化转移效应同时提高标记效率，效果优于 CASL。ASL 的 SNR 随标记持续时间增加而提高，但较长标记时间延长 TR，从而降低时间分辨率和单位时间获得的信号平均值。长的标记时间也会增加 ASL 信号对组织 T_1 的依赖，但动脉通过时间增加，有助于信号的维持。pCASL 的最佳标记持续时间由动脉血的 T_1 决定，标记时间比动脉血的 T_1 长，SNR 减小。pCASL 的重要问题是标记平面的位置，理想情况下标记层面位于供血动脉非迂曲且垂直于标记层面的区域，通过简单易行的血管造影确定标记层面。标记质量差会导致图像伪影，标记 RF 脉冲的振幅不足或施加在与标记层面不同的位置时，就会产生这种伪影。

PASL 的单个 RF 脉冲或短（10～50ms）脉冲序列需要一个厚层的组织翻转，包括靠近感兴趣区域的供血动脉。为了实现这种翻转，提出了许多 PASL 标记方法和相关技术，它们之间的重要区别是远端流入感兴趣区域的标记血液贡献的信号不同。对于全脑扫描，标记区域在头部之外，则不存在这种区别。但对于较小的成像层面，从成像层面上方（主要是静脉）进入的血管可能产生 ASL 信号，比较不同 ASL 技术的灌注值时

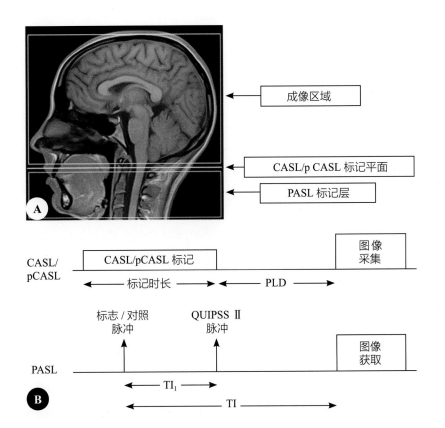

◀ 图 7-1

A. CASL/pCASL 和 PASL 的成像和标记区域示意。CASL/pCASL 标记发生在血液流经单个标记层面，而 PASL 标记包括动脉血在内的脑组织。B. CASL/pCASL 和 PASL 的时序图。QUIPSSII（单次剪影定量灌注成像）PASL，TI_1 是持续时间，类似图像 CASL/pCASL 的标记持续时间。PASL 的 TI 是反转脉冲与图像采集之间的时间。CASL/pCASL 的 PLD 等于 QUIPSS Ⅱ PASL 的时间差值（TI-TI1）

应考虑它们的贡献。对于血流敏感交替翻转恢复（flow-sensitive alternating inversion recovery，FAIR）（Kim，1995）及其变体，从成像层面上方流入的血液将产生正向的 ASL 信号。EPISTAR（平面回波和交替射频信号定位）技术（Edelman 和 Chen，1998）上方流入血液产生负向信号，PICORE（非共振效应控制的近端翻转）（Wong 等，1997）和 PULSAR（动脉区的脉冲标记）（Golay 等，2005）技术上方流入的血液不产生信号。PASL 有几种技术可以减少潜在伪影，绝热射频脉冲是首选技术（Frank 等，1997；Yongbi 等，1998），对不均匀性的发射射频场具有鲁棒性，且翻转效率＞95%。此外标记和对照的总射频功率需要匹配，否则增大磁化转换效应，使计算的灌注值产生偏差（Zhang 等，1995）。同时需要对翻转脉冲进行优化，避免产生容积效应（Frank 等，1997；Yongbi 等，1998）。对标记脉冲前后图像进行饱和，消除残余标记与对照的差异，并作为背景抑制的第一步。

与（p）CASL 相比，PASL 的主要优点是射频功率沉积低，TR 较短，翻转效率高且一致。然而由于标记团注时间较短，PASL 的灌注（t）SNR 低于 pCASL。PASL 团注受 RF 发射线圈空间覆盖的限制，而 pCASL 团注的时间宽度由标记的持续时间控制。PASL 标记层的最佳厚度不是"尽可能大"，而是受几个因素限制。首先，FAIR 翻转脉冲标记的血液和未翻转血液之间的宽度与成像层面厚度呈正比；而其他 PASL 标记方法，上述宽度与标记层面的层厚呈正比。标记层面厚度大，过渡区变得更大，需要标记层面和成像层面之间有更大的间隔，反过来又增加动脉通过时间，就需要更长的延迟使标记血液从标记位置流动到脑组织。因此 PASL 标记层面厚度超过一定值，不会提高 ASL SNR。其次，射频发射线圈的尺寸有限，发射射频场强随距离中心的距离而衰减。为了精确定量 CBF，标记的团注应由完全翻转的血液组成，为了确保这一点，标记层面需要限制在发射 RF 场相对均匀的区域。最后，如果标记层面超出均匀发射 RF 区域，任何翻转的血液都需要额外时间才能从标记层面清除，在下一个标记脉冲之前需要更长的 TR，从而降低时间效率。根据经验，对于大多数射频线圈，15~20cm 的标记层面厚度是最优选择，但团注的确切时间宽度仍然需要根据实验目的和个体调整，可以通过调整 QUIPSSII（单次剪影定量灌注成像）（Wong 等，1998）控制团注宽度，使用匹配的选择性饱和脉冲去除信号标记（图 7-1B），这种自适应对于单个延迟时间使用 PASL 量化 CBF 很有必要。

CASL 和 PASL 靠近感兴趣组织的动脉血液被标记（图 7-1A），必然导致通过延迟，即标记血液从标记层面到脑组织延迟。为了尽量减少这种通过时间对 CBF 计算的影响，在脉冲序列中插入 PLD，以便在图像采集之前翻转标记血液（图 7-1B）。健康人脑正常血流量的 ATT 为500~1900ms，取决于标记层面和脑组织位置，因此与最长 ATT 相等的 PLD 允许标记血液完全流出，但脑血管疾病和脑深部白质，ATT 可能超过 2000ms，明显大于血液 T_1 值。因此，使用比 ATT 更长的 PLD 导致 T_1 衰减，SNR 降低。需要注意的是，pCASL 的 ATT 通常比 PASL 长，因为 pCASL 的标记在更远的上游。PASL 较短的 ATT 和团注宽度可以提高时间分辨率，对 fMRI 研究很有价值。PLD 的选择需要仔细权衡，以获得最佳灌注 SNR，同时保证 ASL 信号准确反映 CBF。但灌注低信号可能反映 CBF 降低和异常 ATT 的综合效应，而不只是 CBF 降低。许多情况下，由于标记血液可能残留在动脉造成腔内信号，通过相同血管是否存在腔内信号识别长 ATT。VSASL 技术（Wong 等，2006）专门解决延迟问题，标记脉冲是速度选择性，而不是空间选择性，基于动脉血减速，而组织水和静脉血不减速，这种差异允许在成像区域内进行选择性动脉标记，从而最大限度减少通过延迟。但目前 VSASL SNR 低于 pCASL，阻碍了其广泛应用。需要注意的是，除了实现最小 TR，标记方法的选择对 BOLD 功能灵敏度几乎没有影响。

三、背景抑制

灌注信号只占组织信号的 1%~2%，通常采用低空间分辨率和信号平均的方法提高 ASL SNR，信号波动主要来自生理信号（如心脏、呼吸和运动），而不受热噪声的影响，这些波动与原始图像的信号强度呈正比，并且很容易掩盖灌注本身的信号。因此在不影响灌注信号的情况下，降低静态组织信号强度有助于提高灌注 tSNR。利用标记脉冲后施加的空间选择性饱和与翻转脉冲的组合，可以降低未标记的信号强度，这一过程称为背景抑制（Dixon 等，1991；Ye 等，2000；Garcia 等，2005）。值得注意的是，纵向磁化强度随 T_1 向初始值衰减，而灌注加权信号随 T_1 向零衰减。当翻转脉冲同时应用于标记图像和对照图像时，灌注信号不受翻转脉冲的影响。

CASL 和 pCASL 背景抑制翻转脉冲应覆盖标记层面远端的区域，包括成像区域，而在 PASL 背景抑制翻转脉冲应覆盖标记层面本身和成像区域，能够确保标记的血液在每个背景抑制翻转脉冲中完全翻转，无论是否流入成像区域。用于背景抑制的翻转脉冲数量需要慎重考虑，翻转脉冲数越多，大范围的组织 T_1 值范围内可以更精确地抑制静态组织，但每个翻转脉冲会轻微降低测量的 ASL 信号。翻转脉冲的效率很高，通常约为95%，因此每个翻转脉冲降低约 5% 的 ASL 信号。2 个翻转脉冲可实现组织信号的中度抑制，而 4个翻转脉冲导致背景抑制高于 95%，如图 7-2 所示。需要注意的是，背景抑制增加射频功率沉积，只要不超过 SAR 限制，就不会降低 ASL 的时间分辨率。

背景抑制使得选定时间点的静态组织具有最小磁化强度，虽然背景抑制可以与任何读出方法相结合，但有效性在不同的方法中有所差异。背景抑制最适用于标记后只有单次 RF 激发的技术，包括单层面 2D 成像、单次 3D 成像或跨 TR 周期分段的 3D 成像（Vidorreta 等，2013）。对于顺次多层读出技术，即每个层面在不同时间点获得，不同层面的背景抑制效果有差异。对于分段 3D 成像，背景抑制尤为重要，因为如果不抑制静态组织信号，分段的不一致会导致比 ASL 信号还大的伪影。

除了增加灌注 tSNR 和 CBF 灵敏度，背景抑制还降低 BOLD 检测的灵敏度，因为 BOLD 取决于背景组织信号，这种灵敏度的降低往往限制了研究人员采集同步 CBF 和 BOLD 数据时使用背景抑制。背景抑制对 3D 自旋回波读出的 BOLD 灵敏度的影响较大，其较低的静态组织信号导致 BOLD 灵敏度降低，而对于 2D EPI 的读出影响较小，BOLD 灵敏度降低明显小于组织信

号降低（Ghariq 等，2014）。

四、信号读取方法

ASL 数据采集的读出方式有多种，通常分为单次或分段激发，每种读出的特点决定了其应用场景。单次激发方法 MR 图像的采集速度非常快，一般在 100ms 内。分段技术图像获取速度较慢，从几百毫秒到几分钟。因此单次激发读出具有高时间分辨率，对运动和生理波动不敏感，而分段激发则相反，因此单次激发读出是 fMRI 研究的首选方法。但需要注意，单次激发读出的缺点是伪影数量增加，如信号丢失、图像失真和模糊。同样成像方法可以分为 2D 和 3D，3D 技术每次收集来自整个成像体积的数据，而 2D 技术成像体积被分割成多个 2D 切片。通常 2D 层面按顺序获得，2DSMS 方法可以同时获取多幅 2D 图像，提高读出的时间效率。2D 最常用的读出轨迹有分段方法使用的直线轨迹、单发技术的 EPI 轨迹和螺旋轨迹。3D 只是简单重复这些轨迹，通常使用大量的 EPI 或螺旋轨迹堆叠。由于时间限制，大多数 2D 是单发激发读出，大多数 3D

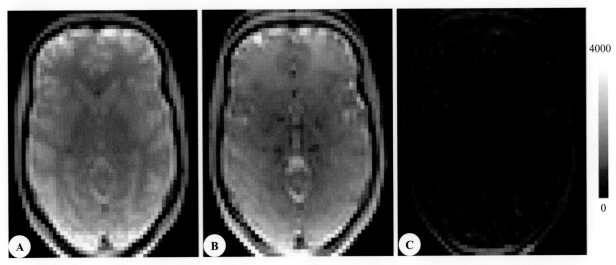

▲ 图 7-2

A. 在没有背景抑制情况下获得的 3D GRASE 序列的横轴位图像；B. 使用 2 个翻转脉冲背景抑制（10 倍比例）获得的 3D GRASE 序列的横轴位图像，显示不同的组织对比度和中度信号抑制；C. 使用翻转脉冲背景抑制（10 倍比例）获得的 3D GRASE 序列的横轴位图像，显示 95% 以上的脑组织抑制

是分段读出，也有部分 2D 分段（如 TFL）和 3D 均使用单发读出 。并行成像技术通过数据欠采样缩短读出时间，提高时间效率，并减少主磁场不均匀性而产生的图像伪影。但并行成像的缺点是 SNR 降低，因此 ASL 使用分段方法时需要缩短读出时间。然而分段严重影响时间效率并导致伪影，因此应该谨慎使用。采集技术的另一个区别为是否使用自旋回波，使用自旋回波的方法称为自旋回波（spin-echo，SE）技术，不使用的称为梯度回波（gradient echo，GRE）技术。与 SE 技术相比，GRE 技术时间效率更高，但更容易受主磁场不均匀性引起的伪影影响，可以使用不同 TE 多次重复 2D 单发读出，从而实现多回波方法。

临床 CBF 测量推荐 3D SE 读出技术（如 3D 涡轮自旋回波（turbo spin echo，TSE）、螺旋叠加（stack of spirals，SoS）、3D 梯度和自旋回波（gradient and spin echo，GRASE），因为背景抑制的兼容性，以及对主磁场不均匀性相对不敏感性（Alsop 等，2015）。3D SE 技术的高射频功率沉积使其不适用于 3T 以上的场强，而 GRE 方法（如 2D SMS TFL）可以（Wang 等，2015）。任何场强的功能 CBF 研究，关键是高时间分辨率，因此单次激发方法更适用。2D GRE EPI 和 2D GRE 螺旋是应用最多的 ASL fMRI 技术，因为可以同时获取 CBF 和 BOLD 数据，尤其多回波方法。最近发展的 SMS EPI 方法也用于 ASL，比传统 2D 读出效率更高，且能更好地与背景抑制结合。3D EPI（Poser 等，2010）由于其极低的功率沉积、各层面间均匀的 PLD 和 SNR、高时间效率，以及与背景抑制的兼容性，具有很好的应用前景。

通过平衡纯 SE 方法的磁化率不敏感性和 EPI 或螺旋采集的时间效率，3D SE 读出为 ASL 磁化矢量的测量提供了接近最优 SNR。3D SE 的主要缺点是，在长自旋回波序列中，与 T2 相关的回

波信号调制可导致层面图像模糊。可以选择仅采集部分脑组织或用较大的层厚采集全脑，否则需要使用并行成像或分段采集减少每个 TR 的自旋回波数量。通常，选择分段成像是因为目前没有有效的（低 SNR 损失）并行成像加速 3D SE 技术，分段方法要求激发之间的数据一致性，因此背景抑制对于防止运动伪影引起的 ASL 信号至关重要。为了获得最准确的"对照 - 标记差异"，需要按时间顺序获取激发时的标记及对照状态。

3D SoS 通过对 k 空间中心的过采样，降低了对运动的敏感性。然而由于非共振偏移，3D SoS 也容易受层面内模糊的影响。而 3D GRASE 通常不会对 k 空间过采样，因此共振偏移会导致层面内失真而不是模糊。分段 3D SE 序列的主要缺点是时间分辨率低（Vidorreta 等，2017）、2D（Ivanov 等，2017b；Boland 等，2016）和 3D（Chang 等，2017）并行成像加速（欠采样）技术。目前的接收线圈阵列，加速空间维度越大，并行成像的 SNR 损失越小。目前 3D SoS 的 1D 欠采样或 3D GRASE 1D/2D 欠采样可以在线重建，而其余重建需要离线完成，因此前者更适合即时重建，尤其临床和功能 CBF 成像。图 7–3 为具有 2D 加速的 3D GRASE 和 CAIP IRINHA。

与 SE 方法类似，基于 TFL 的读出对 T_2^* 效应的敏感性降低。然而共振偏移（重要的是 BOLD）灵敏度的降低并非 SE 技术的重聚焦，而是由于非常短的 TE。高相位编码带宽以及分段读取技术，能够确保磁敏感梯度影响的区域不产生几何形变。与 EPI 相比，TFL 读出的主要缺点是时间效率降低和生理噪声增加，这些缺点可以通过 SMS 和背景抑制解决。3D SoS 也采用了短 TE，而 3D GRASE 的回波时间与 EPI 相似，使 3D GRASE 成为 GRE EPI 后具有最高 BOLD 敏感性的 ASL 读出方法。与 EPI 的主要区别在于，3D GRASE 获得的 SE BOLD 比 EPI 得到的 GRE

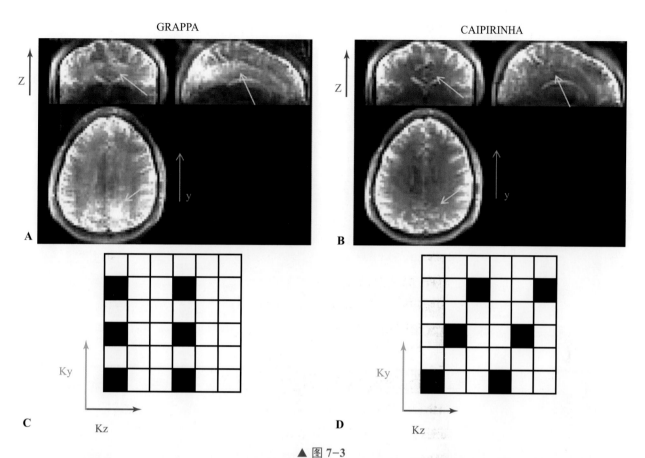

▲ 图 7-3

2×3 加速度 2D 采样的 EPI3D GRASE 序列图像示意。黄箭表示（A）使用 GRAPPA 重建的图像显示有伪影，但（B）CAIP IRINHA 图像没有这些伪影，尽管采用了高总加速度系数。红箭和绿箭显示相位编码（y）和分区编码（z）方向。与 GRAPPA 相对应的采样单位用（C）表示，而 CAIP IRINHA（z 位移为 1）使用的采样单位用（D）表示

BOLD 信号弱很多。

2D EPI 尤其适用于高时间分辨率和低空间分辨率，可同步采集 CBF 和 BOLD 信号，同时采集多层 2D EPI 可显著增加采集的覆盖率，而 SNR 仅有轻微减低（Ivanov 等，2017a）。3D EPI 读出（Poser 等，2010 年）能够同时进行 CBF 和 BOLD 测量（Gai 等，2011），可以与背景抑制相结合，且功率沉积低，已经成功应用于 7T（Hall 等，2010 年；Ivanov 等，2016）。空间分辨率较高时 3D EPI 敏感度高于 2D EPI（图 7-4），而生理噪声为主时敏感度相似（Poser 等，2010 年；Huber 等，2018）。3D EPI ASL 比 2D 的优势为时间效率高，最佳 PLD 可以获得更长读出时间和更广泛的扫描范围。3D EPI 使用背景抑制技

术，如结合双采集背景抑制（double-acquisition background-suppressed，DABS），可在不损失时间分辨率的情况下提高 CBF 的敏感度，同时仅轻微降低 BOLD 的敏感度（Wesolowski 等，2009）。

仅关注灌注的研究更适合使用短 TE 采集图像，因为其可以增强灌注信号，同时降低磁敏感性 CBF 值的影响（St Lawrence 和 Wang，2005）。读出方法包括 2D 螺旋和 2D TFL，特别适合高分辨率和白质 CBF 成像，其中 EPI 的最小回波时间较长是主要缺点，应用并行成像和（或）部分傅里叶可改善上述缺点。如果研究同时关注 CBF 和 BOLD，那么 EPI 仍然可行，而 TFL 不进一步修改不能同时获得 CBF 和 GREBOLD 图像。同时测量灌注和 BOLD，更适宜采用双回波采集联

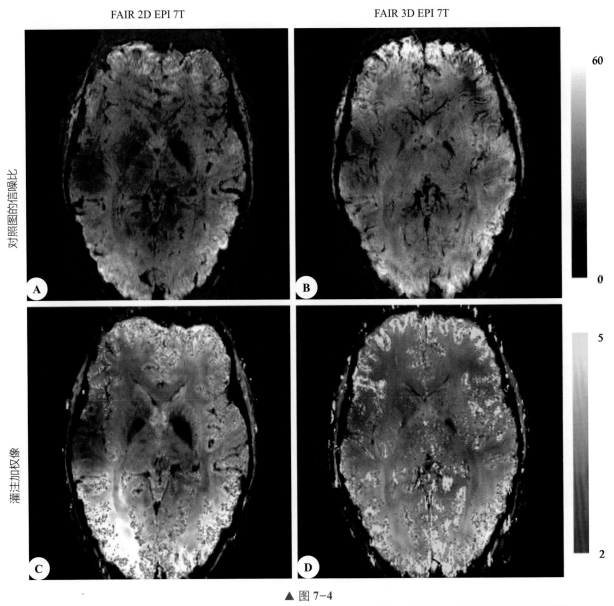

▲ 图 7-4
相同扫描时间下 FAIR 2D EPI（A 和 C）和 FAIR 3D EPI（B 和 D）获得的定量控制 t 信噪比和灌注加权图像

合 EPI 读取。双回波扫描时第一个 TE 要尽可能短，第二个 TE 尽量接近 BOLD 成像的最佳 TE，单回波采集通常很难兼顾 CBF 和 BOLD。

比较不同读出的 CBF 和 BOLD 敏感性，选择参数十分重要。例如背景抑制增加 CBF 灵敏度，降低 BOLD 灵敏度。长的 TE 提高 BOLD 灵敏度，降低 CBF 灵敏度。SE 读出提高 CBF 灵敏度，降低了 BOLD 灵敏度。3D SE SoS 结合了几种提高 CBF 灵敏度的读出，但 2D GRE EPI 在

BOLD 灵敏度方面更好。由于 BOLD 和 CBF 灵敏度会产生冲突，因此提出将用于 CBF 背景抑制的单发 3D GRASE 读出和用于 BOLD 成像的 2D EPI 相组合（Fernandez-Seara 等，2016），但这种方法的时间分辨率较低，一个 TR 需要同时容纳两个读出。

五、高磁场

超高场强（UHF；如 7T 及以上）ASL 具

有以下优点（Ivanov 等，2017a；Gardener 等，2009），图像 SNR 随场强增加而增高（Norris 2003；Pohmann 等，2016），白质的灌注测量更加准确（Gardener 和 Jezzard，2015）。此外在高场条件下 T_1 值增加（Rooney 等，2007；Wright 等，2008），PLD 和图像采集的标记衰减减少，从而提高灌注的信噪比。这些优点可以提高采集的扫描范围，并允许使用更长的 PLD，避免由于标记血液转移到周围组织而产生血管伪影。许多研究证明（Uludag 等，2009；van der Zwaag 等，2009；Donahue 等，2011）超高场强 BOLD 成像具有优势，使用 ASL 同时进行 CBF 和 BOLD 成像更具有优势。

尽管如此，由于技术上仍有很多困难，超高场强 ASL 尚未广泛使用。首先由于主磁场和发射射频场的不均匀性，超高场强标记的空间均匀性和效率显著降低（Teeuwisse 等，2010；Luh 等，2013）；其次 SAR 限制不仅不能使用 SE 方法，而且限制 pCASL 和背景抑制的使用，因此为了保证 SAR 限制安全，许多超高场强 ASL 降低了时间分辨率，而这不符合 fMRI 血流动力学反应充分采样的要求（Zuo 等，2013；Luh 等，2013；Ghariq 等，2012；Bause 等，2016；Zimmer 等，2016）。例如，7TMRI 的 SAR 值升高导致 pCASL 的最小 TR 翻倍，即使在低翻转角的情况下也无法避免（Zuo 等，2013；Wang 等，2015）。最后，由于超高场强的 T_2^* 衰减更快，使用低场强 MRI 的读出长度，EPI 沿相位编码方向的分辨率降低（Farzaneh 等，1990；deZwart 等，2006）。并行成像通过缩短 EPI 读取和减少有效回波间隔可以解决部分问题，但由于并行成像涉及数据欠采样，会导致图像信噪比降低和时间信噪比轻微降低（deZwart 等，2006），大脑的中心位置尤为明显。

最新一项研究表明并行成像联合优化 TR FOCI 翻转脉冲的 7T PASL EPI 技术，空间分辨率和标记的性能均优于 3T ASL EPI（Ivanov 等，2017c）。而不使用并行成像，由于超高场强的标记效率降低且生理噪声增加，3T ASL 在灌注 tSNR 方面优于 7T PASL。这些结果表明对 7T ASL 的优势是并行成像，不需要较长的 T_1 值，就能够增加图像信噪比，优化 TR FOCI 翻转脉冲可显著提高 7T MRI 的标记效率。总之，优化的 7T PASL 与 3T 相比，提供了更高的 CBF 和 BOLD 灵敏度。上述研究对两个场强的 ASL 进行比较，多个空间分辨率（1.5mm、2.0mm、2.5mm、3.0mm）进行时长 8.5min 的视觉刺激实验。刺激方案包括 30s 的初始静息期（灰屏）和 8 个组块设计，每个组块包括 25s 的 8Hz 闪烁棋盘式的半视野刺激，然后休息 35s。图 7-5 显示脑激活结果，两种场强 CBF 的敏感度均比 BOLD 小。由于信噪比降低，显著激活的 CBF 范围随空间分辨率增加而减小。7TMRI 所有分辨率的 CBF 和 BOLD 显著激活区域均大于 3T，表明高场强功能信号的敏感度提高（图 7-5）。

与 1.5T 和 3T 相比，7T 的图像信噪比提高，有利于更高空间分辨率的脑成像。一项 7T 研究证明功能 CBF 图比 GRE BOLD 信号的空间特异性更好（Pfeuffer 等，2002），仅有少数研究使用空间分辨率<1.5mm 的 CBF 图（Zuo 等，2013；Pfeuffer 等，2002；Duong 等，2002）。一些研究使用 7T MRI 扫描 SE EPI、GRE EPI 和 TFL 等不同的序列，结果证实 7T MRI 能够进行高分辨率 CBF 成像。

六、总结

低信噪比一直是 ASL 的主要问题，上述设计和方法聚焦于提高灌注敏感性。无论选择哪种读出方法，背景抑制和短 TE 均有利于提高 CBF 敏感性，但会导致 BOLD 敏感性降低。因此需要同

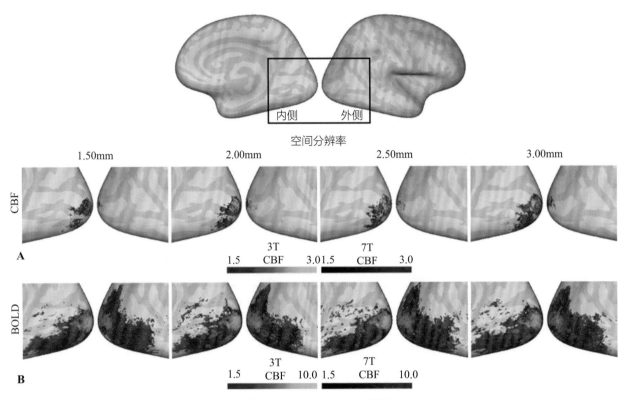

▲ 图 7-5 CBF 和 BOLD 激活

不同空间分辨率的 CBF 和 BOLD 图：将 3T 与 7T 的 FAIR 结果进行叠加，进行不同场强的比较。A. CBF 激活；B. BOLD 激活。Z 值用颜色编码，3T FAIR 的 Z 值从小到大为从深蓝色到浅蓝色，7T FAIR 的 Z 值从小到大为从深红色到浅红色。CBF 和 BOLD 分别选择不同的最大值（分别为 3.0 和 10.0）

时测量时，建议选择多回波 EPI 或螺旋读出方法。标记方法（持续时长）和 PLD 对 ASL 的 SNR 也有重要影响，较长的标记团注增加 SNR，而较长的 PLD 降低 SNR，因此通常需要选择合适的组合持续时间，以避免 TR 的不必要增加，从而降低时间分辨率。研究人员需要用 SNR 换取时间分辨率和（或）伪影减少，同样需要斟酌 3D SE 采集的分段，最近的并行成像技术可以损失较小的信噪比，而实现明显的采样加速，且与读出方法无关，预计未来将广泛应用。这些方法可以快速、准确、可靠测量脑灌注，临床和功能 ASL 都将从这些技术获益。超高磁场磁共振随着硬件和并行加速技术的发展，一旦解决了功率沉积和磁场不均匀性的问题，将对提高 CBF 灵敏度发挥重要作用。

致谢

感谢 Kamil Uludag、Benedikt Poser、Laurentius Huber、Anna Gardumi、Sriranga Kashyap、Roy Haast、Josef Pfeuffer、Denizhan Kurban 和 Jordi Kleinloog 在 ASL 开发和（或）校对方面给予的帮助和支持。

参考文献

[1] Aguirre GK, Detre JA, Zarahn E, Alsop DC (2002) Experimental design and the relative sensitivity of BOLD and perfusion fMRI. NeuroImage 15(3):488–500. https://doi.org/10.1006/nimg.2001.0990

[2] Alsop DC, Detre JA (1998) Multisection cerebral blood flow MR imaging with continuous arterial spin labeling. Radiology 208(2):410–416. https://doi.org/10.1148/radiology.208.2.9680569

[3] Alsop DC, Detre JA, Golay X, Gunther M, Hendrikse J, Hernandez-Garcia L et al (2015) Recommended implementation of arterial spin-labeled perfusion MRI for clinical applications: a consensus of the ISMRM perfusion study group and the European consortium for ASL in dementia. Magn Reson Med 73(1):102–116. https://doi.org/10.1002/mrm.25197

[4] Aslan S, Xu F, Wang PL, Uh J, Yezhuvath US, van Osch M et al (2010) Estimation of labeling efficiency in pseudocontinuous arterial spin labeling. Magn Reson Med 63(3):765–771. https://doi.org/10.1002/mrm.22245

[5] Bause J, Ehses P, Mirkes C, Shajan G, Scheffler K, Pohmann R (2016) Quantitative and functional pulsed arterial spin labeling in the human brain at 9.4 T. Magn Reson Med 75(3):1054–1063. https://doi.org/10.1002/mrm.25671

[6] Blicher JU, Stagg CJ, O'Shea J, Ostergaard L, MacIntosh BJ, Johansen-Berg H et al (2012) Visualization of altered neurovascular coupling in chronic stroke patients using multimodal functional MRI. J Cereb Blood Flow Metab 32(11):2044–2054. https://doi.org/10.1038/jcbfm.2012.105

[7] Bokkers RP, van der Worp HB, Mali WP, Hendrikse J (2009) Noninvasive MR imaging of cerebral perfusion in patients with a carotid artery stenosis. Neurology 73(11):869–875. https://doi.org/10.1212/WNL.0b013e3181b7840c

[8] Boland M, Stirnberg R, Stöcker T (2016) CAIPIRINHA accelerated 3D GRASE ASL for brain perfusion imaging: A comparison with segmented and GRAPPA-accelerated acquisitions. Proceedings of the 33rd Annual meeting of the ESMRMB2016. p. 63

[9] Bulte DP, Kelly M, Germuska M, Xie J, Chappell MA, Okell TW et al (2012) Quantitative measurement of cerebral physiology using respiratory-calibrated MRI. NeuroImage 60(1):582–591. https://doi.org/10.1016/j.neuroimage.2011.12.017

[10] Buxton RB, Griffeth VE, Simon AB, Moradi F, Shmuel A (2014) Variability of the coupling of blood flow and oxygen metabolism responses in the brain: a problem for interpreting BOLD studies but potentially a new window on the underlying neural activity. Front Neurosci 8:139. https://doi.org/10.3389/fnins.2014.00139

[11] Cavusoglu M, Bartels A, Yesilyurt B, Uludag K (2012) Retinotopic maps and hemodynamic delays in the human visual cortex measured using arterial spin labeling. NeuroImage 59(4):4044–4054. https://doi.org/10.1016/j.neuroimage.2011.10.056

[12] Chang YV, Vidorreta M, Wang Z, Detre JA (2017) 3D-accelerated, stack-of-spirals acquisitions and reconstruction of arterial spin labeling MRI. Magn Reson Med 78(4):1405–1419. https://doi.org/10.1002/mrm.26549

[13] Dai W, Robson PM, Shankaranarayanan A, Alsop DC (2012) Reduced resolution transit delay prescan for quantitative continuous arterial spin labeling perfusion imaging. Magn Reson Med 67(5):1252–1265. https://doi.org/10.1002/mrm.23103

[14] de Zwart JA, van Gelderen P, Golay X, Ikonomidou VN, Duyn JH (2006) Accelerated parallel imaging for functional imaging of the human brain. NMR Biomed 19(3):342–351. https://doi.org/10.1002/nbm.1043

[15] Detre JA, Wang J (2002) Technical aspects and utility of fMRI using BOLD and ASL. Clin Neurophysiol 113(5):621–634

[16] Detre JA, Leigh JS, Williams DS, Koretsky AP (1992) Perfusion imaging. Magn Reson Med 23(1):37–45

[17] Detre JA, Zhang W, Roberts DA, Silva AC, Williams DS, Grandis DJ et al (1994) Tissue specific perfusion imaging using arterial spin labeling. NMR Biomed 7(1–2):75–82

[18] Detre JA, Alsop DC, Vives LR, Maccotta L, Teener JW, Raps EC (1998) Noninvasive MRI evaluation of cerebral blood flow in cerebrovascular disease. Neurology 50(3):633–641

[19] Dixon WT, Sardashti M, Castillo M, Stomp GP (1991) Multiple inversion recovery reduces static tissue signal in angiograms. Magn Reson Med 18(2):257–268

[20] Donahue MJ, Near J, Blicher JU, Jezzard P (2010) Baseline GABA concentration and fMRI response. NeuroImage 53(2):392–398. https://doi.org/10.1016/j.neuroimage.2010.07.017

[21] Donahue MJ, Hoogduin H, van Zijl PC, Jezzard P, Luijten PR, Hendrikse J (2011) Blood oxygenation level-dependent (BOLD) total and extravascular signal changes and DeltaR2* in human visual cortex at 1.5, 3.0 and 7.0 T. NMR Biomed 24(1):25–34. https://doi.org/10.1002/nbm.1552

[22] Donahue MJ, Strother MK, Hendrikse J (2012) Novel MRI approaches for assessing cerebral hemodynamics in ischemic cerebrovascular disease. Stroke 43(3):903–915. https://doi.org/10.1161/STROKEAHA.111.635995

[23] Donahue MJ, Hussey E, Rane S, Wilson T, van Osch

M, Hartkamp N et al (2014) Vessel-encoded arterial spin labeling (VE-ASL) reveals elevated flow territory asymmetry in older adults with substandard verbal memory performance. J Magn Reson Imaging 39(2):377–386. https://doi.org/10.1002/jmri.24150

[24] Duong TQ, Kim DS, Ugurbil K, Kim SG (2001) Localized cerebral blood flow response at submillimeter columnar resolution. Proc Natl Acad Sci U S A 98(19):10904–10909. https://doi.org/10.1073/pnas.191101098

[25] Duong TQ, Yacoub E, Adriany G, Hu X, Ugurbil K, Vaughan JT et al (2002) High-resolution, spin-echo BOLD, and CBF fMRI at 4 and 7 T. Magn Reson Med 48(4): 589–593

[26] Edelman RR, Chen Q (1998) EPISTAR MRI: multislice mapping of cerebral blood flow. Magn Reson Med 40(6):800–805

[27] Farzaneh F, Riederer SJ, Pelc NJ (1990) Analysis of T2 limitations and off-resonance effects on spatial resolution and artifacts in echo-planar imaging. Magn Reson Med 14(1):123–139

[28] Feinberg DA, Beckett A, Chen L (2013) Arterial spin labeling with simultaneous multi-slice echo planar imaging. Magn Reson Med 70(6):1500–1506. https://doi.org/10.1002/mrm.24994

[29] Fernandez-Seara MA, Rodgers ZB, Englund EK, Wehrli FW (2016) Calibrated bold fMRI with an optimized ASL-BOLD dual-acquisition sequence. NeuroImage 142:474–482. https://doi.org/10.1016/j.neuroimage.2016.08.007

[30] Frank LR, Wong EC, Buxton RB (1997) Slice profile effects in adiabatic inversion: application to multislice perfusion imaging. Magn Reson Med 38(4):558–564

[31] Gai ND, Talagala SL, Butman JA (2011) Whole-brain cerebral blood flow mapping using 3D echo planar imaging and pulsed arterial tagging. J Magn Reson Imaging 33(2):287–295. https://doi.org/10.1002/jmri.22437

[32] Garcia DM, Duhamel G, Alsop DC (2005) Efficiency of inversion pulses for background suppressed arterial spin labeling. Magn Reson Med 54(2):366–372. https://doi.org/10.1002/mrm.20556

[33] Gardener AG, Jezzard P (2015) Investigating white matter perfusion using optimal sampling strategy arterial spin labeling at 7 Tesla. Magn Reson Med 73(6):2243–2248. https://doi.org/10.1002/mrm.25333

[34] Gardener AG, Gowland PA, Francis ST (2009) Implementation of quantitative perfusion imaging using pulsed arterial spin labeling at ultra-high field. Magn Reson Med 61(4):874–882. https://doi.org/10.1002/mrm.21796

[35] Ghariq E, Teeuwisse WM, Webb AG, van Osch MJ (2012) Feasibility of pseudocontinuous arterial spin labeling at 7 T

with whole-brain coverage. MAGMA 25(2):83–93. https://doi.org/10.1007/s10334-011-0297-0

[36] Ghariq E, Chappell MA, Schmid S, Teeuwisse WM, van Osch MJ (2014) Effects of background suppression on the sensitivity of dual-echo arterial spin labeling MRI for BOLD and CBF signal changes. NeuroImage 103:316–322. https://doi.org/10.1016/j.neuroimage.2014.09.051

[37] Golay X, Petersen ET, Hui F (2005) Pulsed star labeling of arterial regions (PULSAR): a robust regional perfusion technique for high field imaging. Magn Reson Med 53(1):15–21. https://doi.org/10.1002/mrm.20338

[38] Hall EL, Gowland P, Francis ST (eds) (2010) 3D-EPI ASL at ultra high field. Joint annual meeting ISMRMESMRMB. ISMRM, Stockholm, Sweden

[39] Havlicek M, Roebroeck A, Friston K, Gardumi A, Ivanov D, Uludag K (2015) Physiologically informed dynamic causal modeling of fMRI data. NeuroImage 122:355–372. https://doi.org/10.1016/j.neuroimage.2015.07.078

[40] Hendrikse J, van der Zwan A, Ramos LM, van Osch MJ, Golay X, Tulleken CA et al (2005) Altered flow territories after extracranial-intracranial bypass surgery. Neurosurgery 57(3):486–494; discussion-94

[41] Hendrikse J, Petersen ET, van Laar PJ, Golay X (2008) Cerebral border zones between distal end branches of intracranial arteries: MR imaging. Radiology 246(2):572–580. https://doi.org/10.1148/radiol.2461062100

[42] Huber L, Ivanov D, Handwerker DA, Marrett S, Guidi M, Uludag K et al (2018) Techniques for blood volume fMRI with VASO: from low-resolution mapping towards sub-millimeter layer-dependent applications. NeuroImage 164:131–143. https://doi.org/10.1016/j.neuroimage.2016.11.039

[43] Ivanov D, Poser BA, Kashyap S, Gardumi A, Huber L, Uludag K (2016) Sub-millimeter human brain perfusion maps using arterial spin labelling at 3 and 7 T. ISMRM Workshop on Ultra High Field MRI2016. p. 14

[44] Ivanov D, Poser BA, Huber L, Pfeuffer J, Uludag K (2017a) Optimization of simultaneous multislice EPI for concurrent functional perfusion and BOLD signal measurements at 7T. Magn Reson Med 78(1):121–129. https://doi.org/10.1002/mrm.26351

[45] Ivanov D, Pfeuffer J, Gardumi A, Uludag K, Poser BA (2017b) 2D CAIPIRINHA improves accelerated 3D GRASE ASL. Proceedings of the 25th Annual Meeting of the ISMRM2017. p. 3630

[46] Ivanov D, Gardumi A, Haast RAM, Pfeuffer J, Poser BA, Uludag K (2017c) Comparison of 3T and 7T ASL techniques for concurrent functional perfusion and BOLD studies. NeuroImage 156:363–376. https://doi.org/10.1016/

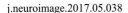
j.neuroimage.2017.05.038

[47] Kim SG (1995) Quantification of relative cerebral blood flow change by flow-sensitive alternating inversion recovery (FAIR) technique: application to functional mapping. Magn Reson Med 34(3):293–301

[48] Kim T, Shin W, Zhao T, Beall EB, Lowe MJ, Bae KT (2013) Whole brain perfusion measurements using arterial spin labeling with multiband acquisition. Magn Reson Med 70(6):1653–1661. https://doi.org/10.1002/mrm.24880

[49] Krieger SN, Gauthier CJ, Ivanov D, Huber L, Roggenhofer E, Sehm B et al (2014) Regional reproducibility of calibrated BOLD functional MRI: implications for the study of cognition and plasticity. NeuroImage 101:8–20. https://doi.org/10.1016/j.neuroimage.2014.06.072

[50] Liu TT, Wong EC, Frank LR, Buxton RB (2002) Analysis and design of perfusion-based event-related fMRI experiments. NeuroImage 16(1):269–282. https://doi.org/10.1006/nimg.2001.1038

[51] Lu H, Donahue MJ, van Zijl PC (2006) Detrimental effects of BOLD signal in arterial spin labeling fMRI at high field strength. Magn Reson Med 56(3):546–552. https://doi.org/10.1002/mrm.20976

[52] Luh WM, Talagala SL, Li TQ, Bandettini PA (2013) Pseudo-continuous arterial spin labeling at 7 T for human brain: estimation and correction for offresonance effects using a Prescan. Magn Reson Med 69(2):402–410. https://doi.org/10.1002/mrm.24266

[53] Norris DG (2003) High field human imaging. J Magn Reson Imaging 18(5):519–529. https://doi.org/10.1002/jmri.10390

[54] Petersen ET, Mouridsen K, Golay X, all named co-authors of the Qt-rs (2010) The QUASAR reproducibility study, part II: results from a multi-center arterial spin labeling test-retest study. NeuroImage 49(1):104–113. https://doi.org/10.1016/j.neuroimage.2009.07.068

[55] Pfeuffer J, Adriany G, Shmuel A, Yacoub E, Van De Moortele PF, Hu X et al (2002) Perfusion-based highresolution functional imaging in the human brain at 7 Tesla. Magn Reson Med 47(5):903–911. https://doi.org/10.1002/mrm.10154

[56] Pohmann R, Speck O, Scheffler K (2016) Signal-to-noise ratio and MR tissue parameters in human brain imaging at 3, 7, and 9.4 Tesla using current receive coil arrays. Magn Reson Med 75(2):801–809. https://doi.org/10.1002/mrm.25677

[57] Poser BA, Koopmans PJ, Witzel T, Wald LL, Barth M (2010) Three dimensional echo-planar imaging at 7 Tesla. NeuroImage 51(1):261–266

[58] Raichle ME (1998) Behind the scenes of functional brain imaging: a historical and physiological perspective. Proc Natl Acad Sci U S A 95(3):765–772

[59] Rooney WD, Johnson G, Li X, Cohen ER, Kim SG, Ugurbil K et al (2007) Magnetic field and tissue dependencies of human brain longitudinal 1H2O relaxation in vivo. Magn Reson Med 57(2):308–318. https://doi.org/10.1002/mrm.21122

[60] St Lawrence KS, Wang J (2005) Effects of the apparent transverse relaxation time on cerebral blood flow measurements obtained by arterial spin labeling. Magn Reson Med 53(2):425–433. https://doi.org/10.1002/mrm.20364

[61] Teeuwisse WM, Webb AG, van Osch MJR (2010) Arterial spin labeling at ultra-high field: all that glitters is not gold. Int J Imag Syst Tech 20(1):62–70. https://doi.org/10.1002/ima.20218

[62] Tjandra T, Brooks JC, Figueiredo P, Wise R, Matthews PM, Tracey I (2005) Quantitative assessment of the reproducibility of functional activation measured with BOLD and MR perfusion imaging: implications for clinical trial design. NeuroImage 27(2):393–401. https://doi.org/10.1016/j.neuroimage.2005.04.021

[63] Trampel R, Mildner T, Goerke U, Schaefer A, Driesel W, Norris DG (2002) Continuous arterial spin labeling using a local magnetic field gradient coil. Magn Reson Med 48(3):543–546. https://doi.org/10.1002/mrm.10228

[64] Uludag K, Muller-Bierl B, Ugurbil K (2009) An integrative model for neuronal activity-induced signal changes for gradient and spin echo functional imaging. NeuroImage 48(1):150–165. https://doi.org/10.1016/j.neuroimage.2009.05.051

[65] van der Zwaag W, Francis S, Head K, Peters A, Gowland P, Morris P et al (2009) fMRI at 1.5, 3 and 7 T: characterising BOLD signal changes. NeuroImage 47(4):1425–1434. https://doi.org/10.1016/j.neuroimage.2009.05.015

[66] Vidorreta M, Wang Z, Rodriguez I, Pastor MA, Detre JA, Fernandez-Seara MA (2013) Comparison of 2D and 3D single-shot ASL perfusion fMRI sequences. NeuroImage 66:662–671. https://doi.org/10.1016/j.neuroimage.2012.10.087

[67] Vidorreta M, Wang Z, Chang YV, Wolk DA, FernandezSeara MA, Detre JA (2017) Whole-brain backgroundsuppressed pCASL MRI with 1D-accelerated 3D RARE stack-of-spirals readout. PLoS One 12(8):e0183762. https://doi.org/10.1371/journal.pone.0183762

[68] Wang Y, Moeller S, Li X, Vu AT, Krasileva K, Ugurbil K et al (2015) Simultaneous multi-slice TurboFLASH imaging with CAIPIRINHA for whole brain distortion-free pseudo-continuous arterial spin labeling at 3 and 7T. NeuroImage 113:279–288. https://doi.org/10.1016/

j.neuroimage.2015.03.060

[69] Wesolowski R, Gowland P, Francis ST (2009) Double acquisition background suppressed (DABS) FAIR at 3 T and 7 T: advantages for simultaneous BOLD and CBF acquisition. Proceedings of the 17th Annual Meeting of the ISMRM2009. p. 1526

[70] Williams DS, Detre JA, Leigh JS, Koretsky AP (1992) Magnetic resonance imaging of perfusion using spin inversion of arterial water. Proc Natl Acad Sci U S A 89(1):212–216

[71] Wong EC, Buxton RB, Frank LR (1997) Implementation of quantitative perfusion imaging techniques for functional brain mapping using pulsed arterial spin labeling. NMR Biomed 10(4–5):237–249

[72] Wong EC, Buxton RB, Frank LR (1998) Quantitative imaging of perfusion using a single subtraction (QUIPSS and QUIPSS II). Magn Reson Med 39(5):702–708

[73] Wong EC, Cronin M, Wu WC, Inglis B, Frank LR, Liu TT (2006) Velocity-selective arterial spin labeling. Magn Reson Med 55(6):1334–1341. https://doi.org/10.1002/mrm.20906

[74] Wright PJ, Mougin OE, Totman JJ, Peters AM, Brookes MJ, Coxon R et al (2008) Water proton T1 measurements in brain tissue at 7, 3, and 1.5 T using IR-EPI, IR-TSE, and MPRAGE: results and optimization. MAGMA 21(1–2):121–130. https://doi.org/10.1007/s10334-008-0104-8

[75] Ye FQ, Frank JA, Weinberger DR, McLaughlin AC (2000) Noise reduction in 3D perfusion imaging by attenuating the static signal in arterial spin tagging (ASSIST). Magn Reson Med 44(1):92–100

[76] Yongbi MN, Branch CA, Helpern JA (1998) Perfusion imaging using FOCI RF pulses. Magn Reson Med 40(6):938–943

[77] Zhang W, Silva AC, Williams DS, Koretsky AP (1995) NMR measurement of perfusion using arterial spin labeling without saturation of macromolecular spins. Magn Reson Med 33(3):370–376

[78] Zhang X, Petersen ET, Ghariq E, De Vis JB, Webb AG, Teeuwisse WM et al (2013) In vivo blood T(1) measurements at 1.5 T, 3 T, and 7 T. Magn Reson Med 70(4):1082–1086. https://doi.org/10.1002/mrm.24550

[79] Zimmer F, O'Brien K, Bollmann S, Pfeuffer J, Heberlein K, Barth M (2016) Pulsed arterial spin labelling at ultra-high field with a B 1 (+) -optimised adiabatic labelling pulse. MAGMA 29(3):463–473. https://doi.org/10.1007/s10334-016-0555-2

[80] Zuo Z, Wang R, Zhuo Y, Xue R, St Lawrence KS, Wang DJ (2013) Turbo-FLASH based arterial spin labeled perfusion MRI at 7 T. PLoS One 8(6):e66612. https://doi.org/10.1371/journal.pone.0066612

fMRI 数据的 SPM 分析
fMRI Data Analysis Using SPM

第 8 章

Guillaume Flandin　Marianne J. U. Novak　著

李琼阁　胡晓飞　卢　洁　译

缩略语

DCM	dynamic casual model	动态因果模型
EPI	echo planar imaging	平面回波成像
FFX	fixed-effects analysis	固定效应分析
fMRI	functional magnetic resonance imaging	功能磁共振成像
FPR	false-positive rate	假阳性率
FEW	family-wise error	家族错误
FWHM	full width at half maximum	半高宽
GLM	general linear model	一般线性模型
HRF	haemodynamic response function	血流动力学响应函数
MIP	maximum intensity projection	最大强度投影
PET	positron emission tomography	正电子发射层析成像
RFT	random-effects analysis	随机场理论
RFX	random-effects analysis	随机效应分析
SPM	statistical parametric map（ping）	统计参数图
SVC	small volume correction	小容量校正
TR	time to repeat	重复时间
VBM	voxel-based morphometry	基于体素的形态测量

一、概述

统计参数图（statistical parametric mapping, SPM）是免费开源的数据统计分析，可以分析结构和功能神经影像数据。本章将介绍 SPM 的基本概念，并详细说明如何使用 SPM 软件分析 fMRI 数据，关于 SPM 更详细的介绍，感兴趣

的读者可以参考 *Statistical Parametric Mapping*：*The Analysis of Functional Brain Images*（Friston 等，2007）。

SPM 平台（https://www.fil.ion.ucl.ac.uk/spm/）的目的是交流神经影像数据的统计分析方法，由伦敦大学学院 Wellcome 神经影像中心创建。为纪念 fMRI 诞生 20 周年，*NeuroImage* 特刊回顾 SPM 的历史（Ashburner，2011），1991 年由 Karl Friston 建立，用于对正电子发射断层扫描（positron emission tomography，PET）数据的统计分析，此后经过不断发展，可支持更多种类的成像数据分析，如 fMRI、脑电图（EEG）和脑磁图（MEG），并在现有方法上持续发展和改进，当前最新发布的 SPM 版本是 SPM12。

图 8-1（Flandin 和 Friston，2008）显示 SPM 软件的处理框架，分析流程从图左上角的原始成像数据开始到右下角的统计参数图（也称为 SPM）结束，该图展示了分析流程。SPM 分为 3 个关键分析部分，具体如下。

- 预处理 / 数据空间转换：图像在空间上相互对齐，以校正扫描过程中受试者的运动影响（头动校正），然后将数据配，归一化到标准空间并进行平滑。
- 数据建模：参数统计模型基于数据的每个

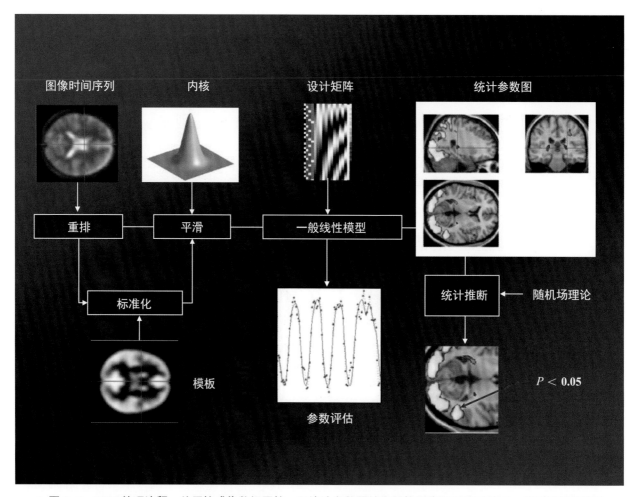

▲ 图 8-1　**SPM** 处理流程，从原始成像数据开始，以统计参数图结束原始图像经过运动校正，然后进行非线性校准，使数据与标准解剖空间模板相匹配。平滑后用一般线性模型估计模型参数编码的设计矩阵，之后推导每个体素的单变量检验统计量。最后使用随机场理论，用 *P* 值表征峰值或团簇，进行统计分析

体素进行建模，使用一般线性模型（general linear model，GLM）通过实验效应、混杂效应和残差描述数据。

- 统计分析：使用 GLM 参数进行经典的统计分析，结果是以体素值为统计值的图像，即一个统计参数图（SPM）。对于此类经典的统计学分析，随机场理论（RFT）可解决大量体素图像变量分析时的多重比较问题，统计结果使用基于校正的 P 值。

本章通过分析 fMRI 真实数据集帮助读者理解 SPM 平台，使用的数据集是功能成像实验室（Karl Friston 指导，Geraint Rees 执行）收集和分析的第一个 fMRI 数据集，可从 SPM 网站（https://www.fil.ion.ucl.ac.uk/ spm/ data/ auditory/）下载，读者可在自己的计算机上操作本章介绍的分析流程，更多详细的步骤说明请参考 SPM 手册（https:// www.fil.ion.ucl.ac.uk/ spm/ doc/manual. pdf）。早期实验的为了研究 fMRI 技术，实验仅有 1 例受试者，且仅完成单次扫描，受试者由静息状态开始，随后交替进行静息和听觉刺激任务，听觉刺激任务为受试者双耳聆听每分钟 60 个双音节单词速度的录音，利用 2T 西门子 MAGETOM Vision 扫描仪使用平面回波成像序列（echo planar imaging，EPI）采集 96 幅全脑扫描图，重复时间（repetition time，TR）为 7s。实验共 16 个组块，每个组块持续 42s（采集 6 幅图像），每幅图像包含 64 个连续层面（$64 \times 64 \times 64$，$3mm \times 3mm \times 3mm$ 体素），实验前进行结构磁共振扫描（$256 \times 256 \times 54$，$1mm \times 1mm \times 3mm$ 体素）。

自获取该数据集以来，fMRI 的采集技术有了很大发展，但分析流程没有改变，本章介绍分析组块设计的实验数据的同时也介绍事件相关数据集的分析步骤。

在简单介绍了 SPM 软件后，本章下文主要介绍分析的 3 个关键步骤，即空间转换、建模和统计分析。

二、SPM 软件概述

（一）基本要求

MATLAB 是一种高级计算语言的交互式环境，SPM 软件利用 MATLAB（The MathWorks, Inc.）（https://www.mathworks.com/）编写，在 GNU 通用公共许可证的条款下发布，软件由一个 MATLABM 文件库和少量 C 文件（执行运算操作）组成，可以在 MATLAB 支持的任何平台运行，包括 64 位微软 Windows、苹果 macOS 和 Linux 系统，用户首先需要安装商用软件 MATLAB，SPM12 需要 MATLAB 版本 7.4（R2007a）及以上版本［本书编写时已更新到 9.6（R2019a）］，只需要核心的 MATLAB 软件，不需要额外的工具包。

SPM 开发团队还提供了使用 MATLAB 编译器编译的 SPM12 独立版本，这个版本不安装 MATLAB 也可以使用 SPM 的所有功能，但不能修改软件的指令。

（二）安装

SPM 的安装需要用户从 SPM 网站下载安装软件，将 ZIP 文件解压缩，并将 SPM 目录添加到 MATLAB 路径，读者可在 Wikibooks 的 SPM wiki（https://en.wikibooks.org/wiki/SPM/）查看更多安装细节。

SPM 大约每 6 个月定期更新一次（包括对软件的改进和漏洞修复），并在网站公布（https://www.fil.ion.ucl.ac.uk/spm/support/），是不断更新的软件，用户可将 SPM 网站邮箱加入邮件列表，或者定期查看官方网站以获取最新版本。在现有版本解压 update ZIP 文件，更新文件会覆盖现有文件，轻松完成更新，不建议用户在分析过程中安装更新（除非需要特定的更新），以确保分析的一致性。

（三）界面

启动 SPM 只需在 MATLAB 命令行键入 SPM，就可以在打开的窗口选择希望使用的模式。分析 fMRI 数据的简洁命令是直接输入 spm fmri。SPM 界面由多个主窗口组成（图 8-2）：①菜单窗口，包含 SPM 各种功能的操作入口，当 SPM 函数需要额外功能时，或者存在附加特定功能界面时，可使用；②交互窗口；③图形窗口，是显示结果和图形的窗口；④结果窗口，可显示详细结果；⑤批处理编辑窗口，SPM 可以在批处理模式下运行，通过菜单窗口的"Batch"按钮访问。

菜单窗口分为 3 个部分，包括 SPM 分析流程的关键组成部分，即空间预处理、建模和统计。

（四）文件格式

使用 SPM 的第一步是将原始数据转换为软件可以读取的格式，大多数 MRI 扫描仪采集的图像数据符合 DICOM（医学数字成像和通信）标准（https://dicomstandard.org/）。DICOM 格式非常灵活，但结构比较复杂，因此神经影像领域在 2004 年建议使用一种更简洁的图像数据格式 NIfTI 格式（https://nifti.nimh.nih.gov/），以促进 fMRI 数据分析软件之间的交互性。

NIfTI 映像文件由扩展名为 .hdr 和 .img 的两个文件组成，也可以由扩展名为 .nii 的单个文件组成，两个版本可以在 SPM 中互换使用（文件压缩版本的扩展名为 gz；建议使用文件之前先进行解压缩）。头文件（.hdr）包含关于数据的元信息，如体素大小、每个维度的体素数量和用于存储值的数据类型。图像（.img）文件是包含体素

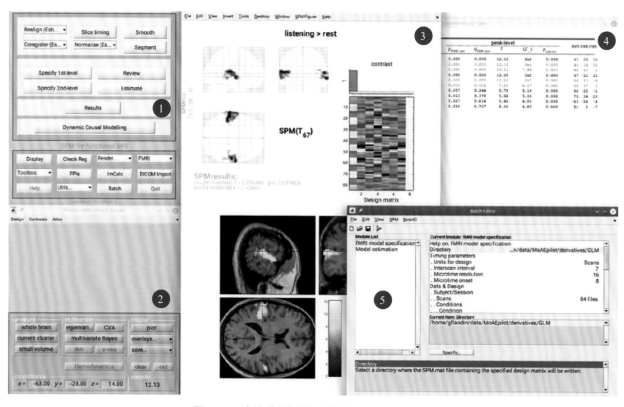

▲ 图 8-2　功能磁共振数据分析的 SPM12 软件界面
①. 菜单窗口；②. 交互窗口；③. 图形窗口；④. 结果窗口；⑤. 批处理编辑器界面

值的原始 3D 数据，扩展名为 .nii 的文件将所有信息包含在一个文件。存储在 header 的关键信息是体素到标准空间的映射，即空间转换，将存储的数据坐标（体素列 i、行 j、层 k）映射到空间的实际位置 [x、y、z] mm。现有的标准化空间有 Talairach-Tournoux 空间、蒙特利尔神经学研究所（MNI）空间以及基于扫描仪坐标的特定空间。

fMRI 数据被认为是 4D 数据（3D 数据加时间序列），因此用 NIfTI 格式作为单个文件存储，其中 1D、2D 和 3D 指空间，4D 指时间，有时 SPM12 使用 3D 文件会比使用单一 4D 文件更方便，本章在示例中将演示 4D 文件。

SPM 的菜单窗口使用 "DICOM Import" 按钮将 DICOM 图像转换为 NIfTI 格式数据，这个过程简单，也可以在 SPM 使用其他文件转换器［如 dicm2nii（https://www.mathworks.com/matlabcentral/fileexchange/42997.）或 dcm2niix（https:// www.nitrc.org/plugins/mwiki/index.php/dcm2nii:MainPage.）］转换获取 NIfTI 数据，输出的 NIfTI 图像可在软件包间相互操作。

本章使用的听觉数据示例集已经完成 DICOM 格式转换，符合脑成像数据的标准格式（BIDS，即神经成像实验数据集的标准格式）（Gorgolewski 等，2016），将数据转换为 4D NIfTI 功能数据（sub-01_task-auditory_bold.nii）和 NIfTI 结构数据（sub-01_T1w.nii）。

SPM 菜单窗口使用 "Display" 和 "Check Reg" 按钮可显示图像，前者显示一个图像及其一些头文件信息，而后者同时显示多副图像，检查图像对齐（alignment）的准确性。

三、空间转换

fMRI 数据的预处理需要多个步骤，才能转换为适合于统计分析的形式，其中大多数步骤的目的为图像配准，图 8-3 显示经典预处理流程，目前并没有适用于所有实验数据的通用流程（预处理流程的选择取决于数据本身和分析目的），本章介绍的是相对标准流程。

预处理第一步是将运动校正算法应用于 fMRI 数据（realignment），包括图像畸变校正，一般实验会采集受试者的结构像，在第二步（coregister）与 fMRI 数据对齐；然后对结构像进行仿射变换以估计结构像配准到标准空间的参数（normalise），并用到经过头动校正的功能像，将功能像配准到标准空间（normalise）；最后通过高斯核平滑对数据进行平滑处理（smooth）。

数据空间转换的类型取决于转换数据来自同一受试者（受试者内）还是多个不同受试者（受试者间）；估计图像形变的目标函数取决于数据的模态，重组（realignment）是受试者内、模块内的配准，而图像重采样（coregister）是受试者内、模块间的配准。标准化是受试者间的配准，受试者内配准一般涉及刚体变换，受试者间配准需要估计仿射或非线性卷曲，因为相对于将同一大脑的不同图像配准变换，不同受试者的解剖结构配准变换需要进行更复杂的转换。同一模态两幅图像的差异可以通过计算两幅图像差异的平方和进行，而两幅不同模态图像的比较涉及更复杂的标准化计算。配准步骤使用优化算法确定目标函数，参数估计完成后目标图像可以通过数据重采样转换为匹配图像，这一步骤在刚体变换时也称为图层重组（reslicing）。

（一）数据准备

对 fMRI 数据集进行预处理前，应移除图像的前几个时间序列，因为前几个时间序列是磁化达到平衡过程所引起的信号变化，可以使用 display 函数查看时间序列开头的几幅图像。有些扫描仪可能在真正扫描前进行预扫描自动处理这些信号变化，需要仔细检查这一步骤。示例数

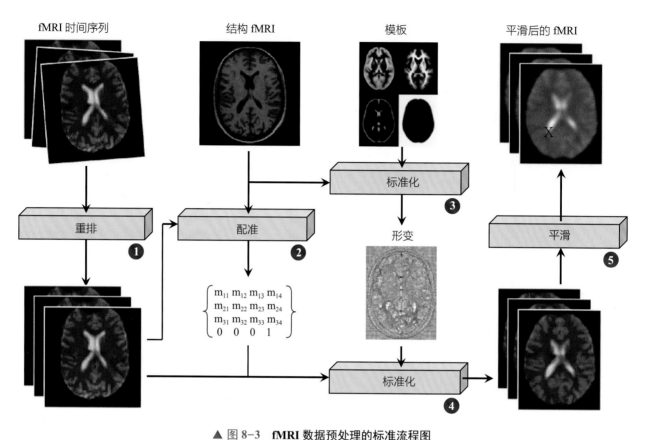

fMRI 时间序列　　　结构 fMRI　　　模板　　　平滑后的 fMRI

重排 ①　　　配准 ②　　　标准化 ③

$$\left\{ \begin{array}{cccc} m_{11} & m_{12} & m_{13} & m_{14} \\ m_{21} & m_{22} & m_{23} & m_{24} \\ m_{31} & m_{32} & m_{33} & m_{34} \\ 0 & 0 & 0 & 1 \end{array} \right\}$$

形变　　　平滑 ⑤

标准化 ④

▲ 图 8-3　fMRI 数据预处理的标准流程图

头动校正①，结构和功能图像进行同步匹配②，然后进行空间标准化③、④，最后高斯核进行平滑⑤

据集的前 12 个时间序列已被移除，剩下 84 个时间序列，去掉的图像是一个完整的听力刺激 - 静息实验周期，所以去掉后依旧保留实验的总体完整性。

然后手动调整图像，使结构和功能图像匹配于标准空间（MNI 空间），使用局部优化算法，如果初始图像没有对准，匹配有可能失败。原点 [0，0，0]mm 一般定在前连合 5cm 的范围内，图像方向在 SPM 模板 20° 偏转范围内。如果需要检查图像方向，使用 "display" 按钮显示一张时间序列的图像，使用左下角面板的平移（right、forwrd、up）和旋转（pitch、roll、yaw）参数手动调整方向，直到满足基本匹配为止。然后，选择所有需要调整的图像，按下 "Set Origin" 和 "Reorient" 按钮完成图像调整。本章使用的听觉数据示例集的结构图像已经准确匹配，但功

能影像数据平移大约 [0，-31，-36]mm。图 8-4 "display" 界面显示如何进行图像匹配。

（二）头动校正

如上所述，预处理的第一步是调整数据以校正扫描过程中受试者头动的影响，尽管实验过程中受试者尽量控制头部运动，但仍不可避免出现几毫米位移，可能对后续分析的准确性产生影响，如果头动效应过大，且统计分析前没有进行校正，则会出现假阳性结果。受试者如果出现与实验任务相关的运动，会增加体素时间序列中多余的方差成分，降低统计分析的准确性。

重新排列的目的是进行刚体变换，将一系列功能图像映射到一个公共空间，3D 空间的刚体变换由 6 个参数进行量化，包括 3 个平动参数和 3 个转动参数。重新排列过程也涉及这 6 个参数，这些参数使每个连续扫描和参考扫描（通常时间

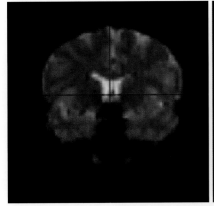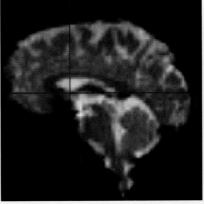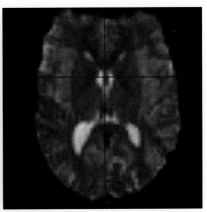

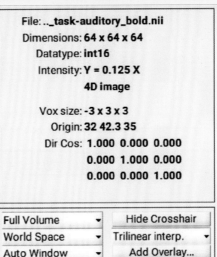

▲ 图 8-4 "display" 选项界面

十字交叉的位置（蓝色）在左下角面板以毫米和体素表示，平动设置 [0，–31，–36]mm，将图像的原点 [0，0，0]mm 设置在大脑前连合附近

序列中第一个时间点或所有时间点的平均值）之间的均方差最小（Friston 等，1995）。

功能影像数据在重新排列后仍可能存在一些与运动相关的伪影（Friston 等，1996b），由于线性刚体重组变换不能获得非线性效应，这些非线性效应由层间采集的受试者移动、插值伪影、磁场不均匀或自旋激发效应引起。解决方案是在数据建模期间使用运动参数估计作为协变量，有效去除任何与运动参数函数相关的信号。但如果头动效应与实验设计相关，可能仍然存在问题，可使用 "Realign and Unwarp" 功能（Andersson 等，2001）解决。该功能假设磁场不均匀性导致 MRI

采集的几何扭曲，部分与磁场中头部的位置有关，大幅度头动导致图像大脑形状变化，刚体变换无法获得。"Realign and Unwarp" 功能结合几何扭曲模型和受试者运动模型校正图像，与场图（FieldMap）相结合（参见 FieldMap 工具包）进一步纠正平面回波成像引起的几何畸变（Jezzard 和 Balaban，1995）。最后，校正图像与未校正图像相比，功能与结构图像的匹配性更好。

听觉数据功能成像数据示例使用 "Realign: Estimate and Reslice" 进行运动校正，完成上述步骤需逐步输入指令，图层重组（reslicing）只标注均值图像即可，估算结果将原始体素到标准模板的变换记录到每幅图像的头文件。图像预处理最好只进行一次图像重组，可确保所有仿射变换在一个步骤，防止不必要的数据插值。估计的头动参数（图 8-5）会保存成一个带有"rp-"前缀的文本文件，放在数据同一个文件夹，用于之后的分析。

（三）配准

配准是指将同一受试者两幅相同或不同模态的图像进行位置坐标的匹配过程，两幅图像之间的模态可能不同，但图像形状保持不变。受试者

结构和功能数据匹配使功能像叠加在解剖图像，以便清晰地显示两种图像的对齐。高分辨率的解剖图像中估算变形比功能图像更精确，如果功能和结构图像匹配，结构图像估计的变形参数可应用到功能成像数据。

配准与重组一样，也是通过优化刚体变换的 6 个参数实现，但使用的目标函数不同，因为图像的模态不同，所以不能直接比较空间差异的平方，一般使用相似性度量，依赖于应用数学的"信息论"分支（Collignon 等，1995；Wells 等，1996）。最常用的相似性度量称为互信息，

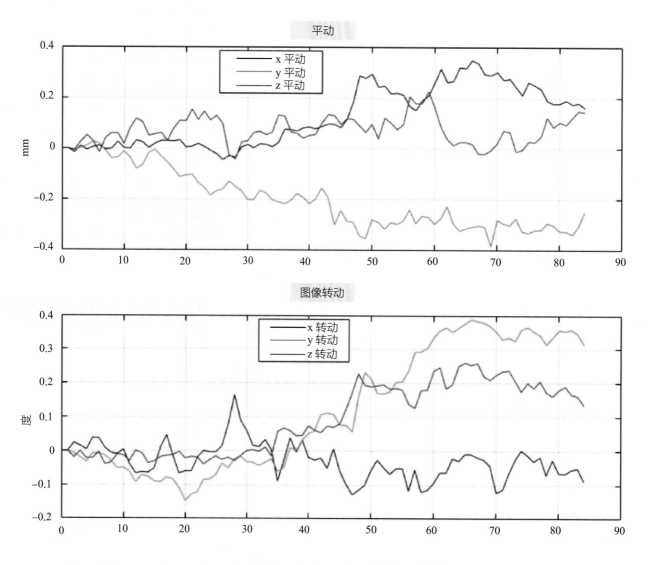

▲ 图 8-5　听觉数据示例集估计的运动参数（3 个平移和 3 个旋转）随时间（或扫描）变化的曲线图
尽管曲线的移动范围很小，但仍然可观察到一些缓慢的漂移

通过图像强度的概率分布测量数据集之间的共享信息,当两幅图像完全匹配时,互信息假定为最大,作为目标函数最大化。

本章使用的听觉数据示例集,结构图像使用"Coregister：Estimate"与平均功能图像配准(重新排列期间计算),可以不进行图层重组以尽量减少插值。在软件的操作界面中,参考图像为平均功能像,源图像为结构图像,可以直接选择默认参数,默认参数基本可满足大多数情况。该算法的输出通过调整体素的映射,存储在结构图像,图 8-6 显示两张图像配准后的匹配情况。

(四)空间标准化

空间标准化是将多个受试者的图像转换到公共空间的过程,通过空间标准化对受试者的信号进行比较和平均,从而确定共同激活模式,即大多数功能成像研究的目标。即使受试者的个体分析也应在标准解剖空间进行,以便与其他研究报道的脑区坐标统一(Fox,1995)。脑成像领域最常用的坐标系是 Talairach 和 Tournoux(1988),基于标准模板 [如蒙特利尔神经学研究所(MNI)空间] 的坐标系也已经广泛使用(Mazziotta 等,

1995)。

既往对同一受试者图像配准使用的刚体变换方法,不适用于不同受试者的图像匹配,因为这种方法不能解决受试者间解剖学差异,一般采用更复杂的变换(自由度更高的变换),如仿射变换或非线性变换。

其中非线性配准也可用于描述受试者大脑随时间变化的特征,如由于发育、老化、疾病或手术干预引起的变化。标准化模型既要足够灵敏以检测大多数形态变化,又要有所限制以防止大脑图像出现非平滑形变。一般可以通过在目标函数添加先验项来合并先验信息,或在偏差中添加限制,从而获取贝叶斯设置。在可变形模型(Deformable Models)中,其中每个体素都需要在三维空间独立移动,则模型中参数的数量是体素数量的 3 倍,因此需要对变形参数进行正则化,而添加的先验项可满足。随着指定映射参数数量的增加,先验项变得越来越重要,是高维非线性方程的核心。SPM 的早期版本采用平滑的线性组合量化变形,如低频余弦变换的基函数(Ashburner 和 Friston,1999),这些模型参数数量相对较小,大约 1000 个(虽然比刚体变

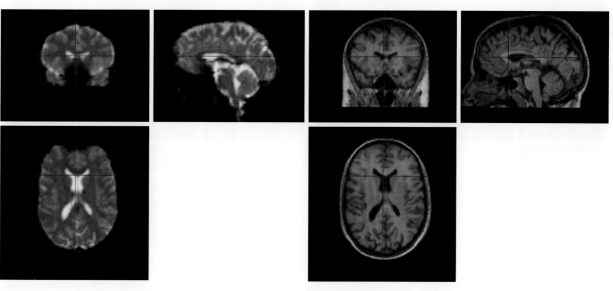

▲ 图 8-6 功能图像和结构图像配准

换的 6 个或仿射变的 12 个多很多），可以更好地描述观察到的变化，同时提供较好的平滑结果。SPM12 版本使用更加精细的空间变换模型，该模型基于超过 100 000 个小变形的参数（Weiskopf 等，2011），以及包括 5 个惩罚因子的正则化模型（Malone 等，2015）。优化过程依赖于迭代局部优化算法，且需要合理的初始估计（因此分析流程开始需要重新定位图像）。

　　实际通过灰质与灰质、白质与白质的匹配可以实现更准确的配准。将体素分为不同组织类型的过程称为分割，分割和标准化结合比单独标准化的结果更好，可以通过 SPM 的 "Normalise" 和 "Segment" 按钮实现，称为 "统一分割"（Ashburner 和 Friston，2005）。统一分割使用生成模型（Generative Model），该模型包括高斯混合模型模拟强度分布、偏差校正组件模拟空间平滑强度变化以及与组织概率图的非线性配准。

　　本章通过 "Normalise" 按钮对听觉数据示例进行统一分割，结构图像的归一化 / 分割（默认使用 SPM 安装的 "tpm" 文件夹的组织概率图，图 8-7）将估算变形场，并保存在以 "y_" 为前缀的 5D NIfTI 文件，该文件可用于 "normalise：Write"，对功能图像进行归一化（由于采用 coregistration 步骤，与结构图像在同一空间）。新的 4D 映像以 "w" 前缀（用于 warp）写入磁盘，同样的程序可应用于结构图像，以便之后将功能激活图叠加在解剖结构图像。这两种情况最好根据图像的输出分辨率选择新图像集的体素大小，这里我们使用 [3，3，3] 作为功能数据的体素大小，使用 [1，1，3] 作为结构数据的体素大小。默认的插值方案是使用 4 阶 B 样条的高阶插值（Unser 等，1993），正常大脑的位置坐标可应

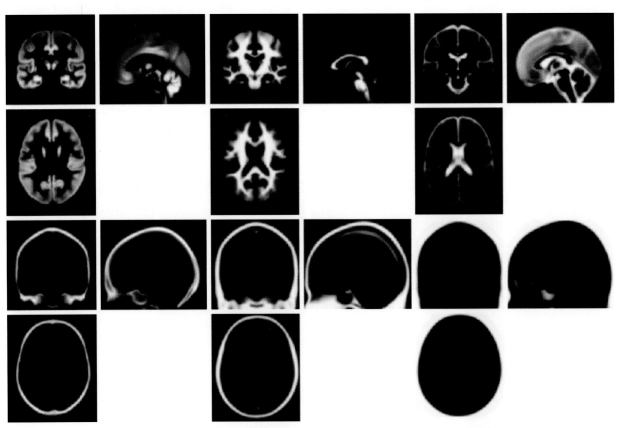

▲ 图 8-7　用于分割 / 空间归一化的组织概率图
对应于灰质、白质、脑脊液、骨、软组织和空气 / 背景等 6 种组织

用 MNI 坐标（Brett 等，2002）。

空间标准化在处理脑实质病变患者时需要一些额外处理，如脑卒中损伤，因为生成的模型基于解剖学的"正常"数据，所以脑实质病变可能会在标准化中产生偏差。解决这一问题通常需要对变形施加限制，以确保未受损组织的变形不产生偏差，例如通过降低病变区域数据的精度，使解剖学正常的先验得到更大权重，这就是病变掩蔽的原理（Brett 等，2001）。然而也有研究认为，对于局灶性病变统一分割方法的结果也相当稳定（Crinion 等，2007；Andersen 等，2010）。

（五）空间平滑

空间平滑需要对数据应用空间低通滤波器，通常采用 3D 高斯核的形式，参数是沿 3 个方向的半峰全宽（full width at half maximum，FWHM），即每个体素的强度由自身和邻近体素的加权平均值替代，权重以给定体素为中心，采用卷积运算，不同平滑核的平滑效果见图 8-8。

虽然平滑会降低 fMRI 数据的分辨率，然而该步骤有四个优点：第一，平滑增加数据的信噪比，匹配滤波定理（matched filter theorem）规定最优平滑核对应最佳的预期平滑效果，因此应选择与预期血流动力学响应解剖范围大小相似的平滑核；第二，由于中心极限定理（central limit theorem），平滑数据可使误差或噪声更趋于正态分布，有助于后续参数统计分析；第三，下文将描述使用随机场理论对特定区域进行分析时，要求数据的平滑度要大于体素大小（通常约为体素大小的 3 倍）；第四，组分析不可避免出现错配误差，平滑增加受试者间解剖和功能重叠的程度，减少了错配的影响，从而增加统计检验的显著性。

实际上任何数据集都不应该使用固定的平滑量；平滑核的选择取决于数据的分辨率、研究的

脑区以及选择单一受试者或组分析之间，常用的 FWHM 是各向同性的 6～12mm。

对于听觉数据示例集，作者使用 [6，6，6] mm 半高宽内核平滑 84 个空间标准化的图像，生成带有"s"前缀的新 4D NIfTI 文件。

四、模型和统计学分析

统计参数映射是基于体素的假设检验方法，可识别具有显著实验效应的脑区（Friston 等，1991），依赖于统计参数图（statistical parametric map，SPM），由功能数据进行统计分析得到 SPM 分布。一般线性模型可估算每个体素的标准单变量统计检验参数，大致将信号分成 3 种成分，包括感兴趣成分（如实验效应）、混杂因素（下文将介绍具体例子）和误差（或"噪声"）（Friston 等，1994a）。SPM 是计算量很大的单变量方法，在每个体素独立计算统计值。随机场理论描述 SPM 的特征，并解决多个体素脑区进行统计而导致的多重比较问题（Worsley 等，1992，1996；Friston 等，1994b），SPM 的特征（如激活）由实验刺激的脑区特异性效应（regional specific effects）决定（Flandin 和 Friston，2015）。

本节在 fMRI 时间序列的基础上描述一般线性模型，然后使用最大似然法估计参数，进行统计分析检验假设，得到的统计参数组成图像，即 SPM，利用随机场理论计算调整后的 P 值，以控制假阳性率。

（一）一般线性模型

对 fMRI 数据进行空间预处理后，假设某个特定体素的所有数据都来自大脑的同一脑区，并且在任何受试者，来自该体素的数据形成一个连续的时间序列。听觉数据示例集提取出一个体素的时间序列，可以看到响应随时间的变化（84 个值或观测值），见图 8-9A。定义这些数据生成的

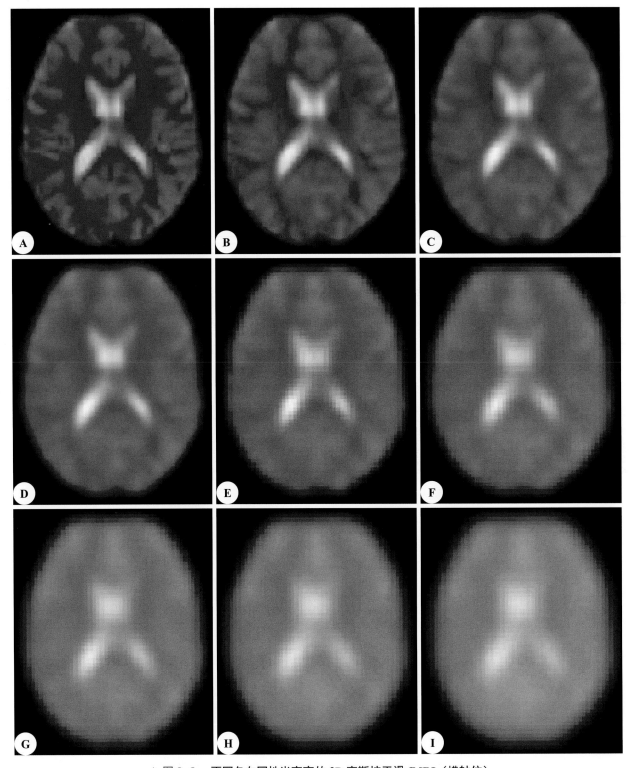

▲ 图 8-8　不同各向同性半高宽的 3D 高斯核平滑 fMRI（横轴位）
A 至 I. 分别显示不同半高宽平滑核的平滑效果（0mm、2mm、4mm、6mm、8mm、10mm、12mm、14mm 和 16mm）

模型，需要根据采集设备和具体的实验设计，定义测量 BOLD 信号的目的。示例数据由静息状态和听觉刺激交替组成（"组块"），假设对听觉刺激敏感脑区的体素表现与任务设计模式相同的响应，因此在没有噪声的情况下，显示图 8-10A 的结果。

然而，fMRI 并不是直接测量神经元的活动，而是与之相关的 BOLD 信号，对应于神经元介导的血流动力学变化，可通过血流动力学响应函数（HRF）将其建模为神经元响应过程的对应关系，该函数称为脉冲响应函数，即 $t=0$ 时存在短暂神经元刺激时观察到的 BOLD 信号响应。SPM 使用的典型 HRF 见图 8-11，HRF 认为 BOLD 响应在神经元刺激后约 5s 达到顶峰，大约 32s 才能缓慢而平滑的回到基线，在到达基线之前低于基线。

因此通过修改 "boxcar" 的刺激函数（图 8-10A）可改进预测效果，通过对线性时不变模型进行卷积运算实现，该卷积运算概念上与平滑预处理使用的卷积算法相同；空间平滑是图像与高斯核函数在空间的卷积，而这里是与标准 HRF 时间上的卷积，该数学运算的输出见图 8-10B。

图 8-9A 的原始时间序列可直接观察到信号的均值不为零，也是预测模型的一部分，可以使用随时间保持恒定的预测因子对信号均值进行建模，见图 8-9C。

此外可以观察到测量信号中一些缓慢的波动，第一个组块反应振幅高于最后一个组块反应振幅。fMRI 信号确实存在一些低频成分，由于磁场漂移（扫描仪或磁场随时间的微小变化）和（或）心脏及呼吸周期的影响。缓慢波动可预期，因此定义为预测因子，通过离散余弦变换对波动建模，即多个不同频率余弦波的线性组合表达波动。为了删除周期超过 128 秒（SPM 的默认值）的函数，给定采样率和扫描次数，需要模

型中包含 9 个成分，前 2 个成分见图 8-9D 和 E。同时余弦波的集合可作为 128 秒时效的高通滤波器。

图 8-9A 数据的最佳预测值是上述所有效应和因素的线性叠加，图 8-9B 至 E 显示。一般线性模型（general linear model，GLM）中每个像素的实验数据（Y 表示，同一任务的时间序列或不同任务序列），是一些未知参数（用 X 表示）的线性组合（β 表示未知参数 X 的系数）（Friston 等，1994a），如下所示。

$$y=X\beta+\varepsilon$$

矩阵 X 包含定义的所有预测因子，即实验设计因素和所有潜在的干扰因素。矩阵 X 称为设计矩阵。图 8-12 描述当前模型：有 84 行和 11 列，每列代表一个预测因子（或解释变量、协变量、回归变量），是图 8-9 连续时间序列的另一种表现形式，白色代表高值，黑色代表低值。

每列对响应的影响由参数 β 控制，是 GLM 的权重或回归系数，反映对信号测量的效应值大小，β 是一个向量，长度为设计矩阵中回归器的个数，这个模型中参数 β 是未知元素。

误差项 ε 包含模型无法解释的所有内容，这些值也称为残差，即数据 y 与预测模型 $X\beta$ 的差异，最简单的情况假设 ε 服从均值为 0、标准差为 σ 的高斯分布。

一般线性模型（GLM）是一个通用模型，包含许多标准的统计分析方法：多元回归、方差分析（Analysis of variance，ANOVA）、协方差分析（Analysis of covariance，ANCOVA）和 t 检验，上述方法都可在 GLM 进行，并与设计矩阵的特定形式相对应。

拟合 GLM 模型是指根据采集数据估计参数的过程，即调整模型的 β 参数使模型与采集数据达到最佳拟合，或者说找到使误差项 ε 最小的 β 参数。因此误差为正态分布的假设下，用以下公

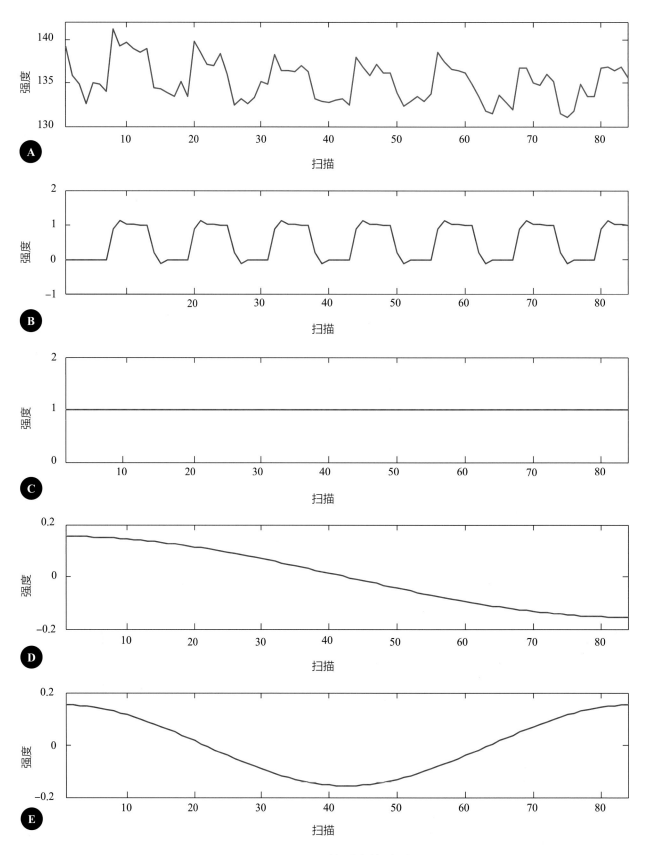

▲ 图 8-9　fMRI 的预测时间序列

A. 大脑中特定体素的原始时间序列；B. 刺激函数与标准血流动力学的响应函数；C. 常数项对平均全脑活动进行建模；
D 和 E. 前两个成分进行离散余弦变换（Discrete Cosine Transform）建模

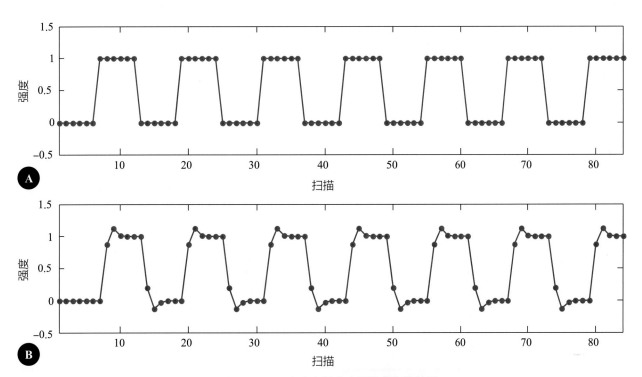

▲ 图 8-10　血流动力学响应函数卷积的效果
A. 构建为 boxcar 函数的刺激函数；B. 与标准 HRF 卷积后的效果

式估计参数，如下所示。

$$\hat{\beta} = (X^{\mathrm{T}}X)^{-1}X^{\mathrm{T}}y$$

这 是 最 小 二 乘 法（ordinary least squares，OLS）方程，使估计参数与设计矩阵 X 和观测到的时间序列 y 关联。

图 8-13 显示设计矩阵的 GLM（图 8-12 所示）与时间序列（图 8-9A 所示）的拟合过程，图 8-13A 用蓝色表示时间序列，预测模型用红色表示；预测模型是刺激函数（图 8-13B）、平均全脑活动（图 8-13C）和低频漂移（图 8-13D）的线性组合。残差见图 8-13E，是观测的时间序列与模型预测之间的差异。

大脑内所有体素都需要重复这个过程，生成估计回归系数图，噪声的计算也在体素水平进行评估。因此这是一种大型的单变量方法，即同一个模型（设计矩阵 X）独立拟合到每个体素的时间序列，提供对效应大小的局部估计。

根据对数据的建模方式，还需要考虑以下几点。

• 实际应用中离散余弦变换（discrete cosine transform，DCT）基底函数的低频成分不会添加到设计矩阵，而是在估计模型之前对数据进行滤波。两者虽然在数学效果上类似，但后者计算更有效。因为漂移效应是完全的扰乱因子，不会出现在图 8-12 设计矩阵中，而是后台进行处理（并且模型的自由度会相应调整）。

• 使用典型 HRF 模拟从神经元活动到 BOLD 响应的函数，假设 HRF 固定，然而实际情况并非如此，不同脑区和不同个体 HRF 不同。解决方案是使用一组基函数而不是单一函数，以增加响应建模的灵活性。然后将 HRF 函数建模与这些基函数进行线性组合。一般使用已知的基底函数：包含典型 HRF 及其时间和离散导数，见图 8-14，根据每个成分的权重，这个已知的基底函数在响应延迟（时

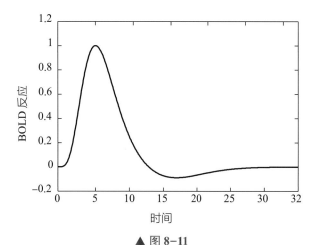

▲ 图 8-11

SPM 使用的标准血流动力学响应函数（HRF），是对单一冲动刺激的典型 BOLD 反应

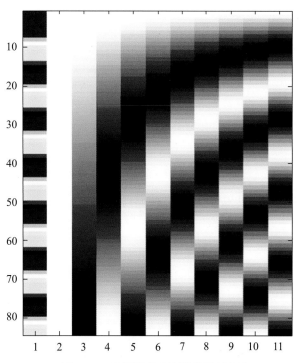

▲ 图 8-12　听觉数据示例集的设计矩阵

第一列模拟条件特异性效应（与 HRF 卷积的 boxcar 函数）；第二列是一个常数项，最后 9 列是离散余弦变换建模信号随时间漂移。注意 SPM 显示的设计矩阵不会显示最后 9 项

间导数）和响应宽度变化（离散导数）建模。使用这个基底函数时，每个实验条件由三个回归模型建模，每一个回归模型是分别与三个成分逐一卷积的神经元活动的刺激函数，而时间导数可以对建模进行时间校正。多层

数据采集在不同时间采集不同层面会产生误差，解决办法是从时域重新排列数据，类似于它们在同一时间获得，这种修正方法称为时间校正，是数据预处理的一个步骤。使用已知基底函数组是实现相同效果的另一种修正方法［参阅（Sladky 等，2011）了解两种方法的差异］。

- fMRI 数据显示时间相关性，意味着时间点 t 处的误差与之前时间点的误差相关，这些相关性不能忽略，因此误差协方差矩阵必须通过某种假设估计，即偏离噪声的独立和同分布假设（Worsley 和 Friston，1995）。获得 fMRI 数据序列相关性的常用形式是一阶自回归模型（Autoregressive Model），是用单一参数将 t 时间点的误差与 t-1 时间点的误差联系，通过体素集中评估，高效且准确的进行估计，一旦估计出误差协方差矩阵，就用加权最小二乘法（weighted least squares，WLS）代替最小二乘法（OLS）；或者使用估计的误差协方差矩阵去除序列相关性以便再次使用 OLS，SPM 使用后者的方法。快速采样的 fMRI 时间序列，也可以使用灵敏度更高的噪声模型（flexible model of the noise，FAST）（Corbin 等，2018）。

- 通过在设计矩阵添加无须上述卷积的回归量，如残差运动相关效应的建模。由于运动直接在数据表达，而不通过任何血流动力学卷积，所以可直接添加为一组解释变量。同样数据中扫描突发的伪影，建模为一个回归变量，出现伪影的时间点标记为 1，其他时间点标记为 0，可有效抵消时间序列的干扰因素，减少造成的方差错误。这种方法优于分析前手动删除扫描数据，因为保留了时间过程。

- fMRI 实验设计分为事件相关的设计和区块相

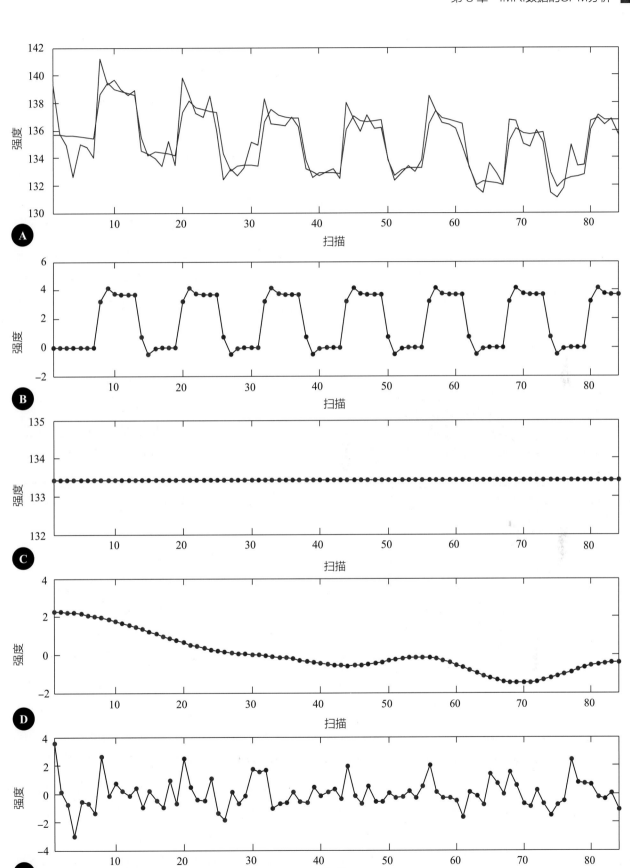

▲ 图 8–13　**fMRI 时间序列定义的 GLM 拟合**
A. fMRI 时间序列用蓝色表示，模型预测用红色表示；B. 特定条件效应；C. 常数项；D. 缓慢的频率波动；E. 残差

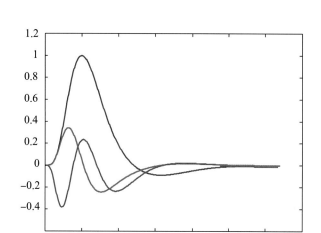

▲ 图 8-14

标准 HRF（蓝色）及时间导数（绿色）和离差导数（红色）

关设计，事件相关 fMRI 只是使用 fMRI 检测对单个实验的响应（Josephs 等，1997），实验开始时神经元活动通常建模为 delta 函数，即实验开始时的事件，实际上 SPM 假设实验的持续时间为零，区块相关的设计假设实验持续时间大于零，许多因素影响实验设计的选择，包括高通滤波和血流动力学卷积的限制。有兴趣的读者可参阅第 15 章（Friston 等，2007）或以下网址（http://imaging.mrc-cbu.cam.ac.uk/imaging/Design Efficiency），以全面了解实验设计。

听觉数据示例集第一步是指定设计矩阵，通过 "Specify first-level" 按钮完成。指定一个存储目录后，输入每个实验的初始和持续时间的单位（可以是 "Scans" 或 "秒"；本例使用 "Scans"）、TR（7s）和预处理数据（带有 "sw" 前缀的 4D NIfTI 文件）。该数据集指定一个条件：初始是 [6 18 30 42 54 66 78]，对应于每个听觉刺激块开始的扫描数，持续时间为 [6]，表明每个听觉刺激块持续 6 个 Scans（静息状态组块在任务组块之间）。通过选择头动校正时保存的 txt 文件 "rp_*.txt"，使用 "Multiple regressors" 将头动参数作为回归指标，其他参数保留为默认值，特别是高通

滤波器截止值（128s）、使用经典 HRF 和一阶自回归模型建模，输出为一个 SPM.mat 文件，包含数据和模型设计的所有信息，也可以显示设计矩阵以便查看。本示例有 8 列：第 1 列是 HRF 卷积的区块刺激函数，接下来 6 列是运动参数（3 列平移参数 3 列旋转参数，图 8-5），最后 1 列是模拟整个大脑活动的常数项。"Estimate" 按钮可对该 GLM 进行矩阵逆运算，并预估参数，这一步骤创建多个图像文件，包括 8 个估计回归系数的映射，每一个回归系数图对应设计矩阵的每一列（*beta_*.nii*）；同时输出一个二进制的蒙板图像（*mask.nii*），显示分析包含的体素。

（二）对比

估算出一般线性模型参数后，下一步对这些参数进行统计分析，模型中一些参数有意义（与实验条件有关的参数），而其他参数没有意义（与混杂效应有关的参数）。统计分析可检验无效假设，即用 F 统计量给出一个 *SPM{F}*，或者用 t- 统计量给出一个 *SPM{t}*，测试估计的某个特定线性组合为零。回归系数的线性组合称为对比，其对应的权重向量 c 称为对比向量。

t- 统计量通过将相关参数估计的对比（由对比权值指定）除以该对比的标准误差得到，后者是残差的方差。

$$T = \frac{c^{\mathrm{T}}}{\sqrt{c^2 \, c^{\mathrm{T}} (X^{\mathrm{T}} X)^{-1} c}}$$

$c^{\mathrm{T}} = [1 \ -1 \ 0 \cdots]$ 是对比向量，比较由设计矩阵的回归模型建模引起的响应差异。SPM 使用 t 检验，对比向量 $c^{\mathrm{T}} = [1 \ -1 \ 0 \cdots]$ 是指在第一种条件下寻找比第二种条件更大的反应，而对比向量 $c^{\mathrm{T}} = [-1 \ 1 \ 0 \cdots]$ 则在寻找相反的效果。换言之，它是相应 *SPM{t}* 的平方或检验若干列所模拟效果的显著性。

高体素值的 *SPM{F}* 脑区代表 "激活"。这

意味着用 t 对比检验零假设 $c^T\hat{\beta}=0$ 与单边备选 $c^T\beta>0$，得到的 $SPM\{t\}$ 是一个统计图像，每个体素值是该位置指定对比度的 $t-$ 统计量，高体素值的 $SPM\{t\}$ 区域（比预期值高）表明"激活"。

同样如果一个设计矩阵的第三列是协变量，那么相应的参数本质上是一个回归斜率（regression slope），与权重 $c^T=[0\ 0\ 1\ 0\cdots\cdots]$ 对比从而检验回归斜率为零的假设，相当于无相关性的检验。如果模型中除了常数项和协变量外还有其他项，这种相关性就是偏相关性，即考虑了其他影响后数据和协变量之间的相关性（Andrade 等，1999）。

参数估计的几个对比有时相互作用。使用 $SPM\{F\}$，并用对比度权重矩阵指定，将其视为 $t-$ 对比度的集合。$F-$ 对比度如下所示。

$$c^T=\begin{bmatrix} 1 & 0 & 0 & \cdots \\ 0 & -1 & 0 & \cdots \end{bmatrix}$$

这测试第一个或第二个参数估计的显著性，第二个权重为负，对测试没有影响，因为 $F-$ 统计量基于平方和的统计量，不具有方向性。$F-$ 统计量为使用额外平方和原理比较两个嵌套模型（Nested Model）的工具，$F-$ 对比度比较完整模型与删除前两列的简化模型。$F-$ 对比度主要用于双边检验（$SPM\{F\}$ 与 $SPM\{t\}$ 一样，得到的 $SPM\{F\}$ 是一个统计图像，体素值为该位置 $F-$ 统计值。

（三）统计检验

数据建模后进行统计分析的过程，需要判断结果是否通过验证，一般通过零假设检验。零假设是根据已知的参数概率密度函数分布，即一个 $t-$ 或 $F-$ 分布，通过选择显著性水平（对假正错误率的控制水平，通常选择为 0.05）得出一个临界值，超过这个临界值，就拒绝零假设，接受备选假设，表明结果通过验证。如果统计量低于临界值，则不能拒绝零假设，表明结果不能通过验证。

功能成像面临的问题是处理的不是单一统计值，而是包含数千个体素及其相关统计值的图像，这就产生了多重比较问题。一般没有使用适当校正方法的情况下，被测体素的数量越多，假阳性的数量就越多，因此需要考虑图像统计数据总体，从而定义一个新的零假设，即总体零假设，表明对整个可检验体积（如整个大脑）内的任何区域都没有影响，然后需要控制总体错误率（FWER），即所有检验量出现一个或多个错误的概率，最终得到校正的 P 值。

控制 FWER 常见的统计方法是使用 Bonferroni 校正，体素水平显著性对应总体水平的显著性（如 0.05），简单地将未校正的 P 值（如 0.05）除以检验的数量（体素）。然而这种方法假设每个体素都是独立的，并且过于保守，同时也忽略了体素间的相关性，如功能成像数据本质是平滑的，并且空间预处理也进行平滑；因此邻近体素之间并不独立。随机场理论（RFT）是另一种控制 FWER 的方法（Worsley 等，1992，1996；Friston 等，1994b），如果数据是平滑的，体素水平 RFT 不如 Bonferroni 校正严格（但敏感性更高），P 值根据检测量和平滑程度进行计算获得（参数为高斯核的 FWHM，该高斯核用于模拟与观察到的图像具有相同空间平滑度），本章不对随机场理论进行详细介绍（Flandin 和 Friston，2015，2017），但需要注意 RFT 应用于离散数据的前提是数据已经进行平滑，这也是 fMRI 数据平滑的目的。实际操作中平滑程度通过数据估算（Kiebel 等，1999），RFT 校正可以对不同图像数据做统计比较，具体应用于图像数据的高斯平滑滤波。

为了消除区域特定效应（regional specific effects），可对 SPM 进行阈值处理，获得与阈值相关的校正 P 值（Friston 等，1996a），具体如下：

激活区域的数量（超过高度和体积阈值的簇（cluster）数量）属于集合水平（set-level）。

- 组成特定簇的激活体素的数量（体积或范围）属于簇水平（cluster-level）。
- 该簇内每个局部最大值或峰值的高度属于峰值水平（peak-level）。

set-level 通常比 cluster-level 统计效能更强，而 cluster-level 通常比 peak-level 统计效能更强。这种灵敏度提高，降低局部的定位能力，peak-level 将单个最大值标识为显著值，而 set-level 和 cluster-level 仅可将一簇或一组体素判定为显著值。然而一些情况下，基于峰值高度的统计检测激活区域更敏感，这也是实际操作最常用的方法。

检验 SPM 的区域效应（regional effects）通常有先验假设，即激活应该出现部位，这种情况不能对全部体素进行校正，可以根据先验假设预先指定分析某些脑区，并且只对该区域应用 RFT 校正（Worsley 等，1996），称为小体积校正（small volume correction，SVC）。

听觉数据示例集通过 SPM 的 "Results" 按钮进行推断，输入信息是上一步生成的 mat 文件。为了测试被动听单词和休息的任务效果，输入的 t-对比值为 c^T=[1 0 0 0 0 0 0 0 0]，这个阶段将创建两个文件：一个对比度图像的 con_0001.nii 文件（这里与 $\beta\_0001.nii$ 相同）；另一个是对应的 SPM{T} spmT_0001.nii，选择 0.05 FWE 校正的阈值，结果见图 8-15。最大强度投影（maximum intensity projection，MIP）图像显示激活的区域，即听觉皮层，结果叠加于受试者的结构图像（标准化的 w*.nii）显示，使用菜单项互动窗口的 "Overlays＞Section" 或选择 "Render" 选项，并选择一个 GIfTI 文件（*.surf. gii）。SPM 的 "canonical" 目录（图 8-16），点击按钮 "whole brain" 显示结果表（图 8-17），设定校正

区域（本例是全脑）的校正 P 值：局部最大值对应 peak-level 的结果，团簇大小对应 cluster-level，而集合数量对应 set-level，结果表的脚注列出与 RFT 有关的参数：FWHM 平滑度估计值是 [9.9 9.9 8.4]，单位为 mm，体素数为 2067，这些值反映控制 FWER 检测体积的大小和平滑度。

Nichols 等（2017）发表的 fMRI 的研究指南可以供读者参考。

（四）基于群体的统计推理

固定效应模型（fixed-effects，FFX）和随机效应模型（random-effects，RFX）都可以分析多个受试者的神经影像数据（Holmes 和 Friston，1998）。固定效应分析一般用于案例报道，而随机效应用于受试者人群样本研究。固定效应误差方差是在逐个扫描的基础上估计获得，只包含受试者内方差的影响，因此不推荐使用固定效应对人群效应进行深度分析，而是仅限于个案报道或显示平均组效应的简单分析（在 SPM 通过将所有受试者数据导入同一个 GLM 模型实现，就是将这些数据视为同一受试者不同扫描建模）。相反，随机效应分析考虑不同来源的方差（受试者内部和受试者之间），"随机效应" 表明考虑不同受试者之间的随机性。

这两种分析统计都可信，但结果分别有相应的适用范围：基于固定效应分析的结论主要限于特定受试者内，随机效应分析更加保守，但结论可以推广到受试者人群。

实际操作中随机效应分析可以使用 "汇总 - 统计" 方法完成，从第一级（受试者内）分析获得对比参数，输入第二级（受试者间）进行分析。然后第二级设计矩阵检验对比度为零的零假设（通常是一列 1，代表单样本 t 检验），该方法要求所有受试者都有相同的设计矩阵和误差方差，对于达不到上述要求的实验设计，其效果也非常

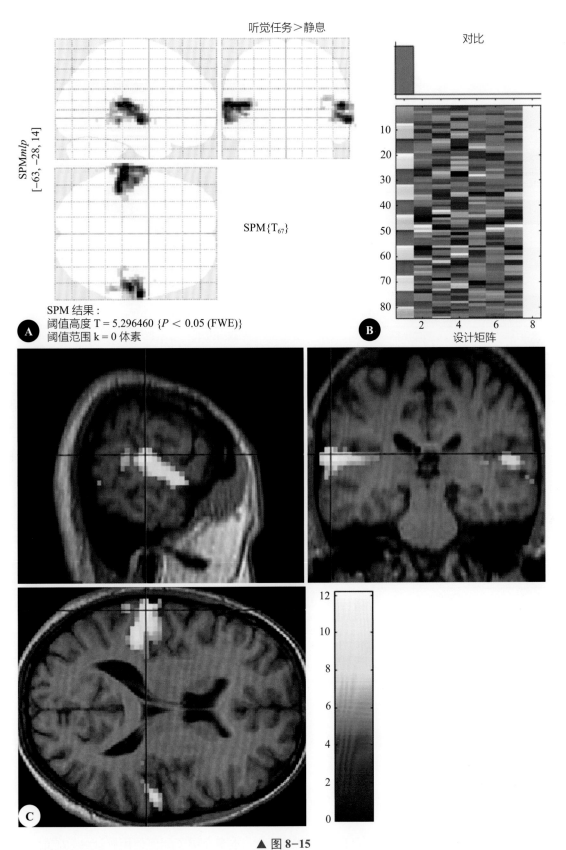

▲ 图 8-15

听觉数据示例集进行统计分析的结果，与静息状态相比，被动地听单词时激活脑区。B. 设计矩阵和对比度
c^T=[1 0 0 0 0 0 0 0 0 0 0]；A. *SPM{t}* 显示为 3 个正交平面的最大强度投影；$P<0.05$ 校正后，应用阈值 T=5.28；
C. 阈值 *SPM{t}* 叠加在该受试者的结构图像，显示双侧的激活脑区

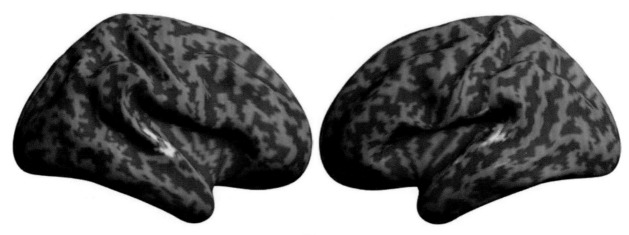

▲ 图 8-16

阈值 $SPM\{t\}$ 叠加在一个典型的脑模板，显示听觉刺激后双侧的激活脑区

统计数据：基于感兴趣区校正的 P 值

集合水平		团簇水平				峰值水平					mm	mm	mm
P	c	$P_{\text{FWE-corr}}$	$q_{\text{FDR-corr}}$	k_E	p_{uncorr}	$p_{\text{FWE-corr}}$	$q_{\text{FDR-corr}}$	T	$(Z_=)$	p_{uncorr}			
0.000	6	0.000	0.000	416	0.000	0.000	0.000	12.13	Inf	0.000	−63	−28	14
						0.000	0.000	11.33	Inf	0.000	−45	−34	11
						0.000	0.000	10.12	7.84	0.000	−66	−10	−1
		0.000	0.000	216	0.000	0.000	0.000	12.09	Inf	0.000	57	−22	11
						0.000	0.000	11.12	Inf	0.000	66	−13	−4
						0.000	0.002	7.19	6.17	0.000	60	−37	5
		0.001	0.024	5	0.012	0.007	0.244	5.79	5.19	0.000	66	−25	−1
		0.015	0.220	1	0.220	0.013	0.379	5.64	5.08	0.000	72	−34	−10
		0.015	0.220	1	0.220	0.027	0.614	5.46	4.95	0.000	−63	−58	−4
		0.006	0.136	2	0.091	0.035	0.727	5.39	4.90	0.000	51	5	−7

表中显示 3 个间隔超过 8mm 的局部最大值

阈值高度：T=5.30，P=0.000(0.050)
阈值范围：k=0 体素
每个集合的预期体素数：<k>=0.714
预期的集合数量：<c>=0.07
FWEp: 5.296, FDRp:6.557, FWEc: 1, FDRc: 5

自由度：=[1.0, 67.0]
半高宽 =[9.9 9.9 8.4]mm；[3.3 3.3 2.8]（体素）
体积：1911168=70784 体素 =2066.8 元素
体素尺寸：[3.0 3.0 3.0]mm；（1 元素 =30.61 体素）

▲ 图 8-17　结果表总结 $t-$ 对比度 $c^T=[1\,0\,0\,0\,0\,0\,0\,0]$ 的分析

稳定（Mumford 和 Nichols，2009）。

　　听觉数据示例集包含 16 例受试者，每个受试者均执行相同的任务，组分析需要：①对每例受试者进行相同的空间预处理。②对每例受试者分别拟合一级 GLM。③用对比矢量 $c^T=[1\,0\,0\,0\,0\,0\,0\,0]$ 定义每例受试者的目标效应，生成体素水平的对比图像。④将 16 张对比图像分别输入到

第二级 GLM，对所有受试者进行单样本 t 检验，以便分析群体激活的结果。

五、结论

　　本章介绍了如何使用统计参数映射分析 fMRI 数据的区域特定效应，还通过 SPM 软件分析区块设计示例数据集说明 SPM 的原理。对数据进

行预处理、运动校正以及配准到标准空间后，利用一般线性模型和随机场理论进行分析得到结果。一般线性模型用于分析对指定实验设计的BOLD反应，利用一般线性模型的估计参数对每个体素进行单变量统计检验，从而构建统计参数图。然后使用随机场理论解决全脑范围多体素水平检验的多重比较问题，随机场理论通过调整统计参数图检验的 P 值控制假阳性率。

本章介绍了 SPM 进行 fMRI 分析的基本方法，另外还有许多其他方法和工具深度分析，如基于体素的形态学测量（voxel-based morphometry，VBM）分析结构数据（Ashburner 和 Friston，2000），动态因果模型（dynamic causal modelling，DCM）分析有效连接（Friston 等，2003；Stephan 等，2010；Kahan 和 Foltynie，2013）。虽然本章描述的 SPM 方法的关键步骤一直没有变化，但 SPM 软件（包括许多其他软件分析包）伴随着神经影像分析方法的进展也在不断更新，读者可以进一步了解相关的新进展。

参考文献

[1] Andersen SM, Rapcsak SZ et al (2010) Cost function masking during normalization of brains with focal lesions: still a necessity? NeuroImage 53:78–84. https://doi.org/10.1016/j.neuroimage.2010.06.003

[2] Andersson JLR, Hutton C et al (2001) Modeling geometric deformations in EPI time series. NeuroImage 13:903–919. https://doi.org/10.1006/nimg.2001.0746

[3] Andrade A, Paradis AL et al (1999) Ambiguous results in functional neuroimaging data analysis due to covariate correlation. NeuroImage 10:483–486. https://doi.org/10.1006/nimg.1999.0479

[4] Ashburner J (2011) SPM: a history. NeuroImage. https://doi.org/10.1016/j.neuroimage.2011.10.025

[5] Ashburner J, Friston KJ (1999) Nonlinear spatial normalization using basis functions. Hum Brain Mapp 7:254–266

[6] Ashburner J, Friston KJ (2000) Voxel-based morphometry—the methods. NeuroImage 11:805–821. https://doi.org/10.1006/nimg.2000.0582

[7] Ashburner J, Friston KJ (2005) Unified segmentation. NeuroImage 26:839–851. https://doi.org/10.1016/j.neuroimage.2005.02.018

[8] Brett M, Leff AP et al (2001) Spatial normalization of brain images with focal lesions using cost function masking. NeuroImage 14:486–500. https://doi.org/10.1006/nimg.2001.0845

[9] Brett M, Johnsrude IS et al (2002) The problem of functional localization in the human brain. Nat Rev Neurosci 3:243–249. https://doi.org/10.1038/nrn756

[10] Collignon A, Maes F et al (1995) Automated multimodality image registration based on information theory. In: Proceedings of information processing in medical imaging (IPMI), Ile de Berder, 1995

[11] Corbin N, Todd N, Friston KJ, Callaghan MF (2018) Accurate modeling of temporal correlations in rapidly sampled fMRI time series. Hum Brain Mapping 39(10):3884–3897. https://doi.org/10.1002/hbm.24218

[12] Crinion J, Ashburner J et al (2007) Spatial normalization of lesioned brains: performance evaluation and impact on fMRI analyses. NeuroImage 37:866–875. https://doi.org/10.1016/j.neuroimage.2007.04.065

[13] Flandin G, Friston KJ (2008) Statistical parametric mapping (SPM). Scholarpedia 3(4):6232. https://doi.org/10.4249/scholarpedia.6232

[14] Flandin G, Friston KJ (2015) Topological inference. In: Brain mapping: an encyclopedic reference. Academic Press, Cambridge, MA, pp 495–500

[15] Flandin G, Friston KJ (2017) Analysis of family-wise error rates in statistical parametric mapping using random field theory. Hum Brain Mapp. https://doi.org/10.1002/hbm.23839

[16] Fox PT (1995) Spatial normalization origins: objectives, applications, and alternatives. Hum Brain Mapp 3:161–164. https://doi.org/10.1002/hbm.460030302

[17] Friston KJ, Frith CD et al (1991) Comparing functional (PET) images: the assessment of significant change. J Cereb Blood Flow Metab 11:690–699. https://doi.org/10.1038/jcbfm.1991.122

[18] Friston KJ, Holmes AP et al (1994a) Statistical parametric maps in functional imaging: a general linear approach. Hum Brain Mapp 2:189–210. https://doi.org/10.1002/hbm.460020402

[19] Friston KJ, Worsley KJ et al (1994b) Assessing the significance of focal activations using their spatial extent. Hum Brain Mapp 1:210–220. https://doi.org/10.1002/hbm.460010306

[20] Friston KJ, Ashburner J et al (1995) Spatial registration and normalization of images. Hum Brain Mapp 3:165–189. https://doi.org/10.1002/hbm.460030303

[21] Friston KJ, Holmes A et al (1996a) Detecting activations in PET and fMRI: levels of inference and power. NeuroImage 4:223–235. https://doi.org/10.1006/nimg.1996.0074

[22] Friston KJ, Williams S et al (1996b) Movement-related effects in fMRI time-series. Magn Reson Med 35:346–355

[23] Friston KJ, Harrison L et al (2003) Dynamic causal modelling. NeuroImage 19:1273–1302

[24] Friston K, Ashburner J et al (2007) Statistical parametric mapping: the analysis of functional brain images. Elsevier/Academic, Amsterdam/Boston

[25] Gorgolewski KJ, Auer T, Calhoun VD, Craddock RC, Das S, Duff EP et al (2016) The brain imaging data structure, a format for organizing and describing outputs of neuroimaging experiments. Scientific Data 3:160044

[26] Holmes A, Friston K (1998) Generalisability, random effects and population inference. NeuroImage 7:S754

[27] Jezzard P, Balaban RS (1995) Correction for geometric distortion in echo planar images from B0 field variations. Magn Reson Med 34:65–73

[28] Josephs O, Turner R et al (1997) Event-related fMRI. Hum Brain Mapp 5:243–248

[29] Kahan J, Foltynie T (2013) Understanding DCM: ten simple rules for the clinician. NeuroImage 83:542–549. https://doi.org/10.1016/j.neuroimage.2013.07.008

[30] Kiebel SJ, Poline JB et al (1999) Robust smoothness estimation in statistical parametric maps using standardized residuals from the general linear model. NeuroImage 10:756–766. https://doi.org/10.1006/nimg.1999.0508

[31] Malone IB, Leung KK, Clegg S, Barnes J, Whitwell JL, Ashburner J et al (2015) Accurate automatic estimation of total intracranial volume: a nuisance variable with less nuisance. NeuroImage 104:366–372

[32] Mazziotta JC, Toga AW et al (1995) A probabilistic atlas of the human brain: theory and rationale for its development. The international consortium for brain mapping (ICBM). NeuroImage 2:89–101

[33] Mumford JA, Nichols T (2009) Simple group fMRI modeling and inference. NeuroImage 47:1469–1475. https://doi.org/10.1016/j.neuroimage.2009.05.034

[34] Nichols TE, Das S, Eickhoff SB, Evans AC, Glatard T, Hanke M et al (2017 Feb 23) Best practices in data analysis and sharing in neuroimaging using MRI. Nat Neurosci 20:299–303

[35] Ridgway GR, Henley SMD et al (2008) Ten simple rules for reporting voxel-based morphometry studies. NeuroImage 40:1429–1435. https://doi.org/10.1016/j.neuroimage.2008.01.003

[36] Sladky R, Friston KJ et al (2011) Slice-timing effects and their correction in functional MRI. NeuroImage 58:588–594. https://doi.org/10.1016/j.neuroimage.2011.06.078

[37] Stephan KE, Penny WD et al (2010) Ten simple rules for dynamic causal modeling. NeuroImage 49:3099–3109. https://doi.org/10.1016/j.neuroimage.2009.11.015

[38] Talairach J, Tournoux P (1988) Co-planar stereotaxic atlas of the human brain: an approach to medical cerebral imaging. Thieme Medical, New York

[39] Unser M, Aldroubi A et al (1993) B-spline signal processing. I. Theory. IEEE Trans Signal Process 41:821–833. https://doi.org/10.1109/78.193220

[40] Weiskopf N, Lutti A, Helms G, Novak M, Ashburner J, Hutton C (2011) Unified segmentation based correction of R1 brain maps for RF transmit field inhomogeneities (UNICORT). NeuroImage 54(3):2116–2124

[41] Wells WM 3rd, Viola P et al (1996) Multi-modal volume registration by maximization of mutual information. Med Image Anal 1:35–51

[42] Worsley KJ, Friston KJ (1995) Analysis of fMRI timeseries revisited—again. NeuroImage 2:173–181. https://doi.org/10.1006/nimg.1995.1023

[43] Worsley K, Evans A et al (1992) A three-dimensional statistical analysis for CBF activation studies in human brain. J Cereb Blood Flow Metab 12:900–918

[44] Worsley KJ, Marrett S et al (1996) A unified statistical approach for determining significant signals in images of cerebral activation. Hum Brain Mapp 4:58–73

神经科学的 Meta 分析：现状与展望

Meta-Analyses in Basic and Clinical Neuroscience: State of the Art and Perspective

Simon B. Eickhoff　Julius Kernbach　Danilo Bzdok 著

李琼阁　黄靖　卢洁 译

一、影像学定量 Meta 分析介绍

神经科学研究的主要目标是揭示神经和精神疾病功能障碍的神经机制，深刻理解大脑功能的组织定位是基础。为了理解大脑结构或功能的局部变化与异常精神状态或功能障碍之间的关系，首先必须阐明正常功能的特异性区域定位。早期脑功能定位的常见方法包括尸检及术中直接电刺激。正电子发射断层扫描（positron emission tomography，PET）和功能磁共振成像（functional magnetic resonance imaging，fMRI）开启了功能神经影像时代，实现了对人脑功能特异性的在体无创研究。基于脑血流、葡萄糖或氧代谢的局部变化，这些技术可以识别执行特定任务时大脑神经激活的局部增加。一般可以通过与目标神经活动变化无关的任务（对照任务）比较，获得与给定任务对应的神经激活状态，任务设计受到磁共振扫描仪周围环境和头部运动的限制。目前每年发表约 1000 余篇神经影像文章（Derrfuss 和 Mar，2009），通过 PubMed 搜索发现 PET 和 fMRI 研究的数量不断增加，2015 年发表的神经影像学论文总数为 24 000 余篇（Eickhoff 等，2016）。因此，功能神经影像为感觉加工、运动行为，以及认知和情感功能的大脑定位提供了影像依据。

PET 或 fMRI 研究也存在局限性，首先大部分神经影像学研究属于小样本研究（只有 15～30 例受试者），尽管越来越多的研究增加样本量，但与其他领域（如社会科学、人口遗传学或临床试验）研究相比，样本量仍然较小；其次与心理学实验不同，神经影像学研究的成本较高，不利于重复研究，也不能将多项研究的结果进行合并，导致发表的文章都是单个脑成像的研究结果。PET 和 fMRI 都是通过触发脑局部代谢和血流动力学的增加，间接测量神经活动，一方面记录的信号受生理因素、采集技术和分析方法的影响，从而降低结果的可靠性；另一方面，PET 和 fMRI 记录的是与神经元活动相关的间接信号，而神经元活动和这些信号之间的潜在关系还没有完全阐明；因此，需要通过不同任务之间的比较推导给定任务相关的激活模式。神经影像研究固有的减法逻辑所得出的结果能否表示生理或病理机制也一直受到质疑（Stark 和 Squire，2001），因为这种结果仅能够反映两种特定实验条件之间的差异。

基于上述原因，将现有的研究进行整合和综合分析，可以克服单独 PET 或 fMRI 实验的局限性，获得已发表单个研究结果的概括总结。这些

需求和大量已发表的神经影像学研究论文，促进了 Meta 定量分析的发展，这种基于模型的神经信息学分析方法可以对大量不均质的神经成像研究进行统计总结，增加生理和病理神经机制研究的可信性。过去几年定量 Meta 分析领域逐渐被基于坐标的 Meta 分析（coordinate-based meta-analysis，CBMA）方法主导，同时基于图像的 Meta 分析（Schilbach 等，2008）利用每个神经影像研究的全部图像信息分析所有脑激活图像；但是纳入的实验样本通常较少，因为原始数据往往比激活坐标更难获取，只有获取了具有可比性图像才能纳入分析。CBMA 方法只评估不同研究峰值坐标的一致性，不需要原始数据或完整的激活图。由于 CBMA 算法对已发表的激活坐标采用基于模型的集成方法，因此可应用于所有相关文献。将 CBMA 应用于特定主题的神经影像学研究（如与语言处理相关的大脑区域），可以不受实验条件或神经解剖学变异的影响，分析该主题综合且无偏倚的结果。

CBMA 方法可以解答大脑中与特定功能相关激活，哪个部位出现概率最高。通过统计分析，如果特定体素激活的出现超过随机分布的概率，则认为非随机分布，表明统计结果可靠。总之，CBMA 方法能够客观整合大量的神经影像研究结果，并克服单一实验的局限性。

二、定量 Meta 分析的前提和初步研究

神经影像学研究结果的标准化极大提高了结果定量整合的可行性和潜力，也是 Meta 分析的重要前提。首先，神经影像学研究一直采用统一的立体定向坐标系统确定定位信息，即根据 Talairach 和 Tournoux（1988）或蒙特利尔神经研究所 [MNI；（Evans 等，1992）] 3D 参考空间，大多数神经影像学文献都报道了显著激活的位置，且这两个坐标系可以相互转换（Lancaster 等，

2007）。因为神经成像结果是用"体素"，而不是大脑区域描述，所以统一的坐标系统至关重要。参与者不同大小和形状的"个体"大脑，需要配准到"标准"的大脑空间。其次，功能成像实验的结果通常以标准坐标表示局部极大值的位置，因此对照实验之间的比较，结果表格通常提供脑活动具有显著差异的所有峰值坐标。早期的神经影像研究建立了公开的参考系统进行空间标准化，并将激活结果用参考空间的坐标进行评价，这一标准流程非常有助于神经影像学研究的整合汇总。

任何 Meta 分析都需要全面检索相关研究。文献数据库，如 PubMed（www.ncbi.nlm.nih.gov）ISI Web of Knowledge（apps.webofknowledge） 和 PsycINFO（www. apa.org/pubs/databases/psycinfo）可以通过关键词搜索相关论文，还可以追踪检索的论文和综述的引文。此外，坐标数据库 BrainMap 是目前最全面的数据库（www.brainmap.org），允许通过大脑坐标类型或范式类型的方式搜索相关论文。

从基础神经科学到临床神经科学，Meta 定量分析越来越多地用于总结和整合神经影像学研究（Bludau 等，2015；Chase 等，2015；Kohn 等，2014）。由于激活似然性估计（ALE）分析已扩展到更多的研究领域，神经影像研究者需要掌握这种方法的优缺点。研究总结 Meta 分析的应用建议（Müller 等，2018），开始分析时研究者需要明确纳入的合格实验数量，随着实验数量的增加，额外引入的数据异质性会影响结果（Müller 等，2018）。Eickhoff 及其同事通过模拟实证分析，定量分析了进行 Meta 分析所需的最小研究数量（Eickhoff 等，2016），作者在 120 000 个模拟 Meta 分析数据集评估了 ALE 分析方法，结果显示为了获得可靠的结果，进行 Meta 分析应包含至少 20 个实验。

除此之外，谨慎选择纳入标准是 Meta 分析

的另一关键。一般纳入标准主要包括被试情况，健康受试者或患者（但不将两者混合），需要注意或完全排除药物的影响，且结果坐标采用标准参考空间（MNI Talairach / Tournoux），同时注意是否包含完整的头部扫描（与基于ROI或功能定位的分析相比）；次要纳入标准取决于实际的研究问题，包括具体的对比分析方法、实验范式、刺激材料或实验说明，如只纳入目标与基线对比的研究，旨在识别所有神经激活状态，而只纳入目标与对照组对比的研究，旨在识别特定任务相关的神经激活特征。

值得注意的是，基于坐标的Meta分析（coordinate-based meta-analysis，CBMA），"实验"一词通常指产生定位信息的影像数据的任何单一分析，而"研究"一词通常指报道一个或多个"实验"的论文。例如，两种任务的对比分析及大脑活动与参与者反应时间的相关性，可以组成两个"实验"，它们的激活坐标总结在"研究"的表格，CBMA汇总给定主题的所有合格研究的坐标结果，整合之后进行分析。

三、激活似然估计

基于坐标的Meta分析中最重要的算法，是Turkeltaub等（2002）提出的激活似然估计（activation likelihood estimation，ALE）。ALE的关键在于将每个包含的激活点，视为概率分布的中心，而不单纯是大脑中的体素点（图9-1A），它假设激活的真实位置在报告坐标处的概率最高，其附近的概率降低。因此，3D空间中反映激活信息的单位不是二进制（激活与否），而是多维（激活的概率）。换言之，"真实"激活概率随着与激活峰值坐标的距离增加而逐渐减小。

ALE首先将激活峰值建模为3D高斯概率分布的中心，以激活可能性为指标，可以计算出全

脑范围每个体素激活的可能性。这种概率分布考虑受试者间差异所引起的不确定性，很大程度归因于神经解剖学的个体差异和小样本量，以及实验室之间的差异（主要由于不同标准化策略和脑模板）（Eickhoff等，2009）。此外，任何峰值空间不确定性的范围由参与相应实验的受试者人数调整，即参与研究的受试者越多，峰值附近出现"真实"激活的可能性越大，针对研究峰值的建模空间不确定性越小，而这些峰值在Meta分析结果的权重越大。

第二步，对每个实验中所有激活峰值的概率分布进行拟合，生成模型化激活图（MA图）。考虑与坐标相关的空间不确定性，MA图认为是实验结果的3D总结。最终的ALE图包含体素的ALE评分，然后通过这些MA图的并集得到初步结果（图9-1B）。因此，ALE图表明在每个特定位置的实验结果的一致性，然后对其进行统计检验。ALE方法（Turkeltaub等，2002）最初旨在对高于随机效应的个体空间激活峰值进行聚类，是一种固定效应分析。后来的研究（Eickhoff等，2009）认为激活峰值坐标在实验内分布是固定的，因此采用随机效应分析对纳入实验进行随机聚类，而不是对激活峰值坐标进行聚类，早期Meta分析结论不能推广到未包含的研究（Penny和Holmes，2004）。因此，ALE方法将每个纳入的实验转化为模型化的激活概率图（MA图），由该实验激活点的高斯分布概率并集所得，然后将这些MA图以体素为单位进行组合，生成最终的ALE图，表明实验结果间融合的可能性。

第三步即最后一步，对每个体素跨实验的激活可能性进行显著性检验，零假设表示Meta分析所纳入实验的MA图之间没有重合，所有重合均是随机因素导致。既往，大多数CBMA方法都依赖计算量巨大的置换检验获得零假设分布（Wager等，2007），最近ALE采用了一种更

快捷更精确的解析方法解决这一问题（Eickhoff 等，2011），该方法将每个实验的 MA 图排列转化为直方图，得到包含每个体素有效 MA 值，但不包括该体素空间位置信息的直方图。随后，将每个实验 MA 图的直方图进行联合得到零假设分布。计算出跨实验的 MA 图和相应的零假设分布

图之后进行显著性检验，对一致性高的体素（根据 ALE 值判断）进行空间位置推断（图 9-1C）。

除此以外，基于 ALE 算法的独立程序 GingerALE（http://brainmap.org/ale）应用也十分方便。GingerALE 是 BrainMap 项目的一部分，旨在创建大规模数据挖掘和神经影像

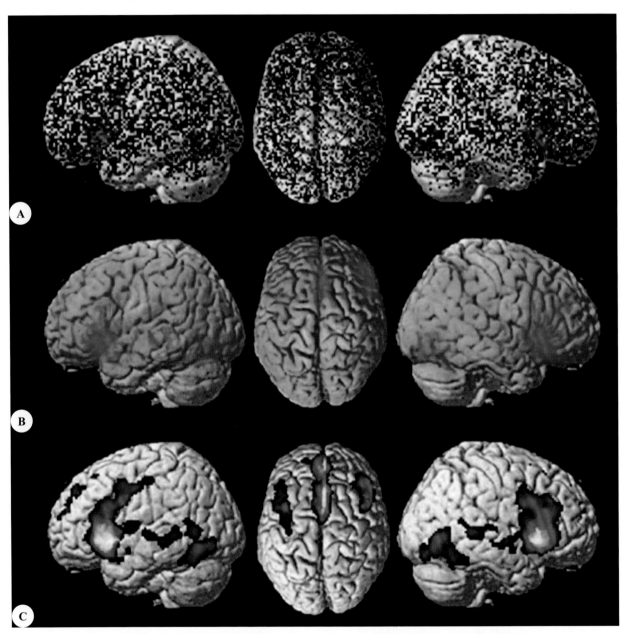

▲ 图 9-1　应用 ALE 程序描述一组健康受试者的情绪处理任务的神经成像实验

A. 35 386 例健康受试者参与的 2393 个神经成像实验的峰值位置，这些实验与情绪处理的各种范式涉及的神经活动有关（实验由脑图数据库提供）；B. 显示"激活似然估计"（ALE）结果，描述神经成像实验局部激活的一致性；C. 如果所有纳入的神经成像实验一致性完全独立，通过确定相应的 ALE 值是否高于预期，确定显著体素是否纳入相应 ALE 值的函数。该图显示经过多重比较校正后激活概率

文献 Meta 分析工具（Laird 等，2009，2011）。GingerALE 软件基于最新版本的 ALE 算法，可分析 BrainMap 数据库中自动查询的坐标或手动检索文献的坐标列表，执行 Meta 定量分析。关于基于图像和坐标的 Meta 分析指南，可以参考相关文献内容（Müller 等，2018）。

四、Meta 定量分析的应用

上述以健康受试者情绪处理任务的神经影像实验为例，介绍了 ALE 方法分析的 3 个主要步骤（图 9-1A 至 C）。不同的情绪处理任务均可激活脑区，包括双侧杏仁核、梭状回、后颞上沟、基底神经节、背侧前扣带皮层 / 辅助运动皮层（dorsal anterior cingulate cortex/supplementary motor cortex，dACC/SMA）和前岛叶 / 额下回（anterior insula/inferior frontal gyrus，AI/IFG）（图 9-2A）。其中，杏仁核与处理情绪和社会环境信息及形成应答行为有关。梭状回与处理面部刺激的稳定特性有关，而后颞上沟主要参与处理面部刺激的可变性。这两个区域的融合具有意义，因为大多数神经影像实验使用面部图片作为刺激材料。基底神经节进行情绪面孔刺激时明显激活，认为与面部肌肉的运动有关，该肌肉运动在实现情绪方面至关重要。dACC/SMA 和 AI/IFG 也形成脑网络，与感知自己和识别他人的情绪状态有关，而与实际的情感或感觉无关。这一脑功能概念通常解释 dACC/SMA 和 AI/IFG 同时参与的共情相关神经影像学实验，显示隐藏在情绪处理过程中的神经激活模式，即感知自己和识别他人的情绪状态时，上述大脑区域激活。

另一个 ALE Meta 分析的典型例子是分析参与不同任务的同一脑区，以情绪处理任务和 Stroop 任务激活的重叠脑区为例，后者是心理学的一个经典范式，通过让被试大声朗读有不同字体颜色的单词，这些单词表达的颜色意义和字体颜色不一致，从而引发认知冲突。这个例子将情绪处理和认知干扰的脑网络进行比较（图 9-2A 和 B），形成两个先验的但不相关的任务。通过对情绪任务和 Stroop 任务的 ALE Meta 分析，发现双侧 dACC/SMA 和 AI/IFG 产生了稳定结果（图 9-2C）。有关共情（Lamm 等，2011）和认知冲突（Dosenbach 等，2006）的神经研究，经常观察到双侧 dACC/SMA 和 AI/IFG 的大脑活动同步增加，但是这些研究彼此之间很少相互参考。这两个异质性任务观察到的脑区重叠，体现了大量研究进行科学整合的迫切需要。

然而，ALE 方法最大的潜力可能在于定量总结临床患者的神经影像学数据。由于神经影像学方法具有很多限制因素，如招募受试者的困难、受试者无法完成实验而退出，临床纳排标准和治疗方案不一致或基线水平差异过大，因此临床神经影像学研究的样本量通常较小。

抑郁症患者情绪处理过程脑活动研究的定量 Meta 分析，结果表明 ALE 方法可帮助研究脑功能相关的病理神经机制（图 9-3）。这项基于临床人群数据的 ALE Meta 分析来源于神经影像实验，这些实验将一组患者与健康对照者进行比较，发现患者的脑活动出现一致性的降低或增强。图 9-3 描述与健康受试者相比，抑郁症患者在各种研究范式和实验环境的异常激活的脑区。抑郁症情绪处理过程发现的脑代谢不同的脑区（图 9.3），为正常神经网络的一部分，单独受试者和实验中参与情绪处理（图 9-1C 和图 9-2A）。本章节重点叙述 ALE Meta 分析的能力，即可以识别出与特定心理状态相关神经网络的异常网络节点。

直接解释疾病人群脑活动的异常往往存在矛盾，如患者组的激活增加认为是代偿性增加，以弥补脑活动的降低，而患者组激活减低则认为是由于神经活动参与性降低而导致。如果将观察到的脑活动改变与通过不同方式获得的先验证据

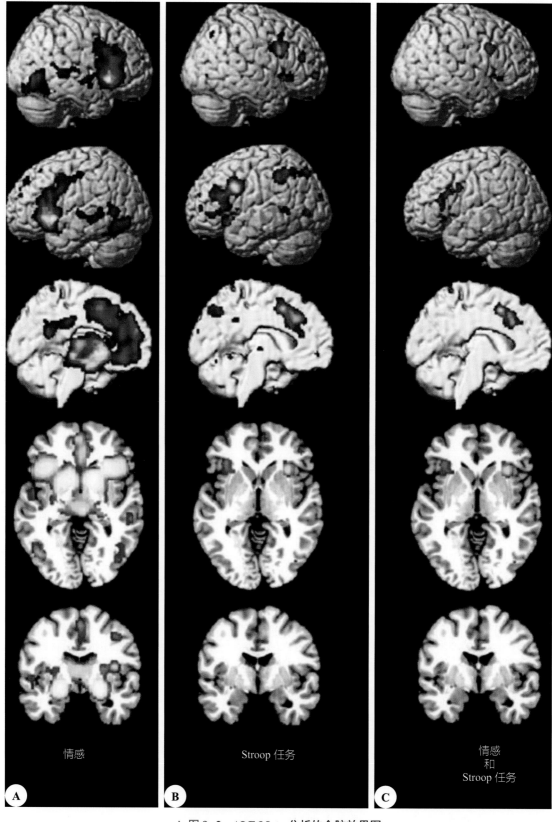

▲ 图 9-2　ALE Meta 分析的全脑效果图

A. 神经影像学实验的相关情感任务（图 9-1）；B. 相关 Stroop 任务（纳入 219 个神经成像实验，包括 2850 例健康受试者）；C. 通过 conjunction 分析（所有实验由 BrainMap 数据库提供）显示，两个单独的 ALE Meta 分析显著融合

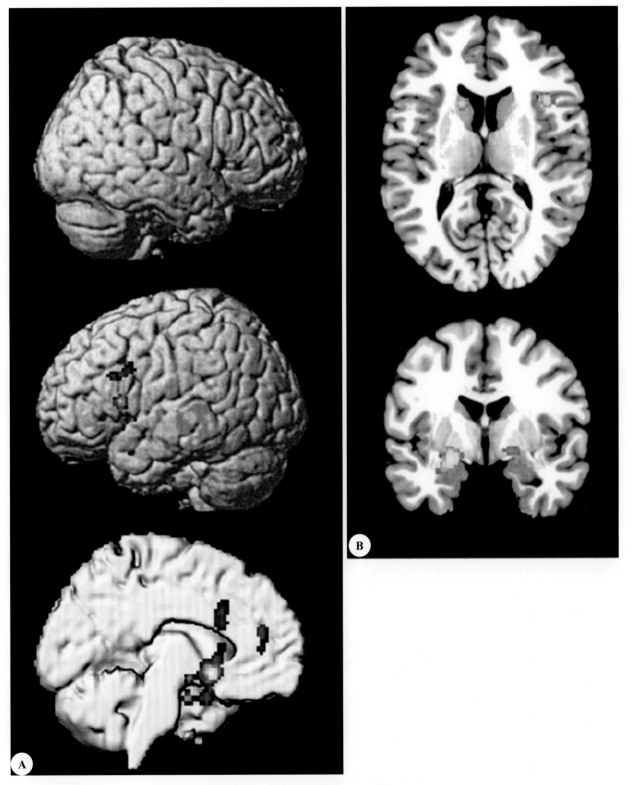

▲ 图 9-3　**ALE Meta 分析的全脑效果图**
全脑效果图及矢状、横轴和冠状图显示包含 1893 例抑郁症患者的 131 个神经成像实验的 ALE Meta 分析结果，与健康
对照相比患者在不同情绪处理的激活脑区（BrainMap 提供的实验数据库）

（如行为数据或病变研究）进行综合分析，有望解决这一难题。此外，异常脑活动可能反映潜在的病理问题，表述脑区代谢异常是特定心理过程功能障碍的原因应该谨慎，心理过程可以从大脑活动的拓扑图识别，称为"反向推理"（Poldrack，2006）。这种归纳推论需要谨慎，大脑特定脑区活动与特定心理过程之间不一定是一对一的对应关系。

五、未来展望

基于坐标的 Meta 分析能够在 3D 参考空间，对多个神经影像实验随机效应的一致性进行定量的脑区定位，通过整合神经影像数据对某个生理和病理心理过程的神经机制进行可靠的统计整合，这是单个神经影像研究难以达到的。不仅如此，该方法还可以对不同的神经心理学现象（如抑制、注意力或工作记忆）进行 Meta 分析，将不同的任务相互关联起来，这也是单个实验不能完成的。此外，CBMA 提供了特定方法评价神经影像学结果之间的一致性，不需要基于以往互相矛盾或不一致的神经解剖学术语。例如，颞顶交界处通常称为角回、顶下小叶、颞上后沟、颏上回、BA39、PGa/PGp，以及"plcourbe"（法语表述弯曲回），或者关于边缘系统具体的组成部分长期没有明确。因此既往神经解剖学术语定位信息可能导致混淆，而使用依赖位置概率的 CBMA 方法可以对神经影像学研究进行更加准确的比较，也解决了使用神经解剖学命名法导致的矛盾。

经典的描述性分析总结了不同神经影像学的结果，但是这些基于文字的分析往往局限在某个方向，并且由于作者对特定研究领域的研究而产生偏倚。与经典描述性分析相比，CBMA 无假设、数据驱动，通过算法对所有结果进行加权平均的客观评价，因此不受主观性影响，避免了神经影像研究对预期结果的过度解释，以及对意外的、不易解释的结果的忽视。例如，即使小脑损伤导致包括语言、视觉空间、情感和执行功能障碍的多种认知障碍，但小脑激活在非运动神经影像学研究通常被忽视（Stoodley 和 Schmahmann，2009）。CBMA 方法有助于发现这类被忽略的一致性结果，识别之前研究未发现的脑区或网络节点。

越来越多的研究认为，脑区和心理过程之间的关系最好用多对多，而不是一对一的对应解释（Price 和 Friston，2005）。换言之，单个脑区可以参与多个认知过程，而单个认知过程可能会引起多个脑区的活动。因此需要根据不同的理论和实验解释同一脑区的活动，如（左）额下回通常认为是语言处理区域，但也视为特定的运动行为区域。通过对现有神经影像学证据进行总结，CBMA 可揭示与先验假设不相关的心理过程神经拓扑图谱，以客观方式对不同研究结果的脑区进行整合。Meta 分析结果有助于进一步提出可验证的假设，有针对性地进行下一步的神经影像研究。

CBMA 方法不仅可以用于回顾目的，还可以作为指导新实验数据分析的重要步骤。对特定心理状态的 Meta 分析可以得到可靠的感兴趣区，作为后续神经成像分析的基础，如利用先验 Meta 分析得到的功能感兴趣区进行基于种子点的结构和功能连接分析。研究使用镜像神经元系统下的感兴趣区 Meta 分析集（Horoufchin 等，2018）。首先，利用已发布的 ALE 图谱寻找一组稳定的脑区，这些激活脑区在后续研究用作机器学习模式分析的种子点。

一般来说，Meta 分析的种子区可用于各种成像模式的分析。一方面，扩散加权成像（diffusion-weighted imaging，DWI）和纤维追踪算法相结合，已经成为测量结构连通性的常用方法，用于勾画人脑的白质纤维束。另一方面，静息状态神经影像数据（RS-MRI）目前广泛用于测量无外部刺激任务时基于自发活动的大脑功能连通性。Meta分析得到的感兴趣区可以作为结构和功能连通性分析的种子点，进一步分析全脑连通性模式（Eickhoff和Grefkes，2011）。与此类似，有效连接分析方法对已知存在功能信息的先验感兴趣区交互作用进行建模，包括心理生理交互作用（psychophysiological interactions，PPI）、结构等式模型（structural equation models，SEM）、动态因果模型（dynamic causal modeling，DCM）和格兰杰因果映射（Granger causality mapping，GCM）等，都是基于感兴趣区定义的fMRI信号推断指定网络节点间信息流的方向模型（Eickhoff和Grefkes，2011），这种建模的有效性，关键取决于最初定义感兴趣区的准确性。因此，利用Meta分析大量先验实验获得稳定感兴趣区，再结合有效连通性方法进行数据分析，利用ALE Meta分析建立特定认知过程的脑功能图谱。最近ALE研究发现社会情感行为关联的神经机制，首次得到一致认可，为进一步分析社会情感处理奠定基础（Alcalá-López等，2017）。这种自下而上的方法可以不依赖预先选择的脑区、或只依赖于有限的认知过程实验得出脑图谱。任何依赖预先选择感兴趣区（如经颅磁刺激造成的暂时性脑损伤）的神经影像技术，都可以通过基于坐标的Meta分析增加分析效能。

随着越来越多高质量大数据信息的出现，神经科学领域快速发展，要在数据丰富的时代取得成功，需要越来越多先进的建模方法（Bzdok和Yeo，2017）。未来的临床研究可以更多采用先进的分析方法（Kernbach等，2018），ALE Meta分析是以客观定量方式获得神经影像学研究整合结果的方法。一方面，CBMA方法有效解释了既往很多因神经解剖标记、或以脑区为中心分析产生的矛盾结果，另一方面，Meta分析获得感兴趣区可以为未来多种神经影像分析奠定坚实基础。

参考文献

[1] Alcalá-López D, Smallwood J, Jefferies E, Van Overwalle F, Vogeley K, Mars RB, Turetsky BI, Laird AR, Fox PT, Eickhoff SB, Bzdok D (2017) Computing the social brain connectome across systems and states. Cereb Cortex:1–26

[2] Bludau S, Bzdok D, Gruber O, Kohn N, Riedl V, Sorg C, Palomero-Gallagher N, Müller VI, Hoffstaedter F, Amunts K (2015) Medial prefrontal aberrations in major depressive disorder revealed by cytoarchitectonically informed voxel-based morphometry. Am J Psychiatr 173(3):291–298

[3] Bzdok D, Yeo BTT (2017) Inference in the age of big data: Future perspectives on neuroscience. NeuroImage 155:549–564

[4] Chase HW, Kumar P, Eickhoff SB, Dombrovski AY (2015) Reinforcement learning models and their neural correlates: An activation likelihood estimation metaanalysis. Cogn Affect Behav Neurosci 15:435–459

[5] Derrfuss J, Mar RA (2009) Lost in localization: the need for a universal coordinate database. NeuroImage 48:1–7

[6] Dosenbach NU, Visscher KM et al (2006) A core system for the implementation of task sets. Neuron 50:799–812

[7] Eickhoff SB, Grefkes C (2011) Approaches for the integrated analysis of structure, function and connectivity of the human brain. Clin EEG Neurosci 42:107–121

[8] Eickhoff SB, Laird AR et al (2009) Coordinate-based activation likelihood estimation meta-analysis of neuroimaging data: a random-effects approach based on empirical estimates of spatial uncertainty. Hum Brain Mapp 30:2907–2926

[9] Eickhoff SB, Bzdok D et al (2011) Activation likelihood estimation meta-analysis revisited. NeuroImage 59(3):2349–2361

[10] Eickhoff SB, Nichols TE, Laird AR, Hoffstaedter F, Amunts K, Fox PT, Bzdok D, Eickhoff CR (2016) Behavior, sensitivity, and power of activation likelihood estimation characterized by massive empirical simulation. NeuroImage 137:70–85

[11] Evans AC, Collins DL et al (1992) An MRI-based stereotactic atlas from 250 young normal subjects. Soc Neurosci Abstr 18:408

[12] Horoufchin H, Bzdok D, Buccino G, Borghi AM, Binkofski F (2018) Action and object words are differentially anchored in the sensory motor systemA perspective on cognitive embodiment. Sci Rep 8:1–11

[13] Kernbach, J., Satterthwaite, T., Bassett, D., Smallwood, J., Margulies, D., Krall, S., Shaw, P., Varoquaux, G., Thirion, B., Konrad, K., Bzdok, D., 2018. Shared Endo-phenotypes of Default Mode Dysfunction in Attention Deficit/Hyperactivity Disorder and Autism Spectrum Disorder. Transl Psychiatry

[14] Kohn N, Eickhoff SB, Scheller M, Laird AR, Fox PT, Habel U (2014) Neural network of cognitive emotion regulation —an ALE meta-analysis and MACM analysis. NeuroImage 87:345–355

[15] Laird AR, Eickhoff SB et al (2009) ALE meta-analysis workflows via the brainmap database: progress towards a probabilistic functional brain atlas. Front Neuroinform 3:23

[16] Laird AR, Eickhoff SB et al (2011) The BrainMap strategy for standardization, sharing, and meta-analysis of neuroimaging data. BMC Res Notes 4:349

[17] Lamm C, Decety J et al (2011) Meta-analytic evidence for common and distinct neural networks associated with directly experienced pain and empathy for pain. NeuroImage 54:2492–2502

[18] Lancaster JL, Tordesillas-Gutierrez D et al (2007) Bias between MNI and Talairach coordinates analyzed using the ICBM-152 brain template. Hum Brain Mapp 28:1194–1205

[19] Müller VI, Cieslik EC, Laird AR, Fox PT, Radua J, MataixCols D, Tench CR, Yarkoni T, Nichols TE, Turkeltaub PE, Wager TD, Eickhoff SB (2018) Ten simple rules for neuroimaging meta-analysis. Neurosci Biobehav Rev 84:151–161

[20] Penny WD, Holmes AP (2004) Random effects analysis. In: Frackowiak RSJ, Friston KJ, Frith R, Dolan KJ, Price CJ, Zeki S, Ashburner J, Penny WD (eds) Human brain function. Academic, San Diego, pp 843–850

[21] Poldrack RA (2006) Can cognitive processes be inferred from neuroimaging data? Trends Cogn Sci 10:59–63

[22] Price C, Friston K (2005) Functional ontologies for cognition: the systematic definition of structure and function. Cogn Neuropsychol 22:262–275

[23] Schilbach L, Eickhoff SB et al (2008) Minds at rest? Social cognition as the default mode of cognizing and its putative relationship to the "default system" of the brain. Conscious Cogn 17:457–467

[24] Stark CE, Squire LR (2001) When zero is not zero: the problem of ambiguous baseline conditions in fMRI. Proc Natl Acad Sci U S A 98:12760–12766

[25] Stoodley CJ, Schmahmann JD (2009) Functional topography in the human cerebellum: a meta-analysis of neuroimaging studies. NeuroImage 44:489–501

[26] Talairach J, Tournoux P (1988) Co-planar stereotaxic atlas of the human brain. Thieme, New York

[27] Turkeltaub PE, Eden GF et al (2002) Meta-analysis of the functional neuroanatomy of single-word reading: method and validation. NeuroImage 16:765–780

[28] Wager TD, Lindquist M et al (2007) Meta-analysis of functional neuroimaging data: current and future directions. Soc Cogn Affect Neurosci 2:150–158

下 篇
临床应用
Clinical Applications

第10章

儿童 fMRI 研究的特殊问题
Special Issues in fMRI Involving Children

Lucie Hertz-Pannier　Marion Noulhiane　著

单　艺　杨睿博　卢　洁　译

一、概述

近年来，脑解剖－功能成像技术的快速发展，为各类神经系统疾病患儿的无创检查提供了新机遇。fMRI 因无须任何外源性示踪剂且没有已知的不良反应，已成为研究健康儿童的常用方法，通过获取人脑功能发育的标准化数据，进一步评估局灶性脑结构或功能损伤导致的神经网络重组情况，对研究未成熟且可塑性强的儿童脑发育十分必要。

与成年人相同，fMRI 对儿童的主要（非唯一）临床应用是准确定位脑功能区（主要包括运动区和偏侧化语言区）及其与计划切除区（肿瘤或致痫灶）之间的位置关系，从未筛选患者和明确切除范围，避免术后发生功能缺损（见第 15 章）。与临床、神经心理学和神经生理学数据相结合，术前无创 MRI 解剖及功能成像减少不必要的有创检查，避免创伤（Petrella 等，2006），特别对于幼儿，所有脑激活区检测都需要个体水平达到极高的灵敏度和可重复性，因此大多数研究团队针对不同患者采用稳定、经过验证的组块范式，并结合个体化分析统计学阈值，最重要的是临床团队对整个过程进一步验证和标准化。

除了这些主要的临床应用，近年来许多研究关注揭示各种认知发育障碍（如学习障碍、多动症、自闭症），以及脑疾病患儿的大脑可塑性（如脑性瘫痪的运动可塑性、局灶性癫痫的语言可塑性）。这些临床研究往往涉及不同的实验条件，但在同质儿童群体（患者和对照组）有专门且常用的实验范式，利用组分析获得组间的差异，通常无法提供临床相关的个体水平结果。

成年人 fMRI 研究（同时包括认知和临床研究）数量远超儿童，因为儿童研究存在很多困难。尽管已开发出分析健康成年人大脑的方法和工具，但儿童群体与数据采集和分析相关的许多限制仍有待解决，才能很好应用这些工具进行儿童临床研究。最近，利用静息态功能连接 MRI（resting-state functional connectivity MRI，RS-fcMRI）研究大脑功能连通性克服了上述的许多限制，为评估从出生到幼年、健康到患病的神经网络发育状态开辟了新途径。

二、脑发育相关问题

围绕儿童尤其是新生儿、婴儿的研究，大脑发育特征影响 fMRI 信号，也影响 DTI、形态学及静息态功能连接等多模态影像数据的分析。

（一）脑发育成熟

大脑发育的主要生物学特征为一系列进行性和退行性活动，具体表现为从出生开始突触快速生长，在小学阶段突触过度生长和冗余，然后在青春期和成年早期为维持高效神经网络的稳定而进行缓慢的突触自我修剪（Huttenlocher 和 Dabholkar，1997）。这种三相过程在所有的功能系统中都很常见，根据已知的发育阶段，伴随葡萄糖消耗和脑血流量变化（Chugani 等，1987；Chiron 等，1992），不同时间发育不同功能网络（早期初级网络，后期关联网络）。宏观层面这些生物学活动表现为局部或区域脑皮层厚度的变化（Faria 等，2012；Sowell 等，2003）、脑白质信号、体积及 DTI 参数（平均及径向扩散系数减低、各向异性分数增高（Faria 等，2012），以及全脑和区域脑体积增大（Giedd 和 Rapoport，2010）。

持续的髓鞘形成过程伴随着电感应时间的变化，即出生第一年进展迅速，随着脑功能网络逐渐成熟，髓鞘化过程逐渐减慢。

（二）根据年龄演变的 BOLD 信号

在发育未成熟的神经网络中，复杂的生物学活动与神经元放电过程的氧代谢及血管反应性变化有关，导致新生儿和婴儿在视觉和感觉运动刺激出现 BOLD 负响应（Marcar 等，2004；Morita 等，2000），这种负响应可能和婴幼儿磁共振扫描时普遍使用镇静药物有关。清醒的 3 月龄婴儿进行听觉刺激研究，发现婴儿具有与成年人基本一致的血流动力学响应（Dehaene-Lambertz 等，2002），出生后的最初几周，BOLD 血流动力学响应在各周龄间保持稳定，在成年前信号幅度增加（Shapiro 等，2007），且不同任务存在差异（Brauer 等，2008）。此外儿童因心血管和呼吸运动影响，生理噪声较大，但对 BOLD 信号没有明显影响。

三、儿童 fMRI 研究的实验设计

（一）范式设计

迄今为止，fMRI 在儿童的所有临床应用都采用"组块范式"，即向被试交替呈现实验任务和控制任务（通常各为 20～40s），重复执行任务，每个组块重复多次。这样可以保证每次实验都具有良好的统计效能，从而得到最可靠且可重复的结果，该方法可应用于个体评估，如术前运动区和语言区的定位，也可应用于临床研究比较组间激活差异。

更精准的单事件范式能够观察单因素刺激对大脑的实时反应，因为没有使用对照任务，更加适用于患者（减少了可能的混杂因素）。这种设计包容个体间的反应差异，还扩展了实验设计的应用范围（如记忆研究）。但由于这种方法采集时间长、灵敏度低、数据量大、且需要专门的分析，临床（尤其儿童）难以开展。

（二）任务选择

与成年人相同，儿童 fMRI 研究最关键是如何选择实验任务和控制任务，因为数据分析通常依赖于"认知减法运算"（Binder 等，1995），即激活区被定义为维持任务状态但与对照状态无关的认知相关脑区。例如，比较语义决策任务与简单音调辨别任务的 fMRI 数据，主要显示了涉及语义过程的脑功能区（Humphries 等，2006）。另外，比较全面语言任务（如根据给定名词生成句子）与简单静息态 fMRI 数据，可获得包含接收和表达语言模块（语音识别、语音编码、词汇检索、语义分析、语法，以及语言工作记忆和发音前加工）的功能网络。然而，由于许多脑活动过程是非线性（存在交互作用），"认知减法运算"的基本假设条件无法满足所有情景。

许多实验范式因包含严格的任务设计，儿童无法实现。此外由于 BOLD 固有的低信噪比，需要设计重复任务以提高统计学效力，同时考虑到认知 / 注意、刺激 / 响应时间顺序的多种需求，任务复杂性是儿童实验范式设计的关键问题。根

据研究问题、受试者的年龄及认知水平，简单任务的组块设计更适用于儿童，如用交替手部运动和休息定位运动功能脑区，当然所有任务都可以根据受试者的适应水平进行调整（即使在运动范式中，运动任务可以是复杂的连续手指敲击、简单的抓握动作或被动的腕部屈伸）。在认知范式中，外显性任务设计通常需要根据受试者的能力及表现进行调整，因此 MRI 检查前需要对儿童进行年龄相关的神经心理学测试，从而适当调整任务。儿童研究可使用无须任何应答的视觉和（或）听觉刺激完成内隐性任务，尤其适用于有明确先验假设的脑区定位研究（Monzalvo 等，2012）。在这种范式中，简单的附加任务（如特定的视觉或听觉刺激时按下按钮）十分重要，可以使儿童将注意力集中到刺激任务，同时监控儿童的依从性，但无须对此类任务做进一步分析。

某些特殊情况下可使用严格的被动任务设计，如运动障碍患者采用被动运动任务设计，或对新生儿、熟睡的婴幼儿采用听觉刺激（Dehaene-Lambertz 等，2002；Redcay 等，2007）。虽然这些任务可能产生与主动任务激活大致相同的结果，但显然不是相同的功能评估。偶尔可在镇静情况下进行特定的临床评估，如人工耳蜗植入前听觉刺激（Altman 和 Bernal，2001）的基本功能，但要谨慎选择麻醉药物的种类和剂量（Heinke 和 Koelsch，2005）。

测试复杂的认知功能（如语言）建议执行多个任务（Wilke 等，2008），以突出所涉及的不同语言处理过程，并通过综合受试者的不同任务，提高偏侧化评估的稳定性（Rutten 等，2002）。语言偏侧化根据任务的不同类型而存在差异，这在正常模式（如语义分析为左半球优势，而韵律分析为右半球优势）及继发于左侧局灶性癫痫或其他病灶的混合语言模式（如语言表达为左半球优势，语言接受为右半球优势）均会发生。

由于无法控制儿童静息状态时的行为，目前对于是否可将"静息状态"作为儿童研究的参照任务仍存在争议。研究中可以在下达"静止"指令时给儿童暗示（如听扫描仪的噪声，专注于自己的呼吸……），从而提高任务的依从性。对于难以快速完成复杂任务的年幼或残障儿童，维持简单的静息状态相对容易；但对于可能会不自主启动"激活任务"（导致假阴性结果）的儿童，难以持续保持静息态。因此，部分研究者采用简单的任务设计替代静息状态作为对照任务，如让思维活跃的儿童敲击手指或听声音。

（三）控制任务的执行情况

为准确分析扫描的脑激活图，需要在检查过程中精确监控任务的执行情况。采用基于计算机设计的视觉或听觉刺激设计范式，通过观察受试者按压操纵杆或按钮的反应，实现对任务执行的监控。设计任务时需要考虑左右手的均衡运动，有助于避免大脑的偏侧激活。但是，对于无法分清左右手的幼儿，这种左右之间的变换可能会使范式复杂化。此外，语言 fMRI 研究的大多数任务都是无声执行（受试者不发声），这种方法可产生与外显任务类似的激活结果，同时避免了面部运动产生的伪影，但此方法无法对执行情况进行控制，也不适用于残障儿童。一些研究者采用口头应答（同步记录应答反应），并使用与之匹配的 MR 序列（应答期不采集图像）避免面部运动相关伪影，同时受益于血流动力学响应的延迟效应。如今，眼动追踪仪越来越多地应用于监控认知任务期间的眼动，但使用实验装置对儿童要求很高，仍难以在临床应用。

（四）儿童组的研究

临床研究通常需要比较两个特定组，从而揭示相关的生物标志物。健康儿童的对照数据有助于理解认知系统发育的时空顺序，进一步评估各种早期疾病的脑可塑性。因此，绝大部分研究需要与健康儿童组进行比较，且需要与患者群体严格匹配。但匹配儿童群体的入组标准要求高，虽然大部分研究的对照组都是由年龄和性别匹配的儿童组成，但不适用于某些特殊研究，如智力缺陷患儿，使用"心理发育年龄"（或相关参数）作为匹配标准会更准确。组间差异的主要表现取决于不同研究策略和激活方式，但并不能完全揭示特定的神经机制。此外，目前发表的研究中对照组招募偏倚十分常见，研究者通常偏向选择智商高和（或）社会经济地位高的儿童。选择无须主动应答的"内隐性任务"可以减小组群偏倚（Monzalvo 等，2012），然而许多其他参数仍可能影响两组认知能力不同群体之间的比较结果，如运动伪影、对照任务、注意来源、焦虑程度等。许多发育研究关注的变量很大程度取决于年龄和学习能力，因此是连续变量，可以将人群按年龄分组，再对整个组群进行相关性分析，从而探究典型、不典型儿童的心理发育模式及其差异（Fair 等，2008）。

大多数发育研究采用横断面、多中心研究，在一定的时间内收集大量特定儿童样本（如 NIH 儿童数据库，http://pediatricmri.nih.gov/nihpd/info/index.html）。尽管这种方法效率很高，但受到个体差异相关的混杂因素影响。纵向研究是研究儿童发育的理想方法（Szaflarski 等，2006），但此类研究常因存在伦理、技术和方法学问题，从而极具挑战性，尤其研究周期相对较长时，儿童受试者的招募和长达数年的随访均很难保证，此外由于技术升级，同时保证随访数据具有可比性也是难题。

（五）年龄与行为

发育研究的一个重要目标是消除年龄和行为表现的影响，这两个因素儿童有明显相关性，可

使用方法（Church 等，2010）包括对行为表现相似的受试者按年龄进行分组（Schlaggar 等，2002），或者事后将受试者依据相似行为表现分组，也可将不同行为表现作为回归分析变量（当年龄为非线性因素时）。

四、技术问题

由于 BOLD 信噪比随场强增强而增加，使用更高场 MR 设备（3T 较 1.5T）可增加 fMRI 的灵敏度，但也会相应产生各种伪影（大多可校正）。对于头小的幼儿受试者，维持足够信噪比的前提下提高 BOLD 灵敏度，同时缩短采集时间并增加空间分辨率，对优化激活区的定位有重要价值。美国食品药物管理局（FDA）关于高场 MR 检查的最低风险标准定为：成年人和儿童可至 8T，1 月龄以下新生儿为 4T。目前，3T fMRI 已成为婴儿、儿童及成年人的标准检查。

具有并行成像的多通道线圈进一步提高了 fMRI 的信噪比，但也使选择贴合头围的线圈变得尤为重要。对于新生儿和婴儿，小线圈（如膝关节线圈）可获得更好的 fMRI 信号并提高其灵敏度。需要使用磁共振兼容的恒温箱预防新生儿（尤其早产儿）出现低温，但这种恒温箱昂贵且笨重。目前正在设计专用于重症监护病房（NICU）的 1.5T MR，以提高 fMRI 在新生儿研究的可行性。

fMRI 常被忽略的一个问题是 EPI 成像产生的噪声，即 fMRI 和 DTI 扫描中洛伦兹力在梯度切换时产生的噪声。该噪声不仅使儿童因焦虑和（或）入睡困难而无法保持安静，还产生无法预估的听觉损伤（fMRI 序列在峰值频率下通常可达到 110dB 水平）。由于噪声取决于多种序列参数（序列类型、空间和时间分辨率、并行成像），因此应尽可能对每个序列进行声学测量及优化，同时利用多种设施（如耳塞、耳机、泡沫等）进

行降噪，对于睡着或镇静的婴儿和儿童也需要采取这些预防措施，一些公司还提供了通过修改梯度参数降低各序列噪声的硬件选项。

fMRI 的时间分辨率主要取决于人脑血流动力学应答模式，出生几个月的幼儿就达到与相当成年人的水平（见上文）。将 TR 从标准的 3～5s 缩短到 2～2.5s，可以更好地监测血流动力学响应的细微变化，同时提高统计效能（同时要注意噪声）。

提高场强可极大地提高空间分辨率，目前 3T MRI EPI 标准数据的体素大小为 3mm × 3mm × 3mm。尽管空间滤波等会降低实际采集的空间分辨率，但通过部分容积校正可以很好地定位较小解剖区（如新生儿和婴儿）的激活簇，但需要注意运动伪影对高分辨率扫描造成的影响更大。

"实时 fMRI"在儿童研究中具有特殊价值，因为可以通过"在线"重建和分析图像实现对采集过程的连续监测，并不断提高研究质量。这种方法适用于实验范式相对简单的临床研究，因为这些研究具有合理规模的数据集和标准化的统计分析方法，而对于更复杂的研究（事件相关范式设计、大规模数据集、复杂后处理分析方法）则可能是一个挑战。

五、研究的可行性

上文初步探讨了适用于儿童 fMRI 临床研究的要点。招募未成年人（特别是健康未成年人）存在特殊的伦理问题，要求在研究的所有步骤中证明招募儿童（而非成年人）是合理的，并确保获得家长（书面同意）和儿童（通过补充或调整说明后，尽可能获得口头或书面同意）的完全同意。与成年人相同，排除 MRI 的常见禁忌证后（体内植入铁磁性物质，儿童比成年人罕见），fMRI 是全球公认为无创、风险最小的儿童研究检查方式，包括对新生儿和婴儿应用高场强 MRI 设备，但大多数国家尚未授权对健康胎儿进行研究。

fMRI 研究儿童的配合至关重要，但 MRI 检查对于儿童受试者并不友好，因为必须严格固定才能避免运动伪影。因此，对年幼或有缺陷的儿童保证任务完成的依从性是一项挑战，需要让孩子和父母在实验前专门到访实验室，由 fMRI 实验的研究者（如放射科、神经科及神经心理科医师）为孩子展示 MRI 设备并解释任务的设计，尽可能地锻炼他们能够在虚拟的扫描仪器中保持不动，同时让他们提前进行 fMRI 任务练习，但需要给予和实际任务不同的刺激（避免重测效应）。对于依从性较差的受试者，也可以适当调整实验范式，优化临床研究的可行性；若确实无法保证依从性也可以取消实验，从而保证 MRI 设备使用率的最大化。

在扫描过程中，可以采取多种调整措施以提高儿童的舒适度和安静程度。例如，让父母与儿童一起进入检查间、通过对讲机与孩子互动、在结构像扫描过程中播放电影、通过 MR 兼容的摄像机监控孩子的行动并在扫描过程中进行反馈，以上所有方法的前提是必须对儿童进行头部固定以阻止运动，给儿童提供图片等视觉信息也可以减少头部运动（Yuan 等，2009）。

时间问题在 fMRI 中至关重要，因为统计效能直接取决于扫描的重复次数，即扫描持续时间。一方面，必须将实验范式维持足够长的时间，以便获得可靠的信噪比；另一方面，扫描时间过长会出现注意力不集中、儿童依从性变差的情况。强磁场采集（3T）确实有助于改善这种限制，但与成年人通常可以持续 20min 的采集不同，大多数儿童的采集时间需要被分割成数个 3～5min 的较短部分。鉴于幼儿易出现运动及短暂不配合的行为，导致低质量数据的发生率很高，因此在一次检查中重复进行多次扫描需要非常谨慎。对于婴儿或依从性较差的儿童，整个研究尽量在 20min 内完成，而对于没有明显认知或行为障碍的较大学龄儿童，可以延长至 1h 内完成。由于没有已知的不良反应，所以可以将采集过程分解成两个或两个以上的部分（中间可有短时停顿），甚至分开在不同的日期进行采集，这种不同时间扫描的图像必须在后续分析中准确配准。

总之，只要没有行为障碍，发育年龄为 5—6 岁和（或）智商评分约 60 分的儿童都可以配合并适应实验范式。对于睡眠或安静状态的新生儿、婴儿和儿童（无论是否使用镇静药），可以选择被动任务的方式接受语言任务或感觉刺激。

尽管如此，目前针对 6 月龄至五六岁健康儿童的 fMRI 研究仍较少（Redcay 等，2007），因为他们在嘈杂的扫描环境中保持自然睡眠十分困难，而且伦理要求也不能对这些健康儿童使用镇静药。静息态功能连接方法无须儿童进行任务，为早期大脑发育研究提供了新视角（见下文）。总体而言，儿童 fMRI 研究的失败率远高于成年人，特别是在激活研究中。因此，最常见的做法是在设计儿童研究时，考虑失败和（或）数据丢失的风险，纳入儿童通常比实际需要增加 10%～30%。

六、数据分析

头动仍然是 fMRI 研究的关键影响因素，尤其对于不配合、年幼或有精神障碍的受试者，且男孩比女孩头动更频繁和显著（Yuan 等，2009）。最常用且必要的方法是使用专门的配准算法，但配准方法的选择通常根据经验，具体取决于头动的类型和幅度，也可以在分析中将运动参数作为不相关变量进行回归，以减小头动的影响。一些算法可基于数据插值的方式替换有严重运动伪影的图像，另一些则选择丢弃这部分数据。总之，必须仔细检查得到的校正图像，因为校正问题会导致大量数据最终被排除，从而降低分析的统计效能。

儿童研究选择脑结构模板取决于年龄范围，根据我们的经验 6—7 岁及以上的儿童可以使用成年人模板进行组织分割，而更幼年时期的大脑仍处于发育和成熟阶段，不适合使用成年人脑模板。建立儿童专用脑模板（Dehaene-Lambertz 等，2002；Wilke 等，2008）可以为儿童对照研究提供空间参考。

儿童数据集的统计分析需要遵循与成年人相同的原则，与研究目的密切相关，组比较最常见目标是达到高特异性，因此需要使用严格的阈值以证明组间差异，但如果将同样严格的阈值用于个体分析，往往导致个体水平的灵敏度低。同时由于儿童研究很多数据难以应用，还必须考虑小样本量和功能数据缺失等情况。对于依从性差的婴儿和儿童，使用针对缺失数据时间序列的血流动力学模型，以及小样本量非正态分布的参数检验（Dehaene-Lambertz 等，2006）。

最后，由于儿童研究经常涉及与学习和发育相关的连续变量（年龄、表现及相关协变量），进行相关性研究能够避免年龄组构成影响，揭示特定学习能力的连续动态演变（Ghetti 等，2010）。

患者的术前研究主要目的是提高个体水平激活区域的检测灵敏度，与受试者的年龄、效率、注意力、病理、药物作用等多种因素有关。这种情况下（尤其对于儿童患者）设置多个阈值并考虑患者的表现，增加检测激活网络的灵敏度。总之，对于术前研究（尤其是未进行运动伪影校正的数据），阈值的把控和激活图的解读在很大程度上取决于研究者的水平。

七、多模态成像

多模态成像可以一次扫描使用多种序列对人脑解剖结构、功能和生物化学特征进行全面评估，从而获得正常及异常发育状态下人脑的结构、功能及有效连接的信息。除了用于定位激活脑区的解剖结构，3D T_1 图像还可用于量化灰白质体积（Giedd 等，2006），进行脑皮层沟回发育及组织的形态学研究（Dubois 等，2008）；DTI 通过追踪纤维束显示相关脑区间的结构连接（如皮层脊髓束、视辐射、弓状和钩状束）并监测其发育成熟度（Bassi 等，2008；Dubois 等，2008）；静息态 fMRI 研究可以分析功能连接（见下文；Fransson 等，2009）。

八、临床研究应用：脑功能重塑研究

近年来，fMRI 已成为探究未发育成熟大脑可塑性的有效工具，不仅能获取健康未成熟大脑的学习及记忆认知过程，也能发现成年人大脑在局灶性损伤或异常状态后的恢复能力。由于功能网络的成熟不同步，即从"低级别"的主要功能网络（如视觉和运动）到复杂的认知功能（如语言、记忆、执行功能等），因此未成熟大脑的病理可塑性主要取决于相关网络的成熟阶段。

特定脑网络的功能成熟通常表现为随年龄增长，激活区域出现不同程度的分化。早期功能网络表现为广泛脑区激活（Gaillard 等，2000，2003），之后出现不同脑区的进行性或退行性变化（Brown 等，2005），近期功能连接研究发现这些局部变化与短程及长程连接有关（见下文）。

fMRI 研究提示某些皮层发育畸形病灶（如灰质异位症、多小脑回畸形）可能保留有功能的皮层组织（如视觉、运动、语言），若切除则存在术后功能缺损的风险（Liegeois 等，2004），而含有气球样细胞的 Talyor 型局灶性皮层发育不良

病灶无功能活性，FLAIR 或 T_2 像表现为高信号（Marusic 等，2002）。

（一）运功皮质

初级运动皮层的可塑性已在位于相应区域的肿瘤、癫痫或其他围产期病变的成年人、儿童患者中证实，研究表明当病变相对远离功能区时，激活脑区与电生理数据预测的运动功能区（Homonculus）一致；而运动皮层本身存在病变时，皮层的可塑性变化也被证实，并与皮层激活的结果高度一致。目前利用 fMRI 和经颅磁刺激（transcranial magnetic stimulation，TMS）对先天性偏瘫患儿运动可塑性开展了广泛研究，结果表明病变对侧的中央及中央前皮层可代替受损侧脑区功能，而这种功能代偿和重塑与患病时间密切相关（Staudt 等，2003），患病较早（妊娠初期）的患儿运动恢复最好，表现为同侧皮层脊髓束持续存在，而患病较晚（出生前后）患儿很少发生这种重组。总之，这些结果证实 fMRI 在定位儿童及成年人运动区的价值，可以协助制订中央运动区域局灶性病变的手术治疗方案。

（二）语言功能

目前普遍认为从胎儿时期开始形成的大脑形态不对称性与左半球语言优势密切相关（Dehaene-Lambertz 等，2006），近期对 3 月龄婴儿的 fMRI 研究表明口语发育开始于婴儿早期，语言网络已经呈现出左侧偏侧（Dehaene-Lambertz 等，2002，2010），与新生儿和婴儿的行为学数据一致。健康儿童和青少年的纵向 fMRI 研究表明，儿童早期大脑的不对称性较弱（Redcay 等，2007；Szaflarski 等，2006），之后随年龄增长而趋于成年人的左半球优势，表现为左外侧额叶皮层（Broca 区）激活更强、左后颞叶（Wernicke 区）和角回激活较低（Ressel 等，2008；Szaflarski 等，2006），并且年龄和表现都具有脑区差异（Brown

等，2005）。

早年患有左半球损伤或癫痫的成年人中，语言网络可通过半球间转换（Rasmussen 和 Milner，1977）或语言功能区的半球内代偿进行重塑，这种能力（Ojemann 等，1989）取决于许多因素，如利手、病变类型、位置、癫痫发作的年龄和持续时间、以及认知状态的基线水平。对于病变位于不同侧半球的儿童，尽管存在轻微且短暂的差异，其语言功能的发育过程大致相似（Vargha-Khadem 等，1985）。数据表明患有左侧半球病变的儿童存在轻微的语言缺陷（MacWhinney 等，2000），提示早期左半球优势对语言发展的重要性。已经证实早发性癫痫对大脑的明显损害（Vargha- Khadem 和 Polkey，1992），但儿童电刺激研究结果显示发育相关病变和早发性癫痫发作，并不会改变出生前的语言功能区位置，只有 5 岁前发生语言皮层损伤的病变，才会导致语言功能区转移至对侧半球（Duchowny 和 Harvey，1996）。

对于左侧颞叶癫痫（left temporal lobe epilepsy，LTLE）患儿，其非典型语言表达的重组取决于利手和癫痫持续时间。与成年人相比，右利手患儿此功能通常保持左侧半球优势，且颞中回癫痫患儿更明显。以上结果提示早期 LTLE 影响左侧大脑半球语言表达（而不是接收）功能的正常分化，并在左利手患儿更显著，证实癫痫对与运动系统可塑性密切相关的语言功能重组产生长期影响的假说。

对 100 例成年人的研究（Woermann 等，2003）应用有创的金标准 Wada 测试与 fMRI 判断语言功能优势半球，两者的不一致率很低（9%）。测试特定皮层脑区功能的唯一"金标准"是意外的术后缺损，但这种情况很罕见，通常不可能得到语言优势的结论。实际上两种测试的结果取决于语言任务的性质、多样性，以及受试者的依

从性，如生成句子或单词这样的表达性任务似乎偏侧化程度更显著，且与 Wada 测试这种有创方法相关性更强（Lehericy 等，2000）。尽管利用 fMRI 评估语言优势半球的方法已普遍应用于成年人，但极少验证其对儿童的有效性，因此该方法尚未成为儿童癫痫的标准诊疗方法（Hertz-Pannier 等，1997，2002；Liegeois 等，2006）。

对于累及优势半球的手术，术前对语言功能进行准确的皮层定位十分必要，但这些技术通常具有很大风险且难以实施。对于成年人，术中直接进行皮层刺激是语言功能皮层映射的金标准，但对大多数儿童并不可行。围术期使用硬膜下电极和深部电极植入进行皮层刺激在儿童中的敏感性较低，可能与语言分布的重组、有限的测试能力及髓鞘形成的不完全导致刺激阈值较高有关。在多篇成年人和儿童的个案、系列病例的研究中，均发现术中刺激和 fMRI 结果一致（de Ribaupierre 等，2012；FitzGerald 等，1997；Roux 等，2003；Ruge 等，1999；Rutten 等，2002）。初步研究报道在 1～2cm 同时定位 fMRI 激活区域和术中刺激位点的研究结果：fMRI 的灵敏度为 38%～100%，特异性为 65%～97%（de Ribaupierre 等，2012）。然而，严格比较这两种技术的优劣仍有困难，包括皮层刺激仅能显示对语言功能至关重要的有限区域，而 fMRI 无法提供多个激活脑区的分层信息，且其中某些区域对语言功能并不重要（fMRI 的特异性低）。

总之，fMRI 是进行纵向研究并随访术后功能网络重组的重要工具。例如，纵向观察一例 10 岁 Rasmussen 脑炎男性患儿，在左侧半球离断术后非优势半球取代术前镜像位置的主要语言功能区（Hertz-Pannier 等，2002）。

（三）阅读功能

阅读的相关脑区可依据功能、解剖及发育

的不同划分为两个部分，一部分是位于左侧枕颞沟中部的视觉词形加工区（visual word form area，VWFA），负责提取视觉字母串的抽象信息（Cohen 和 Dehaene，2004），此功能脑区在 10 岁时达到成年人水平，并在开始阅读的初期产生左侧偏侧化（Monzalvo 等，2012）；另一部分是左侧外侧裂周围语言脑区，负责学习如何将字母串转换为语音和词汇的表述，关于阅读机制的 fMRI 研究发现在获取阅读信息前已发生早发性颞下回癫痫的患儿，以上两部分阅读系统发生分离和重组，表现为左侧外侧裂周围语言网络的保留及对侧 VWFA 功能的重塑，使患儿在左侧致痫灶切除术后无阅读障碍（Cohen 等，2004）。

（四）记忆功能

近年来，研究者们已证实颞叶癫痫发作的偏侧性使儿童产生特定的记忆功能受损（Jambaque 等，1993，2007；Kelly 等，2009；Lehericy 等，2000；Liegeois 等，2004，2006；Lin 等，2008；Liu 等，2008；Mabbottt 和 Smith，2003）。左侧颞叶癫痫（left temporal lobe epilepsy，LTLE）的患儿通常有语言情景记忆受损，而右侧颞叶癫痫（right temporal lobe epilepsy，RTLE）的患儿通常有视空间情景记忆受损。整体而言，儿童比成年人的记忆功能障碍更易恢复，可能得益于发育中大脑认知及神经功能的代偿机制（Jambaque 等，2007）。目前，儿童 TLE 的 fMRI 研究关注对情景记忆的探索。初步结果表明左侧 TLE 患儿的额叶 - 海马 - 顶叶网络呈双侧受损，而成年人 TLE 研究发现患者的中颞叶结构发生不对称损伤，即病灶对侧的脑区激活更强，与个体 Wada 测验的结果高度一致（Detre 等，1998）。

近期 fMRI 研究为探讨内侧颞叶结构在情景记忆中的作用，因此而更多关注健康儿童。上述结构（海马和周围皮层）包括内嗅皮层、嗅周皮层、海马旁及颞极皮层，对成年人的认知记忆有显著作用（Montaldi 和 Mayes，2010；Wixted 和 Squire，2011），同时认知记忆网络还包括前额叶皮层和丘脑，两者都与海马、海马旁回有密切联系（Wixted 和 Squire，2011）。fMRI 发现以上结构在儿童和成年人中存在与年龄相关的变化（Ghetti 等，2010；Maril 等，2010，2011；Menon 等，2005），此外内侧颞叶结构的发育成熟过程是非线性，因此发育相关研究应该考虑海马亚区。

九、静息态 fMRI 的发育研究

如上所示，人脑发育的科学问题需要进一步揭示功能网络发育成熟的内在机制，因此对方法学提出挑战。MRI 方法学的最新进展对全脑相关活动进行精确测量，并首次全面阐明人脑功能网络。目前静息态 fMRI 研究越来越多地关注从婴儿期到青春期的功能网络发育（Power 等，2012；Uddin 等，2010），已成为传统任务态 fMRI 的补充，但在发育相关的研究仍处于起步阶段。

（一）功能连接

功能连接的定义是检测不同神经元或神经集合体活动之间的时间一致性或统计相关性，通过测量静息状态下（不执行明确任务时）受试者的自发、高幅度、低频率（<0.1Hz）BOLD 信号波动，已成为研究发育大脑的新方法。这些自发波动可用于组织、协调和维持人脑功能系统的正常运转（Fox 和 Raichle，2007；Raichle，2010）。

儿童及临床患者应用 RS-fMRI 的优势在于其不依赖于任务评估脑功能状态，并可在 5min 内采集完整数据（Van Dijk 等，2009）。RS-fMRI 采集数据时受试者通常保持闭眼或将视线固定在十字线，且避免任何特定的认知活动。与任务态 fMRI 相比，RS-fMRI 的扫描流程对受试者的认知要求极小，且持续时间较短，因此适用于年幼受试者。基于 RS-fMRI 数据计算得到的功能连接研究神经网络与年龄相关性尤其有效（Supekar 等，2009），Lin 等（2008）发现感觉运动网络最早出现于婴儿期，并早于视觉网络的发育。

（二）方法学

目前 RS-fMRI 有两种主要的分析方法，包括基于种子点的感兴趣区相关性分析和独立成分分析（independent component analysis，ICA），两种方法都对研究大脑内在结构有重要价值，并有助于阐明大脑发育的整体功能特性。基于种子点的感兴趣区（region-of-interest，ROI）分析是 RS-fMRI 研究应用最广泛的分析方法，这种假设驱动的分析方法通常需要选择一个或多个 ROI，再使用回归或相关性模型分析与全脑的功能连接程度。与基于 ROI 的分析方法不同，ICA 是一种无特定模型的数据驱动分析方法，可将四维的 fMRI 数据分解为一组独立的一维时间序列和相应的 3D 空间分布图，进而反映各成分及信号的时间、空间特征（Beckmann 等，2005），已广泛应用于 RS-fMRI 数据分析（Calhoun 等，2008）。研究表明 RS-fMRI 测量结果在受试者内、受试者间的一致性和可重复性均较高（Damoiseaux 等，2006；Shehzad 等，2009），但这些方法的有效性仍待进一步验证。

图论中的"图"是由"节点"及连接各节点间的"边"组成的数据结构（Bondy 和 Murty，1976），图论的指标如聚类系数、路径长度、度及中心度，均可用于定量描述大尺度功能网络特征（Bullmore 和 Sporns，2009），脑网络的图形描述中节点反映两个脑区间存在的功能交互，发育研究主要关注以上网络指标随年龄及认知能力的变化模式（Gao 等，2009；Spreng 等，2009；Uddin 等，2007）。

（三）典型发育：从婴儿期到青春期

研究发现婴儿、儿童及青少年三类人群的脑功能连接发育高度一致，均包含长程连接的发育及局部脑功能区分化（Uddin 等，2010）。许多研究揭示了默认网络（default mode network，DMN）内功能连接的发育过程，之所以如此命名，因为 DMN 在静息状态下维持高代谢（Raichle，2010），而在执行挑战性认知任务时发生去激活（Shulman 等，1997）。

早期研究表明婴儿期人脑具有 5 个独特的静息态网络，包括初级视觉皮层、双侧感觉运动区、双侧听觉皮层、包含楔前叶、顶叶外侧皮层及小脑的功能网络，以及包含内侧和背外侧前额叶皮层的前部网络，提示婴儿期脑已存在基于自发信号波动的静息态网络，并且以上内在结构在清醒、熟睡、镇静及麻醉相关事件的受试者研究均得到证实。婴儿期之后尽管各个功能子网络的组成模式及其相互作用仍需在长期发育过程中逐步形成（Supekar 等，2009），但 7—9 岁儿童已表现出与成年人相似的"小世界"属性脑功能改变（Fair 等，2008；Supekar 等，2009）。

（四）神经发育障碍：儿童研究

RS-fMRI 已应用于神经发育研究，特别是注意力缺陷 / 多动障碍（attention-defcit/hyperactivity disorder，ADHD；Cao 等，2006；Zhu 等，2008）、自闭症谱系障碍（Weng 等，2010）和其他神经发育相关的功能障碍及遗传效应研究，但其临床价值尚不清楚。

RS-fMRI 研究有助于阐明和揭示脑功能发育的关键机制，包括随年龄增长发生的从广泛到局灶激活模式的转变、局部连接的修剪及长程连接的强化。然而目前大多数研究是在年龄较大的儿童、青少年及成年人，迄今为止对于从婴儿期到幼儿期这一重要发育阶段的全脑或局部网络变化模式知之甚少，此外 RS-fMRI 的临床效果也有待进一步证明。

十、结论

脑功能成像技术发展为了解婴儿及儿童期的各种病理状态开辟了新方法，并可在临床应用领域进一步扩展，如认知康复方法的纵向评估、神经药物的认知不良反评估，以及大脑发育过程中的术后可塑性评估。结合 DTI 和形态学研究等其他相关领域的新进展，脑功能成像技术可能对未来各类神经发育障碍的诊断和治疗产生深远影响。

参考文献

[1] Altman NR, Bernal B (2001) Brain activation in sedated children: auditory and visual functional MR imaging. Radiology 221:56–63

[2] Bassi L, Ricci D et al (2008) Probabilistic diffusion tractography of the optic radiations and visual function in preterm infants at term equivalent age. Brain 131:573–582

[3] Beckmann CF, DeLuca M et al (2005) Investigations into resting-state connectivity using independent component analysis. Philos Trans R Soc Lond Ser B Biol Sci 360:1001–1013

[4] Binder JR, Rao SM et al (1995) Lateralized human brain language systems demonstrated by task subtraction functional magnetic resonance imaging. Arch Neurol 52:593–601

[5] Bondy JA, Murty USR (1976) In: Co AEP (ed) Graph theory with applications. New York, Elsevier Science Ltd

[6] Brauer J, Neumann J et al (2008) Temporal dynamics of perisylvian activation during language processing in children and adults. NeuroImage 41:1484–1492

[7] Brown TT, Lugar HM et al (2005) Developmental changes in human cerebral functional organization for word generation. Cereb Cortex 15:275–290

[8] Bullmore E, Sporns O (2009) Complex brain networks: graph theoretical analysis of structural and functional systems. Nat Rev Neurosci 10:186–198

[9] Calhoun VD, Kiehl KA et al (2008) Modulation of temporally coherent brain networks estimated using ICA at rest and during cognitive tasks. Hum Brain Mapp 29:828–838

[10] Cao Q, Zang Y et al (2006) Abnormal neural activity in children with attention deficit hyperactivity disorder: a resting-state functional magnetic resonance imaging study. Neuroreport 17:1033–1036

[11] Chiron C, Raynaud C et al (1992) Changes in regional cerebral blood flow during brain maturation in children and adolescents. J Nucl Med 33:696–703

[12] Chugani HT, Phelps ME et al (1987) Positron emission tomography study of human brain functional development. Ann Neurol 22:487–497

[13] Church JA, Petersen SE et al (2010) The "task B problem" and other considerations in developmental functional neuroimaging. Hum Brain Mapp 31:852–862

[14] Cohen L, Dehaene S (2004) Specialization within the ventral stream: the case for the visual word form area. NeuroImage 22:466–476

[15] Cohen L, Jobert A et al (2004) Distinct unimodal and multimodal regions for word processing in the left temporal cortex. NeuroImage 23:1256–1270

[16] Damoiseaux JS, Rombouts SA et al (2006) Consistent resting-state networks across healthy subjects. Proc Natl Acad Sci U S A 103:13848–13853

[17] de Ribaupierre S, Fohlen M et al (2012) Presurgical language mapping in children with epilepsy: clinical usefulness of functional magnetic resonance imaging for the planning of cortical stimulation. Epilepsia 53:67–78

[18] Dehaene-Lambertz G, Dehaene S et al (2002) Functional neuroimaging of speech perception in infants. Science 298:2013–2015

[19] Dehaene-Lambertz G, Hertz-Pannier L et al (2006) Functional organization of perisylvian activation during presentation of sentences in preverbal infants. Proc Natl Acad Sci U S A 103:14240–14245

[20] Dehaene-Lambertz G, Montavont A et al (2010) Language or music, mother or Mozart? Structural and environmental influences on infants' language networks. Brain Lang 114:53–65

[21] Detre JA, Maccotta L et al (1998) Functional MRI lateralization of memory in temporal lobe epilepsy. Neurology 50:926–932

[22] Dubois J, Benders M et al (2008) Primary cortical folding in the human newborn: an early marker of later functional development. Brain 131:2028–2041

[23] Duchowny M, Harvey AS (1996) Pediatric epilepsy

syndromes: an update and critical review. Epilepsia 37(Suppl 1):S26–S40

[24] Fair DA, Cohen AL et al (2008) The maturing architecture of the brain's default network. Proc Natl Acad Sci U S A 105:4028–4032

[25] Faria AV, Zhang J et al (2012) Atlas-based analysis of neurodevelopment from infancy to adulthood using diffusion tensor imaging and applications for automated abnormality detection. NeuroImage 52:415–428

[26] FitzGerald DB, Cosgrove GR et al (1997) Location of language in the cortex: a comparison between functional MR imaging and electrocortical stimulation. AJNR Am J Neuroradiol 18:1529–1539

[27] Fox MD, Raichle ME (2007) Spontaneous fluctuations in brain activity observed with functional magnetic resonance imaging. Nat Rev Neurosci 8:700–711

[28] Fransson P, Skiöld B et al (2009) Spontaneous brain activity in the newborn brain during natural sleep–an fMRI study in infants born at full term. Pediatr Res 66:301–305

[29] Gaillard WD, Hertz-Pannier L et al (2000) Functional anatomy of cognitive development: fMRI of verbal fluency in children and adults. Neurology 54:180–185

[30] Gaillard WD, Balsamo LM et al (2003) FMRI identifies regional specialization of neural networks for reading in young children. Neurology 60:94–100

[31] Gao W, Zhu H, Giovanello KS et al (2009) Evidence on the emergence of the brain's default network from 2-week-old to 2-year-old healthy pediatric subjects. Proc Natl Acad Sci U S A 106:6790–6795

[32] Ghetti S, DeMaster DM et al (2010) Developmental differences in medial temporal lobe function during memory encoding. J Neurosci 30:9548–9556

[33] Giedd JN, Rapoport JL (2010) Structural MRI of pediatric brain development: what have we learned and where are we going? Neuron 67:728–734

[34] Giedd JN, Clasen LS et al (2006) Puberty-related influences on brain development. Mol Cell Endocrinol 254–255: 154–162

[35] Heinke W, Koelsch S (2005) The effects of anesthetics on brain activity and cognitive function. Curr Opin Anaesthesiol 18:625–631

[36] Hertz-Pannier L, Gaillard WD et al (1997) Noninvasive assessment of language dominance in children and adolescents with functional MRI: a preliminary study. Neurology 48:1003–1012

[37] Hertz-Pannier L, Chiron C et al (2002) Late plasticity for language in a child's non-dominant hemisphere: a preand post-surgery fMRI study. Brain 125:361–372

[38] Humphries C, Binder JR et al (2006) Syntactic and semantic modulation of neural activity during auditory sentence comprehension. J Cogn Neurosci 18:665–679

[39] Huttenlocher PR, Dabholkar AS (1997) Regional differences in synaptogenesis in human cerebral cortex. J Comp Neurol 387:167–178

[40] Jambaque I, Dellatolas G et al (1993) Verbal and visual memory impairment in children with epilepsy. Neuropsychologia 31:1321–1337

[41] Jambaque I, Dellatolas G et al (2007) Memory functions following surgery for temporal lobe epilepsy in children. Neuropsychologia 45:2850–2862

[42] Kelly AM, Di Martino A et al (2009) Development of anterior cingulate functional connectivity from late childhood to early adulthood. Cereb Cortex 19:640–657

[43] Lehericy S, Cohen L et al (2000) Functional MR evaluation of temporal and frontal language dominance compared with the Wada test. Neurology 54:1625–1633

[44] Liegeois F, Connelly A et al (2004) Language reorganization in children with early-onset lesions of the left hemisphere: an fMRI study. Brain 127:1229–1236

[45] Liegeois F, Cross JH et al (2006) Role of fMRI in the decision-making process: epilepsy surgery for children. J Magn Reson Imaging 23:933–940

[46] Lin W, Zhu Q et al (2008) Functional connectivity MR imaging reveals cortical functional connectivity in the developing brain. AJNR Am J Neuroradiol 29(10):1883–1889

[47] Liu WC, Flax JF et al (2008) Functional connectivity of the sensorimotor area in naturally sleeping infants. Brain Res 1223:42–49

[48] Mabbott DJ, Smith ML (2003) Memory in children with temporal or extra-temporal excisions. Neuropsychologia 41:995–1007

[49] MacWhinney B, Feldman H et al (2000) Online measures of basic language skills in children with early focal brain lesions. Brain Lang 71(3):400–431

[50] Marcar VL, Strassle AE et al (2004) The influence of cortical maturation on the BOLD response: an fMRI study of visual cortex in children. Pediatr Res 56:967–974

[51] Maril A, Davis PE et al (2010) Developmental fMRI study of episodic verbal memory encoding in children. Neurology 75:2110–2116

[52] Maril A, Avital R et al (2011) Event congruency and episodic encoding: a developmental fMRI study. Neuropsychologia 49:3036–3045

[53] Marusic P, Najm IM et al (2002) Focal cortical dysplasias in eloquent cortex: functional characteristics and correlation

with MRI and histopathologic changes. Epilepsia 43:27–32

[54] Menon V, Boyett-Anderson JM et al (2005) Maturation of medial temporal lobe response and connectivity during memory encoding. Brain Res Cogn Brain Res 25:379–385

[55] Montaldi D, Mayes AR (2010) The role of recollection and familiarity in the functional differentiation of the medial temporal lobes. Hippocampus 20:1291–1314

[56] Monzalvo K, Fluss J et al (2012) Cortical networks for vision and language in dyslexic and normal children of variable socio-economic status. NeuroImage 61:258–274

[57] Morita T, Kochiyama T et al (2000) Difference in the metabolic response to photic stimulation of the lateral geniculate nucleus and the primary visual cortex of infants: a fMRI study. Neurosci Res 38:63–70

[58] Ojemann G, Ojemann J et al (1989) Cortical language localization in left, dominant hemisphere. An electrical stimulation mapping investigation in 117 patients. J Neurosurg 71:316–326

[59] Petrella JR, Shah LM et al (2006) Preoperative functional MR imaging localization of language and motor areas: effect on therapeutic decision making in patients with potentially resectable brain tumors. Radiology 240:793–802

[60] Power JD, Fair AD et al (2012) The development of human functional brain networks. Neuron 67:735

[61] Raichle ME (2010) Two views of brain function. Trends Cogn Sci 14:180–190

[62] Rasmussen T, Milner B (1977) The role of early left-brain injury in determining lateralization of cerebral speech functions. Ann N Y Acad Sci 299:355–369

[63] Redcay E, Kennedy DP et al (2007) FMRI during natural sleep as a method to study brain function during early childhood. NeuroImage 38:696–707

[64] Ressel V, Wilke M et al (2008) Increases in language lateralization in normal children as observed using magnetoencephalography. Brain Lang 106:167–176

[65] Roux FE, Boulanouar K et al (2003) Language functional magnetic resonance imaging in preoperative assessment of language areas: correlation with direct cortical stimulation. Neurosurgery 52:1335–1345. discussion 1345–7

[66] Ruge MI, Victor J et al (1999) Concordance between functional magnetic resonance imaging and intraoperative language mapping. Stereotact Funct Neurosurg 72:95–102

[67] Rutten GJ, Ramsey NF et al (2002) FMRI-determined language lateralization in patients with unilateral or mixed language dominance according to the Wada test. NeuroImage 17:447–460

[68] Schlaggar BL, Brown TT et al (2002) Functional neuroanatomical differences between adults and school-age children in the processing of single words. Science 296:1476–1479

[69] Shapiro KL, Johnston SJ et al (2007) Increased functional magnetic resonance imaging activity during nonconscious perception in the attentional blink. Neuroreport 18:341–345

[70] Shehzad Z, Kelly AM et al (2009) The resting brain: unconstrained yet reliable. Cereb Cortex 19:2209–2229

[71] Shulman GL, Fiez JA et al (1997) Common blood flow changes across visual tasks: II. Decreases in cerebral cortex. J Cogn Neurosci 9(5):648–663

[72] Sowell ER, Peterson BS et al (2003) Mapping cortical change across the human life span. Nat Neurosci 6:309–315

[73] Spreng RN, Mar RA et al (2009) The common neural basis of autobiographical memory, prospection, navigation, theory of mind, and the default mode: a quantitative meta-analysis. J Cogn Neurosci 21(3):489–510

[74] Staudt M, Pavlova M et al (2003) Pyramidal tract damage correlates with motor dysfunction in bilateral periventricular leukomalacia (PVL). Neuropediatrics 34:182–188

[75] Supekar K, Musen M et al (2009) Development of largescale functional brain networks in children. PLoS Biol 7:e1000157. https://doi.org/10.1371/journal.pbio.1000157

[76] Szaflarski JP, Holland SK et al (2006) FMRI study of language lateralization in children and adults. Hum Brain Mapp 27:202–212

[77] Uddin LQ, Iacoboni M et al (2007) The self and social cognition: the role of cortical midline structures and mirror neurons. Trends Cogn Sci 11:153–157

[78] Uddin LQ, Supekar K et al (2010) Typical and atypical development of functional human brain networks: insights from resting-state fMRI. Front Syst Neurosci 4:1–12

[79] Van Dijk KR, Hedden T et al (2009) Intrinsic functional connectivity as a tool for human connectomics: theory, properties, and optimization. J Neurophysiol 103(1): 297–321

[80] Vargha-Khadem F, Polkey CE (1992) A review of cognitive outcome after hemidecortication in humans. Adv Exp Med Biol 325:137–151

[81] Vargha-Khadem F, O'Gorman AM et al (1985) Aphasia and handedness in relation to hemispheric side, age at injury and severity of cerebral lesion during childhood. Brain 108: 677–696

[82] Weng SJ, Wiggins JL et al (2010) Alterations of resting state functional connectivity in the default network in adolescents with autism spectrum disorders. Brain Res 1313:202–214

[83] Wilke M, Holland SK et al (2008) Template-O-Matic: a toolbox for creating customized pediatric templates. NeuroImage 41:903–913

[84] Wixted JT, Squire LR (2011) The medial temporal lobe and the attributes of memory. Trends Cogn Sci 15:210–217

[85] Woermann FG, Jokeit H et al (2003) Language lateralization by Wada test and fMRI in 100 patients with epilepsy. Neurology 61:699–701

[86] Yuan W, Altaye M et al (2009) Quantification of head motion in children during various fMRI language tasks. Hum Brain Mapp 30:1481–1489

[87] Zhu CZ, Zang YF et al (2008) Fisher discriminative analysis of resting-state brain function for attention-deficit/hyperactivity disorder. NeuroImage 40:110–120

第11章

早期脑疾病患儿的多模态脑图谱
Multimodal Brain Mapping in Patients with Early Brain Lesions

Martin Staudt **著**

宋双双 袁丽 卢洁 **译**

一、概述

与成年人相比，儿童脑组织损伤后功能重组潜力更大。由于这种功能重组，儿童发育期脑损伤经常出现运动功能脑区（Carr 等，1993；Staudt 等，2002a，2004a）或语言功能脑区的定位异常（Rasmussen 和 Milner，1977；Staudt 等，2002b），功能磁共振成像（functional magnetic resonance imaging，fMRI）、经颅磁刺激（transcranial magnetic stimulation，TMS）或脑磁图（magnetoencephalography，MEG）等无创技术能够显示异常定位。这些技术不仅可以帮助了解脑发育过程中的功能重组，也可以对临床需要脑部手术的儿童进行术前评估，如切除难治性癫痫的致痫灶（Hertz-Pannier 等，2001；Staudt 等，2001，2004a，b；Liégeois 等，2006）。

这些成像技术的临床应用仍存在巨大挑战，首先脑损伤患儿往往有不同程度的认知障碍，因此实验依从性差；其次脑损伤导致脑功能区解剖标志难以辨认；最后功能重组通常导致大脑功能区位置改变。本章介绍些儿童的典型病例，以癫痫术前评估为主。

二、典型病例

病例 11-1

男，3岁，右侧初级运动皮层发育不良（图11-1 黄箭）导致难治性癫痫，体格检查左手功能正常。手术前应用 fMRI 检查，执行简单的手部运动任务（反复挤压玩具），观察皮层发育不良区与对侧初级感觉运动区之间的空间关系，fMRI 显示发育不良皮层附近的异常激活，手术保留了这些功能区。

上述病例提示：fMRI 可用于学龄前儿童致痫灶周围初级感觉运动区（S1，M1）的定位。

病例 11-2

女，16岁，围产期大脑中动脉（middlecerebral artery，MCA）供血区皮层及皮层下梗死导致先天性偏瘫，病灶对侧（麻痹）手的感觉运动功能（抓握能力）相对保留（Staudt 等，2006b），神经生理学检查 TMS 提示患侧大脑半球到对侧手的皮层脊髓束尚存，MEG 发现患侧拇指（N20m）触觉刺激时，患侧半球皮层激活，表明相应躯体感觉区的皮层 - 丘脑 - 脊髓环路存在。扩散张量成像（diffusion tensor imaging，DTI）将扩大侧脑室与囊性病变之间残存的白质作为种子区域，利用纤维束追踪技术显示广泛白质纤维

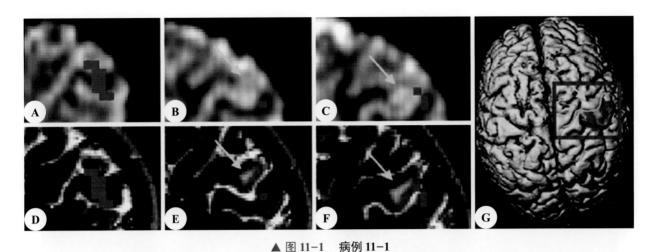

▲ 图 11-1 病例 11-1

患儿，男，3 岁，局灶性皮层发育不良，病变位于右侧初级运动区，fMRI 检查进行左手运动任务（T₂WI 呈高信号，黄箭）。A 至 C. 图像配准后，fMRI 激活区（红色）叠加在 EPI 图像（可准确的定位，因为不涉及配准过程）；D 至 F. 全身麻醉采集高分辨率 T₂WI 图像（由 Winkler 教授，Schön Klinik Vogtareuth 提供）；G. 3D 表面重建绿线为中央沟，蓝色矩形为放大图像

束连接（图 11-2）。

上述病例提示：发育期脑损伤患者局部区域的残存白质发生代偿纤维束连接，应用 DTI 纤维追踪技术能够显示。

病例 11-3

男，20 岁，左侧额顶区广泛多小脑回畸形，导致先天性右侧偏瘫，对侧（麻痹）手保留部

分感觉运动功能（单个手指运动功能）（Staudt 等，2004b）。神经生理学检查 TMS 提示患侧大脑半球到对侧手的皮层脊髓束尚存。fMRI 检查进行简单手部运动任务（对侧手反复开 / 合），发现多小脑回皮层出现激活。TMS 和 fMRI 均显示对侧手的初级运动区位于多小脑回皮层（图 11-3）。

上述病例提示：皮层发育不良患者（本例为多小脑回畸形），如果下行皮质脊髓束未损伤，那么皮层运动功能保留，fMRI 和 TMS 检查能够证实。

病例 11-4

男，6 岁，复杂半球畸形导致先天性右侧偏瘫，并伴有难治性癫痫（Staudt 等，2001）。体格

检查显示对侧手保留单个手指运动，对侧手和患侧手自主运动时存在镜像运动。术前应用 fMRI 和 TMS 确定对侧手的初级运动区；TMS 在患侧半球没有引起任何反应，而对侧半球引起双侧手运动诱发电位，表明同侧的皮质脊髓束存在传导，使病灶对侧半球控制对侧手的运动；fMRI 检查进行简单手部运动任务（对侧手反复开 / 合），发现病灶对侧半球"手结区"激活，与同侧手运动引起的激活无差异；患侧半球切除术后患者仍可进行主动抓握（图 11-4）。

上述病例提示：发育期脑损伤（畸形和损伤）导致对侧手的初级运动区（M1）转移到病灶对侧半球（同侧皮质脊髓束）。

病例 11-5

女，19 岁，由于侧脑室旁巨大病灶导致先天性右侧偏瘫，体格检查显示对侧手保留单个手指活动，患侧手自主运动时存在镜像运动（Staudt 等，2006a）。与病例 11-4 患者类似，患侧半球 TMS 没有引起任何反应，但对侧半球 TMS 引起双侧手的运动诱发电位，表明同侧皮质脊髓束存在快速传导，病灶对侧半球控制同侧手的运

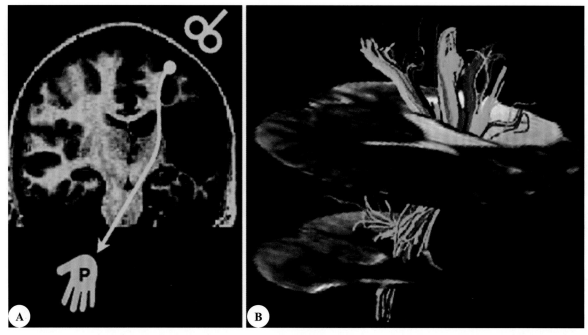

▲ 图 11-2　病例 11-2

女，16 岁，皮层、皮层下大面积梗死导致先天性偏瘫。A. 冠状位 T₁WI 显示囊性病变。患侧半球 TMS（黄色数字 8 线圈符号表示）在对侧手引出正常运动诱发电位（P），证实存在皮层脊髓束（黄箭）残留。B. MR 扩散张量纤维追踪成像（扩散图像上以随机颜色显示；倾斜的横轴位，前外侧上方观察）显示大量纤维束穿过囊性病变和侧脑室之间残留的白质区（引自 Staudt 等，2006b）

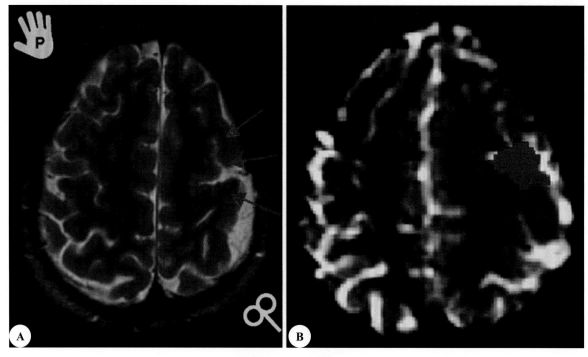

▲ 图 11-3　病例 11-3

男，20 岁，大范围多小脑回畸形导致先天性偏瘫。A. 横轴位 T₂WI 显示左侧额顶叶多小脑回畸形（红箭）。受累半球的 TMS（黄色数字 8 线圈符号表示）引出对侧手的正常运动诱发电位（P），证实皮质脊髓束无损伤。B. 对侧手执行运动任务时，fMRI（红色，叠加在 EPI 图像上）显示与病灶对侧半球的初级运动区相对应的多小脑回区激活

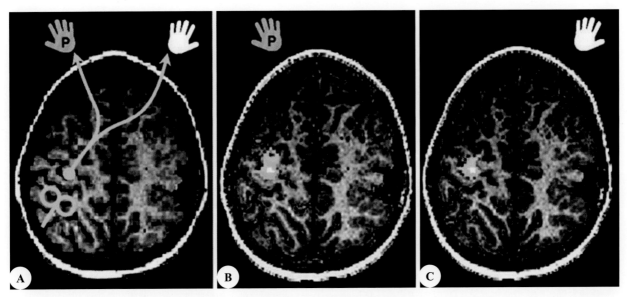

▲ 图 11-4 病例 11-4

男，6 岁，因复杂半球畸形导致先天性偏瘫。横轴位 T_1WI 显示广泛大脑皮层畸形（A）。病灶对侧半球的 TMS（用黄色数字 8 线圈符号表示）不仅引出患侧手的正常反应，而且引出对侧手的运动诱发电位（P），这表明同侧皮层脊髓束存在传导。fMRI 检查对侧手执行运动任务，显示病灶对侧半球的"手结区"激活（B），与患侧手主动运动引起的激活没有差异（C）

动。简单的手部主动运动任务（对侧手开 / 合），fMRI 不仅显示病灶对侧半球"手结区"激活，也显示患侧半球初级运动区激活；但手被动运动 fMRI 显示患侧半球初级运动脑区激活，表明该脑区保留了躯体感觉功能。MEG 也记录到对侧拇指（N20m）反复触觉刺激时患侧初级运动区的反应，证实该区域是对侧手的主要躯体感觉区（S1）。DTI 分析以脑干背侧（脑桥被盖部）为种子区，发现上行皮质 – 丘脑 – 脊髓纤维束绕过病灶达对侧手的躯体感觉区，可能因为脑损伤时（妊娠早期；Kostovic 和 Judas，2002）发育的丘脑 – 皮层纤维束尚未到达目标皮层脑区，所以这些纤维通过其他路径在病灶周围形成"轴突旁路"（Staudt 等，2006a）。

本病例及其类似病例（Thickbroom 等，2001；Staudt 等，2006a）为无创成像技术在发育期脑损伤儿童的应用提供了经验，具体如下。

1. 初级运动区和初级躯体感觉区具有不同的重组机制（运动功能重组到病灶对侧半球，躯体感觉功能在损伤周围形成轴突旁路）。

2. 对侧手的初级运动区（M1）和初级躯体感觉区（S1）之间出现"半球分离"。

3. 手被动运动 fMRI 不适用于识别对侧手的"感觉运动区"（图 11-5）；病例 11-5 仅执行手被动运动任务时，没有显示初级运动区的重组。

病例 11-6

女，7 岁，右侧半球多小脑回畸形，表现为先天性偏瘫（对侧手保留抓握功能）和药物难治性癫痫，考虑行开颅手术切除畸形的右侧大脑半球（大脑半球切除术）以缓解癫痫症状。TMS 和 fMRI 显示病灶位于与病例 11-5 完全相同的位置，因此也存在"M1-S1- 分离"现象，表现为对侧手的重组初级运动区（M1）位于对侧半球，对侧手的初级躯体感觉区（S1）位于多小脑回。DTI 分析显示脑桥被盖区对称的上行纤维束（包括内侧丘系），而脑桥基底部皮质脊髓束位于脑干病灶的对侧。实施大脑半球切除术后患儿抓握功能保留，但对侧手触觉功能下降，与预期结果一致

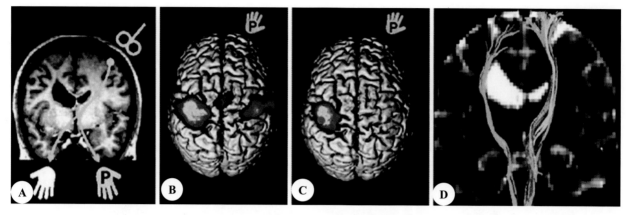

▲ 图 11-5　病例 11-5

女，19 岁，侧脑室旁病灶导致先天性偏瘫。冠状位 T₁ WI 显示侧脑室周围病灶（A）。病灶对侧半球的 TMS（黄色数字 8 线圈符号表示）不仅引发患侧手的正常运动诱发电位，而且引发对侧手的运动诱发电位（P），表明同侧皮层脊髓束存在传导。对侧手主动（B）和被动（C）活动的 fMRI 比较，蓝色圆圈表示 MEG 记录的对侧手拇指触觉刺激的反应位置。皮质脊髓束的扩散张量成像（DTI）纤维追踪（D），脑干背部（脑桥被盖部）为种子区，显示两侧大脑半球初级运动区皮层下行白质纤维束（引自 Staudt 等，2006a）

（Küpper 等，2016）。

三、结论

无创性成像技术如 fMRI、TMS、MEG 和 DTI，对儿童发育期脑损伤的术前诊断具有重要作用，常需要多种技术联合应用。

fMRI 和 TMS 的联合适用于识别患者的运动功能区，TMS 确定皮质脊髓束的起源区，而高空间分辨率 fMRI 使整个感觉运动网络可视化（Thickbroom 等，2001；Staudt 等，2002a，2004a，b），对于识别以下区域至关重要：① M1 和致痫灶之间的空间位置关系（病例 11-1；图 11-1）；②异常皮层保留的 M1（病例 11-3；图 11-3）；③ M1 重组到病变对侧半球（病例 11-4、病例 11-5 和病例 11-6；图 11-4 至图 11-6）。M1 和 S1 之间"半球分离"的患者（Thickbroom 等，2001；Staudt 等，2006a）尤其有挑战，因为这些患者进行手部主动运动时，fMRI 通常出现双侧初级运动区的激活。

fMRI（被动运动任务）和 MEG 结合适用于识别躯体感觉区，MEG 时间分辨率高，可敏感识别初级躯体感觉区，高空间分辨率 fMRI 使躯体感觉网络可视化（Staudt 等，2006a；Wilke 等，2008）。联合 fMRI 和 MEG 还能帮助定位以下功能区：①残留白质纤维束对应的躯体感觉区（病例 11-2；图 11-2）；②初级运动皮层与 S1 功能区重叠（病例 11-5；图 11-5）；③异常皮层中残留的 S1 功能区（病例 11-6；图 11-6）。DTI 纤维追踪成像可以显示病变附近残留的投射纤维（病例 11-2；图 11-2）或病变周围的"轴突旁路"（病例 11-5；图 11-5），由于这项技术存在不确定性，建议结合其他检查联合应用（如 TMS 或 MEG 的神经生理学证据）。当脑桥基底部皮质脊髓束明显不对称时，脑干 DTI 各向异性图有助于预测大脑半脑切除术后病灶对侧手是否保留抓握功能（Küpper 等，2016）。

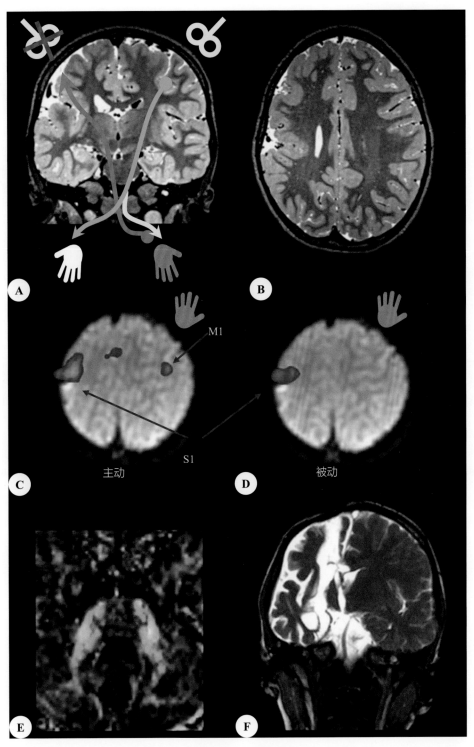

▲ 图 11-6 病例 11-6

女，7 岁，右侧半球多小脑回畸形导致先天性偏瘫和难治性癫痫。冠状位（A）和横轴位（B）T$_2$WI 显示多小脑回畸形。病灶对侧半球的 TMS（黄色的 8 字形线圈符号表示）不仅引发患侧手的动作电位（绿箭），而且引发对侧手的同侧运动诱发电位（P），表明存在同侧皮质脊髓束的传导（黄箭）。橙色箭头代表上行的躯体感觉纤维交叉到多小脑回对侧手的初级躯体感觉区（见下文）。对侧手主动（C）和被动（D）运动的 fMRI，脑干的横轴位扩散张量成像（DTI）分数各向异性图（E）显示脑桥被盖部对称上行纤维，脑桥基底部仅显示左侧正常皮质脊髓束（均用蓝色显示）。冠状位 T$_2$WI 显示右侧大脑半球切除术后改变（F）（由 M.Kudernatsch 和 Schön Klinik Vogtareuth 提供）

参考文献

[1] Carr LJ, Harrison LM et al (1993) Patterns of central motor reorganization in hemiplegic cerebral palsy. Brain 116: 1223–1247

[2] Hertz-Pannier L, Chiron C et al (2001) Functional imaging in the work-up of childhood epilepsy. Childs Nerv Syst 17: 223–228

[3] Kostovic I, Judas M (2002) Correlation between the sequential ingrowth of afferents and transient patterns of cortical lamination in preterm infants. Anat Rec 267:1–6

[4] Küpper H, Kudernatsch M, Pieper T, Groeschel S, Tournier JD, Raffelt D, Winkler P, Holthausen H, Staudt M (2016) Predicting hand function after hemidisconnection: a study on 102 patients. Brain 139:2456–2468

[5] Liégeois F, Cross JH et al (2006) Role of fMRI in the decision-making process: epilepsy surgery for children. J Magn Reson Imaging 23:933–940

[6] Rasmussen T, Milner B (1977) The role of early left-brain injury in determining lateralization of cerebral speech functions. Ann N Y Acad Sci 30:355–369

[7] Staudt M, Pieper T et al (2001) Functional MRI in a 6-year-old boy with unilateral cortical malformation: concordant representation of both hands in the unaffected hemisphere. Neuropediatrics 32:159–161

[8] Staudt M, Grodd W et al (2002a) Two types of ipsilateral reorganization in congenital hemiparesis: a TMS and fMRI study. Brain 125:2222–2237

[9] Staudt M, Lidzba K et al (2002b) Right-hemispheric organization of language following early left-sided brain lesions: functional MRI topography. Neuroimage 16:954–967

[10] Staudt M, Gerloff C et al (2004a) Reorganization in congenital hemiparesis acquired at different gestational ages. Ann Neurol 56:854–863

[11] Staudt M, Krägeloh-Mann I et al (2004b) Searching for motor functions in dysgenic cortex: a clinical TMS and fMRI study. J Neurosurg 101:69–77

[12] Staudt M, Braun C et al (2006a) Developing somatosensory projections bypass periventricular brain lesions. Neurology 67:522–525

[13] Staudt M, Erb M et al (2006b) Extensive peri-lesional connectivity in congenital hemiparesis. Neurology 66:771

[14] Thickbroom GW, Byrnes ML et al (2001) Differences in sensory and motor cortical organization following brain injury early in life. Ann Neurol 49:320–327

[15] Wilke M, Staudt M et al (2008) Somatosensory system in two types of motor reorganization in congenital hemiparesis: topography & function. Hum Brain Mapp 30:776–788

经颅磁刺激与 fMRI 的结合

Combining Transcranial Magnetic Stimulation with (f)MRI

Gesa Hartwigsen   Tanja Kassuba   Hartwig R. Siebner   著

王佩佩   李瑞利   卢 洁   译

第12章

一、概述

经颅磁刺激（transcranial magnetic stimulation，TMS）是一种无创、无痛的大脑皮层电刺激技术（Barker 等，1985），使皮层神经元去极化，并引起可测量的电生理和行为效应。TMS 通常应用于一个皮层区域，但也可以应用于两个或多个区域（多靶点 TMS），单脉冲或双脉冲刺激、重复脉冲刺激（如高频爆发式）可以短暂中断刺激皮层正在进行的神经元活动。重复经颅磁刺激（repetitive TMS，rTMS）是指应用长时程刺激序列，以恒定频率连续输出刺激（连续 rTMS），或以间歇性重复爆发的模式输出刺激（间歇性或爆发式 rTMS）。rTMS 可以改变受刺激区域大脑皮层的兴奋性，也可以改变刺激时间以外的远端与之相互连接的大脑区域的兴奋性。基于 rTMS 的神经调节效应，已广泛应用于神经网络功能重塑性研究，并用于神经和精神疾病患者的治疗。

（一）TMS 如何激发大脑皮层神经元

TMS 引起神经元轴突的感应（电 - 磁 - 电）刺激：在激励线圈产生一个短暂高频电流脉冲；时变电场产生时变磁场，其磁通线垂直于线圈平面；脉冲磁场无衰减地穿过颅骨，在浅表脑组织（大脑皮层）产生电场（方向与线圈平面平行，与线圈的电场方向相反）；脉冲磁场通过在大脑皮层产生超阈值的电场，从而刺激皮层神经元轴突激活。

时变电场是如何诱发大脑皮层神经元激活的呢？神经元组织中感应的电场驱动跨膜离子电流，最相关的参数是沿神经走行的电场变化率。根据电场梯度和电场梯度相对于轴突的方向，脉冲电场在神经元轴突不同部位产生外向电流和局部去极化，如果外向电流引起足够的细胞膜去极化，将触发动作电位，这种动作电位沿轴突传播，引起突触后神经元的跨突触兴奋，轴突有效去极化的关键是感应电场与轴突方向的空间梯度。在细胞水平上，导致神经元兴奋的原因尚不清楚，如细胞和脑回形状的相关性、灰质边界、组织电导率的局部变化，以及神经元的背景活动在神经元刺激中的作用，目前都是未知的（Miniussi 等，2010；Sandrini 等，2011；Siebner 等，2009b）。

大多数研究探讨 TMS 在人类初级运动皮层（M1）的生理机制，可以通过记录 TMS 诱发的运动电位（motor potential，MEP）进行量化，大脑其他区域的直接量化则很难获得。研究人员使用正电子发射断层扫描（positron emission tomography，PET）、脑电图（electroencephalography，EEG）或功能磁共振成像（functional magnetic resonance imaging，fMRI）等神经成像技术绘制 TMS 引起的大脑神经元活动变化（Bestmann 等，2003b；Ilmoniemi 等，1997；Lee 等，2003；Massimini 等，2005；Siebner 等，2003），这些研究表明不仅引起受刺激皮层变化，还引起相连接皮层区域（包括皮层下脑区）的功能变化（Bestmann 等，2003b；Lee 等，2003 年；Siebner 等，2003）。

功能磁共振成像的关键问题是血氧水平依赖（blood oxygen level-dependent，BOLD）信号是否能够真实反映 TMS 引起的局部神经元活动变化。Allen 等（2007）将光学成像和猫视觉皮层神经元活动的电生理记录相结合，结果显示大脑血流动力学能够反映 TMS 引起的神经活动变化，此外一系列刺激参数下，TMS 诱发的神经活动与脑血流动力学之间存在定量关系，表明 TMS 诱导的神经活动变化可以"真实反映在血流动力学信号中"，证明 TMS-fMRI 联合对神经科学研究的价值（Allen 等，2007）。

（二）经颅磁刺激的物理机制

感应磁场和电场强度随着与线圈距离的增加而迅速减弱，最大穿透深度取决于线圈的形状和大小、使用的刺激强度以及靶组织的反应性。相较于大线圈，小线圈的感应磁场和电场强度随着距离增加而迅速减弱。线圈应切向放置在皮肤上，以尽量减少线圈与皮层间的距离。目前商用线圈的刺激深度约为 2～3cm，即 TMS 只能刺激皮层神经元组织，而不能直接刺激大脑深部的灰质核团。

TMS 通常不会在小的特定部位对神经元组织产生局部刺激，线圈形状是决定皮层刺激大小和空间范围的重要因素。最常用的两种线圈形状是圆形（称为圆形线圈）和 8 字形（称为 8 字形线圈或蝶形线圈）。圆形线圈产生同心圆电场。如果线圈的整个表面与刺激靶点的表面相切，则圆形线圈下的神经元组织被激活，但当线圈平面

放置在与刺激靶点表面相切的头皮上，线圈中心下方脑组织的神经元刺激最小（Weyh 和 Siebner，2007）；另一种 8 字线圈由两个并排放置的圆形线圈组成，并通过布线使来自刺激器的电流以相反的方向流动，两个线圈相接的地方（线圈的几何中心）产生的感应电流最大。8 字线圈空间分辨率为 1～1.5cm，空间聚焦性比圆形线圈更好，因此 TMS 研究大脑皮层功能更适合采用 8 字线圈（Walsh 和 Rushworth，1999）。需要注意的是，商用的 TMS 刺激装置在线圈设计方面可能存在差别，同时 rTMS 刺激期间的加热特性和硬件设计都可能改变神经元刺激特性（Lang 等，2006；Weyh 等，2005）。

（三）TMS 的临床及神经科学应用

TMS 可以用多种方法研究人脑功能，单脉冲或双脉冲 TMS 能够探测运动皮层和视觉皮层内抑制和易化环路的兴奋性。由于 TMS 诱导的动作电位沿轴突连接传播，因此神经元兴奋作用不仅局限于受刺激皮层，还通过突触传递将兴奋性传播到相互连接的其他皮层，使 TMS 成为研究人脑功能和有效连接的有效手段（Kobayashi 和 Pascual-Leone，2003）。TMS 已广泛用于研究运动系统的皮层间及皮层 – 脊髓连接研究，以及评估皮层脊髓通路的兴奋性和传导性。

TMS 在受刺激皮层中诱发短暂的功能障碍，称为"虚拟病变"（Pascual-Leone 等，2000），实验任务采用"虚拟病变"模式，TMS 可以测量任务产生的变化，从而推断受刺激的大脑区域对于特定认知、感觉或运动功能的重要性（Walsh 和 Cowey，2000；Walsh 和 Rushworth，1999；Siebner 等，2009b）。越来越多的临床医生和神经学家使用 rTMS 模式诱导人脑产生持久性变化（Siebner 和 Rothwell，2003），传统 rTMS 模式由恒定重复频率的连续性脉冲序列组成，rTMS

的连续模式刺激频率<1Hz 称为低频 rTMS，5～50Hz 称为高频 rTMS。运动皮层的大多数研究表明低频 rTMS 通常抑制皮层兴奋性，而高频 rTMS 则会促进皮层兴奋性（Berardelli 等，1998；Chen 等，1997a；Pascual-Leone 等，1998）。最近研究采用更复杂的短暂性刺激模式，如双脉冲 rTMS（Thickbroom 等，2006）、四联脉冲 rTMS（Hamada 等，2007）或短阵快速脉冲刺激模式（TBS）（Huang 等，2005），后者每 0.2s 就会产生短而高频率的脉冲，有研究提出经颅磁刺激的神经调节作用可以治疗神经和精神疾病（Wassermann 和 Lisanby，2001）。

TMS 可用于受试者执行实验任务（在线 TMS），也可用于执行任务前（离线 TMS）。离线 TMS 通常包括一个 rTMS 模式，该模式引起大脑皮层兴奋性的持久变化，在线 TMS 在任务执行期间的不同时间点给出单脉冲或短高频序列，两种方法都可以通过测量 TMS 对电生理指标（如 MEP 振幅）、行为指标（如反应潜伏期或错误率）的实时作用（在线 TMS）或调节作用（离线 TMS）验证目标脑区的功能相关性，或者直接利用 EEG、PET 或 fMRI 等脑图谱技术研究大脑活动（Siebner 等，2009a）。虽然传统研究范式将单点 TMS 应用于单个皮层区域，但最近研究开始将多靶点 TMS 同时应用于两个或多个区域（Hartwigsen 等，2010a, b）。

（四）不良反应及预防措施

TMS 会产生不良反应，尤其使用 rTMS 模式。最近一篇综述全面讨论了其不良反应（Wassermann，2008），最常见的不良反应是诱发癫痫发作。由于 rTMS 对皮层的兴奋性和功能的影响比单脉冲 TMS 更强、更持久，因此即使健康个体，rTMS 诱发癫痫发作的风险也很高。因此为了防止诱发癫痫，安全指南规定了每次治疗的最大脉冲数、刺激强度和频率（Chen 等，1997b；Rossi 等，2009；Rossini 等，2015；Wassermann，1998）。自从安全指南应用临床以来，全世界关于 TMS 诱发癫痫的病例报道非常少，即使 rTMS 诱导癫痫发作的患者，也不会发生持久后遗症。

另一个不良反应是 TMS 通过线圈快速放电产生频率范围为 2～7kHz 的噪声，是由强磁脉冲作用下线圈的机械变形引起。据报道距线圈 10cm 处，声压峰值为 120～130dB（Starck 等，1996）。由于 MRI 扫描仪产生的附加磁场，TMS 在磁共振成像孔径内进行磁刺激时声音分贝更高。因此，接受 rTMS 或 MR 检查应佩戴耳塞[见本章"三、（二）功能磁共振成像期间进行 TMS（在线 TMS-fMRI 方法）]。

二、线圈的皮层靶区定位

将 TMS 线圈精确放置在需要刺激的皮层靶区至关重要，通过 TMS 诱发运动反应可定位初级运动皮层区域，同样 TMS 引发的光幻视反应可定位视觉皮层区域。以上两种情况根据 TMS 刺激大脑皮层所产生的反应，就是通过脑功能确定最佳的刺激部位。但对于大多数的皮层区域，TMS 无法诱发此类反应，必须使用其他方法将线圈精确地放置在皮层的刺激靶区。

一些研究选择初级运动皮层作为中枢周围皮层区（如运动前区及躯体感觉区）的最佳刺激"靶点"（Gerschlager 等，2001；Koch 等，2006；Lee 和 van Donkelaar，2006），然而定位较远的区域（如背外侧前额叶皮层），这种方法不够精确（Bohning 等，2003b）。

TMS 线圈定位通常使用 10～20 国际标准 EEG 导联电极放置系统（Jasper，1958），10～20 系统根据颅骨解剖部位（枕外隆突、鼻根或耳前）确定电极位置，电极位置设计呈网格状，该方法假定受试者头皮位置与大脑结构一致。若想定位更加准确，还可以使用头部带有高对比度标记胶囊的脑结构像（Terao 等，1998）进行定位，线圈的位置可以参考体表标志物。

无框架立体定向导航系统与 TMS 线圈结合，能够精准实时导航并监控 TMS 线圈定位，使定位更加精确（Denslow 等，2005a；Herwig 等，2003a；Neggers 等，2004；Sack 等，2006；Schonfeldt-Lecuona 等，2005）。光学（基于红外线）和声学（基于超声波）定位设备也可用于神经导航，这些系统使用被动式（反射式）或主动式（发射式）标志物定位，这些标志物固定在受试者头部或 TMS 线圈（Ettinger 等，1998）。Sparing 等（2008）比较采用不同方法进行 TMS 线圈定位初级运动皮层区的准确性，结果显示使用 10～20 国际标准 EEG 导联电极放置系统或功能反应进行定位准确率最低，因为不同电极位置存在较大的个体差异。功能磁共振成像引导的神经导航定位方法空间精确度最高，定位误差在几毫米范围内，其他研究也得到类似结果（Denslow 等，2005a；Herwig 等，2003b；Schonfeldt-Lecuona 等，2005）。

神经导航需要受试者大脑的高分辨率 T_1 WI 成像，并需要将其转换成 3D 立体图像。最佳方式是将受试者的功能磁共振成像激活图覆盖在结构图像，采用特殊神经导航软件将预先定义的解剖标志标记在 MRI 结构像，通常以鼻根、双耳耳屏尖和眼内眦作为体表定位标记，同时将带有至少 3 个被动球体或超声波反射发射器的头带绑在受试者头上，形成能够指示受试者头部位置信息的跟踪器，另一个跟踪器固定在 TMS 线圈。这些动态参考系统提供有关头部和线圈空间位置的实时信息，摄像机系统检测动态参考系统的位置，并使用导航软件对线圈进行视觉定位，同时将信息可视化在计算机屏幕（图 12-1）。

通过使用装有跟踪器的指针点触受试者面部预先确定的标记，将受试者头部和磁共振结构像进行配准，配准的精准度对线圈的准确定位至关重要，之后电脑屏幕实时显示线圈与受试者 3D 解剖结构图像的位置。皮层刺激靶区的定位既可以根据脑回结构的解剖学定位，也可以根据功能磁共振成像获得的激活图确定，还可以使用同一

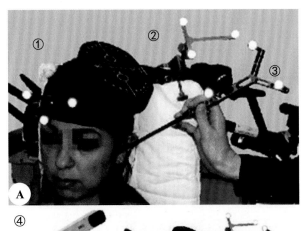

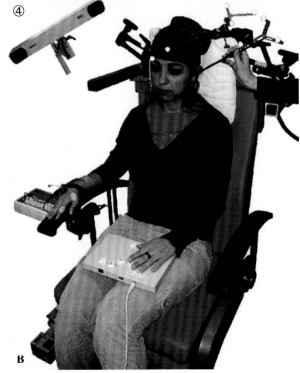

▲ 图 12-1　无框立体定向引导下的神经导航 TMS
跟踪器带有 3 个被动球体，与受试者的头带①和 TMS 线圈②相连接，并将跟踪器固定在指针③上；这些动态参考系统提供有关头部和线圈空间位置的实时信息；摄像机系统④检测动态参考系统的位置，并使用导航软件对线圈进行视觉定位，同时将信息可视化在计算机屏幕

组受试者的激活峰值坐标进行线圈定位，需要注意标准化空间（MNI，Talairach）坐标必须配准到个体空间。

三、fMRI 与经颅磁刺激的结合

（一）为什么将 fMRI 与经颅磁刺激进行联合应用

功能磁共振成像（fMRI）是研究行为相关大脑神经活动的敏感方法，但由于时间分辨率较低，基于 fMRI 激活图不能明确脑区是否与行为有必然的相关性。通过 TMS 刺激暂时中断正在进行的神经活动，进一步分析受刺激皮层与特定大脑功能的因果关系。由于单脉冲 TMS 具有高时间分辨率，因此，TMS 和 fMRI 相结合，能够以高空间分辨率（fMRI：毫米范围的空间分辨率）和高时间分辨率（单脉冲 TMS：毫秒级时间分辨率）对脑功能进行无创评估。

TMS 和 fMRI 的相对时序组合决定 TMS-fMRI 的应用模式，fMRI 数据采集过程中可以进行 TMS 刺激（在线方法），以研究 TMS 对大脑活动和行为的直接影响，TMS 也可在 fMRI 数据采集前或后进行，这时 TMS 和 fMRI 分开进行（离线方法）（图 12-2）。

（二）功能磁共振成像期间进行 TMS（在线 TMS-fMRI 方法）

fMRI 数据采集时进行 TMS 刺激（交替式 TMS-fMRI）有助于探究 TMS 对全脑神经元活动的直接影响，通过在大脑的不同功能状态下应

A　"在线"方法：TMS-fMRI 同时进行

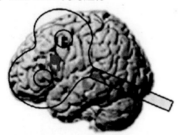

B　"离线"方法：fMRI 先于 TMS 方式

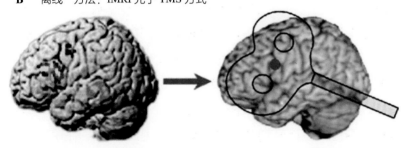

C　"离线"方法：TMS 先于 fMRI 方式

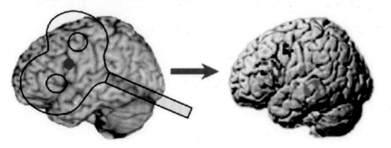

◀ 图 12-2　TMS 和 fMRI 的相对时序组合决定 TMS-fMRI 的应用
A. TMS 和 fMRI 可以交替式进行（"在线"方法），以探究 TMS 对全脑神经元活动的直接影响。TMS 之前或之后进行 fMRI 检查（"离线"方法）。B. fMRI 先于 TMS 方式通常用于为 TMS 刺激点进行功能定位。C. TMS 先于 fMRI 方式可探讨 TMS 预处理对脑功能的持续影响

用 TMS，在线 TMS-fMRI 方法分析 TMS 在不同任务状态影响受刺激区域及远处区域的神经元活动。

1. 方法学问题

Bohning 等（1997，1998，1999）最早提出交替式 TMS-fMRI 方法，但当时未成为常规的检测方法。目前大多数交替式 TMS-fMRI 方法的研究主要来自查尔斯顿（美国北卡罗来纳州）、哥廷根（德国）和伦敦（英国）的 3 个研究小组（表 12-1）。由于 TMS 磁脉冲影响 MR 扫描仪的静态磁场，在采集图像时导致磁场梯度发生变化（Baudewig 等，2001），因此必须使用经过机械加固的非铁磁 TMS 线圈，以防止线圈在功能磁共振成像期间断裂，同时由于 TMS 线圈在 MR 扫描仪内部放电时，TMS 诱发的局部磁场和静态磁场之间相互作用会产生很大的机械噪声，因此受试者必须佩戴耳塞和耳机。另外磁共振兼容的 TMS 线圈可能导致图像失真（Baudewig 等，2000；Bestmann 等，2003a），通过缩短回波平面成像（EPI）的读取时间、提高成像梯度和采用并行采集可以减少图像失真。

铁磁刺激装置必须与磁共振扫描仪的磁场保持足够距离，建议放置在扫描室外，或放置在扫描室内的射频屏蔽柜内，需要配备较长的电缆连接线圈和刺激器。

即使使用磁共振兼容的 TMS 线圈支架，也会因磁共振头线圈空间较小，而限制 TMS 刺激某些皮层区域，尤其是基底节区、额叶、颞叶。TMS 还会引起颅肌抽搐、体感和听觉刺激，可能引起受试者不适及运动伪影，从而造成脑功能的伪激活，引起与感觉或情感加工相关皮层和皮层下脑区 BOLD 信号变化，这些使 TMS 诱导的大脑激活结果更加复杂（Bestmann 等，2005）。因此，建议增加与听觉和体感刺激相匹配且不引起经颅皮层刺激的对照范式，或将相同 TMS 模式

应用于 fMRI 的对照脑区。

另外，fMRI 成像期间进行 TMS 会造成动态伪影，同时射频噪声显著降低磁共振图像的信噪比。TMS 刺激器本身可能产生射频噪声，而且 TMS 线圈电缆具有类似天线的特性，可以将自身射频噪声引入磁共振扫描仪，但可通过定制的射频滤波器降低射频噪声。TMS 刺激器的高压电容器泄漏电流可能导致图像扭曲和伪影，同时需要注意这些泄漏电流随 TMS 强度而变化，并引起强度相关的 BOLD 信号变化，远程控制高压继电器二极管系统的使用可减少这种泄漏电流（Bestmann 等，2007）。

TMS 诱发的强磁脉冲会扭曲 MR 图像，其程度取决于 TMS 线圈的方位、磁刺激脉冲强度和磁共振磁场强度（Bestmann 等，2003a；Shastri 等，1999），因此需要避免 TMS 脉冲和 EPI 激励脉冲之间的直接干扰，同时需要替换被 TMS 脉冲干扰的图像（Bestmann 等，2008），该问题的解决方案是增加 TMS 脉冲和 MR 图像采集之间的时间间隔（更多技术细节参见 Baudewig 和 Bestmann，2007；Bestmann 等，2008）。

2. 交替式 TMS-fMRI 的应用

一些研究将 TMS 应用于静息状态下的运动皮层，结果显示 TMS 诱导 BOLD 信号的急性变化具有剂量依赖性（Baudewig 等，2001；Bestmann 等，2003a，2004；Bohning 等，1998，1999，2000b）。单次 TMS 脉冲可引起局部区域 BOLD 信号增强，与受试者自主运动诱发的 BOLD 信号相似（Bohning 等，2000b），仅当强度达到阈上刺激才会引起该效应，同时引发对侧手的肌肉抽搐。目前尚不清楚观察到的脑区激活是直接由皮层刺激诱导，还是由 TMS 诱发的肢体运动引起的躯体感觉反馈。Bestmann 等（2005）研究发现对受试者左侧前运动皮层使用 3Hz 的短序列 rTMS，受刺激皮层及与其连接区域 BOLD 信号

表 12-1　交叉性 TMS–fMRI 在健康志愿者中的研究

目标脑区	任　务	TMS-fMRI 方案［频率，强度（%），每个阶段 / 区域总数第几个脉冲］	参考文献
左 M1	静息态	0.83Hz，110，20/ 区域	Bohning 等，1998
左 M1	静息态	1Hz，80/110，18/ 区域	Bohning 等，1998
左 M1	静息态 / 动手指	1Hz，110，21/ 阶段	Bohning 等，2000a
左 M1	静息态	SP，120，15/ 区域	Bohning 等，2000b
左 M1	静息态 / 动手指	10Hz，110，10/ 阶段	Baudewig 等，2001
左 PMd		10Hz，90/110，10/ 阶段	
左 PFC	静息态	1Hz，80/100/120，21/ 阶段	Nahas 等，2001
左 M1/S1	静息态	4Hz，90/110/110 AMT，40/ 阶段	Bestmann 等，2003b
左 M1	静息态	1Hz，110，未报	Bohning 等，2003a
左 M1	静息态	1Hz，120，1，2，4，8，16，24/ 阶段	Bohning 等，2003c
左 M1	静息态	4Hz，150，4/ 阶段	Kemna 和 Gembris，2003
左 M1	静息态	1Hz，110，21/ 阶段	McConnell 等，2003
左 M1	静息态	3.1Hz，90/110 AMT，30/ 区域	Bestmann 等，2004
左 M1/S1	静息态 / 动手指	1Hz，110，21/ 阶段	Denslow 等，2004
左 PFC	静息态	1Hz，100，21/ 区域	Li 等，2004a[a]
左 M1	静息态	1Hz，110/120，未报	Li 等，2004b
左 PFC			
左 PMd	静息态 / 动手指	3Hz，90/110 AMT，未报	Bestmann 等，2005
左 M1	静息态 / 动手指	1Hz，110，21/ 阶段	Denslow 等，2005a
左 M1	静息态	1Hz，110，21/ 阶段	Denslow 等，2005b
左 M1	静息态	SP；～90；98/102；110 SoM；20；40/ 区域	Bestmann 等，2006[b]
右 FEF	静息态 / 视觉判断	9Hz，40/55/70/85 TOP 10Hz；65 TOP，5/ 阶段	Ruff 等，2006
左 PMd	等距左手抓握	11Hz，70/110，5/ 阶段	Bestmann 等，2007
左 / 右 SPL	视觉空间任务	13.3Hz，100 TOP，5/ 阶段	Sack 等，2007
右 IPS/FEF	视觉任务（运动刺激）	9Hz，40/55/70/85 TOP，5/ 阶段	Ruff 等，2008

AMT. 主动运动阈值；FEF. 额叶眼动区；IPS. 顶内沟；M1. 初级运动皮层；PFC. 前额叶皮层；PMd. 背侧前运动皮层；RMT. 静息运动阈值；SoM. 运动感觉；SP. 单脉冲；TOP. 总输出

a. 抑郁症患者；b. 截肢患者

增加，由于前运动皮层受 TMS 刺激后不会产生明显的肌肉运动，由此推测这些 BOLD 信号变化是由皮层刺激、而不是躯体感觉反馈激活引起。

交替式 TMS-fMRI 研究结果显示，TMS 可以引起与刺激点相连接的皮层及皮层下区域神经元活动变化（Baudewig 等，2001；Bestmann 等，2004，2005；Bohning 等，1998，1999，2000a；Ruff 等，2008），即使 TMS 直接刺激脑区没有出现一致的信号变化，远隔脑区也会出现相应的 BOLD 信号变化（Bestmann 等，2004），这表明从受刺激脑区到相连脑区的跨突触兴奋性传播是 TMS 诱发神经元刺激的主要原因。

交替式 TMS-fMR 可以研究以下问题，即 TMS 如何与固有任务态激活相互作用，以及 TMS 诱发的任务相关激活变化与行为改变之间的关系。最近研究显示 fMRI 扫描期间对受试者顶叶进行 rTMS 刺激，得到 TMS 诱发的任务相关脑活动变化图，是 TMS 诱发视觉空间判断障碍的基础。（Ruff 等，2008）。利用 TMS-fMRI 同步技术对受试者的右侧额叶眼动区（frontal eye field，FEF）或顶内沟（intraparietal sulcus，IPS）使用短时高频 rTMS 刺激，在枕叶激活区观察视觉刺激对 BOLD 信号的影响，发现 TMS 引起的枕叶激活变化主要取决于受试者接受 TMS 刺激时视觉系统的实际状态，当同时呈现运动刺激时视觉脑区 V_5/MT+ 激活增加，而没有视觉输入时视觉区域 $V_1 \sim V_4$ 激活。

目前患者应用交替式 TMS-fMRI 的研究很少，一项个案报道 Bestmann 等（2006）研究了 TMS 诱导截肢患者不同皮层区域的活动变化。在中等刺激强度下，约一半的试验发现 TMS 刺激截肢对侧的手运动诱发了幻觉运动感觉，但残留肢体没有产生明显活动。作者比较有运动幻觉试验和无运动幻觉试验与事件相关的 BOLD 信号变化，由于 TMS 的设置相同消除了 TMS 对区域神经元活动的非特异性影响，发现幻觉运动感觉与初级运动皮层、背侧前运动皮层、顶内沟前部和辅助运动区尾侧的激活增强有关，提示这些额顶区域的激活与幻觉运动感觉的神经元相关（图 12-3）。TMS-fMRI 同步技术在"治疗性"rTMS 模式引起功能性脑网络变化的研究具有一定价值，研究 14 例抑郁症患者左背外侧前额叶进行 1Hz TMS 连续刺激（100% 运动阈值下），之后使用 fMRI 观察患者脑内激活变化。（Li 等，2004a；Vink 等，2018）。

（三）TMS 和 fMRI 的离线联合应用

1. fMRI 后进行 TMS

目前研究普遍认为 fMRI 能够可靠识别大脑区域，其中 BOLD 信号的增加与实验任务的执行有关。但 fMRI 无法提供实验任务激活脑区与任务功能的关系，而 TMS 可以解决这一问题。当受试者执行相同的实验任务时，使用 TMS 中断感兴趣脑区的神经元活动，如果影响实验任务的表现，则受刺激的皮层区域与该功能相关。

Cohen 及其研究团队利用 TMS 对盲人进行研究（Cohen 等，1997），研究表明盲文阅读可以持续激活盲人的视觉皮层区域，而视力正常的人则不会激活。为了研究枕叶皮层任务相关激活的意义，研究者对与盲文阅读相关的几个脑区进行 10Hz 的 rTMS 短序列刺激，发现刺激诱发了先天失明者的触觉感知错误，但对视力正常者的触觉表现没有影响，表明盲人的枕叶视觉皮层与触觉输入相关。

过去 10 年越来越多的研究使用 TMS 检测不同认知功能激活脑区与任务的相关性，包括记忆、注意力、听觉认知，以及语言功能、高级社会认知和音乐感知等（如 Davey 等，2015；Mottonen 等，2014；Rushworth 等，2001；Andoh 等，2018；Donaldson 等，2018；Hartwi-

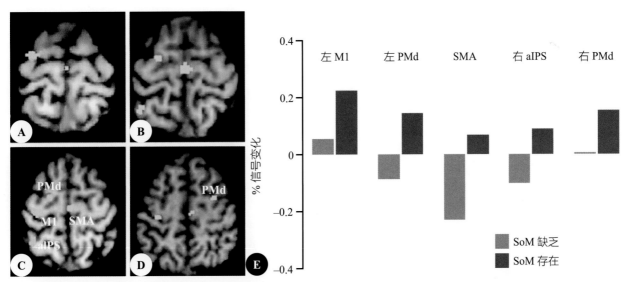

▲ 图 12-3　中等 TMS 强度 [T ≥ 3 时 SPM（T）阈值] 比较有无 SoM 和无 SoM 患者的脑区激活变化

当感觉到一个有意识的幻觉 SoM 时，观察到几个与运动相关脑区激活增强，包括左侧（受刺激）M1、双侧 PMd、左侧 aIPS 和尾侧 SMA。需要注意的是，在这个对比中应用的中间刺激强度保持不变，并且低于引发外周肌肉反应的阈值，结果显示在 T₁WI 结构像：A. 横断面，z=72；B. z=67；C. z=62；D. z=57；E. fMRI 5 个运动相关区域（左侧 M1、双侧 PMd、SMA 峰值的信号变化百分比，左 aIPS）进行有或无诱发幻觉 SoM 的试验。PMd. 背侧前运动皮层；M1. 初级运动皮层；aIPS. 顶叶内侧；SMA. 辅助运动皮层；SoM. 运动感觉。经 Elsevier 许可转载，引自 Bestmann 等，2006.

gsen 2015）。大多数研究发现对特定认知功能关键脑区进行 TMS 刺激，会造成相应任务的执行障碍（反应时间延迟或准确性下降），然而一些研究发现任务期间或之前应用 TMS，对任务的表现有促进作用（Mottaghy 等，1999，2006；Sparing 等，2001）。这些矛盾的结果可以用状态依赖解释（Pasley 等，2009；Silvanto 等，2017；Silvanto 和 Cattaneo，2017），即 TMS 诱导效应的方向和强度主要取决于任务诱发的神经元活动或大脑的状态，并不是完全随机的（Ruzzoli 等，2010），若与正在进行的相关信号同步，则信号增强，并为特定任务提供"最佳"刺激水平（Miniussi 等，2013），因此 TMS 引起的扰动效应随任务条件和复杂性变化而变化。

值得注意的是，TMS 研究结构 - 功能因果关系并不限于单个脑区。有研究采用多靶点 TMS 方法探究右半球大脑是否对特定语言功能起关键作用（Hartwigsen 等，2010a）。这项研究基于先

前 fMRI 的研究结果，即双侧大脑半球的缘上回（supramarginal gyri，SMG）在语音文字处理中都被激活。为了测试这些语音激活模式的功能相关性，受试者进行语音和语义词决策任务时，使用 10Hz rTMS 刺激受试者左、右或双侧的 SMG，结果发现相对于无效的假刺激，TMS 损害语音决策任务的表现，但不影响独立于受刺激半球的语义决策。此外，双靶点 TMS 与单靶点 TMS 基本相同。这些发现表明两个半球均影响健康受试者作出准确有效的语音决策，而对侧半球同源脑区对 TMS 诱发的"虚拟病变"无急性代偿。

一些研究进一步将任务前 TMS（离线）和任务期间的 TMS（在线）相结合，分析不同认知过程中神经网络功能的交互作用（Hartwigsen 等，2012，2016），这种"条件和扰动"方法特别适用不同网络节点之间的代偿作用研究。

fMRI 通过功能定位确定 TMS 最佳刺激点，Neggers 等（2007）对受试者首先在 fMRI 中完

成扫视任务，每个受试者将中央前回的单峰值激活叠加在结构像，再用无框架立体定向导航技术将线圈放置在 fMRI 定义的额叶眼动区（FEF），这种 fMRI 引导的立体定向方法考虑了中央前回 FEF 功能的个体差异，从而比依赖结构解剖学标志定位更精确。另一种确定 TMS 最佳刺激点的方法是使用与先前 fMRI 研究相同或类似的实验任务，将通过任务激活脑区的立体坐标作为刺激位置，利用空间标准化的逆运算，将坐标从标准空间转换到"个体"空间，从而确定个体化 TMS 刺激点（Hartwigsen 等，2010a，b）。rTMS 治疗精神和神经系统疾病的疗效具有个体差异性大（Gross 等，2007；Lefaucheur 等，2007；Ridding 和 Rothwell，2007），使用 fMRI 引导的 TMS 的方法能够减小个体间功能神经解剖学差异，从而提高 rTMS 的治疗疗效。

2. TMS 后进行 fMRI

TMS 与 fMRI 结合的另一种方法是在 fMRI 之前应用 rTMS。rTMS 可以引起人脑组织的迅速重组（Siebner 和 Rothwel，2003），在 rTMS 之后进行 fMRI 图像采集，在全脑水平绘制 rTMS 对任务相关神经元活动的持久功能影响（O'Shea 等，2007；Rounis 等，2007）。因为 rTMS 和 fMRI 在空间和时间分开进行，所以 rTMS 后进行 fMRI 成像不需要特别限制，这种条件 – 绘图方法可以研究脑功能网络的可塑性。rTMS 后应尽可能立即进行 fMRI 以捕捉由 rTMS 引起的大脑神经元瞬时效应（Baudewig 和 Bestmann，2007）。通过比较 rTMS 前后的任务相关脑区激活，检测 rTMS 对局部神经元激活的调节作用。由于实验任务在 MR 扫描的重复会造成与实验任务相关脑区激活的非特异变化，可通过在第二次试验中对皮层靶区进行假 rTMS 刺激控制。假 rTMS 应在听觉和躯体感觉刺激方面与真实 rTMS 相匹配，但不能诱导皮层刺激。此外，相同的有效 rTMS 刺激应用于第二控制脑区（对照脑区），在 rTMS 之后（而不是对照 rTMS 之后）激活模式的变化表明 rTMS 调节的重组作用，通过让受试者在相同 fMRI 序列执行对照任务显示功能重组的任务特异性。

条件 – 绘图法主要研究健康受试者的功能可塑性（表 12-2），最近研究对右侧初级运动区（控制手部运动的脑区）进行阈下高频（10Hz，90% 静息运动阈值）rTMS，发现感觉知觉和运动性能相关脑网络的重组（Yoo 等，2008）。该研究采用假刺激对照的受试者内实验设计，在真和假 rTMS 前后评估左手顺次手指运动任务和疼痛触觉刺激期间的 BOLD 信号变化，结果表明与假 rTMS 相比，真 rTMS 使运动网络激活增加，且该增加有助于患者运动功能的恢复。此外，真 rTMS 使感觉网络失活，与触觉阈值增加有关。另一项健康受试者研究，使用 1HzrTMS 对右利手左侧背侧前运动皮层（PMd）神经元（主要负责动作选择）的活动进行持续中断，随后使用 fMRI 研究受试者右侧 PMd 脑区的短期重组（O'Shea 等，2007），发现 rTMS 增加右侧 PMd 和内侧前运动皮层的激活，但对行为（任务表现）没有影响，结合相关其他实验结果，认为这种激活增加反映代偿性短期重组，有助于 rTMS 诱导的"神经元变化"后保持行为不受影响。

最近条件 – 绘图方法也用于研究认知功能的短期重组和适应可塑性，包括高级听觉认知（Andoh 和 Zatorre，2013）和语言（Andoh 和 Paus，2011；Binney 和 Lambon Ralph，2015；Hallam 等，2016；Hartwigsen 等，2013，2017；Jung 和 Lambon Ralph，2016；Hartwigsen 等，2016）。一些研究使用神经影像数据建模绘制 TMS 引起的语言功能脑区的有效连通性（功能相互作用）变化（Friston 等，2003），这些研

表 12-2　rTMS 后行 fMRI 的示例研究

目标脑区	任　务	TMS-fMRI 方案［频率，RMT（%），每个阶段 / 区域总数第几个脉冲］	参考文献
左 S1	静息态	5Hz；90；2500	Tegenthoff 等，2005
左 IFG	语义对象分类	10Hz，110，300	Wig 等，2005
左 S1	触觉频率识别	5Hz；90；1250	Pleger 等，2006
右 vs. 左 DLPFC	线索选择反应	5Hz；90 AMT；1800	Rounis 等，2006
左 PFC	姓名记忆	5Hz，80，500	Sole-Padulles 等，2006[a]
右 PFC	伦敦塔	1Hz；110；720 vs. 10Hz；100；1500	Fitzgerald 等，2007[b]
左 PMd，左 SM	动作选择	1Hz，90 AMT，900	O'Shea 等，2007
左 DLPFC	情绪刺激	5Hz；120；3750	Cardoso 等，2008[c]
右 FEF	眼跳注视	30Hz TBS，80，600	Hubl 等，2008
对侧 M1	握手动作	1Hz，100，600	Nowak 等，2008[d]
右 M1	连续手指运动任务，有害触觉刺激	10Hz；90；1000	Yoo 等，2008
右 M1	握拳动作	1Hz，100，600	Grefkes 等，2010[d]
左 PMd	动作重编程	1Hz，90，1800	Ward 等，2010
左 / 右 MTP	单词识别	10Hz，100，450	Andoh 和 Paus，2011
左 / 右 HGa	旋律辨别	cTBS，80AMT，600	Andoh 和 Zatorre，2013
左 pIFG	明显的伪词重复	50Hz cTBS，80AMT，600	Hartwigsen 等，2013
前 SMA	修改的 Simon 任务	1Hz，100，1800	Herz 等，2014
左 ATL	语义判断	1Hz，120，660	Binney 和 Lambon Ralph，2015
左 vATL	语义判断	cTBS，80，600	Jung 和 Lambon Ralph，2016
左 IFG	语义关联判断	1Hz，100 AMT，900	Hallam 等，2016
左 AG/SMG	语义和语音决定	50Hz cTBS，80 AMT，600	Hartwigsen 等，2017

AG. 角回；AMT. 主动运动阈值；（v）ATL. 前颞叶腹侧；DLPFC. 背外侧前额叶；FEF. 额叶眼动区；L/R HGa. 左 / 右前外侧 Heschl 回；（p）IFG.（后）额下回；M1. 初级运动皮层；L/R MTP. 左 / 右后颞区（Wernicke 区）；PFC. 前额叶皮层；PMd. 背侧运动前皮层；前 SMA. 前辅助运动区；RMT. 静息运动阈值；S1. 初级体感皮层；SM. 感觉运动皮层；SMG. 边缘上回；（c）TBS. 连续 θ 短阵快速脉冲刺激
a. 老年记忆障碍患者；b. 难治性抑郁症患者；c. 帕金森病抑郁患者；d. 脑梗死患者

究一致显示局部 rTMS 持续改变有效连接，包括 rTMS 不直接刺激的脑区（Grefkes 等，2010；Hartwigsen 等，2017；Herz 等，2014）。

最近两项研究对左前颞叶（anterior temporal lobe，ATL）给予脉冲刺激干扰神经元活动，与随后采集的 fMRI 相结合来探究语义系统的代偿性重组（Binney 和 Lambon Ralph，2015；Jung 和 Lambon Ralph，2016）。Binney 和 Lambon Ralph（2015）发现受试者左侧 ATL 给予持续 θ 短阵快速脉冲刺激（continuous theta burst stimulation，cTBS），不仅抑制受刺激部位与语义任务相关的激活，还抑制语义网络的其他脑区，包括腹侧 ATL 和腹外侧前额叶和后外侧颞叶皮层；相反，ATL 抑制导致对侧同源脑区范围扩大和代偿性激活增加，表明语义网络具有较高的适应性和可塑性。同一研究组的另一项实验（Jung 和 Lambon Ralph，2016）也发现语义网络有灵活的适应性，cTBS 受刺激部位的激活（相对于枕极的控制区域）被抑制，左腹外侧 ATL 激活降低，对侧同源脑区的激活代偿性增加。右侧 ATL 激活增加与任务速度呈负相关，表明反应潜伏期较短的受试者右侧 ATL 激活更强。此外，有效连接分析显示 cTBS 之后，右侧 ATL 增加对左侧的内在促进作用，表明语义系统具有灵活、双向、较强的适应性和可塑性。一项行为实验显示 cTBS 也影响同义词判断，表明此脑区与语义加工的相关。与语言领域的其他 TMS-fMRI 研究一致（Hallam 等，2016；Hartwigsen 等，2017），这些结果均显示语言处理关键脑区之间具有灵活补偿再分配的特性。

目前患者中应用 rTMS 和 fMRI 离线组合的研究很少（Cardoso 等，2008；Fitzgerald 等，2007；Nowak 等，2008；Grefkes 等，2010；Hartwigsen 等，2020），但很多条件 – 绘图研究在神经和精神疾病使用离线 rTMS 结合 PET，如耳鸣（Richter 等，2006；Smith 等，2007）、抑郁症（Kuroda 等，2006；Peschina 等，2001；Speer 等，2000）、精神分裂症（Langguth 等，2006）、肌张力障碍（Siebner 等，2003）和帕金森病（Strafella 等，2005），这些研究表明条件 – 绘图方法能够提高对 rTMS 治疗效果及潜在大脑病理机制的理解，并且建议研究者在 rTMS 后进行 fMRI。最近，一些研究将离线 rTMS 与 PET 或 fMRI 相结合，以绘制 rTMS 与语音和语言治疗相结合的语言功能变化（Heiss 等，2013；第 17 章），结果表明这种治疗方法可能使语言功能向优势左半球转移。未来的研究需要 rTMS 对失语症恢复的神经网络改变作出更具体的预测，并帮助确定脑卒中后语言恢复的有效治疗方案（Hartwigsen 和 Saur，2019）。

四、结论

TMS 可以与 fMRI 同时使用（在线方式），也可以在 fMRI 之前或之后使用（离线方式）。在线（fMRI 成像期间进行经颅磁刺激）技术要求较高，需要特别的安全预防措施，但离线技术（功能磁共振成像之前或之后进行经颅磁刺激）应用较容易。经颅磁刺激和 fMRI 成像检查联合使用，有助于解决很多科学和临床问题。TMS 和 fMRI 联合可以探索脑神经网络空间和时间的动态变化，并进一步探究疾病的脑功能网络变化，并且研究 TMS 对人脑生理影响也具有巨大潜力，将有助于提高 TMS 的治疗疗效。

参考文献

[1] Allen EA, Pasley BN et al (2007) Transcranial magnetic stimulation elicits coupled neural and hemodynamic consequences. Science 317:1918–1921

[2] Andoh J, Paus T (2011) Combining functional neuroimaging with off-line brain stimulation: modulation of task-related activity in language areas. J Cogn Neurosci 23:349–361

[3] Andoh J, Zatorre RJ (2013) Mapping interhemispheric connectivity using functional MRI after transcranial magnetic stimulation on the human auditory cortex. Neuroimage 79:162–171

[4] Andoh J, Matsushita R et al (2018) Insights into auditory cortex dynamics from non-invasive brain stimulation. Front Neurosci 12:469

[5] Barker AT, Jalinous R et al (1985) Non-invasive magnetic stimulation of human motor cortex. Lancet 1:1106–1107

[6] Baudewig J, Bestmann S (2007) Transkranielle Magnetstimulation und funktionelle Magnetresonanztomographie [Transcranial magnetic stimulation and functional magnetic resonance tomography]. In: Siebner HR, Ziemann U (eds) Das TMS-Buch [The TMS book]. Springer, Heidelberg

[7] Baudewig J, Paulus W et al (2000) Artifacts caused by transcranial magnetic stimulation coils and EEG electrodes in T(2)*-weighted echo-planar imaging. Magn Reson Imaging 18:479–484

[8] Baudewig J, Siebner HR et al (2001) Functional MRI of cortical activations induced by transcranial magnetic stimulation (TMS). Neuroreport 12:3543–3548

[9] Berardelli A, Inghilleri M et al (1998) Facilitation of muscle evoked responses after repetitive cortical stimulation in man. Exp Brain Res 122:79–84

[10] Bestmann S, Baudewig J et al (2003a) On the synchronization of transcranial magnetic stimulation and functional echo-planar imaging. J Magn Reson Imaging 17:309–316

[11] Bestmann S, Baudewig J et al (2003b) Subthreshold highfrequency TMS of human primary motor cortex modulates interconnected frontal motor areas as detected by inter-leaved fMRI-TMS. Neuroimage 20:1685–1696

[12] Bestmann S, Baudewig J et al (2004) Functional MRI of the immediate impact of transcranial magnetic stimulation on cortical and subcortical motor circuits. Eur J Neurosci 19:1950–1962

[13] Bestmann S, Baudewig J et al (2005) BOLD MRI responses to repetitive TMS over human dorsal premotor cortex. Neuroimage 28:22–29

[14] Bestmann S, Oliviero A et al (2006) Cortical correlates of TMS-induced phantom hand movements revealed with concurrent TMS-fMRI. Neuropsychologia 44:2959–2971

[15] Bestmann S, Swayne O et al (2007) Dorsal pre-motor cortex exerts state-dependent causal influences on activity in contralateral primary motor and dorsal premotor cortex. Cereb Cortex 18(6):1281–1291

[16] Bestmann J, Ruff CC et al (2008) Concurrent TMS and functional magnetic resonance imaging: methods and current advances. In: Wassermann EM, Epstein CM, Ziemann U (eds) The Oxford handbook of transcranial stimulation. Oxford University Press, New York

[17] Binney RJ, Lambon Ralph MA (2015) Using a combination of fMRI and anterior temporal lobe rTMS to measure intrinsic and induced activation changes across the semantic cognition network. Neuropsychologia 76:170–181

[18] Bohning DE, Pecheny AP et al (1997) Mapping transcranial magnetic stimulation (TMS) fields in vivo with MRI. Neuroreport 8:2535–2538

[19] Bohning DE, Shastri A et al (1998) Echoplanar BOLD fMRI of brain activation induced by concurrent transcranial magnetic stimulation. Investig Radiol 33:336–340

[20] Bohning DE, Shastri A et al (1999) A combined TMS/fMRI study of intensity-dependent TMS over motor cortex. Biol Psychiatry 45:385–394

[21] Bohning DE, Shastri A et al (2000a) Motor cortex brain activity induced by 1-Hz transcranial magnetic stimulation is similar in location and level to that for volitional movement. Investig Radiol 35:676–683

[22] Bohning DE, Shastri A et al (2000b) BOLD-f MRI response to single-pulse transcranial magnetic stimulation (TMS). J Magn Reson Imaging 11:569–574

[23] Bohning DE, Denslow S et al (2003a) Interleaving fMRI and rTMS. Suppl Clin Neurophysiol 56:42–54

[24] Bohning DE, Denslow S et al (2003b) A TMS coil positioning/holding system for MR image-guided TMS interleaved with fMRI. Clin Neurophysiol 114:2210–2219

[25] Bohning DE, Shastri A et al (2003c) BOLD-fMRI response vs. transcranial magnetic stimulation (TMS) pulse-train length: testing for linearity. J Magn Reson Imaging 17:279–290

[26] Cardoso EF, Fregni F et al (2008) rTMS treatment for depression in Parkinson's disease increases BOLD responses in the left prefrontal cortex. Int J Neuropsychopharmacol 11:173–183

[27] Chen R, Classen J et al (1997a) Depression of motor

cortex excitability by low-frequency transcranial magnetic stimulation. Neurology 48:1398–1403

[28] Chen R, Gerloff C et al (1997b) Safety of different intertrain intervals for repetitive transcranial magnetic stimulation and recommendations for safe ranges of stimulation parameters. Electroencephalogr Clin Neurophysiol 105:415–421

[29] Cohen LG, Celnik P et al (1997) Functional relevance of cross-modal plasticity in blind humans. Nature 389:180–183

[30] Davey J, Cornelissen PL et al (2015) Automatic and controlled semantic retrieval: TMS reveals distinct contributions of posterior middle temporal gyrus and angular gyrus. J Neurosci 35:15230–15239

[31] Denslow S, Lomarev M et al (2004) A high resolution assessment of the repeatability of relative location and intensity of transcranial magnetic stimulationinduced and volitionally induced blood oxygen leveldependent response in the motor cortex. Cogn Behav Neurol 17:163–173

[32] Denslow S, Bohning DE et al (2005a) An increased precision comparison of TMS-induced motor cortex BOLD fMRI response for image-guided versus function-guided coil placement. Cogn Behav Neurol 18:119–126

[33] Denslow S, Lomarev M et al (2005b) Cortical and subcortical brain effects of transcranial magnetic stimulation (TMS)-induced movement: an interleaved TMS/functional magnetic resonance imaging study. Biol Psychiatry 57:752–760

[34] Donaldson PH, Kirkovski M et al (2018) Autism-relevant traits interact with temporoparietal junction stimulation effects on social cognition: a high-definition transcranial direct current stimulation and electroencephalography study. Eur J Neurosci 47:669–681

[35] Ettinger GJ, Leventon ME et al (1998) Experimentation with a transcranial magnetic stimulation system for functional brain mapping. Med Image Anal 2:133–142

[36] Fitzgerald PB, Sritharan A et al (2007) A functional magnetic resonance imaging study of the effects of low frequency right prefrontal transcranial magnetic stimulation in depression. J Clin Psychopharmacol 27:488–492

[37] Friston KJ, Harrison L et al (2003) Dynamic causal modelling. Neuroimage 19:1273–1302

[38] Gerschlager W, Siebner HR et al (2001) Decreased corticospinal excitability after subthreshold 1 Hz rTMS over lateral premotor cortex. Neurology 57:449–455

[39] Grefkes C, Nowak DA et al (2010) Modulating cortical connectivity in stroke patients by rTMS assessed with fMRI and dynamic causal modeling. Neuroimage 50:233–242

[40] Gross M, Nakamura L et al (2007) Has repetitive transcranial magnetic stimulation (rTMS) treatment for depression improved? A systematic review and metaanalysis comparing the recent vs. the earlier rTMS studies. Acta Psychiatr Scand 116:165–173

[41] Hallam GP, Whitney C et al (2016) Charting the effects of TMS with fMRI: modulation of cortical recruitment within the distributed network supporting semantic control. Neuropsychologia 93:40–52

[42] Hamada M, Hanajima R et al (2007) Quadropulse stimulation is more effective than paired-pulse stimulation for plasticity induction of the human motor cortex. Clin Neurophysiol 118:2672–2682

[43] Hartwigsen G (2015) The neurophysiology of language: insights from non-invasive brain stimulation in the healthy human brain. Brain Lang 148:81–94

[44] Hartwigsen G, Saur D (2019) Neuroimaging of stroke recovery from aphasia – insights into plasticity of the human language network. Neuroimage 190:14–31

[45] Hartwigsen G, Baumgaertner A et al (2010a) Phonological decisions require both the left and right supramarginal gyri. Proc Natl Acad Sci U S A 107:16494–16499

[46] Hartwigsen G, Price CJ et al (2010b) The right posterior inferior frontal gyrus contributes to phonological word decisions in the healthy brain: evidence from dual-site TMS. Neuropsychologia 48:3155–3163

[47] Hartwigsen G, Bestmann S et al (2012) Left dorsal premotor cortex and supramarginal gyrus complement each other during rapid action reprogramming. J Neurosci 32:16162–16171

[48] Hartwigsen G, Saur D et al (2013) Perturbation of the left inferior frontal gyrus triggers adaptive plasticity in the right homologous area during speech production. Proc Natl Acad Sci U S A 110:16402–16407

[49] Hartwigsen G, Weigel A et al (2016) Dissociating parietofrontal networks for phonological and semantic word decisions: a condition-and-perturb TMS study. Cereb Cortex 26:2590–2601

[50] Hartwigsen G, Bzdok D et al (2017) Rapid short-term reorganization in the language network. Elife 6: pii: e25964

[51] Hartwigsen G, Stockert S et al (in press) Short-term modulation of the lesioned language network. eLife.

[52] Heiss WD, Hartmann A et al (2013) Noninvasive brain stimulation for treatment of right- and left-handed poststroke aphasics. Cerebrovasc Dis 36:363–372

[53] Herwig U, Abler B et al (2003a) Verbal storage in a premotor-parietal network: evidence from fMRI-guided magnetic stimulation. Neuroimage 20:1032–1041

[54] Herwig U, Satrapi P et al (2003b) Using the international 10–20 EEG system for positioning of transcranial magnetic stimulation. Brain Topogr 16:95–99

[55] Herz DM, Christensen MS et al (2014) Motivational tuning

of fronto-subthalamic connectivity facilitates control of action impulses. J Neurosci 34:3210–3217

[56] Huang YZ, Edwards MJ et al (2005) Theta burst stimulation of the human motor cortex. Neuron 45:201–206

[57] Hubl D, Nyffeler T et al (2008) Time course of blood oxygenation level-dependent signal response after theta burst transcranial magnetic stimulation of the frontal eye field. Neuroscience 151:921–928

[58] Ilmoniemi RJ, Virtanen J et al (1997) Neuronal responses to magnetic stimulation reveal cortical reactivity and connectivity. Neuroreport 8:3537–3540

[59] Jasper HH (1958) The ten-twenty electrode system of the International Federation. Electroencephalogr Clin Neurophysiol 10:367–380

[60] Jung J, Lambon Ralph MA (2016) Mapping the dynamic network interactions underpinning cognition: a cTBSfMRI study of the flexible adaptive neural system for semantics. Cereb Cortex 26:3580–3590

[61] Kemna LJ, Gembris D (2003) Repetitive transcranial magnetic stimulation induces different responses in different cortical areas: a functional magnetic resonance study in humans. Neurosci Lett 336:85–88

[62] Kobayashi M, Pascual-Leone A (2003) Transcranial magnetic stimulation in neurology. Lancet Neurol 2: 145–156

[63] Koch G, Franca M, Albrecht UV et al (2006) Effects of paired pulse TMS of primary somatosensory cortex on perception of a peripheral electrical stimulus. Exp Brain Res 172:416–424

[64] Kuroda Y, Motohashi N et al (2006) Effects of repetitive transcranial magnetic stimulation on [11C]raclopride binding and cognitive function in patients with depression. J Affect Disord 95:35–42

[65] Lang N, Harms J et al (2006) Stimulus intensity and coil characteristics influence the efficacy of rTMS to suppress cortical excitability. Clin Neurophysiol 117:2292–2301

[66] Langguth B, Eichhammer P et al (2006) Neuronavigated transcranial magnetic stimulation and auditory hallucinations in a schizophrenic patient: monitoring of neurobiological effects. Schizophr Res 84:185–186

[67] Lee JH, van Donkelaar P (2006) The human dorsal premotor cortex generates on-line error corrections during sensorimotor adaptation. J Neurosci 26:3330–3334

[68] Lee L, Siebner HR et al (2003) Acute remapping within the motor system induced by low-frequency repetitive transcranial magnetic stimulation. J Neurosci 23:5308–5318

[69] Lefaucheur JP, Brugieres P et al (2007) The value of navigation-guided rTMS for the treatment of depression: an illustrative case. Neurophysiol Clin 37:265–271

[70] Li X, Nahas Z et al (2004a) Acute left prefrontal transcranial magnetic stimulation in depressed patients is associated with immediately increased activity in prefrontal cortical as well as subcortical regions. Biol Psychiatry 55:882–890

[71] Li X, Teneback CC et al (2004b) Interleaved transcranial magnetic stimulation/functional MRI confirms that lamotrigine inhibits cortical excitability in healthy young men. Neuropsychopharmacology 29:1395–1407

[72] Massimini M, Ferrarelli F et al (2005) Breakdown of cortical effective connectivity during sleep. Science 309:2228–2232

[73] McConnell KA, Bohning DE et al (2003) BOLD fMRI response to direct stimulation (transcranial magnetic stimulation) of the motor cortex shows no decline with age. J Neural Transm 110:495–507

[74] Miniussi C, Ruzzoli M et al (2010) The mechanism of transcranial magnetic stimulation in cognition. Cortex 46:128–130

[75] Miniussi C, Harris JA et al (2013) Modelling non-invasive brain stimulation in cognitive neuroscience. Neurosci Biobehav Rev 37:1702–1712

[76] Mottaghy FM, Hungs M et al (1999) Facilitation of picture naming after repetitive transcranial magnetic stimulation. Neurology 53:1806–1812

[77] Mottaghy FM, Sparing R et al (2006) Enhancing picture naming with transcranial magnetic stimulation. Behav Neurol 17:177–186

[78] Mottonen R, van de Ven GM et al (2014) Attention finetunes auditory-motor processing of speech sounds. J Neurosci 34:4064–4069

[79] Nahas Z, Lomarev M et al (2001) Unilateral left prefrontal transcranial magnetic stimulation (TMS) produces intensity-dependent bilateral effects as measured by interleaved BOLD fMRI. Biol Psychiatry 50:712–720

[80] Neggers SF, Langerak TR et al (2004) A stereotactic method for image-guided transcranial magnetic stimulation validated with fMRI and motor-evoked potentials. Neuroimage 21:1805–1817

[81] Neggers SF, Huijbers W et al (2007) TMS pulses on the frontal eye fields break coupling between visuospatial attention and eye movements. J Neurophysiol 98:2765–2778

[82] Nowak DA, Grefkes C et al (2008) Effects of lowfrequency repetitive transcranial magnetic stimulation of the contralesional primary motor cortex on movement kinematics and neural activity in subcortical stroke. Arch Neurol 65:741–747

[83] O'Shea J, Johansen-Berg H et al (2007) Functionally specific reorganization in human premotor cortex. Neuron

54:479–490

[84] Pascual-Leone A, Tormos JM et al (1998) Study and modulation of human cortical excitability with transcranial magnetic stimulation. J Clin Neurophysiol 15:333–343

[85] Pascual-Leone A, Walsh V et al (2000) Transcranial magnetic stimulation in cognitive neuroscience—virtual lesion, chronometry, and functional connectivity. Curr Opin Neurobiol 10:232–237

[86] Pasley BN, Allen EA et al (2009) State-dependent variability of neuronal responses to transcranial magnetic stimulation of the visual cortex. Neuron 62:291–303

[87] Peschina W, Conca A et al (2001) Low frequency rTMS as an add-on antidepressive strategy: heterogeneous impact on 99 mTc-HMPAO and 18F-FDG uptake as measured simultaneously with the double isotope SPECT technique. Pilot study. Nucl Med Commun 22:867–873

[88] Pleger B, Blankenburg F et al (2006) Repetitive transcranial magnetic stimulation-induced changes in sensorimotor coupling parallel improvements of somatosensation in humans. J Neurosci 26:1945–1952

[89] Richter GT, Mennemeier M et al (2006) Repetitive transcranial magnetic stimulation for tinnitus: a case study. Laryngoscope 116:1867–1872

[90] Ridding MC, Rothwell JC (2007) Is there a future for therapeutic use of transcranial magnetic stimulation? Nat Rev Neurosci 8:559–567

[91] Rossi S, Hallett M et al (2009) Safety, ethical considerations, and application guidelines for the use of transcranial magnetic stimulation in clinical practice and research. Clin Neurophysiol 120(12):2008–2039

[92] Rossini PM, Burke D et al (2015) Non-invasive electrical and magnetic stimulation of the brain, spinal cord, roots and peripheral nerves: basic principles and procedures for routine clinical and research application. An updated report from an I.F.C.N. Committee. Clin Neurophysiol 126: 1071–1107

[93] Rounis E, Stephan KE et al (2006) Acute changes in frontoparietal activity after repetitive transcranial magnetic stimulation over the dorsolateral prefrontal cortex in a cued reaction time task. J Neurosci 26:9629–9638

[94] Rounis E, Yarrow K et al (2007) Effects of rTMS conditioning over the frontoparietal network on motor versus visual attention. J Cogn Neurosci 19:513–524

[95] Ruff CC, Blankenburg F et al (2006) Concurrent TMSfMRI and psychophysics reveal frontal influences on human retinotopic visual cortex. Curr Biol 16:1479–1488

[96] Ruff CC, Bestmann S et al (2008) Distinct causal influences of parietal versus frontal areas on human visual cortex: evidence from concurrent TMS-fMRI. Cereb Cortex

18:817–827

[97] Rushworth MF, Ellison A et al (2001) Complementary localization and lateralization of orienting and motor attention. Nat Neurosci 4:656–661

[98] Ruzzoli M, Marzi CA et al (2010) The neural mechanisms of the effects of transcranial magnetic stimulation on perception. J Neurophysiol 103:2982–2989

[99] Sack AT, Kohler A et al (2006) The temporal characteristics of motion processing in hMT/V5+: combining fMRI and neuronavigated TMS. Neuroimage 29:1326–1335

[100] Sack AT, Kohler A et al (2007) Imaging the brain activity changes underlying impaired visuospatial judgments: simultaneous FMRI, TMS, and behavioral studies. Cereb Cortex 17:2841–2852

[101] Sandrini M, Umilta C et al (2011) The use of transcranial magnetic stimulation in cognitive neuroscience: a new synthesis of methodological issues. Neurosci Biobehav Rev 35:516–536

[102] Schonfeldt-Lecuona C, Thielscher A et al (2005) Accuracy of stereotaxic positioning of transcranial magnetic stimulation. Brain Topogr 17:253–259

[103] Shastri A, George MS et al (1999) Performance of a system for interleaving transcranial magnetic stimulation with steady state magnetic resonance imaging. Electroencephalogr Clin Neurophysiol Suppl 51:55–64

[104] Siebner HR, Rothwell J (2003) Transcranial magnetic stimulation: new insights into representational cortical plasticity. Exp Brain Res 148:1–16

[105] Siebner HR, Filipovic SR et al (2003) Patients with focal arm dystonia have increased sensitivity to slowfrequency repetitive TMS of the dorsal premotor cortex. Brain 126:2710–2725

[106] Siebner HR, Bergmann TO et al (2009a) Consensus paper: combining transcranial stimulation with neuroimaging. Brain Stimul 2:58–80

[107] Siebner HR, Hartwigsen G et al (2009b) How does transcranial magnetic stimulation modify neuronal activity in the brain? Implications for studies of cognition. Cortex 45:1035–1042

[108] Silvanto J, Cattaneo Z (2017) Common framework for "virtual lesion" and state-dependent TMS: the facilitatory/suppressive range model of online TMS effects on behavior. Brain Cogn 119:32–38

[109] Silvanto J, Bona S et al (2017) Initial activation state, stimulation intensity and timing of stimulation interact in producing behavioral effects of TMS. Neuroscience 363:134–141

[110] Smith JA, Mennemeier M et al (2007) Repetitive transcranial magnetic stimulation for tinnitus: a pilot study.

Laryngoscope 117:529–534

[111] Sole-Padulles C, Bartres-Faz D et al (2006) Repetitive transcranial magnetic stimulation effects on brain function and cognition among elders with memory dysfunction. Cereb Cortex 16:1487–1493

[112] Sparing R, Mottaghy FM et al (2001) Repetitive transcranial magnetic stimulation effects on language function depend on the stimulation parameters. J Clin Neurophysiol 18:326–330

[113] Sparing R, Buelte D et al (2008) Transcranial magnetic stimulation and the challenge of coil placement: a comparison of conventional and stereotaxic neuronavigational strategies. Hum Brain Mapp 29:82–96

[114] Speer AM, Kimbrell TA et al (2000) Opposite effects of high and low frequency rTMS on regional brain activity in depressed patients. Biol Psychiatry 48:1133–1141

[115] Starck J, Rimpilainen I et al (1996) The noise level in magnetic stimulation. Scand Audiol 25:223–226

[116] Strafella AP, Ko JH et al (2005) Corticostriatal functional interactions in Parkinson's disease: a rTMS/[11C] raclopride PET study. Eur J Neurosci 22:2946–2952

[117] Tegenthoff M, Ragert P et al (2005) Improvement of tactile discrimination performance and enlargement of cortical somatosensory maps after 5 Hz rTMS. PLoS Biol 3:e362

[118] Terao Y, Ugawa Y et al (1998) Localizing the site of magnetic brain stimulation by functional MRI. Exp Brain Res 121:145–152

[119] Thickbroom GW, Byrnes ML et al (2006) Repetitive paired-pulse TMS at I-wave periodicity markedly increases corticospinal excitability: a new technique for modulating synaptic plasticity. Clin Neurophysiol 117:61–66

[120] Vink JJT, Mandija S et al (2018) A novel concurrent TMS-fMRI method to reveal propagation patterns of prefrontal magnetic brain stimulation. Hum Brain Mapp 39:4580

[121] Walsh V, Cowey A (2000) Transcranial magnetic stimulation and cognitive neuroscience. Nat Rev Neurosci 1:73–79

[122] Walsh V, Rushworth M (1999) A primer of magnetic stimulation as a tool for neuropsychology. Neuropsychologia 37:125–135

[123] Ward NS, Bestmann S et al (2010) Low-frequency transcranial magnetic stimulation over left dorsal premotor cortex improves the dynamic control of visuospatially cued actions. J Neurosci 30:9216–9223

[124] Wassermann EM (1998) Risk and safety of repetitive transcranial magnetic stimulation: report and suggested guidelines from the international workshop on the safety of repetitive transcranial magnetic stimulation, 5–7 June, 1996. Electroencephalogr Clin Neurophysiol 108:1–16

[125] Wassermann EM (2008) The motor-evoked potential in health and disease. In: Wassermann EM, Epstein CM, Ziemann U (eds) The oxford handbook of transcranial stimulation. Oxford University Press, New York

[126] Wassermann EM, Lisanby SH (2001) Therapeutic application of repetitive transcranial magnetic stimulation: a review. Clin Neurophysiol 112:1367–1377

[127] Weyh T, Siebner HR (2007) Hirnstimulation – Technische Grundlagen [Stimulation of the brain – technical basics]. In: Siebner HR, Ziemann U (eds) Das TMSBuch [the TMS book]. Springer, Heidelberg

[128] Weyh T, Wendicke K et al (2005) Marked differences in the thermal characteristics of figure-of-eight shaped coils used for repetitive transcranial magnetic stimulation. Clin Neurophysiol 116:1477–1486

[129] Wig GS, Grafton ST et al (2005) Reductions in neural activity underlie behavioral components of repetition priming. Nat Neurosci 8:1228–1233

[130] Yoo WK, You SH et al (2008) High frequency rTMS modulation of the sensorimotor networks: behavioral changes and fMRI correlates. Neuroimage 39:1886–1895

第13章

同步脑电与功能磁共振成像（EEG-fMRI）
Simultaneous EEG and fMRI Recordings (EEG-fMRI)

Friederike Moeller　Michael Siniatchkin　Jean Gotman　**著**

祝　威　唐　毅　**译**

缩略语

AAS	averaged artefact subtraction	平均伪迹减影
BOLD	blood oxygenation level-dependent	血氧水平相关
EEG	electroencephalography	脑电图
fMRI	functional magnetic resonance imaging	功能磁共振成像
GSW	generalised spike-wave discharges	广泛棘波放电
HRF	haemodynamic response function	血流动力学响应函数
IGE	idiopathic generalised epilepsy	特发性全面性癫痫

一、概述

头皮 EEG 是研究癫痫的重要工具，能够帮助明确癫痫的诊断、分类及定位致痫灶。然而 EEG 空间分辨率低，大脑深层结构检测能力较弱。相比之下，fMRI 具有较高的空间分辨率，对大脑深层和表层结构同样敏感。通过将 EEG 和 fMRI 结合，能够检测到与头皮 EEG 特征相关的大脑深层的 BOLD 信号变化。

癫痫患者通常表现出特定的 EEG 模式，使得 EEG-fMRI 研究能够无创定位致痫区。此外，EEG-fMRI 研究还有助于理解癫痫的病理生理机制。本章重点介绍 EEG-fMRI 的方法学，以及在局灶性和全面性癫痫及儿童癫痫的研究进展。

二、方法

在不断变化电磁场的 MRI 环境中记录 EEG 具有很大挑战性，1993 年 Ives 团队在 fMRI 检查中记录 EEG（Ives 等，1993），首次 EEG-fMRI 以棘波触发的方式进行，当 EEG 检测到癫痫活动时则开始 fMRI 采集，癫痫发生后约 4s 进行图像采集，采集过程中梯度伪影干扰 EEG 信号。由于血流动力学响应函数在癫痫发生后数秒达到峰值（Krakow 等，1999；Seeck 等，1998），但这种方法需有经验的观察者在扫描期间正确识别棘波，且无法检出与棘波相关 BOLD 信号变化的时间进程。由于扫描过程中梯度伪影会干扰 EEG 信号，采集过程中出现的棘波无法排除，使用梯度伪影校正算法能够同时连续进行 fMRI 扫描并记录 EEG 信号（Allen 等，2000；Hoffmann 等，2000；Lemieux 等，2001），这是目前 EEG-fMRI 研究采用的标准方法，采集时间从儿童 20min 到成年人 90min 不等。研究认为儿童使用 EEG-fMRI 需要药物镇静（如水合氯醛）（Jacobs 等，2007，2008；Moeller 等，2008a；Siniatchkin 等，2007b，2010，2011），也有研究在扫描过程中给儿童观看电影减少运动，避免使用镇静药物（Centeno 等，2016）。

（一）如何做

图 13-1 总结 EEG-fMRI 研究的不同步骤。MRI 扫描时记录 EEG 信号，需要考虑以下几点。

1. 设备

EEG 记录系统需要与 MRI 兼容，电极和导线是非磁性，如银 / 氯化银或金电极，可使用电极帽或单电极，使用电极帽可减少安装电极的时间，尤其适用于儿童，如果使用单个电极，可用绷带包裹电极线。

应尽量避免线圈或电极线的移动，因为会导致发热或伪影。泡沫垫和真空枕头可减少电极活动，提高患者舒适度。电极线需与 MRI 兼容的高阻抗放大器连接，该放大器放置在 MRI 扫描室内或头部线圈后方（如德国慕尼黑 Brain Products 公司的 MR 兼容 EEG 记录系统"BrainAmp-MR"），或位于受试者旁（美国 EGI 公司的 MR 兼容

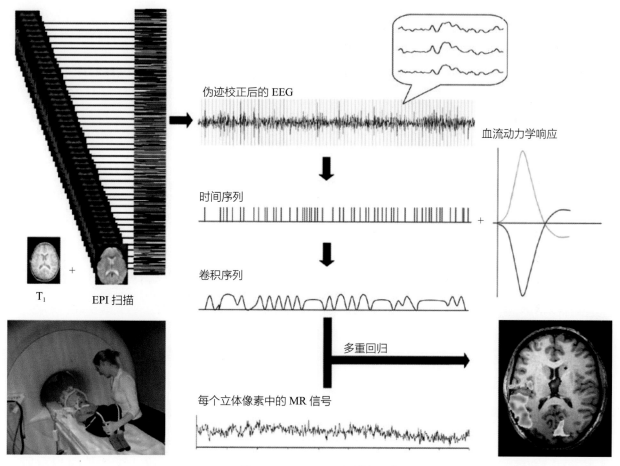

▲ 图 13-1　EEG-fMRI 研究示意

EEG 和 fMRI 同时记录、EEG 伪影校正、校正后 EEG 的事件（如棘波）识别、建立棘波相关模型、模型与血流动力学响应函数（标准血流动力学响应函数）的卷积，棘波相关 BOLD 信号检测（摘自 Moeller 等，2013c）

EEG 系统）。通过光纤电缆将数据传输到扫描室外的计算机，也可将 MR 兼容电极帽放置于扫描间，通过长电缆与放置在扫描室外的放大器连接（澳大利亚 Neuroscan/Compumedics MR 兼容 MagLink 系统）。

2. 伪影修正

扫描过程中快速变化的磁场会产生强感应电流，在 EEG 记录产生高波幅的梯度伪影，扫描结束后可通过校正软件去除，从而显示正常信号。最常用的伪影校正方法是 Allen 等（2000）提出的 AAS（averaged artefact subtraction，平均伪迹减）法，该方法首先计算梯度伪影噪声模板，然后从每一帧数据中相减，需要放大器具有高采样率（数千赫兹）及宽动态范围以充分捕捉梯度伪影的形状。此外通过将扫描仪（通常几十兆赫兹采样率）与 EEG 放大器（通常最高 5kHz 采样率）的时间同步，以确保每帧伪影的采样点数相同，实现最优化的伪影校正。脑电系统可从 MR 系统接收所有全脑扫描的触发信号，标记 EEG 数据中梯度场伪影的起始点，进而参考其时间去除。有些脑电信号处理商业软件和开源软件可以提供类似去噪功能（如 BP 系统的 BrainVision Analyzer 软件），校正后的 EEG 数据使用 0.03Hz 的高通滤波器和 75Hz 的低通滤波器进行滤波，欠采样至 250Hz，具体参考不同伪影校正方法的综述（Abreu 等，2018）。

除梯度伪影，EEG 还受心搏伪影的影响，脉搏或心搏伪影由头部血管搏动引起，可通过相同的 AAS 方法（Allen 等，1998）或基于独立成分分析的方法（Bénar 等，2003；Srivastava 等，2005）去除。使用 fMRI 前瞻性运动校正系统校正 EEG 的运动诱发电压和梯度伪影，有助于识别棘波（Körbl 等，2016；Maziero 等，2016）。图 13-2 说明 EEG 伪迹校正的步骤。

为了在 EEG-fMRI 记录期间对 EEG 进行实时评估（同时检测扫描心电信号质量），可以在线对梯度伪影进行实时校正。

（二）fMRI 数据的统计分析

fMRI 图像的预处理与普通 fMRI 分析步骤相同，包括头动校正、平滑和标准化。去除头动等导致的非生理信号变化，可减少假阳性，提高灵敏度，儿童尤为重要（Tierney 等，2016）。由于许多局灶性癫痫研究基于个体分析，标准化步骤可以省略，经典分析通常使用基于事件相关的一般线性模型建立统计模型，对校正伪影的 EEG 进行读图分析，对所有事件进行标记（如棘波），随后每个事件的时间点建立统计分析的时间序列。在标准分析中将事件的发生时间与标准血流动力学响应函数（HRF）进行卷积，HRF 函数是对短暂听觉刺激的响应，在事件发生后约 5s 达到峰值（Glover，1999）。通过计算统计图得到与 EEG 标记事件显著相关的体素（Friston 等，1996），然而典型 HRF 并没有考虑 HRF 的形状和潜伏期可能随年龄、不同脑区或癫痫反应的改变而变化。研究表明采用更灵活的 HRF，EEG-fMRI 结果能够得到改善，除了典型的 HRF（Hamandi 等，2006），通过纳入 HRF 的导数，或者通过估计非典型 HRF（Lemieux 等，2007；vanHoudt 等，2010b），以及使用一组峰值在 3s、5s、7s 和 9s 的 4 个 HRF 幅值捕捉不同潜伏期的 BOLD 响应（Bagshaw 等，2004；Lu 等，2007），获得更灵活的 HRF。

（三）方法学改进

1. 建模方法

许多 EEG-fMRI 研究只记录到很少的棘波，导致无法得出确定性结论，与以往 EEG 标记棘波不同，Grouiller 等建立了临床长程 EEG 监测期间平均棘波的头皮电压图，并计算该图与每个 EEG 时间帧的术中 MRI 图像的相关性，使用该

EEG 伪影校正

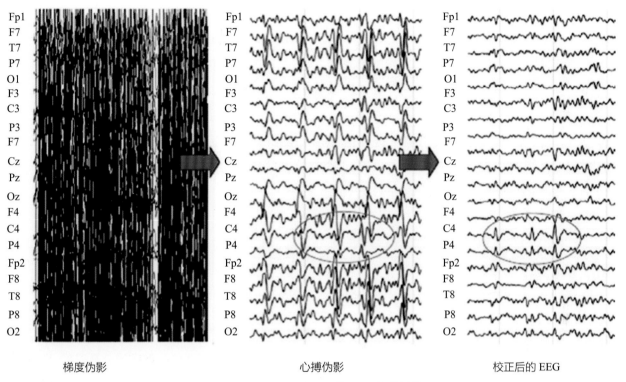

梯度伪影 　　　　　心搏伪影 　　　　　校正后的 EEG

▲ 图 13-2　fMRI 同步记录的 EEG 的伪影校正
图为未进行伪影校正、进行梯度伪影校正和心搏伪影校正之后的同一个 EEG

方法对 12 例患者（约 65%）进行再次分析，检测到与颅内 EEG 或手术切除区一致的 BOLD 变化，当 EEG-fMRI 未检测到棘波时，基于此脑电图分析从而得出明确结论（Grouiller 等，2011）。通过模拟睡眠特异性活动（Moehring 等，2011），或模拟脉搏变化、眨眼、吞咽和其他 EEG 检测的生理性干扰（vanHoudt 等，2010a；LeVan 等，2010a；Chaudhary 等，2012），可提高检测与棘波相关的 BOLD 信号灵敏度。Lopes 等研究发现没有 EEG 的情况下，可通过 fMRI 检测癫痫活动，基于 fMRI 数据的小波模型，检测到与基于 EEG 的 fMRI 分析相似的结果（Lopes 等，2012），也可仅通过棘波出现的时间进行分析，而不依赖 HRF 作任何假设（Lu 等，2007）。Caballero-Gaudes 等提出既不涉及 HRF 先验模型，也不涉及发作间期癫痫样放电（interictalepileptiformdisch arge，IED）事件的时间信息，而是基于 EEG 棘波出现和 fMRI 数据的交互信息分析 EEG-fMRI 数据的方法（Caballero-Gaudes 等，2013）。

2. 磁共振扫描仪和序列的发展

通过提高场强也能够提高灵敏度（Gholipour 等，2011；Pittau 等，2012a），研究表明 7T 磁共振扫描仪也能进行 EEG-fMRI 检查，但 EEG 的心搏动（ballistocardio gram，BCG）伪影更显著（Jorge 等，2015a，b；Abreu 等，2016）。目前已开发具有高时间分辨率的 BOLD 序列，磁共振脑成像（magnetic-resonance-encephalography，MREG）序列时间分辨率约为 100ms，而传统平面回波成像（echo planar imaging，EPI）序列时间分辨率长达数秒，这种更高采样率的 BOLD 信号可显著提高数据统计和 BOLD 响应，同时克服棘波较少的问题（Jacobs 等，2014；Safi-Harb 等，2015）。

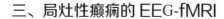

三、局灶性癫痫的 EEG-fMRI

（一）发作间期活动

临床 EEG-fMRI 主要对局灶性发作间期棘波的定位，那与棘波相关的 BOLD 信号是否能够准确表示棘波的发生区域？

为了回答这个问题，研究者将 BOLD 信号变化与 EEG-fMRI 检查的颅内 EEG 结果进行比较，Bénar 等（2006）研究发现颅内 EEG 记录的活跃电极与棘波相关的 BOLD 信号反应区域非常接近。此外，EEG-fMRI 在局灶性癫痫患者的研究均检测到棘波相关的 BOLD 信号变化，与颅内 EEG 定位的癫痫发作起源区一致（Bagshaw 等，2004；Laufs 等，2006；Grova 等，2008；Tyvaert 等，2008；Khoo 等，2017b），上述研究 EEG-fMRI 和颅内电极并非同时记录，但也有研究在埋置颅内电极患者同时进行 EEG-fMRI 记录（Carmichael 等，2012；Boucousis 等，2012）。单个患者研究记录棘波电极邻近区域及远隔区域的 BOLD 信号响应（Vulliemoz 等，2011；Cunningham 等，2012），EEG-fMRI 的个体分析与组分析，发现致癫痫区及远隔区均能检测到这种 BOLD 信号变化（Kobayashi 等，2006a，2009；Laufs 等，2007）。这些远距离 BOLD 信号变化可能是由远端癫痫样棘波影响，结合 EEG-fMRI 研究表明远隔区域 BOLD 信号变化与癫痫活动传播有关（Vulliemoz 等，2009；Groening 等，2009）。最近研究发现与 BOLD 信号变化最明显区域（基于植入颅内电极前的 EEG-fMRI 分析结果）相邻的颅内电极比远隔区域更早检测到棘波（Khoo 等，2018）。该团队也发现 EEG-fMRI 研究 BOLD 响应区域的颅内电极，与其他 BOLD 响应区域表现出同步改变。这项研究认为基于神经元的发作期癫痫网络，EEG-fMRI 能够进行无创研究（Khoo 等，2017a）。

大多数研究均能观察到 BOLD 正激活和负激活响应，与基线相比 BOLD 正激活反映神经元活动增加（Logothetis 等，2001），而负激活则反映神经元活动抑制（Devor 等，2007）。棘波相关的 BOLD 活动减低可能由远程抑制引起（Gotman 等，2005；Laufs 等，2007），在潜在放电区域，BOLD 负激活很少，可能与慢波有关，由于长时间抑制作用导致（Pittau 等，2013）。

1. EEG-fMRI 是否可作为无创的术前评估工具

针对难治性癫痫患者的研究表明，EEG-fMRI 可为术前评估提供重要信息（Zijlmans 等，2007）。非病灶性额叶癫痫患者研究发现，BOLD 信号正激活与其他成像方式及术后病理结果一致（Moeller 等，2009a）。图 13-3 为一例局灶性癫痫患者的 EEG-fMRI 结果与其他术前评估方法的比较，切除 BOLD 正激活区患者预后较好，而切除范围大于或与 BOLD 响应区不一致预后不良（Thornton 等，2010，2011），因此 EEG-fMRI 能够预测手术预后（An 等，2013）。颞叶癫痫患者也有类似结果，即手术切除血流动力学改变的区域，患者预后更好（Coan 等，2016）。EEG-fMRI 结合脑电图源成像比单一评估方法更好预测手术预后（Centeno 等，2017）。此外将 EEG-fMRI 和高频振荡（high-frequency oscillation，HFO）分析相结合，能够得到额外的高频振荡（HFO）信息，即颅内电极记录可作为定位致痫灶的潜在生物标志物。最近一项研究采用 EEG-fMRI 和颅内 HFO 分析相结合，发现单一病灶的癫痫患者，与头皮发作间期放电相关的最大血流动力学响应与高频振荡区域重叠，最大血流动力学响应范围内的 HFO 频率高于范围外频率，表明患者存在局灶性致痫区，而最大血流动力学响应范围内外相似放电频率，表明可能存在广泛致痫灶或植入电极未覆盖致痫灶（González Otárula 等，2018）。

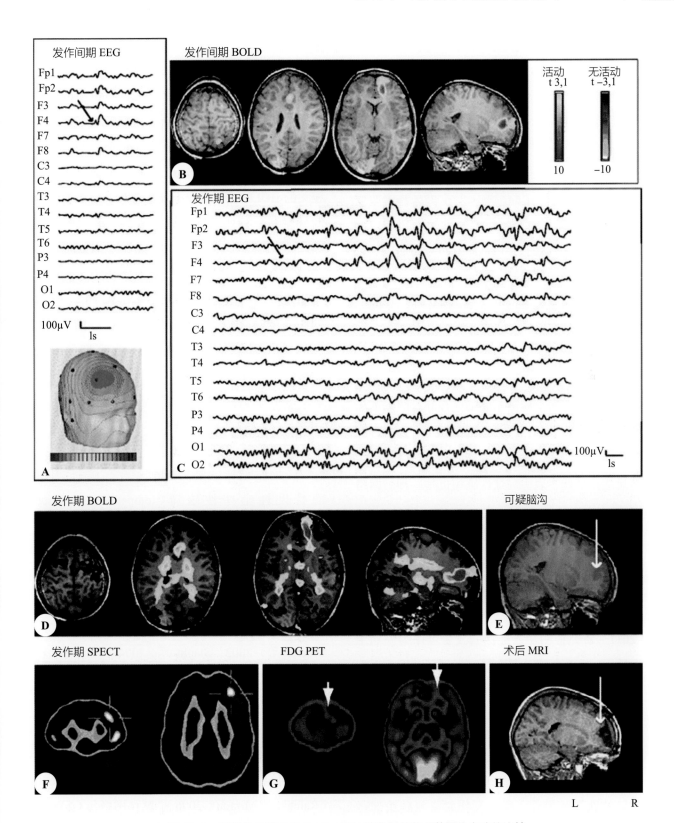

▲ 图 13-3 局灶性癫痫患者 EEG-fMRI 结果与其他术前评估方法的比较

A. 发作间期 EEG（平均参考）：聚焦于 F4 电极（黑箭）；B. 发作间期 fMRI：额极正向 BOLD 激活，无负向 BOLD 激活；
C. 发作期 EEG：F4 电极处节律性棘波（黑箭）；D. 发作期 fMRI：额极正向 BOLD 激活，前后扣带回负向 BOLD 激活；
E. MRI：右额中沟可疑异常（白箭）；F. 发作期 SPECT 单光子发射计算机断层成像：右额叶高灌注；G. FDG-PET 脑葡
萄糖代谢正电子发射断层显像：右额叶低代谢（白箭）。术后 MRI（白箭表示切除区域）（摘自 Moeller 等，2009a）

应用于临床的方法需要具有可重复性，Gholipour 等研究表明 EEG-fMRI 结果具有良好的可重复性，能够应用于临床（Gholipour 等，2011）。研究比较 EEG-fMRI 与传统 EEG，发现大部分患者发现新病灶（Pittau 等，2012a）。一项前瞻性 EEG-fMRI 研究 Markoula 等（2018）分析 EEG-fMRI 结果对手术临床决策的影响，发现 77% 患者改变手术计划。

总之，仔细解读 EEG-fMRI 的结果很重要，不仅显示可能的致痫灶，还能够显示棘波影响的区域及远隔区域，术前结合 EEG-fMRI 结果的综合评估，有助于更好评估患者的致痫灶。

2. 其他热点

部分研究除了分析癫痫患者致痫区，还关注颞叶的功能连接，检测不同脑区在静息状态下如何相互连接（详见静息态 fMRI 章节）。内侧颞叶癫痫患者的研究，发现病变侧海马及默认网络的功能连接降低，表明局灶性癫痫也是一种脑网络疾病（Bettus 等，2009；Pereira 等，2010；Liao 等，2011；Zhang 等，2010；Pittau 等，2012b）。静息态 fMRI 研究证实癫痫患者脑内多个网络受损（Centeno 和 Carmichael，2014），这些内在网络连接的改变是癫痫特征之一。Negishi 等（2011）研究证明功能连接的改变可作为癫痫手术预后的预测因素，另有研究发现颞叶癫痫出现新的神经网络（Lee 等，2018）。

（二）癫痫

MRI 检查很难获得癫痫发作期的图像，由于癫痫发作无法预测，且 EEG-fMRI 记录的时间短，难以捕获癫痫发作。癫痫发作时常伴随头部运动，导致数据分析非常困难。Federico 等（2005）对 3 例局灶性癫痫患者发作开始前的 BOLD 信号进行分析，发现发作前期 BOLD 信号发生变化，然而多年来仅记录到几次无头动的癫痫发作。研究者采用组块设计的方式，发现与癫痫发作相关的广泛 BOLD 信号变化，也包括预测的癫痫发作区（Salek-Haddadi 等，2002；Kobayashi 等，2006b）。皮层发育不良患者的研究发现，患者发作间期和发作期 BOLD 信号变化不同（Tyvaert 等，2008）。研究者通过新技术分析与癫痫发作相关的 BOLD 信号变化的动态过程，应用 BOLD 信号序列分析或独立成分分析，显示癫痫发作和传导脑区（Tyvaert 等，2009；Donaire 等，2009；LeVan 等，2010b）。对一例 2 岁下丘脑错构瘤患者的研究，通过动态因果模型显示癫痫发作的传导途径，术前评估（Murta 等，2012）。Chaudhary 等（2016）颅内 EEG-fMRI 期间癫痫发作，证明癫痫发作起源区的 BOLD 信号变化与杏仁核和海马体的 β 和 γ 活动有关。

四、特发性全面性癫痫的 EEG-fMRI

局灶性癫痫主要是识别棘波起源的脑区，而特发性全面性癫痫（idiopathic generalised epilepsy，IGE）患者主要研究神经网络，以更好理解病理生理机制。IGE 的 EEG 特征是具有广泛的棘波放电（generalised spike-wave，GSW），通常源自正常背景活动。IGE 的动物模型表明丘脑皮层环路对 GSW 具有重要作用（Gloor，1968；Meeren 等，2002；Slaght 等，2004；Timofeev 和 Steriade，2004；Paz 等，2005）。早期 EEG-fMRI 研究特发性全面性癫痫的成年患者，EEG 显示短暂 GSW 发作（Aghakhani 等，2004；Gotman 等，2005；Hamandi 等，2006），fMRI 发现丘脑在 GSW 期间激活，并且默认网络区域表现出失活（Raichle 和 Mintun，2006）。默认网络与 GSW 相关的 BOLD 信号降低，表明这种生理性静息状态受损（Gotman 等，2005），局灶性癫痫的立体定向 EEG（SEEG）发现与 γ 活动的降低和低频增加相关（Fahoum 等，2013）。以上研究对象为长期药物治疗的成年癫痫患者，Moeller 等（2008a）对新诊断的未用药儿童癫痫患者的失神发作进行研究，同样发现丘脑的激活和默认网络及尾状核的抑制。关于失神发作如何开始，失神癫痫遗传动物模型证实 GSW 见于躯体感觉皮层的脑区（Meeren 等，2002；Klein 等，2004；Manning 等，2004；Polack 等，2007）。采用滑动窗口法分析失神发作的数据，发现默认网络和尾状核的变化明显早于丘脑，早期患者特异性 BOLD 信号变化可反映皮层病灶（Moeller 等，2010a），图 13-4 为失神发作患者的滑动窗口分析。

对失神发作患者的动态分组分析，Bai 等（2010）研究发现失神发作开始前 14s，眶额皮层的 BOLD 信号发生变化，而失神发作结束后 20s，默认网络的 BOLD 信号出现负激活，结果表明许多脑区存在典型 HRF 模型检测不到的 BOLD 信号变化。关于 BOLD 信号改变是否可能发生在 GSW 之前，仍存在争议。研究对 GSW 的成年人

患者、多棘波发作的儿童患者和失神发作进行组分析，发现 BOLD 信号改变早于 GSW（Hawco 等，2007；Moeller 等，2008b；Bai 等，2010），但其他研究未检测到 BOLD 信号变化早于 GSW（Moeller 等，2008a，2011b）。失神发作前早期顶叶 BOLD 信号改变（Carney 等，2010，2012）支持默认网络的改变，导致 GSW 发生的假说（Vaudano 等，2009），期待新技术和研究解释这些矛盾的结果。一项针对失神发作终止时刻的研究，发现双侧楔前叶 - 后扣带区的 BOLD 信号增加，GSW 终止时外侧前额叶皮层的神经活动减少，但这些结构是否在终止放电中发挥作用仍不清楚（Benuzzi 等，2015）。

肌阵挛 - 站立不能性癫痫（myoclonic astatic epilepsy，MAE）是一种难治的儿童早期 IGE 亚型。一项 MAE 患者的 EEG-fMRI 研究显示，运动神经网络和壳核与广泛棘波放电相关（Moeller 等，2014），表明运动神经网络的功能障碍可能导致

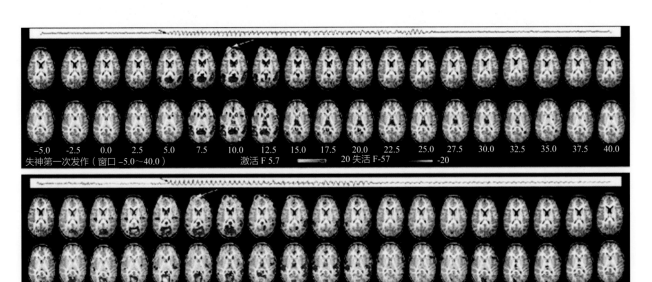

▲ 图 13-4　同一患者两次失神的滑动窗口分析（窗口 -5～40s）

失神持续时间由一个 EEG 通道表示（Fp2，平均参考）；黑箭表示发作。失神的 EEG 发作偏移 5s，以对应 BOLD 应答的血流动力学延迟，这样可以直接比较失神持续时间和相关的 BOLD 信号变化。两次失神第一次激活位于左额极皮层（白箭）。第一次失神发作时这种激活在发作后 10s 开始；第二次在发作后 5s 开始。丘脑激活在两次发作后 7.5s 开始，尾状核失活在发作后 5s，默认网络区失活发生在第一次发作后 5s 和第二次发作前 2.5s。在几个窗口中脑干和默认网络的 BOLD 信号变化时间超过了失神发作的时间。在第二次失神发作丘脑失活紧随丘脑激活（摘自 Moeller 等，2010a）

肌阵挛性癫痫发作。

（一）失神发作和认知障碍

一项失神发作期间的 EEG-fMRI 研究表明，与无认知障碍或轻度认知障碍的失神相比，重度认知障碍相关的失神显示更广泛的 BOLD 信号变化（Berman 等，2010）。然而患有长期 GSW 发作但无认知障碍的女性病例报道发现，激活网络与伴有认知障碍的表现相同（Moeller 等，2010b）。最近一项研究发现失神发作时意识障碍，可能与 GSW 相关的大脑网络生理变化强度有关，癫痫发作时 EEG 和 fMRI 振幅增加与行为障碍有关，表明癫痫发作开始时可能存在易损状态，导致生理变化和意识改变（Guo 等，2016）。

（二）IGE 和功能连接

如前所述，GSW 的特点是丘脑 - 皮层相互作用，但没有 GSW 放电时病理性丘脑 - 皮质是否也存在相互作用。Bai 等（2010）通过研究失神发作的儿童，发现眶额皮层的半球间连接增强，表明静息状态两个半球之间的同步活动增强，同时基底神经节网络连接也增强，GSW 期间这种连接增强更明显（Luo 等，2012）。然而患有失神癫痫的儿童显示丘脑（Masterton 等，2012；Wang 等，2012）、默认网络（DMN）（Luo 等，2011）和注意网络（Killory 等，2011）功能连接降低，这些发现解释儿童发作间期注意力的受损。DMN 连接降低与癫痫持续时间呈负相关（Luo 等，2011；Maneshi 等，2012）。此外，Yang 等（2013）发现发作间期的 DMN 网络、认知控制网络和注意网络的连接降低更明显。青少年肌阵挛性癫痫患者多种网络受损，如 DMN 网络、自我参照网络和基底节（Dong 等，2016）。然而并非所有研究都显示功能连接变化，一项不同类型 IGE 成年患者的研究并未发现 GSW 的病理性连接，验证

了 GSW 放电的发作特征（Moeller 等，2011a，b）。功能连接分析也可预测治疗预后，Tenney 等（2018）研究证实儿童失神癫痫（childhood absence epilepsy，CAE）治疗前的连接性差异与抗癫痫治疗反应相关。针对 GSW 发作前功能连接的研究，发现发作前 "允许 GSW" 网络发病前至少持续 1min，显示感觉运动连接增强，后部网络连接降低，然后持续数秒的发作前网络状态，表现为广泛同步的稳定增强（Tangwiriyasakul 等，2018）。

（三）光阵发性反应（photoparoxysmal responses，PPR）的 EEG-fMRI 研究

光阵发性反应（PPR）是一种 EEG 特征，特点是视觉刺激导致癫痫样放电，研究这一特征有助于了解致痫机制。EEG-fMRI 研究显示全面性光阵发性反应（generalised PPR）期间，大多数受试者的顶叶和额叶皮层均累及（Moeller 等，2009b），但不累及丘脑。与通常丘脑受累的自发性 GSW 不同，PPR 主要累及皮层。然而一例光刺激诱发全身性癫痫发作的患者，检测到视觉皮层 BOLD 信号过度增加，以及丘脑 BOLD 信号增加（Moeller 等，2009c）。这些结果在源分析研究得到证实，其中相干源动态成像（dynamic imaging of coherent sources，DICS）在上述 PPR 的 EEG-fMRI 的 EEG 记录（Moeller 等，2008b，2009a），这些数据通过再标准化部分定向相干性分析（re-normalised partial directed coherence，RPDC）发现，失神情况下皮层源受丘脑源的影响；然而 PPR 发现枕叶皮层的信息流（Moeller 等，2013a）。

PPR 功能连接显示静息状态下视觉皮层和感觉运动网络的 α 相关抑制减少，可能是肌阵挛临床表现的机制（Vaudano 等，2017）。

五、儿童 EEG-fMRI 研究

儿童癫痫与成年人癫痫在病因、发病机制、临床症状、EEG 模式和预后方面有所不同（Roger 等，2005）。未发育成熟的大脑更容易发生癫痫，且儿童癫痫放电比成年人更频繁、更广泛（Holmes，1997）。癫痫的临床表现与年龄相关，并且在患者发育过程中会有变化（Ben-Ari，2006）。下一节介绍儿童的 HRF 差异，以及不同儿童癫痫综合征的 EEG-fMRI 研究。下文介绍关于 IGE 的儿童 EEG-fMRI 研究。

（一）模拟儿童棘波相关的 BOLD 变化

Jacobs 等（2007，2008）研究年龄对棘波相关 BOLD 变化的影响，与成年人相比局灶性癫痫儿童致痫区的失活比激活更频繁；HRF 的形状在幼儿尤其不同。由于儿童患者 BOLD 信号变化发生于棘波之前，因此对儿童与棘波相关的 BOLD 信号变化进行建模更加复杂（Jacobs 等，2009），先出现的 BOLD 信号变化比后出现的信号变化局限（Jacobs 等，2009）。BOLD 信号变化先于头皮 EEG 的棘波信号的机制尚不清楚，先出现的 BOLD 信号变化可能与深部电极检测到的同步放电有关，但有些患者头皮 EEG 未检测到（Pittau 等，2011）。

（二）自限性局灶性癫痫

EEG-fMRI 最早应用于良性局灶性癫痫的儿童患者，良性局灶性癫痫是定位于颞中回棘波的局灶性 EEG 相关的癫痫疾病（Dalla Bernardina 等，2005），这种良性癫痫发作（benign epilepsy with centro-temporal spikes，BECTS）通常始于口、面和手的感觉异常或抽搐，但意识正常，提示起源于感觉运动皮层。BECTS 患者 EEG-fMRI 研究显示，感觉运动皮层发生棘波相关的 BOLD 信号变化（Archer 等，2003；Boor 等，2003，

2007；Lengler 等，2007；Siniatchkin 等，2007b；Masterton 等，2010），远距离 BOLD 信号变化可能由传导所致（Boor 等，2007）。BECTS 棘波的 BOLD 响应不同于 HRF 的典型形状，提示儿童癫痫有更多的 HRF 改变（Masterton 等，2010，2013a，b）。BECTS 儿童棘波之前、棘波期间和棘波之后的功能连接分析，表明棘波影响负责语言、行为和认知的脑功能网络（Xiang 等，2016）。其他良性癫痫（良性枕叶癫痫）研究，Leal 等（2006，2007）在枕叶和顶叶皮层区发现与发作间期癫痫样放电定位一致的激活模式。关于非典型良性部分性癫痫的研究，显示类似于 BECTS（棘波中的局灶性 BOLD 信号变化）的改变模式，以及慢睡眠期间的连续棘波和波动模式（continuous spikes and waves during slow sleep，CSWS）（皮层和皮层下结构的远隔 BOLD 信号变化），说明儿童时期特发性局灶性癫痫会有相互重叠的综合征谱系表现（Moeller 等，2013b）。

（三）癫痫性脑病

West 综合征是婴儿期严重癫痫性的原型，主要表现为强直性痉挛、精神运动发育延迟和典型的睡眠节律性 EEG。EEG 的特点是多灶性棘波、锐波活动及高幅慢波活动（Dulac 2001；Hrachovy 和 Frost，2003）。Siniatchkin 进行 EEG-fMRI 研究发现发作间期的棘波与大脑皮层（尤其枕叶）的 BOLD 变化有关，高节律性的高振幅慢波活动与脑干、壳核、丘脑和不同皮层区域的 BOLD 信号变化有关（Siniatchkin 等，2007a），应用相干源动态成像分析（DICS）对数据分析发现是由脑干驱动壳核和皮层（Japaridze 等，2013），这些结果与既往 PET 研究韦斯特综合征患者大脑皮层、壳核和脑干的代谢变化一致（Chugani 等，1992；Chiron 等，1993；Metsähonkala 等，2002）。

West 综合征通常会演变为 Lennox-Gastaut 综合征，这是一种癫痫性脑病，其特征是不同类型的癫痫发作（强直性、强直阵挛性和失张力发作、以及非典型失神）、典型 EEG 变化（1~2.5/s 的慢棘波复合波，全面发作性快速活动）和伴有精神发育迟滞（Arzimanoglou 等，2009）。Lennox-Gastaut 综合征儿童的 EEG-fMRI 研究，显示脑干和丘脑的激活与癫痫样放电有关，表明 West 综合征和 Lennox-Gastaut 综合征具有共同发病机制（Siniatchkin 等，2007a，2011）。Pillay 分析不同的 EEG 模式，证明发作性快速活动与默认网络和注意网络的共同激活，与皮层下结构（脑干、丘脑和基底神经节）有关。相比之下，棘慢复合波主要表现为皮层和皮层下区域的失活，通常表现为非典型的血流动力学响应（Pillay 等，2013；Archer 等，2014）。功能连接研究证明异常认知网络的相互作用，可能是导致癫痫性脑病的原因（Warren 等，2016）。特定丘脑皮层回路的连接增强，提示丘脑是深部脑刺激的潜在靶点（Warren 等，2017）。

缓慢睡眠期间出现持续棘慢复合波的癫痫性脑病是与年龄相关的疾病，至少 85% 睡眠期间出现发作间期癫痫样放电及与 EEG 相关的认知损害。EEG-fMRI 研究表明尽管存在病因学的异质性，但缓慢睡眠期间出现连续棘慢复合波的患者有相似的神经元网络激活，即外侧裂区、岛叶和扣带回，进一步分析提示这些激活区域分布在起始和传导通路。默认网络结构的失活可能由于癫痫样活动反复中断正常神经生理功能，从而影响正常脑功能所致（Siniatchkin 等，2010）。

六、结论

联合 EEG 和 fMRI 能够对大脑进行无创研究，为探索癫痫提供了新方法，结合 fMRI 高空间分辨率和 EEG 的特异性，EEG-fMRI 已经成为定位癫痫病灶的临床工具，能够帮助预测手术预后，揭示局灶性和全面性癫痫的脑机制。尽管在 MRI 检查中记录 EEG 会产生伪影，给数据分析带来一定困难，但优势在于能够无创研究癫痫放电。

参考文献

[1] Abreu R, Leite M et al (2016) Ballistocardiogram artefact correction taking into account physiological. Neuroimage 135:45–63

[2] Abreu R, Leal A et al (2018) EEG-informed fMRI: a review of data analysis methods. Front Hum Neurosci 12:29

[3] Aghakhani Y, Bagshaw AP et al (2004) fMRI activation during spike and wave discharges in idiopathic generalized epilepsy. Brain 127:1127–1114

[4] Allen PJ, Polizzi G et al (1998) Identification of EEG events in the MR scanner: the problem of pulse artifact and a method for its subtraction. Neuroimage 8:229–239

[5] Allen PJ, Josephs O et al (2000) A method for removing imaging artifact from continuous EEG recorded during functional MRI. Neuroimage 12:230–239

[6] An D, Fahoum F et al (2013) Electroencephalography/ functional magnetic resonance imaging responses help predict surgical outcome in focal epilepsy. Epilepsia 54:2184–2194

[7] Archer JS, Briellman RS et al (2003) Benign epilepsy with Centro-temporal spikes: spike triggered fMRI shows somatosensory cortex activity. Epilepsia 44:200–204

[8] Archer JS, Warren AE et al (2014) Lennox-Gastaut syndrome and phenotype: secondary network epilepsies. Epilepsia 55:1245–1254

[9] Arzimanoglou A, French J et al (2009) Lennox-Gastaut syndrome: a consensus approach on diagnosis, assessment, management, and trial methodology. Lancet Neurol 8:82–93

[10] Bagshaw AP, Aghakhani Y et al (2004) EEG-fMRI of focal epileptic spikes: analysis with multiple haemodynamic functions and comparison with gadolinium-enhanced MR angiograms. Hum Brain Mapp 22:179–192

[11] Bai X, Vestal M, Berman R et al (2010) Dynamic time course of typical childhood absence seizures: EEG, behavior, and functional magnetic resonance imaging. J Neurosci 30:5884–5893

[12] Bénar C, Aghakhani Y et al (2003) Quality of EEG in simultaneous EEG-fMRI for epilepsy. Clin Neurophysiol 114:569–580

[13] Bénar CG, Grova C et al (2006) EEG-fMRI of epileptic spikes: concordance with EEG source localization and intracranial EEG. Neuroimage 30:1161–1170

[14] Ben-Ari Y (2006) Basic developmental rules and their implication for epilepsy in the immature brain. Epileptic Disord 8:91–102

[15] Benuzzi F, Ballotta D et al (2015) An EEG-fMRI study on the termination of generalized spike-and-wave discharges in absence epilepsy. PLoS One 10:e0130943

[16] Berman R, Negishi M et al (2010) Simultaneous EEG, fMRI, and behavior in typical childhood absence seizures. Epilepsia 51:2011–2022

[17] Bettus G, Guedj E et al (2009) Decreased basal fMRI functional connectivity in epileptogenic networks and contralateral compensatory mechanisms. Hum Brain Mapp 30:1580–1591

[18] Boor S, Vucurevic G et al (2003) EEG-related functional MRI in benign childhood epilepsy with centrotemporal spikes. Epilepsia 44:688–692

[19] Boor R, Jacobs J et al (2007) Combined spike-related functional MRI and multiple source analysis in the non-invasive spike localization of benign rolandic epilepsy. Clin Neurophysiol 118(4):901–909

[20] Boucousis SM, Beers CA et al (2012) Feasibility of an intracranial EEG-fMRI protocol at 3T: risk assessment and image quality. Neuroimage 63:1237–1248

[21] Caballero-Gaudes C, Van de Ville D et al (2013) Mapping interictal epileptic discharges using mutual information between concurrent EEG and fMRI. Neuroimage 68: 248–262

[22] Carmichael DW, Vulliemoz S et al (2012) Simultaneous intracranial EEG-fMRI in humans: protocol considerations and data quality. Neuroimage 63:301–309

[23] Carney PW, Masterton RA et al (2010) The core network in absence epilepsy. Differences in cortical and thalamicBOLDresponse. Neurology 75:904–911

[24] Carney PW, Masterton RA et al (2012) The frontal lobe in absence epilepsy: EEG-fMRI findings. Neurology 78(15):1157–65.

[25] Centeno M, Carmichael DW (2014) Network connectivity in epilepsy: resting state fMRI and EEG-fMRI contributions. Front Neurol 5:93

[26] Centeno M, Tierney TM et al (2016) Optimising EEGfMRI for localisation of focal epilepsy in children. PLoS One 11:e0149048

[27] Centeno M, Tierney TM et al (2017) Combined electroenc-ephalographyfunctional magnetic resonance imaging and electrical source imaging improves localization of pediatric focal epilepsy. Ann Neurol 82:278–287

[28] Chaudhary UJ, Rodionov R, Carmichael DW, Thornton RC, Duncan JS, Lemieux L (2012) Improving the sensitivity of EEG-fMRI studies of epileptic activity by modelling eye blinks, swallowing and other videoEEG detected physiological confounds. Neuroimage 61:1383–1393

[29] Chaudhary UJ, Centeno M et al (2016) Mapping human precital and ictal haemodynamic networks using simultaneous intracranial EEG-fMRI. Neuroimage Clin 11:486–493

[30] Chiron C, Dulac O et al (1993) Study of regional cerebral blood flow in West syndrome. Epilepsia 34:707–715

[31] Chugani HT, Shewmon DA et al (1992) Infantile spasms: II. Lenticular nuclei and brain stem activation on positron emission tomography. Ann Neurol 31:212–219

[32] Coan AC, Chaudhary UJ et al (2016) EEG-fMRI in the presurgical evaluation of temporal lobe epilepsy. J Neurol Neurosurg Psychiatry 87:642–649

[33] Cunningham CB, Goodyear BG et al (2012) Intracranial EEG-fMRI analysis of focal epileptiform discharges in humans. Epilepsia 53:1636–1648

[34] Dalla Bernardina B, Sgro V et al (2005) Epilepsy with centro-temporal spikes and related syndromes. In: Roger J, Bureau M, Dravet C, Genton P, Tassinari CA, Wolf P (eds) Epileptic syndromes in infancy, childhood and adolescence. John Libbey Eurotext Ltd, Montrouge, pp 203–226

[35] Devor A, Tian P et al (2007) Suppressed neuronal activity and concurrent arteriolar vasoconstriction may explain negative blood oxygenation level-dependent signal. J Neurosci 27:4452–4459

[36] Donaire A, Bargallo N et al (2009) Identifying the structures involved in seizure generation using sequential analysis of ictal-fMRI data. Neuroimage 47:173–183

[37] Dong L, Luo C et al (2016) Complex discharge-affecting networks in juvenile myoclonic epilepsy: a simultaneous EEG-fMRI study. Hum Brain Mapp 37:3515–3529

[38] Dulac O (2001) What is west syndrome? Brain Dev 23: 447–452

[39] Fahoum F, Zelmann R et al (2013) Epileptic discharges affect the default mode network—FMRI and intracerebral EEG evidence. PLoS One 8:e68038

[40] Federico P, Abbott DF et al (2005) Functional MRI of the pre-ictal state. Brain 128:1811–1817

[41] Friston KJ, Williams S et al (1996) Movement-related effects in fMRI time-series. Magn Reson Med 35:346–355

[42] Gholipour T, Moeller F et al (2011) Reproducibility of interictal EEG-fMRI results in epilepsy patients. Epilepsia 52:433–434

[43] Gloor P (1968) Generalized cortico-reticular epilepsies, some considerations on the pathophysiology of generalized bilaterally synchronous spike and wave discharge. Epilepsia 9:249–263

[44] Glover GH (1999) Deconvolution of impulse response in event-relatedBOLD fMRI. Neuroimage 9:416–419

[45] González Otárula KA, Khoo HM et al (2018) Spikerelated haemodynamic responses overlap with high frequency oscillations in patients with focal epilepsy. Brain 141(3): 731–743

[46] Gotman J, Grova C et al (2005) Generalized epileptic discharges show thalamocortical activation and suspension of the default state of the brain. Proc Natl Acad Sci U S A 102:15236–15240

[47] Groening K, Brodbeck V et al (2009) Combination of EEG-fMRI and EEG source analysis improves interpretation of spike-associated activation networks in paediatric pharmacoresistant focal epilepsies. Neuroimage 46:827–833

[48] Grouiller F, Thornton RC et al (2011) With or without spikes: localization of focal epileptic activity by simultaneous electroencephalography and functional magnetic resonance imaging. Brain 134:2867–2886

[49] Grova C, Daunizeau J et al (2008) Concordance between distributed EEG source localization and simultaneous EEG-fMRI studies of epileptic spikes. Neuroimage 39:755–774

[50] Guo JN, Kim R et al (2016) Impaired consciousness in patients with absence seizures investigated by functional MRI, EEG, and behavioural measures: a crosssectional study. Lancet Neurol 1:1336–1345

[51] Hamandi K, Salek-Haddadi A et al (2006) EEG-fMRI of idiopathic and secondary generalized epilepsies. Neuroimage 31:1700–1710

[52] Hawco CS, Bagshaw AP et al (2007)BOLDchanges occur prior to epileptic spikes seen on scalp EEG. Neuroimage 35:1450–1458

[53] Hoffmann A, Jäger L et al (2000) Electroencephalography during functional echo-planar imaging: detection of epileptic spikes using post-processing methods. Magn Reson Med 44:791–798

[54] Holmes GL (1997) Epilepsy in the developing brain: lessons from the laboratory and clinic. Epilepsia 38:12–30

[55] van Houdt PJ, Ossenblok PP et al (2010a) Correction for pulse height variability reduces physiological noise in

functional MRI when studying spontaneous brain activity. Hum Brain Mapp 31:311–325

[56] van Houdt PJ, de Munck JC et al (2010b) Comparison of analytical strategies for EEG-correlated fMRI data in patients with epilepsy. Magn Reson Imaging 28:1078–1086

[57] Hrachovy RA, Frost JD (2003) Infantile epileptic encephalopathy with hypsarrhythmia. J Clin Neurophysiol 20:408–425

[58] Ives JR, Warach S et al (1993) Monitoring the patient's EEG during echo planar MRI. Electroencephalogr Clin Neurophysiol 87:417–420

[59] Jacobs J, Kobayashi E et al (2007) Hemodynamic responses to interictal epileptiform discharges in children with symptomatic epilepsy. Epilepsia 48:2068–2078

[60] Jacobs J, Hawco C et al (2008) Variability of the hemodynamic response function with age in children with epilepsy. Neuroimage 40:601–614

[61] Jacobs J, Levan P et al (2009) Hemodynamic changes preceding the interictal EEG spike in patients with focal epilepsy investigated using simultaneous EEGfMRI. Neuroimage 45:1220–1231

[62] Jacobs J, Stich J et al (2014) Fast fMRI provides high statistical power in the analysis of epileptic networks. Neuroimage 88:282–294

[63] Japaridze N, Muthuraman M et al (2013) Neuronal networks in west syndrome as revealed by source analysis and renormalized partial directed coherence. Brain Topogr 26:157–170

[64] Jorge J, Grouiller F et al (2015a) Simultaneous EEGfMRI at ultra-high field: artifact prevention and safety assessment. Neuroimage 2015(105):132–144

[65] Jorge J, Grouiller F et al (2015b) Towards high-quality simultaneous EEG-fMRI at 7 T: detection and reduction of EEG artifacts due to head motion. Neuroimage 120:143–153

[66] Khoo HM, von Ellenrieder N et al (2017a) Epileptic networks in action: synchrony between distant hemodynamic responses. Ann Neurol 82:57–66

[67] Khoo HM, Hao Y et al (2017b) The hemodynamic response to interictal epileptic discharges localizes the seizure-onset zone. Epilepsia 58:811–823

[68] Khoo HM, von Ellenrieder N et al (2018) The spike onset zone: the region where epileptic spikes start and from where they propagate. Neurology 91(7):c666-c674

[69] Killory BD, Bai X et al (2011) Impaired attention and network connectivity in childhood absence epilepsy. Neuroimage 56:2209–2217

[70] Klein JP, Khera DS et al (2004) Dysregulation of sodium channel expression in cortical neurons in a rodent model of

absence epilepsy. Brain Res 1000:102–109

[71] Kobayashi E, Bagshaw AP et al (2006a) Temporal and extratemporalBOLDresponses to temporal lobe interictal spikes. Epilepsia 47:343–354

[72] Kobayashi E, Hawco CS et al (2006b) Widespread and intenseBOLDchanges during brief focal electrographic seizures. Neurology 66:1049–1055

[73] Kobayashi E, Grova C et al (2009) Structures involved at the time of temporal lobe spikes revealed by interindividual group analysis of EEG/fMRI data. Epilepsia 50:2549–2556

[74] Körbl K, Jacobs J et al (2016) Marker-based ballistocardiographic artifact correction improves spike identification in EEG-fMRI of focal epilepsy patients. Clin Neurophysiol 127:2802–2811

[75] Krakow K, Woermann FG et al (1999) EEG-triggered functional MRI of interictal epileptiform activity in patients with partial seizures. Brain 122:1679–1688

[76] Laufs H, Hamandi K et al (2006) EEG-fMRI mapping of asymmetrical delta activity in a patient with refractory epilepsy is concordant with the epileptogenic region determined by intracranial EEG. Magn Reson Imaging 24:367–371

[77] Laufs H, Hamandi K et al (2007) Temporal lobe interictal epileptic discharges affect cerebral activity in "default mode" brain regions. Hum Brain Mapp 28:1023–1032

[78] Leal A, Dias A et al (2006) TheBOLDeffect of interictal spike activity in childhood occipital lobe epilepsy. Epilepsia 47:1536–1542

[79] Leal A, Nunes S et al (2007) Brain mapping of epileptic activity in a case of idiopathic occipital lobe epilepsy (Panayiotopoulos Syndrome). Epilepsia 48:1179–1183

[80] Lee K, Khoo HM et al (2018) Disruption, emergence and lateralization of brain network hubs in mesial temporal lobe epilepsy. Neuroimage Clin 20:71–84

[81] Lemieux L, Salek-Haddadi A et al (2001) Event-related fMRI with simultaneous and continuous EEG: description of the method and initial case report. Neuroimage 14:780–787

[82] Lemieux L, Salek-Haddadi A et al (2007) Modelling large motion events in fMRI studies of patients with epilepsy. Magn Reson Imaging 25:894–901

[83] Lengler U, Kafadar I et al (2007) fMRI correlates of interictal epileptic activity in patients with idiopathic benign focal epilepsy of childhood. A simultaneous EEG-functional MRI study. Epilepsy Res 75:29–38

[84] LeVan P, Tyvaert L et al (2010a) Modulation by EEG features ofBOLDresponses to interictal epileptiform discharges. Neuroimage 50:15–26

[85] LeVan P, Tyvaert L et al (2010b) Independent component

analysis reveals dynamic ictalBOLDresponses in EEG-fMRI data from focal epilepsy patients. Neuroimage 149:366–378

[86] Liao W, Zhang Z et al (2011) Default mode network abnormalities in mesial temporal lobe epilepsy: a study combining fMRI and DTI. Hum Brain Mapp 32:883–895

[87] Logothetis NK, Pauls J et al (2001) Neurophysiological investigation of the basis of the fMRI signal. Nature 412:150–157

[88] Lopes R, Lina JM et al (2012) Detection of epileptic activity in fMRI without recording the EEG. Neuroimage 60(3):1867–1879

[89] Lu Y, Grova C et al (2007) Using voxel-specific hemodynamic response function in EEG-fMRI data analysis: an estimation and detection model. Neuroimage 34:195–203

[90] Luo C, Li Q et al (2011) Altered functional connectivity in default mode network in absence epilepsy: a restingstate fMRI study. Hum Brain Mapp 32:438–449

[91] Luo C, Li Q et al (2012) Resting state basal ganglia network in idiopathic generalized epilepsy. Hum Brain Mapp 33:1279–1294

[92] Maneshi M, Moeller F et al (2012) Resting-state connectivity of the sustained attention network correlates with disease duration in idiopathic generalized epilepsy. PLoS One 7:e50359

[93] Manning JP, Richards DA et al (2004) Cortical-area specific block of genetically determined absence seizures by ethosuximide. Neuroscience 123:5–9

[94] Markoula S, Chaudhary UJ et al (2018) The impact of mapping interictal discharges using EEG-fMRI on the epilepsy presurgical clinical decision making process: a prospective study. Seizure 61:30–37

[95] Masterton RA, Harvey AS et al (2010) Focal epileptiform spikes do not show a canonicalBOLDresponse in patients with benign rolandic epilepsy (BECTS). Neuroimage 51:252–260

[96] Masterton RA, Carney PW et al (2012) Cortical and thalamic resting-state functional connectivity is altered in childhood absence epilepsy. Epilepsy Res 99:327–334

[97] Masterton RA, Jackson GD et al (2013a) Mapping brain activity using event-related independent components analysis (eICA): specific advantages for EEGfMRI. Neuroimage 70:164–174

[98] Masterton RA, Carney PW et al (2013b) Absence epilepsy subnetworks revealed by event-related independent components analysis of functional magnetic resonance imaging. Epilepsia 54:801–808

[99] Maziero D, Velasco TR et al (2016) Towards motion

insensitive EEG-fMRI: correcting motion-induced voltages and gradient artefact instability in EEG using an fMRI prospective motion correction (PMC) system. Neuroimage 138:13–27.

[100] Meeren HK, Pijn JP et al (2002) Cortical focus drives widespread corticothalamic networks during spontaneous absence seizures in rats. J Neurosci 22:1480–1495

[101] Metsähonkala L, Gaily E et al (2002) Focal and global cortical hypometabolism in patients with newly diagnosed infantile spasms. Neurology 58:1646–1651

[102] Moehring J, Coropceanu D et al (2011) Improving sensitivity of EEG-fMRI studies in epilepsy: the role of sleep-specific activity. Neurosci Lett 505(2):211–215

[103] Moeller F, Siebner H et al (2008a) EEG-fMRI in children with untreated childhood absence epilepsy. Epilepsia 49:1510–1519

[104] Moeller F, Siebner H et al (2008b) Changes in activity of striato-thalamo-cortical network precede generalized spike wave discharges. Neuroimage 39:1839–1849

[105] Moeller F, Tyvaert L et al (2009a) EEG-fMRI: adding to standard evaluations of patients with nonlesional frontal lobe epilepsy. Neurology 73:2023–2030

[106] Moeller F, Siebner HR et al (2009b) FMRI activation during spike and wave discharges evoked by photic stimulation. Neuroimage 48:682–695

[107] Moeller F, Siebner HR et al (2009c) Mapping brain activity on the verge of a photically induced generalized tonic-clonic seizure. Epilepsia 50:1632–1637

[108] Moeller F, Levan P et al (2010a) Absence seizures: individual patterns revealed by EEG-fMRI. Epilepsia 51:2000–2010

[109] Moeller F, Muhle H et al (2010b) EEG-fMRI study of generalized spike and wave discharges without transitory cognitive impairment. Epilepsy Behav 18:313–316

[110] Moeller F, Maneshi M et al (2011a) Functional connectivity in patients with idiopathic generalized epilepsy. Epilepsia 52:515–522

[111] Moeller F, Levan P et al (2011b) Independent component analysis (ICA) of generalized spike wave discharges in fMRI: comparison with general linear model-based EEG-fMRI. Hum Brain Mapp 2:209–217

[112] Moeller F, Muthuraman M et al (2013a) Representation and propagation of epileptic activity in absences and generalized photoparoxysmal responses. Hum Brain Mapp 34:1896–1909

[113] Moeller F, Moehring et al (2013b) EEG-fMRI in atypical benign partial epilepsy. Epilepsia 54(8):e103–e108

[114] Moeller F, Stephani U et al (2013c) Simultaneous EEG and fMRI recordings (EEG-fMRI) in children with epilepsy. Epilepsia 54:971–982

[115] Moeller F, Groening K et al (2014) EEG-fMRI in myoclonic astatic epilepsy (Doose syndrome). Neurology 82:1508–1513

[116] Murta T, Leal A et al (2012) Dynamic causal modelling of epileptic seizure propagation pathways: a combined EEG-fMRI study. Neuroimage 62:1634–1642

[117] Negishi M, Martuzzi R et al (2011) Functional MRI connectivity as a predictor of the surgical outcome of epilepsy. Epilepsia 52:1733–1740

[118] Paz JT, Deniau JM et al (2005) Rhythmic bursting in the cortico-subthalamo-pallidal network during spontaneous genetically determined spike and wave discharges. J Neurosci 25:2092–2101

[119] Pereira FR, Alessio A et al (2010) Asymmetrical hippocampal connectivity in mesial temporal lobe epilepsy: evidence from resting state fMRI. BMC Neurosci 11:66

[120] Pillay N, Archer JS et al (2013) Networks underlying paroxysmal fast activity and slow spike and wave in Lennox-Gastaut syndrome. Neurology 817:665–673

[121] Pittau F, Levan P et al (2011) Changes preceding interictal epileptic EEG abnormalities: comparison between EEG/fMRI and intracerebral EEG. Epilepsia 52:1120–1129

[122] Pittau F, Dubeau F et al (2012a) Contribution of EEG/fMRI to the definition of the epileptic focus. Neurology 78(19):1479–1487

[123] Pittau F, Grova C et al (2012b) Patterns of altered functional connectivity in mesial temporal lobe epilepsy. Epilepsia 536:1013–1023

[124] Pittau F, Fahoum F et al (2013) NegativeBOLDresponse to interictal epileptic discharges in focal epilepsy. Brain Topogr 264:627–640

[125] Polack PO, Guillemain I et al (2007) Deep layer somatosensory cortical neurons initiate spike-and-wave discharges in a genetic model of absence seizures. J Neurosci 27:6590–6599

[126] Raichle ME, Mintun MA (2006) Brain work and brain imaging. Annu Rev Neurosci 29:449–476

[127] Roger J, Bureau M et al (2005) Epileptic syndromes in infancy, childhood and adolescence. John Libbey Eurotext Ltd, Montrouge

[128] Safi-Harb M, Proulx S et al (2015) Advantages and disadvantages of a fast fMRI sequence in the context of EEG-fMRI investigation of epilepsy patients: a realistic simulation study. Neuroimage 119:20–32

[129] Salek-Haddadi A, Merschhemke M et al (2002) Simultaneous EEG-correlated ictal fMRI. Neuroimage

16:32–40

[130] Seeck M, Lazeyras F et al (1998) Non-invasive epileptic focus localization using EEG-triggered functional MRI and electromagnetic tomography. Electroencephalogr Clin Neurophysiol 106:508–512

[131] Siniatchkin M, van Baalen A et al (2007a) Different neuronal networks are associated with spikes and slow activity in hypsarrhythmia. Epilepsia 48:2312–2321

[132] Siniatchkin M, Moeller F et al (2007b) Spatial filters and automated spike detection based on brain topographies improve sensitivity of EEG-fMRI studies in focal epilepsy. Neuroimage 37:834–843

[133] Siniatchkin M, Groening K et al (2010) Neuronal networks in children with continuous spikes and waves during slow sleep. Brain 133:2798–2813

[134] Siniatchkin M, Coropceanu D et al (2011) EEG-fMRI reveals activation of brainstem and thalamus in patients with Lennox-Gastaut syndrome. Epilepsia 52(4):766–774

[135] Slaght SJ, Paz T et al (2004) On the activity of the corticostriatal networks during spike-and-wave discharges in a genetic model of absence epilepsy. J Neurosci 24:6816–6825

[136] Srivastava G, Grottaz-Herbette S et al (2005) ICA-based procedures for removing ballistocardiogram artifacts from EEG data acquired in the MRI scanner. Neuroimage 24:50–60

[137] Tangwiriyasakul C, Perani S et al (2018) Dynamic brain network states in human generalized spike-wave discharges. Brain 141:2981–2994

[138] Tenney JR, Kadis DS et al (2018) Ictal connectivity in childhood absence epilepsy: associations with outcome. Epilepsia 59(5):971–981

[139] Thornton R, Laufs H et al (2010) EEG correlated functional MRI and postoperative outcome in focal epilepsy. J Neurol Neurosurg Psychiatry 81:922–927

[140] Thornton R, Vulliemoz S et al (2011) Epileptic networks in focal cortical dysplasia revealed using electroencephalography-functional magnetic resonance imaging. Ann Neurol 2011(70):822–837

[141] Tierney TM, Weiss-Croft LJ et al (2016) FIACH: a biophysical model for automatic retrospective noise control in fMRI. Neuroimage 124:1009–1020

[142] Timofeev I, Steriade M (2004) Neocortical seizures: initiation, development and cessation. Neuroscience 123:299–336

[143] Tyvaert L, Hawco C et al (2008) Different structures involved during ictal and interictal epileptic activity in malformations of cortical development: an EEG-fMRI study. Brain 131:2042–2060

[144] Tyvaert L, Levan P et al (2009) Noninvasive dynamic imaging of seizures in epileptic patients. Hum Brain Mapp 30:3993–4011

[145] Vaudano AE, Laufs H et al (2009) Causal hierarchy within the thalamo-cortical network in spike and wave discharges. PLoS One 4:e6475

[146] Vaudano AE, Ruggieri A et al (2017) Photosensitive epilepsy is associated with reduced inhibition of alpha rhythm generating networks. Brain 140:981–997

[147] Vulliemoz S, Thornton R et al (2009) The spatio-temporal mapping of epileptic networks: combination of EEGfMRI and EEG source imaging. Neuroimage 46:834–843

[148] Vulliemoz S, Carmichael DW et al (2011) Simultaneous intracranial EEG and fMRI of interictal epileptic discharges in humans. Neuroimage 54:182–190

[149] Wang Z, Zhang Z et al (2012) Impairments of thalamic nuclei in idiopathic generalized epilepsy revealed by a study combining morphological and functional connectivity MRI. PLoS One 7(7):e39701

[150] Warren AE, Abbott DF et al (2016) Abnormal cognitive network interactions in Lennox-Gastaut syndrome: a potential mechanism of epileptic encephalopathy. Epilepsia 57:812–822

[151] Warren AEL, Abbott DF et al (2017) Thalamocortical functional connectivity in Lennox-Gastaut syndrome is abnormally enhanced in executive-control and default-mode networks. Epilepsia 58:2085–2097

[152] Xiao F, An D et al (2016) Real-time effects of centrotemporal spikes on cognition in rolandic epilepsy: an EEGfMRI study. Neurology 86(6):544–51

[153] Yang T, Luo C et al (2013) Altered resting-state connectivity during interictal generalized spike-wave discharges in drug-naïve childhood absence epilepsy. Hum Brain Mapp 34:1761–1767

[154] Zhang Z, Lu G et al (2010) Altered spontaneous neuronal activity of the default-mode network in mesial temporal lobe epilepsy. Brain Res 1323:152–160

[155] Zijlmans M, Huiskamp G et al (2007) EEG-fMRI in the preoperative work-up for epilepsy surgery. Brain 130:2343–2353

fMRI 在癫痫中的应用
Imaging Epileptic Seizures Using fMRI

David N. Vaughan　Graeme D. Jackson　著

杨延辉　李瑞利　卢　洁　译

一、概述

在过去 25 年中，fMRI 已经成为癫痫脑科学和临床研究的主要工具。从 20 世纪 90 年代开始，MRI 结构成像通过对微小结构病变的识别，而彻底改变了局灶性癫痫的诊断。fMRI 成像通过识别结构正常但功能异常的微小病变，同时可评估伴发的认知功能障碍，进一步提高了诊断优势。fMRI 已经证明癫痫发作时脑网络的变化，同时研究了癫痫的神经机制。因此，国际抗癫痫联盟（International League Against Epilepsy，ILAE）于 2010 年重新定义癫痫为"快速发生并持续进行的局部或广泛的脑网络异常"（Berg 等，2010）。

fMRI 在癫痫中的应用越来越广泛，目前主要应用是通过语言和运动任务范式在术前定位癫痫患者的运动性语言中枢，也有联合同步脑电图和 fMRI 识别癫痫发作间期的放电部位（Flanagan 等（2014）、Gotman 和 Pittau（2011）和 Murta 等（2015））。fMRI 在癫痫研究中应用包括分析特定癫痫亚型的脑网络连接、识别特定认知过程的脑网络改变，以及"药物 –fMRI"，即通过药物调控癫痫患者的脑网络。

癫痫的典型特征是痫性发作，识别特定相关网络与突发症状的时间关系是研究癫痫的关键。因为癫痫发作期间 fMRI 扫描十分困难，而且临床推广也存在难度，目前只有 50 多篇个案或系列病例报道。本章重点关注癫痫发作期间的脑网络改变，同时回顾癫痫数据采集推动 fMRI 方法的发展，以及对癫痫综合征和癫痫放电的病理生理机制的理解。

二、癫痫发作的脑功能成像

癫痫发作时进行 fMRI 扫描具有挑战性，因为癫痫发作通常是自发且随机，而且多数患者发作频率较低，因此大多数癫痫发作时的 fMRI 是在基线记录或在发作间歇时偶然捕获，少数研究针对特定刺激激发癫痫（诱发性癫痫和反射性癫痫）或频繁癫痫发作的患者，fMRI 安排在发作预期较高的时间段进行数据采集。

第二个挑战是癫痫发作时患者的安全性，如患者发作时运动症状不明显或保留自主功能（如失神发作），那么进行 fMRI 数据采集比较安全。但若涉及强直阵挛的局灶性或全面性发作的癫痫患者，则需要将患者从磁共振扫描仪移出以避免受伤，并提供对症处理。

所有癫痫类型患者的头部运动对图像后处理都有显著影响，癫痫发作的持续头动会导致数据分析失败，即使部分性或失神发作导致的轻微头动也会干扰分析结果。优化采集序列可减少头部运动的影响，但目前应用仍十分有限。

三、局灶性癫痫的 fMRI

局灶性癫痫是发作恒定的起源于一侧大脑半球内、呈局限性或更广泛分布的致痫网络，致痫灶可能是皮层或皮层下结构（Fisher 等，2017）。

fMRI 在癫痫领域的应用始于 20 世纪 90 年代中期，研究发现癫痫患者表现为高振幅血氧水平依赖（blood oxygen level-dependent，BOLD）改变。例如，使用 1.5T MRI 对频繁局灶性运动性发作的患儿进行成像，通过减去基线信号识别发作时 BOLD 信号的变化，癫痫发作期受累运动皮层及其周围 BOLD 信号的峰值强度显著增高，某些区域的信号值比基线高 40%（图 14-1；Jackson 等，1994）。另一项研究患者运动皮层的 BOLD 信号值比基线升高 3%~4%，可检测到无明显症状的癫痫亚临床发作（Detre 等，1995）。

21 世纪初期，EEG-fMRI 联合技术的发展可帮助识别更多的癫痫发作，而不再依赖临床表现识别痫性发作，这项技术的应用价值在颞叶癫痫的脑电图首次得到证明（Salek-Haddadi 等，2002）。

迄今为止，已有超过 25 篇论文对局灶性癫痫发作期间的 fMRI 成像进行了报道［Chaudhary 等（2013）］。一些研究应用 EEG-fMRI 技术捕捉癫痫发作，记录的癫痫发作率高达 11%（83 例术前患者中有 9 例）（Thornton 等，2010）和 18%（93 例患者中有 17 例）（Tyvaert 等，2009）。近年来，同步颅内 EEG 联合 fMRI 记录癫痫发作（Chaudhary 等，2016）使研究者对局灶性癫痫的病理生理学有了更深入的理解。

（一）局灶性癫痫的血流动力学和代谢反应

BOLD 信号受氧代谢和血流动力学（灌注变化）两种机制调控，因此了解癫痫发作期两者的变化至关重要。局部血流灌注增加是癫痫发作期

最显著的变化之一，20 世纪 30 年代报道癫痫手术中痫性发作时可肉眼观察到脑局部灌注增加（Penfield 1933），这种"功能性充血"是由于痫性发作时生理代谢的需求增加，可以用脑血流量（cerebral blood flow，CBF）和脑血容量（cerebral blood volume，CBV）进行量化，两者与脑组织的氧代谢率（CMRO2）一起决定癫痫发作时 BOLD 信号的改变。局灶性癫痫发作期脑组织的耗氧量是否超过脑血流灌注仍存在争议，两者通常呈线性关系，BOLD 信号虽然与两者增加成比例变化，但其无法直接反映神经元活动，既往的相关研究存在矛盾的结果。早期研究（比较 CBF 和 CMRO2 增加的百分比）表明脑血流灌注能够满足脑组织的耗氧量（Franck 等，1986），而其他研究发现癫痫发作时，如果 CBF 升高不显著，耗氧量就会下降（Kreisman 等，1991）。最近，动物模型使用光学成像和电记录的研究（如显微注射 4- 氨基吡啶诱导局灶性癫痫发作）显示癫痫发作时局部场功率和 CBV 增加，两者呈非线性相关，致痫灶局部 CBV 显著增加（Harris 等，2014）。随着痫性发作的进展和功能性充血区域的扩大，这一过程与细胞膜去极化区域暂时分离（Ma 等，2013）。另一种动物模型（诱发皮层畸形）能更好地反映慢性癫痫，其功能性充血更显著（Song 等，2016）。

动物模型实验发现，癫痫发作先兆期出现代谢需求增加，从而引起氧合血红蛋白降低（Zhao 等，2009）［另见 Shariff 等（2006）的详细综述］。与生理刺激性血流动力学短暂的初始下降反应不同，局灶性癫痫发作期氧合血红蛋白的早期下降可能持续数秒，且下降程度与随后的痫性发作持续时间相关，反映痫性发作先兆期持续时间越长，其初始的神经活动越强烈（Zhang 等，2015）。20 世纪 70 年代，患者颅内行电极检测也记录了类似的模式，轻度颞叶癫痫发作期

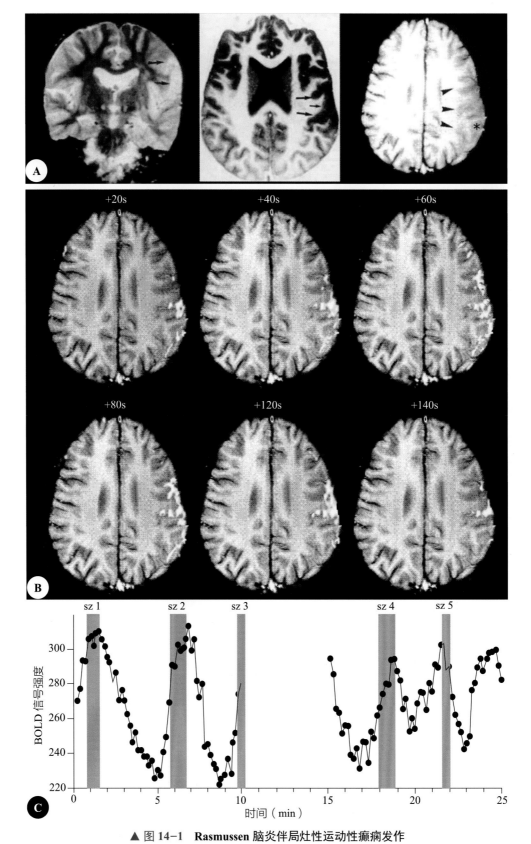

▲ 图 14-1 **Rasmussen 脑炎伴局灶性运动性癫痫发作**

患者，男，4 岁，Rasmussen 脑炎伴局灶性运动性癫痫发作。A. T$_2$WI、反转恢复和 T$_1$WI 图像显示左侧大脑半球皮层异常增厚（箭）。B. 癫痫发作时 BOLD 信号变化对应的空间位置。阵发性面部痉挛开始于 +80s 之前，持续到 +120s 之后。C. 左顶叶皮层（A 右图 *）BOLD 信号的时间进程，随着每次发作和亚临床事件，BOLD 信号显著增加。引自 Jackson 等，1994

显示 CBF 增加，但组织氧分压变化不大，而剧烈痛性发作期显示组织氧分压较先兆期急剧下降（Dymond 和 Crandall，1976）。最近，对癫痫患者使用最新光学记录方法的研究也表明，CBV 增加初期血红蛋白氧饱和度下降（Zhao 等，2007）。

致痫灶的皮层解剖位置决定局部神经和血管反应的特点，化学方法诱发的癫痫多位于皮层深部，比皮层中部的癫痫脑组织缺氧更重（Harris 等，2018），与使用高分辨率 fMRI 检测到的皮层神经血管耦联的生理学变化一致（Goense 等，2012）。

（二）局灶性癫痫的 BOLD 信号建模

由于癫痫事件持续时间、时相演变与临床表现的差异，局灶性癫痫发作的 fMRI 数据分析十分复杂。早期的 fMRI 研究，医生通过计算 BOLD 信号与基线的差值百分比来确定癫痫发作状态。EEG-fMRI 同步联合能更准确地检测癫痫发作，特别是对于临床症状轻微的患者。EEG-fMRI 数据预处理方法可以参考 Chaudhary 等（2013）和 Abreu 等（2018）的综述。

癫痫的 fMRI 数据统计分析通常使用一般线性模型（general linear model，GLM）（Salek-Haddadi 等，2002），并将生理学参数作为干扰变量。癫痫事件的时间进程进行建模，最简单的方法是使用 Matlab 中 Boxcar 函数指定整个发作周期，然后与常规的血流动力学反应函数进行卷积。然而，这依赖于癫痫发作时神经血管耦联的假设（见下文），需要将检测限制在一个时间进程内，并忽略局灶性癫痫发作的多时相性。

这种 GLM 方法可以指定癫痫的发作阶段，并使用独立的回归模型为每个阶段建模，如有学者将发作分为 4 期，即"先兆期"（首次临床发作前30s 或 EEG 刚出现异常改变）、"发作起动期"（临床症状出现前 EEG 呈痛性发作节律）、"痛性发作期"（出现临床症状）和"痛性发作后期"（对应 EEG 节律变慢）（Chaudhary 等，2012）。

为了更灵活简便地对 BOLD 信号的时间进程进行建模，可以使用扩展的回归模型，如傅里叶模型（Chaudhary 等，2012）、连续 Boxcar 函数（如每个时长 10s）（Donaire 等，2009a）或一组连续时长 2s 的伽马函数（Tyvaert 等，2009），后两种方法的优势在于连续出现的激活认为是与癫痫相关的激活脑区。

基于数据驱动的分析方法可去除癫痫相关血流动力学反应模式的影响，常用方法如空间独立成分分析（independent component analysis，ICA），难点在于确定哪些图像 / 时间进程与癫痫相关，同时排除图像伪影或噪声。研究通过癫痫发作时显著变化的时间进程成分和使用去卷积分析方法解决这一问题（LeVan 等，2010）。

将各种数据分析方法（癫痫多时相的 GLM、基于傅里叶集的 GLM 和 ICA）进行比较，结果显示当 EEG 检测到可靠的癫痫发作时，基于 GLM 的方法最佳，当 EEG 检测不确定时，ICA 方法可以提供最客观结果（Thornton 等，2010）。

因为准确识别频繁的间歇放电（头皮电极很难检测）和记录复杂的发作模式均十分困难，因此基于 EEG 默认参数（如频带功率）或数据驱动方法（如主成分分析方法）可能比人为视觉划分结果更稳定（Chaudhary 等，2016）。

（三）局灶性癫痫的病理机制对 BOLD 的影响

对于局灶性癫痫的 BOLD 反应，脑皮层结构性病变所致的局灶性癫痫病例，痛性发作的异常激活通常发生在病变区域内和（或）邻近区域（Chaudhary 等，2012），多数病例其他脑区也可出现激活，为病灶相关的癫痫脑网络。既往病例报道一例局灶性皮层发育不良病灶引起的癫痫痉挛（Archer 等，2006），一例下丘脑错构瘤导致的痴笑性癫痫（Kokkinos 等，2012），一例创伤后脑软化灶导致的创伤后癫痫（Storti 等，2015），以及灰质异位症引起的 BOLD 信号反应（Tyvaert 等，2008）。也有报道脑肿瘤引起局灶性癫痫，fMRI 研究显示肿瘤附近 BOLD 信号明显增加（Krings 等，2000；Kubota 等，2000；Sonmezturk 等，2011）。

然而，不同类型癫痫的病理机制可能导致不同模式的 BOLD 信号改变。脑室旁结节状灰质异位（periventricular nodular heterotopia，PVNH）病例的痫性发作，BOLD 信号改变最显著的区域位于病灶上方皮层，而不位于异位结节。PVNH 在癫痫发作间期也表现类似改变，致痫灶的 BOLD 信号可升高或无变化，约 50% 病例表现为上述改变（Kobayashi 等，2006；Tyvaert 等，2008），表明癫痫的病理学涉及病灶皮层的脑网络。

有些病灶在痫性放电期间几乎没有激活，这种情况发生在"继发性脑网络癫痫"的病例，脑结构异常导致脑固有网络破坏，可独立于病灶所致的癫痫发作（Archer 等，2014b），典型病例是局灶性脑结构畸形引起的 Lennox-Gastaut 综合征（见下文）。

（四）局灶性癫痫发作与发作间期 BOLD 信号改变模式的比较

很少研究比较局灶性癫痫发作期与发作间期 BOLD 信号改变模式的差异。一些学者认为发作期和发作间期由不同的神经元放电所致（Murta 等，2015），但 fMRI 研究表明两者的激活模式空间相似，如皮层发育畸形导致的间歇期放电与癫痫发作所涉及的脑区大致相同（Tyvaert 等，2008）。一般来说，癫痫发作期 BOLD 反应和信噪比显著增高，因为痫性发作时 BOLD 信号增

加程度更高。非额叶病变所致癫痫患者的研究发现，癫痫发作时 fMRI 的激活脑区与间歇期放电时一致，同时发现远处脑区 BOLD 信号改变（Meletti 等，2015），反映癫痫网络的激活。

大多数癫痫病例的致痫灶在间歇期放电时表现高血流灌注［单光子发射计算机断层扫描（single-photon emission computed tomography，SPECT）］和 BOLD 信号增高，且两者存在显著重叠（Tousseyn 等，2015），而且与致痫灶相隔较远的脑区也存在重叠，如基底神经核或小脑，提示癫痫发作和间歇期放电可能涉及相同的脑网络，且通常不局限于单一脑区。

（五）fMRI 识别局灶性癫痫的致痫灶

识别致痫灶是治疗癫痫的关键临床问题，当 fMRI 显示多个脑区异常时，需要重点区分致痫灶和异常放电脑区，有如下几种解决方法。

1. 当癫痫发作出现多个 BOLD 信号异常脑区时，可以通过与其他临床数据结合确定最可能的致痫灶，这种方法降低了 fMRI 的独立诊断效能。

2. 有学者认为使用一般线性模型，信号峰值最高的脑区可能代表致痫灶的位置（Tyvaert 等，2008），但这一观点尚需更多研究的验证。

3. 较为简单的方法是寻找首个较基线 BOLD 信号显著增高的体素，如有研究将增加阈值设定为 3%，fMRI 可识别出枕叶癫痫患者最早出现 BOLD 信号改变的是脑肿瘤的邻近区域（Sonmezturk 等，2011）。

4. 应用 GLM 和伽马函数回归分析对癫痫发作的动态时间过程进行建模，致痫灶可以通过回归因子确定，这种方法可以识别 70% 的致痫灶，并且致痫灶的体积通常 > 2cm³（Tyvaert 等，2009）。部分患者同时进行脑电图和颅内 EEG，2/3 病例的脑电图证实致痫灶为 fMRI 上首个激活的脑区（颅内 EEG 未提供结果），该方法也应用

在以咽喉感觉异常和口周肌阵挛为症状的癫痫病例，发现口周肌阵挛发生前 1min 就可检测到岛叶皮层激活。

5. 应用连续 10s 时长的回归模型，包括癫痫发作的时间段，通过比较两个连续模块间最早显著变化的脑区确定致痫灶（Donaire 等，2009a；Donaire 等，2009b），这种方法的优点是不需要进行同步 EEG，识别的致痫与颅内 EEG 一致（2 例患者验证），也与发作期 SPECT 的结果一致（5 例患者中 4 例验证）。

6. 将癫痫发作分为不同阶段（如癫痫发作动期、临床发作期和恢复期）并应用 GLM 建模，癫痫发作起动期检测的激活脑区确定为癫痫发作的起源区域。研究应用这种方法发现 22% 病例（9 例患者中有 2 例）在发作起动期局部脑区激活，33% 病例多脑区或广泛脑激活（Thornton 等，2010），57% 病例颅内 EEG 激活与该方法一致（7 例患者有 4 例），不一致患者主要由于大幅度头部运动导致 EEG 信号采集异常。另一项对癫痫进行分期研究的结果发现，85% 病例（20 例患者中有 17 例）在癫痫发作起动期的 EEG 异常脑区，与 BOLD 信号改变的癫痫发作起源区一致（或部分一致），且发作起动期的信号强度显著高于随后的临床发作期（Chaudhary 等，2012）。癫痫患者（6 例）应用 fMRI 检测的癫痫发作起源脑区，与患者应用有创性 EEG 检查的异常脑区一致。

7. 应用 ICA 这种基于数据驱动的处理方法可以识别癫痫发作起动期的信号成分，因为不同成分对应的时间点不同，但这种方法发现超过 20% 患者存在广泛脑区激活，研究发现 15 例患者中 13 例存在广泛脑区激活，可能包括癫痫发作起源区（LeVan 等，2010），原因可能是这种方法解释数据时忽略了不同空间位置的神经血管耦合反应不同。当头皮脑电图信息不全时，ICA 分析具有

优势，因为仍然可提取脑区血流动力学的时间进程进行人工判读。

使用头皮 EEG 寻找癫痫发作起源区存在重要的局限性，即当癫痫异常放电始于脑深部时，发作几秒后头皮 EEG 才能监测到。将颅内 EEG 电极置于癫痫发作起源区，可精确地确定癫痫发作的起始时间，从而克服上述问题，但要求在插入电极前已经知道或有疑似的癫痫发作起源区。

首次 fMRI 同步颅内 EEG 的研究报道了一例内侧颞叶癫痫患者（Chaudhary 等，2016），在 γ 节律形成前右侧杏仁核在 6.4s 出现 β 活动，认为是癫痫起源区，同时 fMRI 发现右侧梭状回、颞极、颞中回和扣带回的 BOLD 信号显著增加，BOLD 信号变化与颅内 EEG 识别的癫痫发作起源区（杏仁核 / 海马）一致，同时证明 fMRI 识别的癫痫发作相关脑区比颅内 EEG 识别的区域更广泛。

（六）fMRI 在局灶性癫痫的应用

大脑固有的功能网络可以解释癫痫发作的脑内信息传递，以及癫痫发作过程中临床特征的变化。癫痫发作时的信息传递通常几秒内完成，因此 fMRI 是评价癫痫发作时信息传递的重要方法。

fMRI 可显示癫痫脑网络改变的两种模式（Tyvaert 等，2009），第一种是致痫灶导致的同侧大脑半球网络异常，第二种是脑网络异常累及双侧大脑半球，即也涉及致痫灶对侧大脑半球的脑区，其他常见受累脑区包括丘脑及前 / 后扣带皮层。研究发现约 50% 患者（20 例中有 9 例）癫痫发作累及脑区与癫痫发作的症状相关，如运动皮层受累（阵挛）、辅助运动区受累（姿势异常）、额中回受累（眼睛向一侧偏斜）或颞叶活动（自动症）（Chaudhary 等，2012）。文献报道癫痫存在几种典型的传播模式，具有特定的脑区或癫痫发作类型。目前 fMRI 已经进行了一部分验证研

究，一例中央前回皮层肿瘤的癫痫病例表现典型局灶性运动性发作的贾克森扩布（Jacksonian march）症状，首次 BOLD 信号显著激活区域（信号高于基线 1.5%）位于邻近肿瘤的脑区；大约 1min 后患者出现足部抽搐症状，同时中央前回运动区 BOLD 信号激活（Krings 等，2000）。

枕叶癫痫有典型的传播模式，即由枕部向双侧颞部传播（Williamson 等，1992）。应用 fMRI 的病例研究证实了该传播模式：发作 2min 内癫痫活动首先出现在枕叶，之后向对侧颞枕区进展，最后再进展至双侧颞叶（Sonmezturk 等，2011）。

同步颅内 EEG 证实了颞叶癫痫的传播模式（Chaudhary 等，2016），发作早期 EEG 显示颞叶癫痫活动，发作后期涉及默认脑网络和枕叶。研究应用 EEG 和 fMRI 检测患者双侧额叶激活，也是颞叶癫痫常见的受累脑区。

岛叶癫痫发作 fMRI 研究发现了一种特殊的传播模式，从最初局限在岛叶下部进展至岛叶上部，期间约超过 30s 的时间间隔（Auer 等，2008），可能是脑功能障碍阻碍了局部传播，也可能癫痫发作通过另一个脑区"跳"到岛叶上部。

有效连接分析可以进一步研究癫痫发作受累脑区激活的时间顺序，尤其是常规回归模型不能区分的各脑区发病时间。研究使用动态因果模型分析一例下丘脑错构瘤患者，肿瘤对癫痫发作远处激活脑区的影响（左侧额叶和左侧顶叶），最佳拟合模型从错构瘤到顶叶脑区交互的有效连接，顶叶脑区又连接至额叶脑区。（Murta 等，2012）。

格兰杰因果关系（Granger causality）是另一种基于数据驱动的评价脑区间直接影响的方法，也可应用于癫痫脑网络研究。研究对四例癫痫起源脑区不同的局灶性癫痫患者，应用有向连接矩阵确定癫痫传播模式（Tana 等，2012）：一例枕叶癫痫患者由左侧枕叶经右侧枕叶向双侧颞叶传播；另一病例显示中央后回向同侧枕叶的癫痫传播模式。然而该分析方法对如何精准确定脑区间的节点尚不清楚，此外需要进一步研究确定其可靠性。

（七）局灶性癫痫 BOLD 信号降低的解读

虽然大部分病例局灶性癫痫发作时 BOLD 信号升高，但部分病例发现远离致痫灶的脑区出现 BOLD 信号降低，这种现象称为"失活"或"BOLD 负反应"，通常出现在 BOLD 信号升高之后，如病例发现激活平均出现在 +4.5s，而失活出现在 +7s（Tyvaert 等，2009）。与癫痫发作间期放电不同，目前没有致痫灶脑区仅表现 BOLD 信号降低的报道。

失活有时出现在主要激活脑区附近，一种可能的解释是"血管盗血"（Kobayashi 等，2006），即病灶处的血管扩张、灌注增加导致附近脑区的灌注分流，这种效应在局灶性癫痫的动物模型得到证实：急性癫痫发作时光学成像显示病灶处血流量（CBF）大幅增加，周围皮层的血流量减少 20%（Zhao 等，2009），同时病灶周围皮层的氧代谢率（$CMRO_2$）也有所下降，神经元活动减少也可能是原因之一。

一般认为 BOLD 负反应是远离致痫灶的皮层功能受抑制所致，该观点在一例额叶癫痫患者得到证实，癫痫发作时患者不能运动但意识保留，fMRI 发现双侧感觉运动皮层的 BOLD 信号降低，同时额叶的 BOLD 信号升高（Meletti 等，2015）。另一例患者也显示癫痫发作相关的运动皮层失活，同时有局灶性（面肌痉挛）和全面性（失神性发作）癫痫（Chassagnon 等，2009）。典型失神性发作表现为广泛的皮层 – 丘脑失活，而局灶性癫痫只在对侧运动皮层出现局部失活，这种运动皮层的失活认为是与运动抑制相关的生理反应，健康对照者执行手指敲打任务 fMRI 也观察到同样结果。

发作间期的脑区失活通常与癫痫放电后的 EEG 慢波相关，并与细胞膜长时间超极化和脑功能抑制有关（Pittau 等，2013）。有学者认为癫痫发作期一些只有负性 BOLD 反应，可能由于最初的正性反应被忽略所致，但这一观点似乎不适用于癫痫发作，因为癫痫发作时间长、振幅大（Rathakrishnan 等，2010）。

研究发现起源于额叶（Thornton 等，2010）、岛叶（Fahoum 等，2013）和顶叶（Chaudhary 等，2012）的癫痫，发作时的失活脑区与默认网络（default mode network，DMN）对应。与全面失神性发作相比，局灶性癫痫失活模式涉及的 DMN 脑区局限，主要表现为同侧脑区而不是整个神经网络失活。研究表明癫痫发作涉及的 DMN 脑区可能与意识障碍有关（Carney 等，2010），因为痫性发作的意识障碍和发作间期 DMN 脑区的负性 BOLD 反应相关（Fahoum 等，2012；Laufs 等，2007），此外 BOLD 信号下降在意识丧失（loss of consciousness，LOC）的病例更常见（64%LOC 患者和 33% 未发生 LOC 患者）（Chaudhary 等，2012）。与 DMN 脑区 BOLD 信号减低相关的脑电图 β 频段一般低于 30Hz，可能代表正常脑功能的停止（Fahoum 等，2013）。然而致痫灶与 DMN 功能抑制的相关机制尚不清楚，目前认为可能的机制和假说包括：癫痫发作期间意识损伤的脑网络抑制假说，癫痫放电与皮层下觉醒系统的抑制有关，该系统通常维持意识相关的皮层脑区（包括 DMN）活动（Blumenfeld，2012）。

癫痫发作后期，致痫灶通常表现为 BOLD 信号降低，且持续时间较长，与典型的血流动力学响应模型相符（Salek-Haddadi 等，2002），通常与低血流灌注有关，因此癫痫发作后期使用 MRI 动脉自旋标记技术可确定癫痫发作起源区，研究报道 57% 患者应用 MRI 动脉自旋标记技术识别的发作起源区与临床预期相符（Gaxiola-Valdez 等，2017）。

（八）局灶性癫痫的先兆期

先兆期是癫痫患者从接近正常的脑功能（基线）到急性病理性脑功能障碍的过渡阶段，虽然既往观点认为癫痫发作是在脑电图和临床症状出现时突然发生，但 BOLD 信号动态变化却发现了不同的时间进程。

癫痫发作的脑电图变化或最早的临床症状出现前，致痫灶表现出缓慢的 BOLD 信号升高，持续数分钟或更长时间（图 14-2）（Auer 等，2008；Donaire 等，2009a；Federico 等，2005），但这种现象在部分颅内 EEG 检测的癫痫发作中没有发现（Chaudhary 等，2016），如降低统计阈值，则发现几乎所有局灶性癫痫都存在先兆期改变（Chaudhary 等，2012）。癫痫发作前 BOLD 信号升高的部位与发作期的激活部位一致，但远距离的脑区如额叶等也观察到类似表现（Federico 等，2005）。研究发现癫痫发作前脑电图显示不规则的癫痫样异常放电积聚，fMRI 表现为 BOLD 激活（Storti 等，2015）。光学成像进一步支持这些发现，自发性癫痫的记录也显示脑血流和氧合的前期变化（Slone 等，2012；Zhao 等，2007）。

致痫灶的对侧同源皮层在发作前也可观察到 BOLD 信号的缓慢升高，有学者认为可能是癫痫发作前的功能抑制作用（Federico 等，2005；Vinette 等，2016），这种现象与健康大脑左、右侧运动皮层在运动任务中的半球间抑制具有相似性。

另一种解释是对侧半球 BOLD 信号升高代表兴奋性的癫痫发作前活动，可作为致痫灶镜像的一部分。另一项研究也证实了这一观点，发现

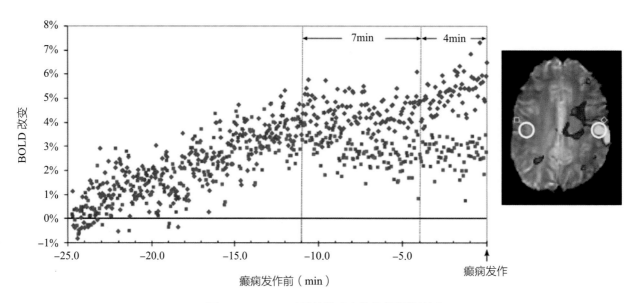

▲ 图 14-2　fMRI 对局灶性癫痫发作前期的检测

在 25min 的记录中，与对侧同源脑区（粉色方块）相比，左侧额叶和中央后回到痫灶（蓝色方块）的 BOLD 信号逐渐升高，持续时间超过 11min。图上显示癫痫发作前 5min 和前 1min 的 t 检验比较。（引自 Federico 等，2005.）

发作前期致痫灶和对侧脑区之间的功能连接增强（Vinette 等，2016）。

（九）部分反射性癫痫

在反射性癫痫中，每例患者的癫痫发作均由特定刺激引起，可以是简单的感觉或运动刺激，如一道光或一个动作，也可以是复杂的认知任务，如听音乐、阅读或下棋。反射性癫痫虽然罕见，但可在扫描期间诱发癫痫发作，所以是 fMRI 成像研究的理想癫痫类型，下文将介绍 fMRI 在反射性癫痫的应用，对癫痫发作和发病机制的新认识。

阅读性癫痫的临床特征是阅读尤其是大声阅读引发的口或下颌肌阵挛，如果患者持续阅读可发展为全身强直阵挛性发作（generalized tonic-clonic seizure，GTCS）。患者阅读时 EEG 呈不规则的棘波，一般在左侧颞顶区最显著，与这些棘波相关的 fMRI 改变是位于左侧中央前回、眶额区和双侧中央沟旁皮层、基底节的 BOLD 信号升高（Archer 等，2003；Salek-Haddadi 等，2009）。患者进行阅读任务时，fMRI 显示视觉和语言区

正常的任务激活模式，与 EEG 显示的左侧额中回棘波相关的脑区重叠，提示癫痫发作始于左侧背外侧前额叶皮层的工作记忆区，进展至邻近的中央前回从而产生典型症状（Archer 等，2003）。另外 fMRI 激活的时间进程显示，左侧运动前皮层是癫痫活动的主要来源，有效连接分析表明左侧梨状皮层可能在癫痫发作的启动起重要作用（Vaudano 等，2012）。

书写诱发的癫痫表现为癫痫发作时伴有书写手的肌张力障碍和肌阵挛，该类型罕见，大多表现为全面性发作，特别是青少年肌阵挛性癫痫（Chifari 等，2004），有个案报道书写诱发的癫痫是由于右顶下小叶局灶性皮层发育不良（Racicot 等，2016）。右利手进行书写任务时，fMRI 显示左侧额叶辅助运动区明显激活（Abreu 等，2005），可能是致痫灶位于患者的语言优势半球，且该脑区也参与了癫痫网络，但这一假设还需要更多的病例证实。

音乐性癫痫是另一种罕见类型，癫痫发作由特定的音乐诱发，每例患者的诱发音乐都是特定

的，且常伴有情感或情绪参与。患者一般表现为局灶性癫痫，最常累及颞叶（Pittau 等，2008）。应用 fMRI 对患者听诱发音乐和非诱发音乐进行比较研究，癫痫发作前诱发音乐通常比中性音乐引起更广泛脑区的 BOLD 信号升高，主要位于与听觉和情感处理相关的颞叶和额叶，但患者的个体差异较大（Diekmann 和 Hoppner，2014；Mórocz 等，2003；Pittau 等，2008）；癫痫发作期激活区主要位于左/右侧颞叶前内侧和眶额或额极区（Klamer 等，2015；Marrosu 等，2009；Mórocz 等，2003），但哪个是痫性放电的起始脑区尚不明确。个案病例应用有效连接分析显示颞叶首先出现激活，随后额叶脑区激活（Klamer等，2015）。颅内 EEG 和 fMRI 的联合研究认为海马是音乐性癫痫发作的起始脑区，患者行靶向颞叶切除术后预后良好，证明使用 fMRI 定位癫痫病灶在个体化治疗的价值。然而，不同患者的fMRI 结果存在差异，也证实了其他研究的观点，即音乐性癫痫具有异质性，源于颞叶多个不同的脑区（Tayah 等，2006）。

四、fMRI 在癫痫全面性发作的应用

（一）失神性发作

失神性发作（也称小发作）是 fMRI 研究最多的癫痫类型，其特点为发作频繁、持续时间短且较少伴随运动症状。肌阵挛和全身强直阵挛性发作是特发性全面性癫痫的主要发作类型，表现为正在进行的动作突然中断，双眼呆滞凝视，眼球突然短暂上翻，持续数秒至 30s，无明显诱发因素，每天可发作多次；也可由过度换气诱发。典型 EEG 图形为 3～4Hz 的广泛性棘慢波（generalized spike-wave，GSW），特点为对称、高振幅等，整个癫痫发作过程持续放电，如果放电时间很短（<3s），可能无临床症状或临床症状不显著（vanLuijtelaar 等，1991）。

广泛性棘慢波的机制目前尚无清楚，皮层网状假说（Gloor，1968）认为，广泛性棘慢波的基础是皮层与丘脑和网状系统之间的异常相互作用，这一观点与经典癫痫理论相符，即病因起源于皮层内或皮层下结构。

多项 EEG–fMRI 研究发现与广泛性棘慢波相关的特征性 BOLD 信号改变模式，双侧丘脑BOLD 信号增高，伴广泛对称性皮层 BOLD 信号降低，尤其是额叶、顶叶皮层和扣带回后部皮层（Bai 等，2010；Hamandi 等，2006）。另外尾状核和丘脑网状核的 BOLD 信号降低（图14–3）（Carney 等，2010）。一些研究还发现额叶内侧、双侧岛叶皮层和小脑的 BOLD 信号也升高（Berman 等，2010；Gotman 等，2005）。关于 BOLD 信号变化的幅度，丘脑大约升高 3%，而皮层区大约降低 8%（Salek-Haddadi 等，2003）。不同研究均显示丘脑 BOLD 信号升高，动物模型也有相同表现（Tenney 等，2004），支持丘脑 - 皮层网络参与失神性发作的观点。

应用脑网络分析方法分析患者失神性发作时fMRI 的激活模式也得到相似结果，独立成分分析显示患者首先出现丘脑内连通性增强，然后默认网络、中央执行网络和背侧注意网络内连通性减低，这些变化的程度与广泛性棘慢波的持续时间有关（Zhang 等，2014b）。另一项研究显示，默认网络和丘脑 - 感觉运动网络先后参与了患者的失神性发作（Guo 等，2016）。

癫痫发作时丘脑 - 皮层网络与默认网络存在显著负相关，发作后期这种负相关作用减弱，而动态网络拓扑结构则处于异常状态（Liao 等，2014）。

早期研究表明，BOLD 反应的改变模式与广泛性棘慢波的持续时间无关（Aghakhani 等，2004）。然而最近的多中心队列研究显示，当广泛性棘慢波持续时间增加时，丘脑的 BOLD 信

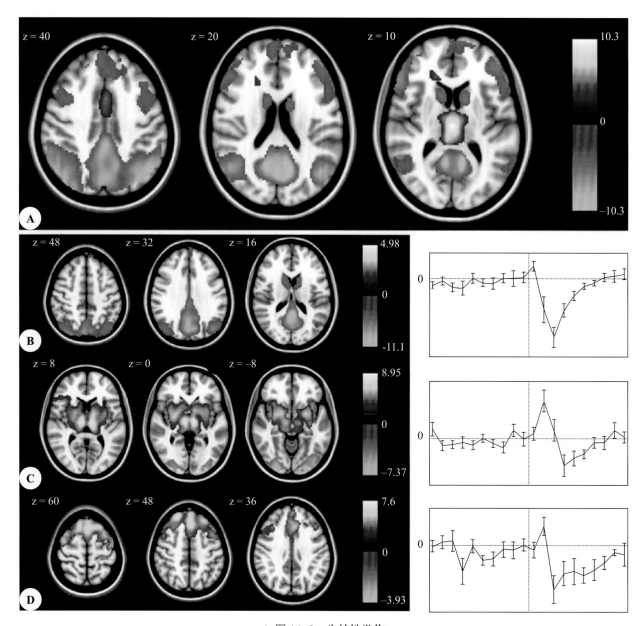

▲ 图 14-3　失神性发作

具有广泛棘波放电的儿童失神性发作的 fMRI 组分析（*n*=8）。A. 典型血流动力学反应功能模型显示丘脑和前扣带回明显激活及广泛脑区的失活改变；B 至 D. 事件相关独立成分分析（event-related independent component analysis，eICA）选择的成分；B. 默认网络失活；C. 丘脑和纹状体激活；D. 额叶呈双相改变，先激活然后快速失活。（引自 Masterton 等，2013）

号升高且默认网络后部脑区的 BOLD 信号降低（Pugnaghi 等，2014），未发现广泛性棘慢波持续期间具有阈值效应，这符合癫痫的发生机制，即"发作间期广泛性棘慢波"与"失神性发作"之间没有明显界限。

患者年龄和服用抗癫痫药物，对失神性发作

时的 BOLD 信号改变模式无显著影响，初诊为失神性发作且未进行抗癫痫治疗患儿的研究也证实了上述结论（Moeller 等，2008）。

对于一个特定的癫痫患者，失神性发作的激活模式具有一致性，但个体间差异显著（Moeller 等，2010）。一些患者表现为额叶皮层激活，另一些则表现为失活，其原因尚不清楚。将这些患者进行对比研究，发现背外侧前额叶皮层的 BOLD 信号升高，通常与其他脑区的显著激活有关。不同患者的差异可能与不同的癫痫发作机制或遗传因素有关，为失神性发作提供了内表型（Carney 等，2012）。

然而，广泛性棘慢波对应的 fMRI 激活模式在各种癫痫综合征基本一致。眼睑肌痉挛伴失神性发作（EMA，Jeavon 综合征）与儿童失神性发作（childhood absence epilepsy，CAE）的 fMRI 激活模式相同（Labate 等，2005；Liu 等，2008）。比较 CAE、青少年失神性发作（juvenile absence epilepsy，JAE）和青少年肌阵挛性癫痫（juvenile myoclonic epilepsy，JME），发现 CAE BOLD 信号升高的范围最大，广泛性棘慢波持续时间更长（分别为 5.2s、2.3s 和 1.8s）（Pugnaghi 等，2014）。癫痫伴肌阵挛 - 失张力发作（myoclonic-astatic epilepsy，MAE，Doose 综合征），广泛性棘慢波对应的 fMRI 也表现上述模式，还伴有运动脑区的参与（Moeller 等，2014），壳核和运动前区皮层的激活可解释该综合征典型的运动症状，即肌阵挛，全身肌张力丧失。

非典型失神性发作的 fMRI 模式与典型失神性发作不同明显不同（Pillay 等，2013），非典型失神性发作突发症状少，部分意识保留，且常发生在伴发智力障碍的患者。非典型失神性发作的 EEG 特征也不同，表现为 1.5～2.5Hz 的不规则慢棘波（slow spike-and-wave，SSW）。fMRI 这些痫性放电表现广泛脑区的 BOLD 信号降低，通常包括初级皮层脑区。尾状核和基底节有时表现为 BOLD 信号升高。

为何癫痫在发作一段时间后终止，是对癫痫了解最少的方面之一。广泛性棘慢波的动物模型表明，癫痫发作的终止可能与神经元的参与和代谢变化有关，包括脑组织缺氧、脑组织液酸化和钾电流，这些因素共同抑制了突触反应（Timofeev 和 Steriade，2004）。广泛性棘慢波的结束阶段显示背外侧前额叶皮层的 fMRI 激活降低（低于基线），而楔前叶 / 后扣带脑区激活增加，这些变化可能反映癫痫发作期间功能抑制的逐步恢复（Benuzzi 等，2015）。

（二）失神性发作的神经血管耦联和负性 BOLD 效应

对患者进行 fMRI（BOLD）和动脉自旋标记（灌注）联合研究，结果显示失神性发作期间氧气消耗和血流灌注之间的关系保持不变（Hamandi 等，2008；Stefanovic 等，2005），这在广泛性棘慢波的动物模型也得到了证实（Nersesyan 等，2004）。BOLD 信号降低脑区的神经血管耦联未见异常，进一步证实广泛性棘慢波期间 BOLD 信号降低对应皮层神经活动减少（Carmichael 等，2008）。氙 –133 灌注研究和近红外光谱方法显示局部脑区灌注减少、脱氧血红蛋白增加也支持上述结论（Buchheim 等，2004；Sperling 和 Skolnick，1995）。

理想情况下可应用动物模型研究广泛性棘慢波期间 BOLD 信号降低的意义，但 7～8Hz 棘波放电的啮齿类动物模型仅显示正性 BOLD 效应（Tenney 等，2004）。研究人员制作雪貂的失神性发作模型，复制人类的 3～4Hz 棘波的特征，而且雪貂的皮层具有脑沟结构，但这个模型也没有显示任何负性 BOLD 效应（Youngblood 等，2015）。

（三）失神性发作的意识丧失

癫痫如何导致意识丧失是癫痫研究的核心问题，然而意识并非是一个全或无的现象，失神性发作的损害程度在不同患者和发作类型之间不同，认知功能的参与度也不同（Blumenfeld，2005）。

默认网络由大脑的一些脑区组成，这些脑区在没有进行任何特定认知任务的静息状态下新陈代谢更活跃（Raichle 等，2001）。失神性发作时这些脑区的 BOLD 信号明显降低，表明基础脑活动的停止，可能导致意识障碍（Gotman 等，2005；Laufs 等，2006）。一些研究报道患者执行任务的表现无异常时，默认网络脑区的 BOLD 信号也无显著变化（Berman 等，2010）；其他研究显示即使广泛性棘慢波放电与临床症状没有相关性时，默认网络脑区的 BOLD 信号也会显著降低（Li 等，2009）。

比较持续时间短（<4s，无临床相关性）和持续时间长（>8s，意识受损）的广泛性棘慢波放电，放电持续时间长的患者 fMRI 改变更广泛，统计学差异更显著，特别是丘脑（Carney 等，2010；Li 等，2009）。一个样本量较大的 CAE 队列研究（39 例患者超过 1000 次癫痫发作）重复了该结果，表明严重临床症状对应显著默认网络、丘脑 – 皮层网络的 BOLD 信号变化（Guo 等，2016）。

总之，fMRI 在失神性发作的研究表明，意识损伤与癫痫发作前的癫痫电活动有关，并伴有早期和（或）持续的丘脑 BOLD 信号升高，明确了丘脑 – 皮层环路的核心作用。

（四）失神性发作先兆期的 BOLD 信号改变

在 CAE 头皮 EEG 棘波放电开始前 10s，楔前叶和顶叶外侧脑区可见 BOLD 信号逐渐升高，（Carney 等，2010），此外前额叶内侧、额极和枕外侧皮层的 BOLD 信号也升高（Bai 等，2010）。对耐药 JME 的 fMRI 分析显示，顶叶和额叶皮层最早出现 BOLD 信号升高，格兰杰因果分析表明在此期间额叶引起丘脑 BOLD 信号改变（Szaflarski 等，2010）。动态网络分析表明感觉运动皮层激活增加、枕叶皮层激活减低先于失神发

作，可能是导致失神发作的原因（Tangwiriyasakul 等，2018）。将患者分为伴有意识损害和不伴有意识损害两组，发现只有出现行为障碍的患者在癫痫发作前有 fMRI 变化（Guo 等，2016），可能与上述脑网络的激活强度有关。

关于发作前 BOLD 信号改变的意义，目前尚无很好的解释，可能代表早期的癫痫活动，但这些活动还不能被头皮 EEG 监测，或者可能为正常状态的脑生理活动（如静息状态下的默认网络）。

（五）光敏性癫痫和光敏性反应

光敏性癫痫发作可由视觉刺激诱发，如视觉任务、闭眼或看电视，是反射性癫痫最常见的形式，但通常与全面性发作有关（Martins da Silva 和 Leal，2017）。这些患者 EEG 可以看到光敏性反应（photoparoxysmal response，PPR）特征，1~25Hz 的闪光刺激会诱发一个棘波放电，这种放电可以广泛，也可以局限于枕部。

fMRI 研究无论有无癫痫，光刺激均可激活受试者的视觉皮层。一些癫痫患者视觉皮层的激活脑区更多（Hill 等，1999），这是皮层兴奋性增高的标志。

最近，一种新方法检测到顶叶内侧和运动前区皮层的 BOLD 信号增强，比传统血流动力学反应预测的时间提前 3s（Moeller 等，2009a）。这种早期的 BOLD 信号改变可能与脑电图伽马波的同步增加相对应，这一现象也作为 PPR 棘波放电（Parra 等，2003）。因此，PPR 的启动可能是一个相对局灶性的皮层激活，在头皮 EEG 放电检测到之前出现。

另一个病例是重复光刺激诱发强直 – 阵挛发作（Moeller 等，2009b），与 PPR 相关的 BOLD 改变模式表现为丘脑激活及默认网络额顶脑区失活，整体上类似于广泛性棘慢波的 fMRI 变化模

式。在视觉皮层脑区，BOLD信号随着连续的刺激而逐渐升高。相比之下，健康对照者进行光刺激时，视觉皮层稳定、BOLD信号无显著增加（约为基线+2%，而癫痫患者为基线+6%）。由此推论，过度兴奋的视觉皮层可以启动相关皮层的PPR放电，而随后的临床发作则涉及皮层下结构（包括丘脑）的传播。

（六）全面性强直-阵挛性发作

全面性强直-阵挛性发作（generalized tonic-clonic seizures，GTCS）是医学急症，以全身对称性痉挛为特征，使得GTCS患者无法进行fMRI成像。动物模型静脉注射荷包牡丹碱（一种GABAA拮抗药）可诱导GTCS，高场强fMRI显示皮层和皮层下结构广泛、对称的BOLD信号升高（Nersesyan等，2004）。GTCS患者典型的BOLD信号改变模式是较基线期升高5%～10%，比失神性发作BOLD信号升高（2%～3%）更显著。GTCS的皮层激活非常广泛，包括初级皮层脑区，如视觉皮层和运动皮层。尽管如此，一些脑区如听觉皮层，GTCS未被累及。一旦GTCS结束，会出现广泛的BOLD信号下降，EEG节律减慢，表明皮层神经元活动广泛减少。

海马失活有时在癫痫后期出现（DeSalvo等，2010），海马局部场功率的记录显示海马区神经活动急剧增加，高于基线30倍，甚至超过皮层记录的发作活动（Schridde等，2008），对此现象的解释是海马局部氧代谢（CMRO2）超过了维持氧合作用所需的脑血流量（CBF）。虽然海马区的CBF增加，但CBF/CMRO2的相对变化小于皮层，海马局部脱氧血红蛋白增加，从而在神经活动时表现BOLD信号降低。

海马与皮层在发作后的负性BOLD信号的解释不同，海马BOLD信号降低是由于神经活动的深度抑制，CBF和CMRO2已恢复到基线，说明

不同机制均可产生负性BOLD信号，而且GTCS和失神性发作负性BOLD信号的意义也不同。

荷包牡丹碱诱导的GTCS动物模型，先兆期EEG开始前20s可观察到局部BOLD信号升高（DeSalvo等，2010），主要发生在躯体感觉皮层，然后是丘脑，这些脑区在整个癫痫发作期间保持显著激活。与之相似，GTCS的戊四唑（pentylenetetrazol，PTZ）模型，丘脑和压后皮层早期激活显著，临床发作前BOLD信号升高超过20%（Brevard等，2006）。PTZ模型的光学成像研究也支持上述结果，上述脑区的血流动力学变化与脑电图伽马功率相对应（Zhang等，2014a）。总之，这些结果提示丘脑-皮层网络在GTCS的作用，可能在局灶性皮层脑区发作前启动。

判断这些模型是否适用于人类GTCS的最佳衡量标准，是在患者癫痫发作时应用SPECT进行血流灌注显像，癫痫发作开始后注射示踪剂，结果显示丘脑、小脑内侧和基底节血流灌注增加，默认网络血流灌注减少（Blumenfeld等，2009）。同样在电休克诱发的癫痫中，丘脑和双颞部刺激电极区早期灌注增加（Enev等，2007）。这些研究虽然不能直接与动物模型比较，但也支持癫痫由局部皮层启动，随后丘脑-皮层网络参与的观点。

（七）强直性发作

强直性癫痫通常发生在发育儿童，特别是伦诺克斯-加斯托综合征（Lennox- Gastaut syndrome），是该类型癫痫典型特征之一。强直性癫痫包括短暂的躯干僵直，伴有不同程度的手臂抬高、下肢伸直和颈部屈曲，持续时间通常小于10s。EEG显示高电压慢波，随后是弥漫性低电压快波活动，可能代表大范围皮层脑区的快速神经元放电（图14-4）（Archer等，2014a）。

Lennox-Gastaut综合征的广泛性阵发性快波

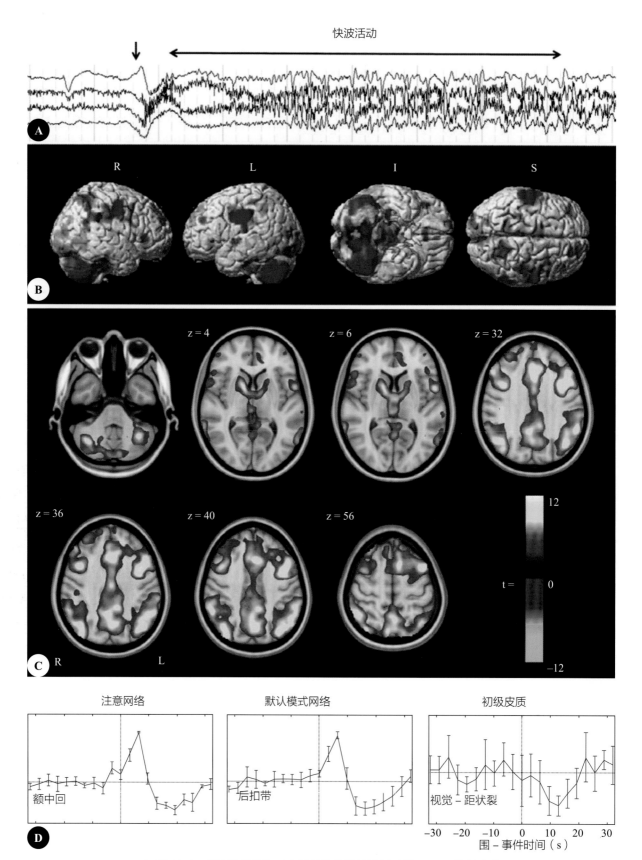

▲ 图 14-4　强直性发作和对广泛性阵发性快波活动的 **BOLD** 信号响应

A. 强直性发作的 EEG 显示阵发性快波活动；B. SPECT 显示强直性发作早期的灌注变化；C. fMRI 显示皮层和皮层下结构的 BOLD 信号升高及初级皮层脑区的失活。（引自 Intusoma 等，2013；Archer 等，2014b）

活 动（generalized paroxysmal fast activity，GPFA）与强直性发作的特征相似，fMRI 进行了详细研究。GPFA 期间联合皮层脑区、丘脑、脑干和基底节表现为 BOLD 信号升高，通常没有 BOLD 信号下降的脑区（Pillay 等，2013）。丘脑和脑桥的同时激活似乎是 GPFA 的重要机制，该网络激活认为是 Lennox-Gastaut 综合征的病理学机制（Siniatchkin 等，2011）。

强直性发作时的脑血流灌注显像研究也证实上述 fMRI 模式，癫痫早期脑桥和小脑半球呈高灌注，皮层呈低灌注；发作后期额叶和顶叶外侧皮层呈高灌注（Intusoma 等，2013）。 强直性发作（和 GPFA）额顶叶联合皮层的广泛激活，这些区域分别对应注意网络和默认网络，正常生理状态下极少变化（Fox 等，2005）。因此，Lennox-Gastaut 综合征称为 "继发性脑网络性癫痫"，表明该综合征的潜在机制（无论是基因异常还是局灶性皮层病变）是由于大规模脑网络异常引起的癫痫发作（Archer 等，2014b）。

总之，fMRI 和 SPECT 脑血流灌注研究提出了一种假设，即强直性发作起源于额叶和（或）顶叶皮层，通过注意网络传播，并通过皮层 – 网状通路投射到脑桥，导致特征性运动症状（Intusoma 等，2013）。

五、总结和展望

本章回顾了癫痫发作相关的 fMRI 研究、采集和分析方法的发展，使得这项具有技术挑战性的工作成为可能，对人类和（或）动物模型的不同类型癫痫进行了深入研究。从这些研究得出以下结果，具体如下。

1. 从脑网络的角度可帮助理解癫痫发作时 BOLD 信号的变化，正常生理脑网络参与癫痫活动及其传播。就局灶性癫痫而言，许多不同的脑网络参与并对应不同的临床症状，与致痫灶的空间位置有关。然而，共同模式是癫痫起始于皮层，并在皮层 – 皮层传播，fMRI 有望加深对癫痫病理生理机制的理解。

2. 全面性发作与部分性发作的 fMRI 特征存在显著差异。皮层 – 皮层下网络的参与是关键特征，特别是丘脑 – 皮层环路。不同类型全面性发作的临床表现也显著不同，fMRI 显示具体参与的脑网络，可帮助解释临床表现的差异。失神性发作时丘脑 – 皮层网络激活，默认网络抑制，其特征是短暂的行为停止和意识损伤。强直性发作可能由额顶叶的注意网络开始，然后激活脑桥，产生刻板姿势的临床症状。强直 – 阵挛性发作无论是局部还是全面性启动，都表现出广泛的皮层激活，包括双侧运动皮层，此阶段的特征性临床表现是双侧阵挛性跳动。

3. 癫痫发作开始前几秒或几分钟内，特定网络的预先激活是 fMRI 的新发现。这些信号改变的位置通常局限于特定脑区，表明癫痫即使表现为全面性发作也可能以局部病变为基础。目前这一先兆现象还没有得到广泛关注，可能因为在传统记录癫痫的 EEG 中并不明显。作者预测这将成为一个重要的研究领域，因为任何癫痫发作开始前的早期标志对患者来说都至关重要（因为临床前预警可避免受伤并进行预防性治疗），也为癫痫的发作机制提供了关键视角。

4. 确定每种癫痫类型所涉及的脑网络只是研究的第一步，fMRI 未来的重要方向是研究如何调控受影响的神经网络，以抑制癫痫活动。抗癫痫药物会改变脑网络的功能，但到目前为止，还不能为患者调控特定的脑网络。其他治疗方法，如深部脑刺激，局部消融 / 切除，或靶向药物，也可以通过干预节点脑区调控特定脑网络。因此，未来重要的挑战是确定癫痫的核心节点，可以应用这些策略以防止局部脑区的癫痫传播到大规模固有脑网络。脑网络的核心节点高度灵活地连接每个关键的脑固有网络（如丘脑核团和梨状皮层可能是此类节点），因此这些节点可能成为有效干预难治性癫痫的靶点。

5. 与癫痫相关的头部运动是癫痫 fMRI 数据采集和分析的最大技术障碍。采集方案的发展是消除头部运动影响的重要一步，如导航序列和（或）记录多个回波时间。短重复时间和并行采集 fMRI 的使用也将推动该领域的发展，该技术可使癫痫发作的动态成像获得更高时间分辨率。

总之，癫痫发作的 fMRI 研究揭示了不同类型癫痫具体参与的脑网络和传播模式，为癫痫发作的脑网络基础提供了证据。随着新技术进步和临床疾病谱的应用，为癫痫发作起动的机制、临床表现和治疗靶点具有重要价值。

参考文献

[1] Abreu P, Ribeiro M, Forni A, Pires I, Sousa G (2005) Writing epilepsy: a neurophysiological, neuropsychological and neuroimaging study. Epilepsy Behav 6(3):463–466

[2] Abreu R, Leal A, Figueiredo P (2018) EEG-informed fMRI: a review of data analysis methods. Front Hum Neurosci 12:29

[3] Aghakhani Y, Bagshaw AP, Bénar CG, Hawco C, Andermann F, Dubeau F et al (2004) fMRI activation during spike and wave discharges in idiopathic generalized epilepsy. Brain 127(5):1127–1144

[4] Archer JS, Briellmann RS, Syngeniotis A, Abbott DF, Jackson GD (2003) Spike-triggered fMRI in reading epilepsy: involvement of left frontal cortex working memory area. Neurology 60(3):415–421

[5] Archer JS, Waites AB, Abbott DF, Federico P, Jackson GD (2006) Event-related fMRI of myoclonic jerks arising from dysplastic cortex. Epilepsia 47(9):1487–1492

[6] Archer JS, Warren AEL, Jackson GD, Abbott DF (2014a) Conceptualizing Lennox–Gastaut syndrome as a secondary network epilepsy. Front Neurol 30:5

[7] Archer JS, Warren AEL, Stagnitti MR, Masterton RAJ, Abbott DF, Jackson GD (2014b) Lennox-Gastaut syndrome and phenotype: secondary network epilepsies. Epilepsia 55(8):1245–1254

[8] Auer T, Veto K, Dóczi T, Komoly S, Juhos V, Janszky J et al (2008) Identifying seizure-onset zone and visualizing seizure spread by fMRI: a case report. Epileptic Disord 10(2):93–100

[9] Bai X, Vestal M, Berman R, Negishi M, Spann M, Vega C et al (2010) Dynamic time course of typical childhood absence seizures: EEG, Behavior, and functional magnetic resonance imaging. J Neurosci 30(17):5884–5893

[10] Benuzzi F, Ballotta D, Mirandola L, Ruggieri A, Vaudano AE, Zucchelli M et al (2015) An EEG-fMRI study on the termination of generalized spike-and-wave discharges in absence epilepsy. PLoS One 10(7):e0130943

[11] Berg AT, Berkovic SF, Brodie MJ, Buchhalter J, Cross JH, van Emde BW et al (2010) Revised terminology and concepts for organization of seizures and epilepsies: report of the ILAE Commission on Classification and Terminology, 2005–2009. Epilepsia 51(4):676–685

[12] Berman R, Negishi M, Vestal M, Spann M, Chung MH, Bai X et al (2010) Simultaneous EEG, fMRI, and behavior in typical childhood absence seizures. Epilepsia 51(10): 2011–2022

[13] Blumenfeld H (2005) Consciousness and epilepsy: why are patients with absence seizures absent? In: Laureys S (ed) Progress in brain research. Elsevier, London, pp 271–603

[14] Blumenfeld H (2012) Impaired consciousness in epilepsy. Lancet Neurol 11(9):814–826

[15] Blumenfeld H, Varghese GI, Purcaro MJ, Motelow JE, Enev M, McNally KA et al (2009) Cortical and subcortical networks in human secondarily generalized tonic-clonic seizures. Brain 132(Pt 4):999–1012

[16] Brevard ME, Kulkarni P, King JA, Ferris CF (2006) Imaging the neural substrates involved in the genesis of pentylenetetrazol-induced seizures. Epilepsia 47(4):745–754

[17] Buchheim K, Obrig HV, Pannwitz W, Müller A, Heekeren H, Villringer A et al (2004) Decrease in haemoglobin oxygenation during absence seizures in adult humans. Neurosci Lett 354(2):119–122

[18] Carmichael DW, Hamandi K, Laufs H, Duncan JS, Thomas DL, Lemieux L (2008) An investigation of the relationship between BOLD and perfusion signal changes during epileptic generalised spike wave activity. Magn Reson Imaging 26(7):870–873

[19] Carney PW, Masterton RAJ, Harvey AS, Scheffer IE, Berkovic SF, Jackson GD (2010) The core network in absence epilepsy differences in cortical and thalamic BOLD response. Neurology 75(10):904–911

[20] Carney PW, Masterton RAJ, Flanagan D, Berkovic SF, Jackson GD (2012) The frontal lobe in absence epilepsy: EEG-fMRI findings. Neurology 78(15):1157–1165

[21] Chassagnon S, Hawko CS, Bernasconi A, Gotman J, Dubeau F (2009) Coexistence of symptomatic focal and absence seizures: video-EEG and EEG-fMRI evidence of overlapping but independent epileptogenic networks. Epilepsia 50(7):1821–1826

[22] Chaudhary UJ, Carmichael DW, Rodionov R, Thornton RC, Bartlett P, Vulliemoz S et al (2012) Mapping preictal and ictal haemodynamic networks using videoelectroencephalography and functional imaging. Brain 135(12):3645–3663

[23] Chaudhary UJ, Duncan JS, Lemieux L (2013) Mapping hemodynamic correlates of seizures using fMRI: a review. Hum Brain Mapp 34(2):447–466

[24] Chaudhary UJ, Centeno M, Thornton RC, Rodionov R, Vulliemoz S, McEvoy AW et al (2016) Mapping human preictal and ictal haemodynamic networks using simultaneous intracranial EEG-fMRI. NeuroImage: Clinical 11:486–493

[25] Chifari R, Piazzini A, Turner K, Canger R, Canevini MP, Wolf P (2004) Reflex writing seizures in two siblings with juvenile myoclonic epilepsy. Acta Neurol Scand 109(3):232–235

[26] DeSalvo MN, Schridde U, Mishra AM, Motelow JE, Purcaro MJ, Danielson N et al (2010) Focal BOLD fMRI changes in bicuculline-induced tonic–clonic seizures in the rat. NeuroImage 50(3):902–909

[27] Detre JA, Sirven JI, Alsop DC, O'Connor MJ, French JA (1995) Localization of subclinical ictal activity by functional magnetic resonance imaging: Correlation with invasive monitoring. Ann Neurol 38(4):618–624

[28] Diekmann V, Hoppner AC (2014) Cortical network dysfunction in musicogenic epilepsy reflecting the role of snowballing emotional processes in seizure generation: an fMRI-EEG study. Epileptic Disord 16(1):31–44

[29] Donaire A, Bargallo N, Falcón C, Maestro I, Carreno M, Setoain J et al (2009a) Identifying the structures involved in seizure generation using sequential analysis of ictal-fMRI data. NeuroImage 47(1):173–183

[30] Donaire A, Falcón C, Carreno M, Bargallo N, Rumià J, Setoain J et al (2009b) Sequential analysis of fMRI images: a new approach to study human epileptic networks.

Epilepsia 50(12):2526–2537

[31] Dymond AM, Crandall PH (1976) Oxygen availability and blood flow in the temporal lobes during spontaneous epileptic seizures in man. Brain Res 102(1):191–196

[32] Enev M, McNally KA, Varghese G, Zubal IG, Ostroff RB, Blumenfeld H (2007) Imaging onset and propagation of ECT-induced seizures. Epilepsia 48(2):238–244

[33] Fahoum F, Lopes R, Pittau F, Dubeau F, Gotman J (2012) Widespread epileptic networks in focal epilepsies: EEG-fMRI study. Epilepsia 53(9):1618–1627

[34] Fahoum F, Zelmann R, Tyvaert L, Dubeau F, Gotman J (2013) Epileptic discharges affect the default mode network —fMRI and intracerebral EEG evidence. PLoS One 8(6):e68038

[35] Federico P, Abbott DF, Briellmann RS, Harvey AS, Jackson GD (2005) Functional MRI of the pre-ictal state. Brain 128(Pt 8):1811–1817

[36] Fisher RS, Cross JH, D'Souza C, French JA, Haut SR, Higurashi N et al (2017) Instruction manual for the ILAE 2017 operational classification of seizure types. Epilepsia 58(4):531–542

[37] Flanagan D, Badawy RAB, Jackson GD (2014) EEG–fMRI in focal epilepsy: local activation and regional networks. Clin Neurophysiol 125(1):21–31

[38] Fox MD, Snyder AZ, Vincent JL, Corbetta M, Van Essen DC, Raichle ME (2005) The human brain is intrinsically organized into dynamic, anticorrelated functional networks. Proc Natl Acad Sci U S A 102(27):9673–9678

[39] Franck G, Sadzot B, Salmon E, Depresseux JC, Grisar T, Peters JM et al (1986) Regional cerebral blood flow and metabolic rates in human focal epilepsy and status epilepticus. Adv Neurol 44:935–948

[40] Gaxiola-Valdez I, Singh S, Perera T, Sandy S, Li E, Federico P (2017) Seizure onset zone localization using postictal hypoperfusion detected by arterial spin labelling MRI. Brain 140(11):2895–2911

[41] Gloor P (1968) Generalized cortico-reticular epilepsies some considerations on the pathophysiology of generalized bilaterally synchronous spike and wave discharge. Epilepsia 9(3):249–263

[42] Goense J, Merkle H, Logothetis NK (2012) Highresolution fMRI reveals laminar differences in neurovascular coupling between positive and negative BOLD responses. Neuron 76(3):629–639

[43] Gotman J, Pittau F (2011) Combining EEG and fMRI in the study of epileptic discharges. Epilepsia 52:38–42

[44] Gotman J, Grova C, Bagshaw A, Kobayashi E, Aghakhani Y, Dubeau F (2005) Generalized epileptic discharges show

thalamocortical activation and suspension of the default state of the brain. Proc Natl Acad Sci U S A 102(42):15236–15240

[45] Guo JN, Kim R, Chen Y, Negishi M, Jhun S, Weiss S et al (2016) Impaired consciousness in patients with absence seizures investigated by functional MRI, EEG, and behavioural measures: a cross-sectional study. Lancet Neurol 15(13):1336–1345

[46] Hamandi K, Salek-Haddadi A, Laufs H, Liston A, Friston K, Fish DR et al (2006) EEG–fMRI of idiopathic and secondarily generalized epilepsies. NeuroImage 31(4):1700–1710

[47] Hamandi K, Laufs H, Nöth U, Carmichael DW, Duncan JS, Lemieux L (2008) BOLD and perfusion changes during epileptic generalised spike wave activity. NeuroImage 39(2):608–618

[48] Harris S, Boorman L, Bruyns-Haylett M, Kennerley A, Ma H, Zhao M et al (2014) Contralateral dissociation between neural activity and cerebral blood volume during recurrent acute focal neocortical seizures. Epilepsia 55(9):1423–1430

[49] Harris SS, Boorman LW, Kennerley AJ, Sharp PS, Martin C, Redgrave P et al (2018) Seizure epicenter depth and translaminar field potential synchrony underlie complex variations in tissue oxygenation during ictal initiation. NeuroImage 171:165–175

[50] Hill RA, Chiappa KH, Huang-Hellinger F, Jenkins BG (1999) Hemodynamic and metabolic aspects of photosensitive epilepsy revealed by functional magnetic resonance imaging and magnetic resonance spectroscopy. Epilepsia 40(7):912–920

[51] Intusoma U, Abbott DF, Masterton RAJ, Stagnitti MR, Newton MR, Jackson GD et al (2013) Tonic seizures of Lennox-Gastaut syndrome: periictal single-photon emission computed tomography suggests a corticopontine network. Epilepsia 54(12):2151–2157

[52] Jackson GD, Connelly A, Cross JH, Gordon I, Gadian DG (1994) Functional magnetic resonance imaging of focal seizures. Neurology 44(5):850

[53] Klamer S, Rona S, Elshahabi A, Lerche H, Braun C, Honegger J et al (2015) Multimodal effective connectivity analysis reveals seizure focus and propagation in musicogenic epilepsy. NeuroImage 113:70–77

[54] Kobayashi E, Hawco CS, Grova C, Dubeau F, Gotman J (2006) Widespread and intense BOLD changes during brief focal electrographic seizures. Neurology 66(7):1049–1055

[55] Kokkinos V, Zountsas B, Kontogiannis K, Garganis K (2012) Epileptogenic networks in two patients with hypothalamic hamartoma. Brain Topogr 25(3):327–331

[56] Kreisman NR, Magee JC, Brizzee BL (1991) Relative hypoperfusion in rat cerebral cortex during recurrent seizures. J Cereb Blood Flow Metab 11(1):77–87

[57] Krings T, Töpper R, Reinges MHT, Foltys H, Spetzger U, Chiappa KH et al (2000) Hemodynamic changes in simple partial epilepsy: a functional MRI study. Neurology 54(2):524

[58] Kubota F, Kikuchi S, Ito M, Shibata N, Akata T, Takahashi A et al (2000) Ictal brain hemodynamics in the epileptic focus caused by a brain tumor using functional magnetic resonance imaging (fMRI). Seizure 9(8):585–589

[59] Labate A, Briellmann RS, Abbott DF, Waites AB, Jackson GD (2005) Typical childhood absence seizures are associated with thalamic activation. Epileptic Disord 7(4):373–377

[60] Laufs H, Lengler U, Hamandi K, Kleinschmidt A, Krakow K (2006) Linking generalized spike-and-wave discharges and resting state brain activity by using EEG/fMRI in a patient with absence seizures. Epilepsia 47(2):444–448

[61] Laufs H, Hamandi K, Salek-Haddadi A, Kleinschmidt AK, Duncan JS, Lemieux L (2007) Temporal lobe interictal epileptic discharges affect cerebral activity in "default mode" brain regions. Hum Brain Mapp 28(10):1023–1032

[62] LeVan P, Tyvaert L, Moeller F, Gotman J (2010) Independent component analysis reveals dynamic ictal BOLD responses in EEG-fMRI data from focal epilepsy patients. NeuroImage 49(1):366–378

[63] Li Q, Luo C, Yang T, Yao Z, He L, Liu L et al (2009) EEG–fMRI study on the interictal and ictal generalized spike-wave discharges in patients with childhood absence epilepsy. Epilepsy Res 87(2–3):160–168

[64] Liao W, Zhang Z, Mantini D, Xu Q, Ji G-J, Zhang H et al (2014) Dynamical intrinsic functional architecture of the brain during absence seizures. Brain Struct Funct 219(6):2001–2015

[65] Liu Y, Yang T, Liao W, Yang X, Liu I, Yan B et al (2008) EEG-fMRI study of the ictal and interictal epileptic activity in patients with eyelid myoclonia with absences. Epilepsia 49(12):2078–2086

[66] Ma H, Zhao M, Schwartz TH (2013) Dynamic neurovascular coupling and uncoupling during ictal onset, propagation, and termination revealed by simultaneous in vivo optical imaging of neural activity and local blood volume. Cereb Cortex 23(4):885–899

[67] Marrosu F, Barberini L, Puligheddu M, Bortolato M, Mascia

M, Tuveri A et al (2009) Combined EEG/fMRI recording in musicogenic epilepsy. Epilepsy Res 84(1):77–81

[68] Martins da Silva A, Leal B (2017) Photosensitivity and epilepsy: Current concepts and perspectives—a narrative review. Seizure 50:209–218

[69] Masterton RAJ, Carney PW, Abbott DF, Jackson GD (2013) Absence epilepsy subnetworks revealed by event-related independent components analysis of functional magnetic resonance imaging. Epilepsia 54(5):801–808

[70] Meletti S, Vaudano AE, Tassi L, Caruana F, Avanzini P (2015) Intracranial time–frequency correlates of seizure-related negative BOLD response in the sensory-motor network. Clin Neurophysiol 126(4):847–849

[71] Moeller F, Siebner HR, Wolff S, Muhle H, Granert O, Jansen O et al (2008) Simultaneous EEG-fMRI in drug-naive children with newly diagnosed absence epilepsy. Epilepsia 49(9):1510–1519

[72] Moeller F, Siebner HR, Ahlgrimm N, Wolff S, Muhle H, Granert O et al (2009a) fMRI activation during spike and wave discharges evoked by photic stimulation. NeuroImage 48(4):682–695

[73] Moeller F, Siebner HR, Wolff S, Muhle H, Granert O, Jansen O et al (2009b) Mapping brain activity on the verge of a photically induced generalized tonic–clonic seizure. Epilepsia 50(6):1632–1637

[74] Moeller F, LeVan P, Muhle H, Stephani U, Dubeau F, Siniatchkin M et al (2010) Absence seizures: individual patterns revealed by EEG-fMRI. Epilepsia 51(10): 2000–2010

[75] Moeller F, Groening K, Moehring J, Muhle H, Wolff S, Jansen O et al (2014) EEG-fMRI in myoclonic astatic epilepsy (Doose syndrome). Neurology 82(17):1508–1513

[76] Mórocz IA, Karni A, Haut S, Lantos G, Liu G (2003) fMRI of triggerable aurae in musicogenic epilepsy. Neurology 60(4):705–709

[77] Murta T, Leal A, Garrido MI, Figueiredo P (2012) Dynamic causal modelling of epileptic seizure propagation pathways: a combined EEG–fMRI study. NeuroImage 62(3): 1634–1642

[78] Murta T, Leite M, Carmichael DW, Figueiredo P, Lemieux L (2015) Electrophysiological correlates of the BOLD signal for EEG-informed fMRI: electrophysiological correlates of the BOLD signal. Hum Brain Mapp 36(1):391–414

[79] Nersesyan H, Hyder F, Rothman DL, Blumenfeld H (2004) Dynamic fMRI and EEG recordings during spike-wave seizures and generalized tonic-clonic seizures in WAG/Rij Rats. J Cereb Blood Flow Metab 24(6):589–599

[80] Parra J, Kalitzin SN, Iriarte J, Blanes W, Velis DN (2003) Lopes da Silva FH. Gamma-band phase clustering and photosensitivity: is there an underlying mechanism common to photosensitive epilepsy and visual perception? Brain 126(Pt 5):1164–1172

[81] Penfield W (1933) The evidence for a cerebral vascular mechanism in epilepsy. Ann Intern Med 7(3):303

[82] Pillay N, Archer JS, Badawy RAB, Flanagan DF, Berkovic SF, Jackson G (2013) Networks underlying paroxysmal fast activity and slow spike and wave in Lennox-Gastaut syndrome. Neurology 81(7):665–673

[83] Pittau F, Tinuper P, Bisulli F, Naldi I, Cortelli P, Bisulli A et al (2008) Videopolygraphic and functional MRI study of musicogenic epilepsy. A case report and literature review. Epilepsy Behav 13(4):685–692

[84] Pittau F, Fahoum F, Zelmann R, Dubeau F, Gotman J (2013) Negative BOLD response to interictal epileptic discharges in focal epilepsy. Brain Topogr 26(4):627–640

[85] Pugnaghi M, Carmichael DW, Vaudano AE, Chaudhary UJ, Benuzzi F, Di Bonaventura C et al (2014) Generalized spike and waves: effect of discharge duration on brain networks as revealed by BOLD fMRI. Brain Topogr 27(1):123–137

[86] Racicot F, Obaid S, Bouthillier A, Guillon-Létourneau L, Clément J-F, Nguyen DK (2016) Praxis-induced reflex seizures mainly precipitated by writing due to a parietal focal cortical dysplasia. Epilepsy Behav Case Rep 6:52–54

[87] Raichle ME, MacLeod AM, Snyder AZ, Powers WJ, Gusnard DA, Shulman GL (2001) A default mode of brain function. Proc Natl Acad Sci U S A 98(2):676–682

[88] Rathakrishnan R, Moeller F, Levan P, Dubeau F, Gotman J (2010) BOLD signal changes preceding negative responses in EEG-fMRI in patients with focal epilepsy. Epilepsia 51(9):1837–1845

[89] Salek-Haddadi A, Merschhemke M, Lemieux L, Fish DR (2002) Simultaneous EEG-correlated ictal fMRI. NeuroImage 16(1):32–40

[90] Salek-Haddadi A, Lemieux L, Merschhemke M, Friston KJ, Duncan JS, Fish DR (2003) Functional magnetic resonance imaging of human absence seizures. Ann Neurol 53(5): 663–667

[91] Salek-Haddadi A, Mayer T, Hamandi K, Symms M, Josephs O, Fluegel D et al (2009) Imaging seizure activity: a combined EEG/EMG-fMRI study in reading epilepsy. Epilepsia 50(2):256–264

[92] Schridde U, Khubchandani M, Motelow JE, Sanganahalli BG, Hyder F, Blumenfeld H (2008) Negative BOLD with large increases in neuronal activity. Cereb Cortex 18(8):1814–1827

[93] Shariff S, Suh M, Zhao M, Ma H, Schwartz TH (2006)

185

fMRI 基础与临床应用（原书第 3 版）
fMRI: Basics and Clinical Applications (3rd Edition)

Recent developments in oximetry and perfusionbased mapping techniques and their role in the surgical treatment of neocortical epilepsy. Epilepsy Behav 8(2):363–375

[94] Siniatchkin M, Coropceanu D, Moeller F, Boor R, Stephani U (2011) EEG-fMRI reveals activation of brainstem and thalamus in patients with LennoxGastaut syndrome. Epilepsia 52(4):766–774

[95] Slone E, Westwood E, Dhaliwal H, Federico P, Dunn JF (2012) Near-infrared spectroscopy shows preictal haemodynamic changes in temporal lobe epilepsy. Epileptic Disord 14(4):371–378

[96] Song Y, Torres RA, Garcia S, Frometa Y, Bae J, Deshmukh A et al (2016) Dysfunction of neurovascular/metabolic coupling in chronic focal epilepsy. IEEE Trans Biomed Eng 63(1):97–110

[97] Sonmezturk HH, Morgan V, Abou-Khalil B (2011) Focal seizure propagation illustrated by fMRI. Epileptic Disord 13(1):92–95

[98] Sperling MR, Skolnick BE (1995) Cerebral blood flow during spike-wave discharges. Epilepsia 36(2):156–163

[99] Stefanovic B, Warnking JM, Kobayashi E, Bagshaw AP, Hawco C, Dubeau F et al (2005) Hemodynamic and metabolic responses to activation, deactivation and epileptic discharges. NeuroImage 28(1):205–215

[100] Storti SF, Del Felice A, Formaggio E, Boscolo Galazzo I, Bongiovanni LG, Cerini R et al (2015) Spatial and temporal EEG-fMRI changes during preictal and postictal phases in a patient with posttraumatic epilepsy. Clin EEG Neurosci 46(3):247–252

[101] Szaflarski JP, DiFrancesco M, Hirschauer T, Banks C, Privitera MD, Gotman J et al (2010) Cortical and subcortical contributions to absence seizure onset examined with EEG/fMRI. Epilepsy Behav 18(4):404–413

[102] Tana MG, Bianchi AM, Sclocco R, Franchin T, Cerutti S, Leal A (2012) Parcel-based connectivity analysis of fMRI data for the study of epileptic seizure propagation. Brain Topogr 25(4):345–361

[103] Tangwiriyasakul C, Perani S, Centeno M, Yaakub SN, Abela E, Carmichael DW et al (2018) Dynamic brain network states in human generalized spike-wave discharges. Brain 141(10):2981–2994

[104] Tayah TF, Abou-Khalil B, Gilliam FG, Knowlton RC, Wushensky CA, Gallagher MJ (2006) Musicogenic seizures can arise from multiple temporal lobe foci: intracranial EEG analyses of three patients. Epilepsia 47(8):1402–1406

[105] Tenney JR, Duong TQ, King JA, Ferris CF (2004) fMRI of brain activation in a genetic rat model of absence seizures. Epilepsia 45(6):576–582

[106] Thornton RC, Rodionov R, Laufs H, Vulliemoz S, Vaudano A, Carmichael D et al (2010) Imaging haemodynamic changes related to seizures: comparison of EEGbased general linear model, independent component analysis of fMRI and intracranial EEG. NeuroImage 53(1):196–205

[107] Timofeev I, Steriade M (2004) Neocortical seizures: initiation, development and cessation. Neuroscience 123(2):299–336

[108] Tousseyn S, Dupont P, Goffin K, Sunaert S, Paesschen WV (2015) Correspondence between large-scale ictal and interictal epileptic networks revealed by single photon emission computed tomography (SPECT) and electroencephalography (EEG)–functional magnetic resonance imaging (fMRI). Epilepsia 56(3):382–392

[109] Tyvaert L, Hawco C, Kobayashi E, LeVan P, Dubeau F, Gotman J (2008) Different structures involved during ictal and interictal epileptic activity in malformations of cortical development: an EEG-fMRI study. Brain 131(8):2042–2060

[110] Tyvaert L, LeVan P, Dubeau F, Gotman J (2009) Noninvasive dynamic imaging of seizures in epileptic patients. Hum Brain Mapp 30(12):3993–4011

[111] van Luijtelaar EL, de Bruijn SF, Declerck AC, Renier WO, Vossen JM, Coenen AM (1991) Disturbances in time estimation during absence seizures in children. Epilepsy Res 9(2):148–153

[112] Vaudano AE, Carmichael DW, Salek-Haddadi A, Rampp S, Stefan H, Lemieux L et al (2012) Networks involved in seizure initiation A reading epilepsy case studied with EEG-fMRI and MEG. Neurology 79(3):249–253

[113] Vinette SA, Premji S, Beers CA, Gaxiola-Valdez I, Pittman DJ, Slone EG et al (2016) Pre-ictal BOLD alterations: two cases of patients with focal epilepsy. Epilepsy Res 127:207–220

[114] Williamson PD, Thadani VM, Darcey TM, Spencer DD, Spencer SS, Mattson RH (1992) Occipital lobe epilepsy: clinical characteristics, seizure spread patterns, and results of surgery. Ann Neurol 31(1):3–13

[115] Youngblood MW, Chen WC, Mishra AM, Enamandram S, Sanganahalli BG, Motelow JE et al (2015) Rhythmic 3–4Hz discharge is insufficient to produce cortical BOLD fMRI decreases in generalized seizures. NeuroImage 109:368–377

[116] Zhang T, Zhou J, Jiang R, Yang H, Carney PR, Jiang H (2014a) Pre-seizure state identified by diffuse optical tomography. Sci Rep 21:4

[117] Zhang Z, Liao W, Wang Z, Xu Q, Yang F, Mantini D et al (2014b) Epileptic discharges specifically affect intrinsic connectivity networks during absence seizures. J Neurol Sci 336(1):138–145

[118] Zhang C, Bélanger S, Pouliot P, Lesage F (2015) Measurement of local partial pressure of oxygen in the brain tissue under normoxia and epilepsy with phosphorescence lifetime microscopy. PLoS One 10(8):e0135536

[119] Zhao M, Suh M, Ma H, Perry C, Geneslaw A, Schwartz TH (2007) Focal increases in perfusion and decreases in hemoglobin oxygenation precede seizure onset in spontaneous human epilepsy. Epilepsia 48(11):2059–2067

[120] Zhao M, Ma H, Suh M, Schwartz TH (2009) Spatiotemporal dynamics of perfusion and oximetry during ictal discharges in the rat neocortex. J Neurosci 29(9):2814–2823

第15章

语言处理的功能解剖学：从听觉皮层到语言识别和语言产生

The Functional Anatomy of Speech Processing: From Auditory Cortex to Speech Recognition and Speech Production

Gregory Hickok　著

王振明　胡晓飞　卢洁　译

一、概述

已有研究揭示言语/语言处理功能的神经解剖学基础（Dronkers 等，2000；Hillis，2007），以及认知过程的功能解剖学基础（Fellows 等，2005），但因空间分辨率低，这些研究难以提供更加细微的功能解剖学信息。功能磁共振成像（fMRI）作为常用的功能影像学方法，比其他方法能够提供许多额外信息。

本章概述了与语言识别和语言生成有关的人类听觉皮层功能解剖学研究。图 15-1 为本章内容的框架。

二、听觉皮层的分层结构

猴的大脑听觉皮层呈分层结构，由内到外依次是核心区、带状区、副带区，每个区域包含不同亚区。核心区对应初级听觉皮层，属于初级细胞结构，对纯音具有稳定的单元响应，相对于带状区具有更陡峭的调谐曲线。尽管来自不同的亚区（MGv 和 MGd），核心区和带状区均接收内侧膝状核（medial geniculate nucleus，MGN）的信号，

副带区接收来自 MGd 的听觉信号，但与带状区不同的是不接收核心区发出的信号。带状区调节从核心区到副带区的信息，通过大量的纤维投射到副带区（Kaas 和 Hackett，2000；Kaas 等，1999）。

人类听觉皮层也具有类似的分层结构，简单的声音刺激（如突然的噪声或音调）激活颞横回及其周围的听觉皮层，复杂的刺激（如语言）激活颞上回（superior temporal sulcus，STS）在内的广泛区域（Binder 等，2000）。

研究表明人类和非人灵长类动物存在两种广泛的纤维投射通路，即腹侧和背侧通路（Hickok 和 Poeppel，2000，2007；Rauschecker，1998；Romanski 等，1999；Scott，2005）。腹侧通路负责听觉信息内容的识别，但背侧通路的功能尚未定论，有研究认为是定位（Rauschecker，1998），而有研究认为是听觉 - 运动整合（Hickok 等，2003；Hickok 和 Poeppel，2000，2007；Warren 等，2005），这些假说并不矛盾。

三、颞上回参与语音识别

研究表明，部分颞上回（STS）参与表达和

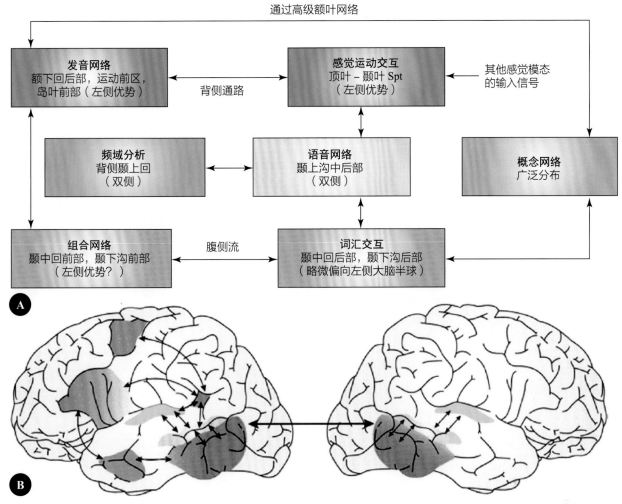

通过高级额叶网络

发音网络
额下回后部，运动前区，岛叶前部（左侧优势）

感觉运动交互
顶叶 – 颞叶 Spt（左侧优势）

背侧通路

其他感觉模态的输入信号

频域分析
背侧颞上回（双侧）

语音网络
颞上沟中后部（双侧）

概念网络
广泛分布

组合网络
颞中回前部，颞下沟前部（左侧优势？）

腹侧流

词汇交互
颞中回后部，颞下沟后部（略微偏向左侧大脑半球）

A

B

▲ 图 15-1　语言功能解剖的双通路模型

A. 双通路模型示意。皮层语言处理的最早期阶段与某种形式的频域分析相关，在双侧听觉皮层的颞上平面进行分析，双侧大脑半球频域分析结果存在差异。语音加工和表征与双侧颞上沟（STS）的中后部相关，尽管可能略偏向左侧大脑半球。该系统分为两个主要通路：其一，将感觉或语音表现映射到发音运动表现的背侧通路（蓝色），其二，将感觉或语音表现映射到词汇概念表现的腹侧通路（粉色）。B. 双通路模型成分的解剖定位。绿色区域位于颞上回（STG）背侧区，参与频域分析。黄色区域位于 STS 后半部，参与语音水平处理过程。粉色区域代表腹侧通路，双侧性并略偏向左侧大脑半球。腹侧通路较后的区域、颞叶中后、下部对应连接语音和语义信息的词汇交互，而较前的区域则对应联合网络。蓝色区域代表背侧通路，呈明显左侧优势。背侧通路后部对应 Sylvian 裂在颞顶交界处的区域（Spt 区），参与感觉运动交互，而额叶前部包括 Broca 区和背侧前运动区对应发音网络。箭表示相互连接。（经 Hickok 和 Poeppel 许可转载，2007）

（或）语音信息处理（图 15-1，黄色；Binder 等，2000；Hickok 和 Poeppel，2004，2007；Indefrey 和 Levelt，2004；Liebenthal 等，2005；Price 等，1996）。STS 通过语音信息的任务激活，包括语音感知、语音生成（Indefrey 和 Levelt，2004），以及语音信息的短期维持（Buchsbaum 等，2001；Hickok 等，2003），减法识别语音任务 STS 激活（Liebenthal 等，2005；Narain 等，2003；Obleser 等，2006；Scott 等，2000；Spitsyna 等，2006；Vouloumanos 等，2001），与利用心理语言变量分析语音网络的研究结果一致（Okada 和 Hickok，2006）。语音系统广泛认为存在明显的左侧优势，但仍有部分基于疾病和影像学研究（Hickok 和 Poeppel，2007）表明双侧优势。

目前尚未解决的一个问题是前 STS 和后 STS 区在语音处理中的作用。大多数针对感知语音处理的功能成像研究显示后 STS 区域激活（Hickok 和 Poeppel，2007），也有其他研究报道感知语言任务激活前 STS（Mazoyer 等，1993；Narain 等，2003；Scott 等，2000；Spitsyna 等，2006），后者这些研究均采取整句语言刺激，提高了前 STS 区对句法或韵律的反应（Friederici 等，2000；Humphries 等，2001，2005，2006；Vandenberghe 等，2002）。有研究表明颞叶后部损伤与听觉理解障碍相关（Bates 等，2003）。

四、颞中回参与概念语义信息的获取

语言理解不仅涉及语音信息的处理和识别，更重要的是通过语音信息获取概念 – 语义表达。目前虽然对大脑参与语义知识的脑区尚不清楚，但大量研究表明参与概念 – 语义信息处理的脑区广泛分布于大脑皮层（Damasio 和 Damasio，1994；Gage 和 Hickok，2005；Hickok 和 Poeppel，2000，2004，2007；Martin，1998；Martin 和 Chao，2001；Mesulam，1998；Squire，1986），主要经听觉 – 语言通道进行处理。研究表明颞叶后部、中部和腹侧（~BA 37 区）是听觉 / 语言系统和概念 – 语义知识交互的重要节点（图 15-1，后部粉色区域），该区域损伤（如脑卒中）会导致语义理解和产生受损（Chertkow 等，1997；Hart 和 Gordon，1990；Hickok 和 Poeppel，2004，2007）。

功能成像研究发现这些区域参与词汇 – 语义处理的功能。有研究要求受试者对听到的单词做出语义决定，（Binder 等，1997）。结果发现与音调控制任务相比，语义决策时 STS 和部分颞中、下回（额叶和顶叶除外）显著激活，但颞上回（STG）未激活，提示 STS 参与词汇语义的决策，而颞叶腹侧参与处理或获取词汇 – 语义信息

的音位。通过其他方法针对词汇 – 语义处理的研究也能得到类似的结论，研究表明非词汇任务比较，词汇处理在颞叶后下区的激活显著（Binder 等，2005；Rissman 等，2003），因此更注重词汇 – 语义的处理。颞中叶后部还与语义歧义词的处理有关，Rodd 等研究发现当听到含有高度歧义词的语句时，颞中叶左后部明显激活（Rodd 等，2005）。

然而针对语义产生的影像学研究却得出了不同的结论。这些研究发现（Copland 等，2003；Rissman 等，2003），阅读含有语义的词语较阅读与语义无关的词语，颞中回前部的激活减低（Henson，2003）。因此颞中回前部的功能与前文脑卒中的研究结果不一致，但与最近关于语义性痴呆研究结果一致，即颞叶前部参与知识的表征过程（Hodges 和 Patterson，2007；Patterson 等，2007）。

总之，理解语义处理的功能解剖学方面，特别是前后区功能解剖差异方面有待进一步研究。虽然语音水平处理涉及 STS 的听觉反应区域，但更高级别的词汇和概念语义处理涉及 STS 周围区域，包括腹侧和后部区域。

五、感觉系统参与语言产生

研究表明左侧大脑半球后部感觉相关皮层参与语言产生，如左侧后颞叶的损伤不仅导致理解障碍，还导致语言产生障碍（Damasio 1991，1992；Geschwind 1971；Goodglass 1993；Goodglass 等，2001）。语音系统破坏可能是语言产生障碍的部分原因，左侧颞上回背侧和（或）缘上回 / 颞顶叶交界处损伤与传导性失语症有关，该综合征的特点是理解能力强，但在语言产生中经常出现语音错误和命名困难，如舌尖现象（话到嘴边却说不出来，提示语音编码功能障碍），同时不可逐字重复（Damasio 和 Damasio，1980；Goodglass，

1992）❶。传导性失语症既往被认为是与弓状束损伤相关的失连接综合征（Geschwind，1965）。后来的研究表明皮层功能障碍也参与其致病（Anderson等，1999；Hickok等，2000），因此传导性失语症为左侧半球听觉相关脑区参与语言产生提供了证据（Hickok，2000；Hickok等，2000）。

功能影像学研究同样提示左上后颞区与语言产生有关（Hickok等，2000；Price等，1996特别是语音处理阶段（Indefrey 和 Levelt，2000，2004）。对于后者，传导性失语患者在命名图片时左侧颞叶后部激活，且激活与命名过程的时间（Okada等，2003）和命名的频率（Graves等，2007）有关，激活过程与语音编码过程一致（Levelt等，1998）。

总之，基于疾病和生理学的研究表明左后颞上区参与语言产生的语音方面。

六、颞平面参与感觉运动整合

由于左后上颞区参与语言产生的语音方面，因此大脑前后脑区之间必然存在连接机制，大量研究证实该机制。在经典模型中这种机制表现为直接的白质通路，即弓状束（Geschwind，1971）。然而目前研究提出大脑皮层系统能够整合语言的感觉和运动功能（Hickok等，2000，2003；Hickok 和 Poeppel，2000，2004，2007；Warren等，2005），与猴子视觉系统的感觉运动整合系统研究结果一致（Andersen，1997；Colby 和 Goldberg，1999；Milner 和 Goodale，1995）。

已有大量研究证实大脑内存在语言和相关能力（如音乐）的皮层网络，具有感觉运动网络的特性，包括感觉运动反应、与额叶运动系统

相互连接、运动效应特异性和多种感觉的反应（Andersen，1997；Colby 和 Goldberg，1999），主要位于左侧颞平面的 Spt 区（Okada 和 Hickok，2009）（图 15-1，后方蓝色区域），负责整合感觉和运动信息（Hickok等，2003）。相关研究进展综述如下。

（一）Spt 的感觉运动反应特性

大量 fMRI 研究表明左颞后该区域对语言的感知和产生过程均存在 BOLD 反应，即使默读时（无明显听觉反馈）仍存在反应（Buchsbaum等，2001，2005a，b；Hickok等，2003）。然而 Spt 的感觉运动反应特性并不限定于语言，哼唱旋律相关刺激也可能够产生类似反应（Hickok等，2003；Pa 和 Hickok，2008）。

（二）Spt 与运动性语言区具有功能连接

Spt 与额叶语言产生相关区域（如盖部，BA 44）密切相关（Buchsbaum等，2001），表明两者在功能上相互联系。此外颞平面后部皮层（Tpt区）具有与 BA 44 类似的细胞结构。Galaburda 研究认为"Tpt 区与 BA 44 区域有类似的功能，在第Ⅲc 和广泛的第Ⅳ层有明显锥体细胞……BA44 区和 Tpt 之间紧密联系，使两者存在部分功能重叠"（Galaburda，1982）。

（三）Spt 激活受运动效应器调节

猴子大脑顶叶的感觉运动整合区协同运动系统工作（如嘴唇动作对应的手眼协调；Andersen，1997；Colby 和 Goldberg，1999）。研究表明 Spt 可能与声音刺激有关，当熟练的钢琴家聆听并想象演奏一段新旋律，Spt 区激活程度低于倾听并默默哼唱旋律（Pa 和 Hickok，2008）。

❶ 虽然传导性失语症通常表现为语言重复障碍，但症状较复杂（Hickok等，2000）。事实上 Wernicke 首先将传导性失语症确定为语言产生障碍，理解能力仍保留（Wernicke，1874/1969）。此后 Lichtheim 将语言重复作为评估感觉系统和运动 - 语言系统相关性的工具（Lichtheim，1885）

（四）Spt 对语言相关的视觉刺激敏感

猴子大脑顶叶感觉运动整合区的许多神经元整合多种感觉的输入（Andersen，1997）。颞叶虽然是听觉相关区域，但对其他类型感觉输入也很敏感，如无声读唇语能够激活颞叶附近的听觉皮层（Calvert 等，1997；Calvert 和 Campbell，2003），上述研究将其定位为"听觉皮层"初级区域，而基于群体的定位并不可靠。近期针对个体受试者分析的 fMRI 研究发现，视觉语言激活和经标准 Spt 定义的听觉运动任务（听、默写）激活脑区均位于左侧颞平面的相同区域。因此，Spt 对与声音相关的视觉语言输入也同样敏感。

总之，猴子大脑研究 Spt 顶叶感觉运动整合区的特征，表明 Spt 是声音相关的感觉运动整合区（Pa 和 Hickok，2008）。Spt 区与后顶叶和颞 / 顶叶皮层的感觉运动整合区域网络关系密切，接收多种感觉输入信号，共同完成相关的运动反应

（Andersen，1997）。虽然 Spt 区并不是语言功能特异性区域，但在语音信息的感觉运动整合中发挥重要作用。

七、总结

功能影像学研究为基于传统神经心理学方法的语言 – 大脑研究提供了新思路，帮助更好理解语言处理的神经结构基础。人的听觉皮层呈分层结构，初级区域主要参与声学信号的频域分析。颞上回（STS）的听觉相关区域参与语音分析等高级信息处理。STS 除了高级听觉相关系统外，颞中、下回部分区域也参与将听觉相关表征映射到概念 – 语义系统。腹侧通路通过声音输入映射到概念 – 语义表征，早期阶段表现为双侧结构，在概念 – 语义获得层面则表现为左侧优势。背侧通路连接部分听觉系统和发音运动系统，从而实现语言产生和相关功能，与声道感觉运动交互系统的颞后平面（Spt 区）相关。

参考文献

[1] Andersen R (1997) Multimodal integration for the representation of space in the posterior parietal cortex. Philos Trans R Soc Lond Ser B Biol Sci 352:1421–1428

[2] Anderson JM, Gilmore R et al (1999) Conduction aphasia and the arcuate fasciculus: a reexamination of the Wernicke-Geschwind model. Brain Lang 70:1–12

[3] Bates E, Wilson SM et al (2003) Voxel-based lesionsymptom mapping. Nat Neurosci 6(5):448–450

[4] Binder JR, Frost JA et al (1997) Human brain language areas identified by functional magnetic resonance imaging. J Neurosci 17:353–362

[5] Binder JR, Frost JA et al (2000) Human temporal lobe activation by speech and nonspeech sounds. Cereb Cortex 10:512–528

[6] Binder JR, Westbury CF et al (2005) Distinct brain systems for processing concrete and abstract concepts. J Cogn Neurosci 17(6):905–917

[7] Buchsbaum B, Hickok G et al (2001) Role of left posterior superior temporal gyrus in phonological processing for speech perception and production. Cogn Sci 25:663–678

[8] Buchsbaum BR, Olsen RK et al (2005a) Human dorsal and ventral auditory streams subserve rehearsal-based and echoic processes during verbal working memory. Neuron 48(4):687–697

[9] Buchsbaum BR, Olsen RK et al (2005b) Reading, hearing, and the planum temporale. Neuroimage 24(2):444–454

[10] Calvert GA, Campbell R (2003) Reading speech from still and moving faces: the neural substrates of visible speech. J Cogn Neurosci 15:57–70

[11] Calvert GA, Bullmore ET et al (1997) Activation of auditory cortex during silent lipreading. Science 276:593–596

[12] Chertkow H, Bub D et al (1997) On the status of object concepts in aphasia. Brain Lang 58(2):203–232

[13] Colby CL, Goldberg ME (1999) Space and attention in parietal cortex. Annu Rev Neurosci 22:319–349

[14] Copland DA, de Zubicaray GI et al (2003) Brain activity during automatic semantic priming revealed by event-related functional magnetic resonance imaging. Neuroimage 20(1):302–310

[15] Damasio H (1991) Neuroanatomical correlates of the aphasias. In: Sarno M (ed) Acquired aphasia, 2nd edn. Academic, San Diego, pp 45–71

[16] Damasio AR (1992) Aphasia. N Engl J Med 326:531–539

[17] Damasio H, Damasio AR (1980) The anatomical basis of conduction aphasia. Brain 103:337–350

[18] Damasio AR, Damasio H (1994) Cortical systems for retrieval of concrete knowledge: the convergence zone framework. In: Koch C, Davis JL (eds) Large-scale neuronal theories of the brain. MIT Press, Cambridge, pp 61–74

[19] Dronkers NF, Redfern BB et al (2000) The neural architecture of language disorders. In: Gazzaniga MS (ed) The new cognitive neurosciences. MIT Press, Cambridge, pp 949–958

[20] Fellows LK, Heberlein AS et al (2005) Method matters: an empirical study of impact in cognitive neuroscience. J Cogn Neurosci 17(6):850–858

[21] Friederici AD, Meyer M et al (2000) Auditory language comprehension: an event-related fMRI study on the processing of syntactic and lexical information. Brain Lang 74:289–300

[22] Gage N, Hickok G (2005) Multiregional cell assemblies, temporal binding, and the representation of conceptual knowledge in cortex: a modern theory by a "classical" neurologist, Carl Wernicke. Cortex 41:823–832

[23] Galaburda AM (1982) Histology, architectonics, and asymmetry of language areas. In: Arbib MA, Caplan D, Marshall JC (eds) Neural models of language processes. Academic, San Diego, pp 435–445

[24] Geschwind N (1965) Disconnexion syndromes in animals and man. Brain 88(237–294):585–644

[25] Geschwind N (1971) Aphasia. N Engl J Med 284:654–656

[26] Goodglass H (1992) Diagnosis of conduction aphasia. In: Kohn SE (ed) Conduction aphasia. Lawrence Erlbaum, Hillsdale, pp 39–49

[27] Goodglass H (1993) Understanding aphasia. Academic, San Diego

[28] Goodglass H, Kaplan E et al (2001) The assessment of aphasia and related disorders, 3rd edn. Lippincott Williams and Wilkins, Philadelphia

[29] Graves WW, Grabowski TJ et al (2007) A neural signature of phonological access: distinguishing the effects of word frequency from familiarity and length in overt picture naming. J Cogn Neurosci 19:617–631

[30] Hart JJ, Gordon B (1990) Delineation of single-word semantic comprehension deficits in aphasia, with anatomical correlation. Ann Neurol 27:226–231

[31] Henson RNA (2003) Neuroimaging studies of priming. Prog Neurobiol 70:53–81

[32] Hickok G (2000) Speech perception, conduction aphasia, and the functional neuroanatomy of language. In: Grodzinsky Y, Shapiro L, Swinney D (eds) Language and the brain. Academic, San Diego, pp 87–104

[33] Hickok G, Poeppel D (2000) Towards a functional neuroanatomy of speech perception. Trends Cogn Sci 4: 131–138

[34] Hickok G, Poeppel D (2004) Dorsal and ventral streams: a framework for understanding aspects of the functional anatomy of language. Cognition 92:67–99

[35] Hickok G, Poeppel D (2007) The cortical organization of speech processing. Nat Rev Neurosci 8(5):393–402

[36] Hickok G, Erhard P et al (2000) A functional magnetic resonance imaging study of the role of left posterior superior temporal gyrus in speech production: implications for the explanation of conduction aphasia. Neurosci Lett 287: 156–160

[37] Hickok G, Buchsbaum B et al (2003) Auditory-motor interaction revealed by fMRI: speech, music, and working memory in area Spt. J Cogn Neurosci 15:673–682

[38] Hillis AE (2007) Aphasia: progress in the last quarter of a century. Neurology 69(2):200–213

[39] Hodges JR, Patterson K (2007) Semantic dementia: a unique clinicopathological syndrome. Lancet Neurol 6(11): 1004–1014

[40] Humphries C, Willard K et al (2001) Role of anterior temporal cortex in auditory sentence comprehension: an fMRI study. Neuroreport 12:1749–1752

[41] Humphries C, Love T et al (2005) Response of anterior temporal cortex to syntactic and prosodic manipulations during sentence processing. Hum Brain Mapp 26:128–138

[42] Humphries C, Binder JR et al (2006) Syntactic and semantic modulation of neural activity during auditory sentence comprehension. J Cogn Neurosci 18(4):665–679

[43] Indefrey P, Levelt WJM (2000) The neural correlates of language production. In: Gazzaniga MS (ed) The new cognitive neurosciences. MIT Press, Cambridge, pp 845–865

[44] Indefrey P, Levelt WJ (2004) The spatial and temporal signatures of word production components. Cognition 92(1–2):101–144

[45] Kaas JH, Hackett TA (2000) Subdivisions of auditory cortex and processing streams in primates. Proc Natl Acad Sci U S A 97(22):11793–11799

[46] Kaas JH, Hackett TA et al (1999) Auditory processing in

primate cerebral cortex. Curr Opin Neurobiol 9(2):164–170

[47] Levelt WJM, Praamstra P et al (1998) An MEG study of picture naming. J Cogn Neurosci 10:553–567

[48] Lichtheim L (1885) On aphasia. Brain 7:433–484

[49] Liebenthal E, Binder JR et al (2005) Neural substrates of phonemic perception. Cereb Cortex 15(10):1621–1631

[50] Martin A (1998) The organization of semantic knowledge and the origin of words in the brain. In: Jablonski NG, Aiello LC (eds) The origins and diversification of language. California Academy of Sciences, San Francisco, pp 69–88

[51] Martin A, Chao LL (2001) Semantic memory and the brain: structure and processes. Curr Opin Neurobiol 11(2):194–201

[52] Mazoyer BM, Tzourio N et al (1993) The cortical representation of speech. J Cogn Neurosci 5:467–479

[53] Mesulam M-M (1998) From sensation to cognition. Brain 121:1013–1052

[54] Milner AD, Goodale MA (1995) The visual brain in action. Oxford University Press, Oxford

[55] Narain C, Scott SK et al (2003) Defining a left-lateralized response specific to intelligible speech using fMRI. Cereb Cortex 13(12):1362–1368

[56] Obleser J, Zimmermann J et al (2006) Multiple stages of auditory speech perception reflected in event-related fMRI. Cereb Cortex 17:2251–2257

[57] Okada K, Hickok G (2006) Identification of lexicalphonological networks in the superior temporal sulcus using fMRI. Neuroreport 17:1293–1296

[58] Okada K, Hickok G (2009) Two cortical mechanisms support the integration of visual and auditory speech: a hypothesis and preliminary data. Neurosci Lett 452(3): 219–223

[59] Okada K, Smith KR et al (2003) Word length modulates neural activity in auditory cortex during covert object naming. Neuroreport 14:2323–2326

[60] Pa J, Hickok G (2008) A parietal-temporal sensorymotor integration area for the human vocal tract: evidence from an fMRI study of skilled musicians. Neuropsychologia 46: 362–368

[61] Patterson K, Nestor PJ et al (2007) Where do you know what you know? The representation of semantic knowledge in the human brain. Nat Rev Neurosci 8(12):976–987

[62] Price CJ, Wise RJS et al (1996) Hearing and saying: the functional neuro-anatomy of auditory word processing. Brain 119:919–931

[63] Rauschecker JP (1998) Cortical processing of complex sounds. Curr Opin Neurobiol 8(4):516–521

[64] Rissman J, Eliassen JC et al (2003) An event-related FMRI investigation of implicit semantic priming. J Cogn Neurosci 15(8):1160–1175

[65] Rodd JM, Davis MH et al (2005) The neural mechanisms of speech comprehension: fMRI studies of semantic ambiguity. Cereb Cortex 15:1261–1269

[66] Romanski LM, Tian B et al (1999) Dual streams of auditory afferents target multiple domains in the primate prefrontal cortex. Nat Neurosci 2:1131–1136

[67] Scott SK (2005) Auditory processing - speech, space and auditory objects. Curr Opin Neurobiol 15(2):197–201

[68] Scott SK, Blank CC et al (2000) Identification of a pathway for intelligible speech in the left temporal lobe. Brain 123:2400–2406

[69] Spitsyna G, Warren JE et al (2006) Converging language streams in the human temporal lobe. J Neurosci 26(28):7328–7336

[70] Squire LR (1986) Mechanisms of memory. Science 232:1612–1619

[71] Vandenberghe R, Nobre AC et al (2002) The response of left temporal cortex to sentences. J Cogn Neurosci 14(4): 550–560

[72] Vouloumanos A, Kiehl KA et al (2001) Detection of sounds in the auditory stream: event-related fMRI evidence for differential activation to speech and nonspeech. J Cogn Neurosci 13(7):994–1005

[73] Warren JE, Wise RJ et al (2005) Sounds do-able: auditorymotor transformations and the posterior temporal plane. Trends Neurosci 28(12):636–643

[74] Wernicke C (1874/1969) The symptom complex of aphasia: a psychological study on an anatomical basis. In: Cohen RS, Wartofsky MW (eds) Boston studies in the philosophy of science. D. Reidel, Dordrecht, pp 34–97

脑卒中后失语症语言恢复：PET 与 fMRI 研究比较

Mapping of Recovery from Poststroke Aphasia: Comparison of PET and fMRI

Wolf-Dieter Heiss 著

单 艺 杨睿博 卢 洁 译

第 16 章

一、脑激活成像原理

大脑能量需求高，几乎完全依赖葡萄糖有氧代谢。神经元胞体内葡萄糖主要用于细胞支持、营养和代谢，如轴突运输，核酸、蛋白质和脂质的生物合成，以及不产生动作电位的耗能过程。因此，神经元胞体的能量需求相对较低，并且不受神经元功能激活的影响（Sokoloff，1999）。信号传递需要消耗大部分能量，用于动作电位传导和突触后膜离子通道开关的能量消耗达总能量的 87%，而维持细胞膜静息电位的能量消耗只占 13%（Attwell 和 Laughlin，2001）。由此可见，神经元胞体的葡萄糖消耗速率基本不受功能激活的影响，而功能激活引起的脑代谢及脑血流增加主要局限于突触区域，包括轴突末端的中性粒细胞、树突及包裹突触的星形胶质细胞（Magistretti，2004）。无论神经传入通路投射脑区是兴奋还是抑制，脑代谢和脑血流均增加，并且增加程度与动作电位频率呈线性相关。在通路的下游区域，抑制神经元葡萄糖利用率降低，兴奋神经元葡萄糖利用率增加。

Sokoloff（1999）进行放射自显影实验，通过脑局部葡萄糖代谢率（regional cerebral metabolic rate，rCMRGlc）定量分析神经元活动。正电子发射断层扫描（positron emission tomography，PET）能够获得人类活体的神经元活动图（Reivich 等，1979），目前广泛使用的基于脑血流动力学反应功能图，假设脑血流与脑葡萄糖消耗密切相关。研究证实神经元激活过程中脑血流增加与葡萄糖消耗相匹配，但由于氧消耗增加的延迟，导致激活过程中氧摄取分数（oxygen extraction fraction，OEF）的降低（Mintun 等，2001）。PET 可检测并量化脑组织在不同激活状态下 CBF 及 CMRGlc 的变化，局部 CBF 或 CMRGlc 定量值反映与静息态相比的特定状态、任务或刺激引起的脑活动，生成的伪彩图可进一步分析或与形态学图像配准。由于 PET 检查使用的示踪剂有放射性，相关脑激活研究使用 ^{15}O 标记示踪剂的剂量限值是 12 倍单次显像剂量单位（最多进行 12 次脑血流显像），使用 ^{18}F 标记示踪剂则是 2 倍（最多进行两次脑代谢显像）。此外，脑葡萄糖代谢研究必须考虑示踪剂达到脑内代谢平衡状态所需的时间（20～40min），以及放射性核素衰减特性（^{18}F 半衰期为 108min、^{15}O 半衰期为 2min），因此要合理安排两次检查的间隔时间。

功能磁共振成像（functional magnetic resonance imaging，fMRI）测量的信号依赖于含氧、脱氧血红蛋白具有不同的磁化特性，称为血氧水平依赖（blood oxygen level-dependent，BOLD）信号（Ogawa 等，1990），主要反映脑小血管中脱氧血红蛋白的含量，取决于氧合动脉血流（CBF）、脑组织的氧气（CMRO2）及脑血容量（CBV）（Turner 等，1997）。对静息态变化的信号强度和幅度进行伪彩色，生成反映脑功能变化的 fMRI 图像。叠加在解剖图像上，fMRI 的空间分辨率达 1～3mm，时间分辨率约为 10s。fMRI 没有电离辐射，可应用于健康受试者，由于信号采集更快、实验设置灵活，已成为首选的功能成像方法，是揭示脑卒中后失语恢复过程中脑功能变化的最常用方法（Hartwigsen 和 Saur，2019；Price，2012）。但 PET 仍然有一些优势，如特定生理指标的测量、定量更准确、信噪比高、伪影小、反映真实激活值和参考值等，这些优势使 PET 继续应用于研究，尤其某些复杂的临床情景以及与经颅磁刺激（transcranial magnetic stimulation，TMS）技术联合应用。

二、健康受试者语言功能的脑激活模式

大多数人语言理解及表达能力完全由优势半球决定，只有少数例外，如右利手的语言优势半球是左侧大脑半球，而左利手的语言优势半球可在任意半球甚至双侧半球（Knecht 等，2002；Thiel 等，1998）。除语言偏侧化外，正常人感觉及运动语言区（Wernicke 区、Broca 区）的解剖精细定位也存在很大个体差异。目前多种基于 PET 及 fMRI 的语言激活范式应用于语言功能区的定位（Hickok 和 Poeppel，2007；Petersen 等，1988；Price，2000；Wise，2003），但仍有很多问题尚不清楚（Demonet 等，1996）。脑卒中、脑

肿瘤引起的失语症患者，可以应用更合理的简化方案（图 16-1；Price，2000）。

听词处理任务可激活双侧颞上回，而有意义内容的语义激活左颞叶后部、颞顶叶及前下皮层，语音激活颞上沟后部及左侧颞下回后部皮层。如果反复阅读，颞上沟后部的激活进一步增强，而流畅发音使梭状回中央语义区邻近的左侧颞下回后部皮层激活，这个脑区参与词汇语音的产生。另外发音可激活左侧岛叶前部及邻近的岛盖区，语音单词检索需要整合岛叶前部/岛盖区、颞上沟后部或左侧颞下回后部。语言产生的运动控制激活双侧感觉皮层，而听到自身语言的反馈增强颞上回的激活。

处理书面文字涉及相同的脑区，阅读选择性地激活后梭状回和舌回，两者也同时参与图片命名。阅读时视觉皮层和颞上沟后部激活，导致语言网络的功能整合，在该语音网络 Wernicke 功能区位于颞沟上部，即颞沟的后上方；脑岛前部（而非 Broca 区）负责发音规划；角回参与语义连接而非仅限于单词可视化；单词理解的功能区位于左侧颞下回及颞中回；读取和检索名词激活颞下回后部。评估这些功能及功能损害的严重性，网络内各脑区的层次结构及左侧大脑半球皮层的偏侧化程度至关重要（Heiss 和 Thiel，2006），表现为半球和跨胼胝体抑制（Karbe 等，1998；Nudo 等，1996）。

任何语言功能都很复杂，需要整合多种功能，激活广泛的双侧大脑半球网络。例如，读取名词及动词激活左侧前额叶背侧皮层、前扣带回及辅助运动区的大部分区域。对有意义连词的处理激活左侧颞中回、双侧颞极及左侧前额叶区。听觉、名词处理，以及产生与名词相关的动词，涉及左侧额下回岛盖部、三角部、颞沟后部直至颞平面、左颞下回的前部组成的网络，甚至涉及部分小脑及基底节区的某些区域（Booth 等，

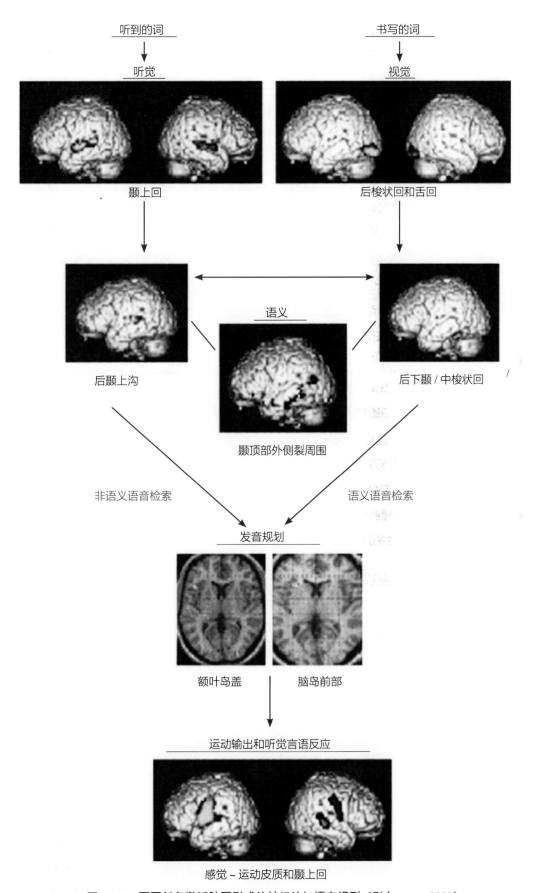

▲ 图 16-1 不同任务激活脑区形成的神经认知语言模型（引自 Price, 2000）

2007）。由于这些复杂激活模式涉及脑区分布广泛，脑梗死（或其他局灶性脑损伤）引起的语言障碍严重程度及恢复很难预测。

三、脑卒中后失语症

失语症是脑卒中严重致残症状，导致功能障碍的主要原因。超过 20% 脑卒中患者发生失语症，10%～18% 幸存者残留长期语言障碍（Wade 等，1986）。大多数失语症患者由急性非进行性脑损伤（如脑卒中或头部损伤）引起，损伤后最初几天、几个月甚至几年里，语言功能都可能有一定程度的恢复，但恢复的程度存在差异：听力理解水平几乎完全丧失的全脑失语症、可完全康复的皮层下轻度脑卒中引起的轻度流利失语症，是否接受语言康复治疗与功能恢复无明显关系。

四、局部脑代谢及血流降低与语言功能障碍的严重程度及持续性

脑卒中后葡萄糖代谢的研究（Cappa 等，1997）表明，病变引起同侧大脑半球脑代谢降低及对侧大脑半球的脑功能损伤（神经功能连接失调；Feeney 和 Baron，1986）。大部分研究对象为右利手、左侧语言优势半球的个体。最常受损的脑区位于左颞顶叶，尤其是角回、缘上回、外侧及横向颞上回（superior temporal gyrus，STG），受损程度与失语症的严重程度密切相关（Karbe 等，1989；Metter 等，1990），而皮层下结构的代谢受损主要与语言流利程度和其他行为学有关，但与失语的严重程度无关（Metter 等，1988）。完全由皮层下脑卒中引起的失语症患者经常发生颞顶皮层受损，可能是失语症状发生的原因之一（Kumar 等，1996）。

两侧大脑半球代谢水平的恢复与失语症状恢复密切相关。研究发现左颞顶皮层存在对语言感知恢复至关重要的特定区域（Karbe 等，1989；

Metter 等，1987），其代谢损伤与患者预后密切相关（Heiss 等，1993）。有研究认为脑卒中亚急性期状态与 2 年随访语言表达能力显著相关（Karbe 等，1995），其中感受性语言障碍程度与左颞叶皮层的 rCMRGlc 值相关，而语言流畅性与左前额叶皮层的 rCMRGlc 值相关，结果提示脑卒中早期语言相关脑区的 rCMRGlc 值能评估功能损伤程度，预测失语症的终点结局。神经元死亡也可导致梗死灶附近的代谢及灌注改变，影响个体的康复情况。另外特定脑区的早期再灌注有助于功能恢复，研究证实 BA37、BA 44/45（Broca）和 BA 22（Wernicke；Hillis 等，2006）等脑区再灌注，患者恢复命名能力。

五、脑激活模式的变化与语言功能恢复

研究发现预后较差的脑卒中后失语患者，梗死半球代谢减低程度明显低于语言恢复良好患者，提示梗死核心以外的脑区也因缺血导致细胞死亡（Heiss 等，1993），而且预后不良患者的神经网络功能也会下降；当执行特定任务时，预后良好患者主要激活脑区位于同侧半球，失语症状及其脑激活模式改变随局部血流的恢复而改善（Jordan 和 Hillis，2006）。

失语症研究的核心问题之一是症状恢复的原因及其机制。临床及神经影像研究证据表明，对于右利手、左侧大脑半球语言优势的人群，左侧大脑半球语言网络未受损的患者，以及右侧大脑半球相同脑区轻度受损的患者，失语症容易恢复（Rosen 等，2000）。由于语言网络不仅限于优势半球，有研究关注右侧大脑半球在左侧大脑半球梗死患者康复过程中的作用。与正常人相比，亚急性期患者在相同语言任务刺激下通常表现为右侧大脑半球激活增加（Ohyama 等，1996；Price 和 Crinion，2005；Saur 等，2006；Weiller 等，1995），发生于右侧颞上回（特别是流利性失语

症 -Wernicke 患 者)（Musso 等，1999；Weiller 等，1995）及 额 下 回（Ohyama 等，1996），只有左侧颞叶未受损且发生功能重组的患者，语言功能能够很好恢复（Gainotti，1993；Basso 等，1989）。研究发现，只有重复单词这一基本功能依赖右侧大脑半球激活（Berthier 等，1991）。基于 Belin 等针对慢性非流利失语症患者的研究（Belin 等，1996），认为右侧大脑半球激活增加可能是没有发生脑功能重组，或者控制大脑半球间网络正常连接的中断。失语后数月内语言功能恢复，与结构未受损脑区（特别右半球）的功能性抑制消失有关（Cappa 等，1997；Saur 等，2006）。

有研究认为左额叶或颞顶叶损伤，右侧大脑半球激活程度与患者康复无显著相关（Fernandez 等，2004），但这种跨胼胝体抑制可能是适应不良的神经元重组，而不是功能代偿（Price 和 Crinion，2005）。尽管左侧大脑半球受损时，右侧大脑半球脑区参与语音处理（Raboyeau 等，2008），但结果表明成年人这种代偿功能较低（Karbe 等，1998），右侧大脑半球功能代偿的有效性在儿童更明显（Muller 等，1998）。失语后脑功能网络重组的研究，需要考虑任务特异性、病变部位和范围的影响，以及语言网络特定功能区的治疗效果，尤其对特定功能反应进行代偿性治疗，只会刺激特定语言通路，对语言系统的重组几乎没有作用（Thompson，2000）。

重复单词任务引起的激活模式改变，与脑卒中后失语症的恢复密切相关（Heiss 等，1999）。研究发现正常人群的重复单词任务使双侧颞上回脑血流量比静息状态增加 10% 以上，双侧颞平面、颞横回及左侧中央回下部增加 5%～10%，左侧 Broca 区增加不到 5%。该研究将相同方法应用于 23 例不同类型失语症患者，首先应用 MRI 或 CT 显示形态学病变，根据部位进行分组，

脑卒中后约 2 周和 6 周进行 PET 扫描，在配准的 MRI 上选择 14 个语言相关网络的结构作为感兴趣区。

不同病变部位的失语症患者在急性期、慢性期的激活模式不同，临床症状改善程度也有差异。额叶及皮层下梗死患者有明显的功能改善，但颞叶梗死患者无明显改善。语言功能改善的差异也与脑卒中后脑激活模式有关（图 16-2），皮层下及额叶梗死组基线期表现为右额下回及右颞上回明显激活（superior temporal gyrus，STG），随访显示左颞上回出现激活。颞叶梗死组仅单词理解功能有改善；基线期表现为左侧 Broca 区和辅助运动区的激活，随访显示双侧中央前回、右侧颞上回激活，左侧颞上回未见激活。依据患者改善程度分组，不考虑梗死位置时，激活模式也有显著差异，Token 测试错误减少超过 50% 的患者表现为左颞上回激活，而预后差的患者未见激活，在小样本的研究也观察到类似的脑激活模式（Cao 等，1999；Warburton 等，1999）。另一项研究采用重复 fMRI 及同步语言测试观察脑卒中后急性期及慢性期变化，结果也证实了类似激活模式（Saur 等，2006），治疗后达到临床康复标准的患者，急性期（脑卒中后平均 1.8 天）未梗死的左侧大脑半球语言网络脑区未见早期激活，而亚急性期（脑卒中后 12.1 天）双侧语言网络脑区可见明显激活，以右侧 Broca 同源脑区最显著，慢性期（脑卒中后 1321 天）脑激活模式恢复标准化，即转移至左侧大脑半球脑区。语言脑区的重组模式与恢复状态相关，而激活标准化反应语言功能的恢复。

六、脑卒中后失语的治疗效果

物理疗法对感觉运动功能障碍恢复的作用毋庸置疑，但语言疗法对失语症治疗的有效性仍有争议，多项随机对照试验表明治疗组和未治疗

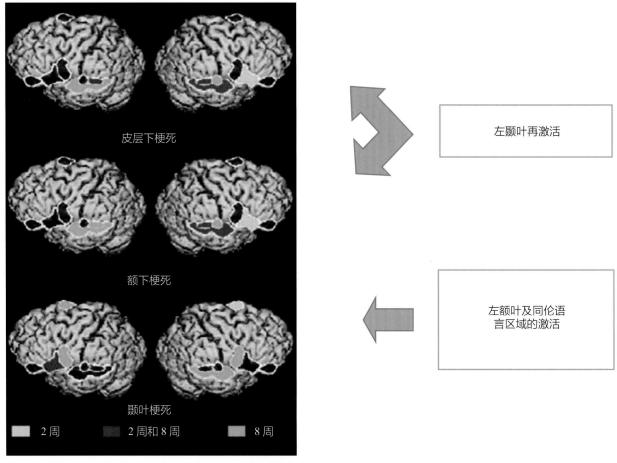

皮层下梗死

额下梗死

颞叶梗死

左颞叶再激活

左额叶及同伦语
言区域的激活

■ 2 周　　　■ 2 周和 8 周　　　■ 8 周

▲ 图 16-2　左侧大脑半球脑卒中后 2 周和 8 周的脑激活模式
皮层下和额叶梗死左侧颞叶可见激活，与语言功能恢复显著相关（引自 Heiss 等，1999）

组的预后无显著差异（Ferro 等，1999；Greener
等，2001a）。一些临床试验采用辅助药物治疗促
进失语症恢复，但只有少数研究证明有效。一项
双盲安慰剂对照研究（Walker-Batson 等，2001）
发现与安慰剂组相比，语言治疗前接受右苯丙胺
治疗的患者临床评分显著增高，但随访 6 个月后
差异消失，多奈哌齐仅可短暂改善语言治疗效
果（Berthier 等，2006）。大型 Cochrane 系统评
价研究（Greener 等，2001b）发现吡拉西坦是唯
一对语言恢复有显著作用的药物，另一项大型多
中心试验得到了证明（Orgogozo，1998）。为探
究吡拉西坦是否改变脑激活模式，对 24 例脑卒
中后语症患者进行研究（Kessler 等，2000），所
有患者均接受了语言治疗，并随机分配为安慰剂

组或吡拉西坦组，以失语症测试的表现作为评价
标准，吡拉西坦组效果更好（尤其对于反映自发
语言能力的子测验）。语言功能恢复差异主要与
脑激活模式的差异有关，与基线相比吡拉西坦组
治疗后左侧颞横回、额下回三角部及颞后回均显
著激活，右额下回激活降低；安慰剂组仅中央前
回下半部的发音区激活增加，即口、舌和喉的主
要运动区。上述临床对照试验及脑激活模式研究
证明，吡拉西坦作为语言治疗的辅助用药，促进
各种语言功能的恢复，同时有助于左侧大脑半球
语言功能区任务相关脑区激活，表明左侧大脑半
球激活脑区对语言功能恢复有重要作用。另外一
些样本量较小的针对个体化失语症治疗的研究，

并未发现 fMRI 激活模式的显著改变（Crinion 和 Leff，2007）。

七、重复经颅磁刺激与 fMRI 脑激活成像联合

重复经颅磁刺激（repetitive transcranial magnetic stimulation，rTMS）是一种在脑区内产生电流的无创方法（Pascual-Leone 等，2002），可导致受累皮层兴奋性的短暂性增加或减少，由刺激频率、强度和持续时间调节。低频 rTMS（低于 5Hz）抑制皮层兴奋性，高频刺激（5~20Hz）导致皮层兴奋性增加（Kobayashi 和 Pascual-Leone，2003）。同运动功能一样（Chen 等，1997），利用低频 rTMS 对局部语言功能进行选择性干预，可定位参与语言处理及生成的脑区（Kapoor，2017；Leon Ruiz 等，2018；Norise 和 Hamilton，2016）。下述研究 rTMS 的静止运动阈值为 4Hz，持续 10~30s。选择这种参数是因为（Wassermann 等，2002）4Hz 能够持续刺激语言功能，且诱发癫痫风险最低。

慢性非流利失语症患者的朗读任务 fMRI 研究结果显示，对侧同源语言区局部脑血容量（cerebral blood volume，CBV）增加，提示右侧语言区过度激活（Naeser 等，2004）。另外同类患者的研究（Belin 等，1996；Rosen 等，2000）发现，右侧大脑半球的过度激活提示恢复不良。右侧大脑半球同源语言区在命题朗读中过度激活，可能由于偏侧分化语言脑区受损而，降低跨胼胝体抑制作用而导致（Karbe 等，1998）。TMS 研究（Martin 等，2004；Naeser 等，2005a）发现采用 10 次 20min 1Hz 的 rTMS 刺激右侧 Broca 脑区的右侧三角区，慢性非流利性失语症患者的图片命名能力改善；治疗（运动阈值为 90%）后 2 个月患者的图像命名能力也显著提升，提示抑制右侧三角区可调节双侧半球与命名功能相关的神经网络，进而 rTMS

治疗后改善了图片命名能力。

研究发现同步 rTMS-PET 脑激活可以采取两种抑制类型，即并行同侧抑制和跨胼胝体对侧抑制（Thiel 等，2006）。行为学上通常可将语言功能的干预（TMS 阳性效应）分为 3 种类型：①刺激后无反应（如没有因呈现的名词而生成动词）；②刺激后反应错误（如生成与呈现的名词语义不相关的动词）；③刺激后反应时间改变（如反应速度变快提示功能促进，反应速度减慢提示功能抑制）。对 6 例正常男性志愿者研究，采用 rTMS（静息运动阈值 4 Hz，持续 30s）刺激 Broca 区域（动词生成过程中激活最强的左侧额下回），以干预正常的语言功能。静息状态 rTMS 减少同侧及对侧脑血流量；动词生成过程 rTMS 同侧线圈下脑区的局部 CBF 降低，而同侧线圈外及对侧同源脑区的 CBF 增加（图 16-3），刺激后反应时间延长。

将 rTMS 与功能成像（如 PET）相结合，能够研究右侧大脑半球激活对残存语言的作用（Siebner 等，2001），对 11 例左侧大脑中动脉梗死 2 周后非流利失语患者进行研究（Winhuisen 等，2005），根据左右额下回（IFG）内最大血流激活选择 rTMS 的刺激位点，3 例患者激活了左侧额下回，8 例激活了双侧额下回。rTMS 刺激（4Hz，如上所述）导致 5 例右 IFG 激活患者的反应时间延长或单词生成任务中错误率升高，提示此脑区影响基本的语言功能。这些患者执行语言流畅性任务的表现较左 IFG 激活患者差，提示右侧脑网络的代偿能力不足，肿瘤患者的研究也证实了上述结果。

如前所述（Belin 等，1996；Rosen 等，2000），右侧大脑半球同源脑区的过度激活可能代表恢复不良，右侧大脑半球这些脑区激活可能影响左侧大脑半球脑区功能的恢复。个案报道发现对慢性失语症患者的右侧大脑半球 Broca 同源脑区反复

局灶性脑损伤模型

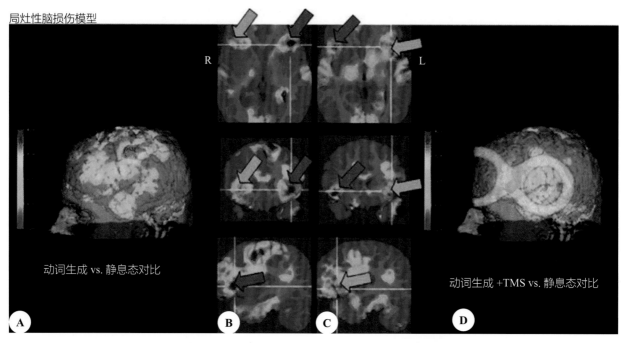

动词生成 vs. 静息态对比

动词生成 +TMS vs. 静息态对比

▲ 图 16-3　重复经颅磁刺激对动词生成激活模式的影响

三维渲染图显示脑激活模式（A）和线圈位置（D）。三维图显示动词生成过程中左额下回激活（B，红箭），显示 rTMS
干预期间左侧脑区的激活减少（C，绿箭），右侧脑区激活增加（C，红箭）（引自 Thiel 等，2006）

施加抑制性 rTMS，可产生持续治疗作用（Naeser
等，2005a，b），但并非所有患者均有效（Martin
等，2009）。另外一例病例报道分析患者单词重
复刺激引发的激活最强脑区，在对侧同源脑区施
加低频 rTMS，患者症状明显改善（Kakuda 等，
2010），提示双侧大脑半球都可跨胼胝体抑制代
偿脑区。但上述研究缺乏对照组，因此目前仍无
法确认治疗方案的疗效。

　　脑卒中后失语症的无创脑刺激研究大多采用
低频抑制性 rTMS，刺激病灶对侧的右额下回三
角部（BA45），以减轻右侧大脑半球功能过度激
活，以及对左侧 Broca 区域的跨胼胝体抑制。一
项 160 例脑卒中患者及 7 项研究的 Meta 分析显
示，这种方法对语言功能恢复疗效很好（Ren
等，2014）。有研究采用兴奋性（高频）rTMS
刺激左额下回（Szaflarski 等，2011），另外一
项小样本量研究表明对右额下回施加单次兴奋
性 rTMS，比抑制性刺激疗效更佳（Chieffo 等，

2014）。研究结合左侧大脑半球兴奋性 rTMS 和
右额下回抑制性 rTMS 的双侧半球刺激及语言训
练，可显著提高患者的失语症状评分（Khedr 等，
2014）。

　　一项随机对照研究比较抑制性 rTMS 对右
额下回三角部（inferior frontal，IFG）与 rTMS
顶点刺激，并结合语音和语言治疗（speech and
language therapy，SLT）两种方法，对脑激活模
式及亚急性期卒中后失语症状恢复的疗效（Thiel
等，2013）。研究纳入 29 例左侧大脑半球梗死
的右利手患者，其中 15 例接受右额下回刺激，
另外 14 例在头顶处进行假刺激作为对照。研
究比较两组患者初次评估及随访评估 AAT 测试
总分数的变化，发现经 rTMS 治疗的右利手患
者（22.4±11.77）评分显著高于（P=0.002，独
立样本 t 检验）假刺激组（8.6±10.06）。AAT 子
测试的结果显示两组无显著差异，提示治疗效
果相同，但治疗前后患者图片命名功能改善最

明显（6.1±3.35）。治疗前动词刺激任务结果显示，所有患者均表现为右侧非优势大脑半球语言网络的异常激活。这项研究中 PET 检查显示NIBS 期间网络活动的即时调控，并且改变与康复相关，为脑激活转移与亚急性期脑卒中后失语症状恢复相关假说提供直接证据（"理论验证"），通过大型多中心对照研究得到了证实（Thiel 等，2015）。

对左额叶皮层进行兴奋性经颅直流电刺激（transcranial direct current stimulation，tDCS），可改善失语患者的语言生成功能（Darkow 等，2017；Holland 等，2016；Marangolo 等，2013；Zheng 等，2016）。同步 tDCS 和 fMRI 发现全脑功能连接的广泛变化（Meinzer 等，2014），但尚未有大样本对照研究。

八、脑肿瘤患者的语言功能

肿瘤患者脑部病变的进展可导致功能障碍以及相关网络的代偿和重组。一项纳入 61 例左侧大脑半球（优势半球）肿瘤患者的研究，发现（Thiel 等，2001）动词生成任务不仅左侧额下回（BA 44 及 55）、双侧颞上回及小脑（对照组观察到这种模式）的脑血流量增加，左额内侧回（BA 46）及额下回的眶部（BA 47）、岛叶前部及左侧小脑半球的脑血流量也增加。与健康志愿者不同，2/3 的右利手患者表现为右侧额下回激活，即 Broca 区的同源脑区。18% 患者的语言偏侧化发生逆转，即偏侧化指数变为负数。左额颞部肿瘤切除后，失语症状可改善并恢复左侧大脑半球语言优势，提示去除导致功能损伤的病因后，这种去抑制作用具有可逆性。进一步研究表明（Thiel 等，2005）利用 rTMS 干预 IFG，能够验证右侧 IFG 在语言功能的作用。刺激左侧 IFG 所有患者的单词生成均延迟，表明左侧 IFG 是完成此任务的重要脑区，rTMS 刺激患者激活增强的

右侧 IFG 产生的延迟更显著。因此患者右侧 IFG可能是语言表达的重要脑区，因为患者和正常人均仅在执行单词生成任务时才激活 IFG，在患者右侧和正常人左侧行 TMS 均可抑制该任务（如执行动词和名词检索任务并与其他各种状态进行对比）（Warburton 等，1996）。右侧 TMS 效应阳性患者 PET 测量的偏侧性指数显著低于效应阴性患者。Thiel 等的研究（Thiel 等，2006）发现右侧 TMS 效应阴性（上述 4Hz 持续 20s）的患者，偏侧化指数与口语流利度测试（verbal fluency test，FAS，Lezak 等，2004）的表现显著相关，而右侧 TMS 效应阳性的患者，口语流利度测试的表现与对照组无显著差异。该结果提示少数左半球脑肿瘤患者，损伤缓慢进展导致语言功能向右侧大脑半球发生转移，以代偿左侧大脑半球的功能障碍。

九、功能恢复的层次结构

脑卒中及左侧大脑半球肿瘤患者的不同语言功能动态恢复模式，提示功能网络内部因病变发生多种代偿。尽管纵向研究数量有限、纳入受试者的失语症类型异质性较高、激活及刺激范式较大差异（Zahn 等，2006），但这些数据可推断出有效恢复的层次结构（图 16-4；Heiss 和 Thiel，2006），具体如下。

1. 达到最佳恢复（甚至完全功能恢复），通常只能通过恢复优势半球功能网络的原有激活模式，见于轻微脑损伤患者，病灶仅影响次要脑区，主要核心脑区功能连接恢复。

2. 若主要功能脑区受损，半球抑制性降低导致病变周围区域的激活增强。这种涉及同侧网络次要脑区的半球内代偿机制，是语言功能改善的基础，虽然无法完全恢复，但效果通常比较满意。

3. 若同侧脑区网络严重破坏，跨胼胝体抑制

语言优势的抑制

①在习得语言之前，不存在
优势模式势模式

②在语言学习过程中，优势半球表现出抑制作用

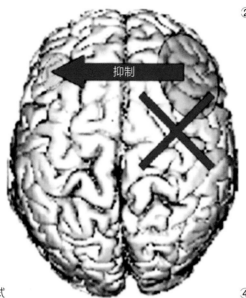

抑制

③语言习得后，建立优势模式

④脑损伤后，抑制作用降低，并发生了优势转移

▲ 图 16-4　语言优势脑区的发展及病变区域层次结构的变化
图片由 Thiel 提供

的减弱引起对侧同源脑区的激活；这种涉及同源对侧脑区的半球间代偿，可改善患者功能，其效果取决于半球间功能转移的程度，但通常不如半球内代偿有效。但对于某些慢性进行性脑损伤（也可能是先天脑功能网络未高度偏侧化）的患者，其语言功能可以完全转移到右侧大脑半球。这些病例尽管左侧大脑半球（之前占优势）受损，语言功能可完全保留或恢复。

此外，有助于理解半球内代偿和半球间代偿的有效性的差异。rTMS 对健侧脑区的阻断，可调节脑区间的抑制性交互作用。一项对照研究通过对右侧大脑半球 Broca 同源脑区进行 rTMS，以防止右侧大脑半球过度激活，而这种抑制与语言能力的改善显著相关（Weiduschat 等，2011）。作者推测，rTMS 降低了右侧大脑半球 BA 45 的兴奋性，进而调节双侧大脑半球广泛语言网络的功能。该结果提示失语症患者右脑三角区后部进

行长期缓慢 1Hz rTMS 刺激，可缓解或抑制对侧半球的过度激活（可能左侧优势半球病变继发的跨胼胝体去抑制作用导致）。这种失语症新型代偿疗法的临床长期有效性，已在大规模临床试验中得到证实（Thiel 等，2015）。

十、结论

特定脑功能（如语言）通过比较静息状态与任务态的 CBF 或 CMRGlc（最初采用 FDG-PET）定位功能区。^{15}O– 水或其他超短半衰期的 CBF 示踪剂可对同一受试者进行相同条件的多次重复实验，目前已得到广泛应用，尤其对于大脑的高级功能（认知神经科学）及疾病状态下（如脑卒中后失语症）脑激活异常模式的研究。近年来，fMRI 已成为该研究领域的主要成像技术，无电离辐射，更适用于正常对照，且采集信号速度快，可进行复杂的实验设计。而 PET 在个体采

集中获得生理特性的信号，且信噪比更高、伪影少，与 fMRI 相比可提供与任务表现相关性更好的脑激活区及对照区的定量值，也可与磁刺激检查同步进行。由于具有上述优势，在病理生理复杂的临床情况下（如脑卒中和脑瘤），仍然应用 PET 检查，在这些病理状态下 CBF 对激活发生反应变化，功能网络也发生改变。

参考文献

[1] Attwell D, Laughlin SB (2001) An energy budget for signaling in the grey matter of the brain. J Cereb Blood Flow Metab 21(10):1133–1145

[2] Basso A, Gardelli M al (1989) The role of the right hemisphere in recovery from aphasia. Two case studies. Cortex 25:555–566

[3] Belin P, van Eeckhout P et al (1996) Recovery from nonfluent aphasia after melodic intonation therapy: a PET study. Neurology 47(6):1504–1511

[4] Berthier ML, Green C et al (2006) A randomized, placebocontrolled study of donepezil in poststroke aphasia. Neurology 67:1687–1689

[5] Berthier ML, Starkstein SE et al (1991) Transcortical aphasia. Importance of the nonspeech dominant hemisphere in language repetition. Brain 114(Pt 3):1409–1427

[6] Booth JR, Wood L et al (2007) The role of the basal ganglia and cerebellum in language processing. Brain Res 1133:136–144

[7] Cao Y, Vikingstad EM et al (1999) Cortical language activation in stroke patients recovering from aphasia with functional MRI. Stroke 30:2331–2340

[8] Cappa SF, Perani D et al (1997) A PET follow-up study of recovery after stroke in acute aphasics. Brain Lang 56:55–67

[9] Chen R, Classen J et al (1997) Depression of motor cortex excitability by low-frequency transcranial magnetic stimulation. Neurology 48:1398–1403

[10] Chieffo R, Ferrari F, Battista P, Houdayer E, Nuara A et al (2014) Excitatory deep transcranial magnetic stimulation with H-coil over the right homologous Broca's region improves naming in chronic post-stroke aphasia. Neurorehabil Neural Repair 28:291–298

[11] Crinion JT, Leff AP (2007) Recovery and treatment of aphasia after stroke: functional imaging studies. Curr Opin Neurol 20:667–673

[12] Darkow R, Martin A, Wurtz A, Floel A, Meinzer M (2017) Transcranial direct current stimulation effects on neural processing in post-stroke aphasia. Hum Brain Mapp 38:1518–1531

[13] Demonet JF, Fiez JA et al (1996) PET studies of phonological processing: a critical reply to Poeppel. Brain Lang 55:352–379

[14] Feeney DM, Baron JC (1986) Diaschisis. Stroke 17:817–830

[15] Fernandez B, Cardebat D et al (2004) Functional MRI follow-up study of language processes in healthy subjects and during recovery in a case of aphasia. Stroke 35:2171–2176

[16] Ferro JM, Mariano G et al (1999) Recovery from aphasia and neglect. Cerebrovasc Dis 9(Suppl 5):6–22

[17] Gainotti G (1993) The riddle of the right hemisphere's contribution to the recovery of language. Eur J Disord Commun 28:227–246

[18] Greener J, Enderby P et al (2001a) Speech and language therapy for aphasia following stroke (Cochrane Review). The Cochrane Library 3 Oxford: update software

[19] Greener J, Enderby P et al (2001b) Pharmacological treatment for aphasia following stroke. Cochrane Database Syst Rev 2001(4):CD000424. Review

[20] Hartwigsen G, Saur D (2019) Neuroimaging of stroke recovery from aphasia – insights into plasticity of the human language network. Neuroimage 190:14–31

[21] Heiss WD, Emunds HG et al (1993) Cerebral glucose metabolism as a predictor of rehabilitation after ischemic stroke. Stroke 24:1784–1788

[22] Heiss WD, Kessler J et al (1993) Cerebral glucose metabolism as a predictor of recovery from aphasia in ischemic stroke. Arch Neurol 50:958–964

[23] Heiss WD, Kessler J et al (1999) Differential capacity of left and right hemispheric areas for compensation of poststroke aphasia. Ann Neurol 45:430–438

[24] Heiss WD, Thiel A (2006) A proposed regional hierarchy in recovery of post-stroke aphasia. Brain Lang 98:118–123

[25] Hickok G, Poeppel D (2007) The cortical organization of speech processing. Nat Rev Neurosci 8:393–402

[26] Hillis AE, Kleinman JT et al (2006) Restoring cerebral blood flow reveals neural regions critical for naming. J Neurosci 26:8069–8073

[27] Holland R, Leff AP, Penny WD, Rothwell JC, Crinion J (2016) Modulation of frontal effective connectivity during speech. Neuroimage 140:126–133

[28] Jordan LC, Hillis AE (2006) Disorders of speech and language: aphasia, apraxia and dysarthria. Curr Opin Neurol 19:580–585

[29] Kakuda W, Abo M et al (2010) Functional MRIbased therapeutic rTMS strategy for aphasic stroke patients: a case series pilot study. Int J Neurosci 120(1):60–66

[30] Kapoor A (2017) Repetitive transcranial magnetic stimulation therapy for post-stroke non-fluent aphasia: a critical review. Top Stroke Rehabil 24:547–553

[31] Karbe H, Herholz K et al (1989) Regional metabolic correlates of token test results in cortical and subcortical left hemispheric infarction. Neurology 39:1083–1088

[32] Karbe H, Kessler J et al (1995) Long-term prognosis of poststroke aphasia studied with positron emission tomography. Arch Neurol 52:186–190

[33] Karbe H, Thiel A et al (1998) Brain plasticity in poststroke aphasia: what is the contribution of the right hemisphere? Brain Lang 64:215–230

[34] Kessler J, Thiel A et al (2000) Piracetam improves activated blood flow and facilitates rehabilitation of poststroke aphasic patients. Stroke 31:2112–2116

[35] Khedr EM, Abo El-Fetoh N, Ali AM, El-Hammady DH, Khalifa H et al (2014) Dual-hemisphere repetitive transcranial magnetic stimulation for rehabilitation of poststroke aphasia: a randomized, double-blind clinical trial. Neurorehabil Neural Repair 28:740–750

[36] Knecht S, Floel A et al (2002) Degree of language lateralization determines susceptibility to unilateral brain lesions. Nat Neurosci 5:695–699

[37] Kobayashi M, Pascual-Leone A (2003) Transcranial magnetic stimulation in neurology. Lancet Neurol 2:145–156

[38] Kumar R, Masih AK et al (1996) Global aphasia due to thalamic hemorrhage: a case report and review of the literature. Arch Phys Med Rehabil 77:1312–1315

[39] Leon Ruiz M, Rodriguez Sarasa ML, Sanjuan Rodriguez L, Benito-Leon J, Garcia-Albea Ristol E, Arce Arce S (2018) Current evidence on transcranial magnetic stimulation and its potential usefulness in poststroke neurorehabilitation: opening new doors to the treatment of cerebrovascular disease. Neurologia 33:459–472

[40] Lezak M, Howieson D et al (2004) Neuropsycho-logical assessment. Oxford University Press, Oxford

[41] Magistretti PJ (2004) Brain energy metabolism. In: Byrne JH, Roberts JL (eds) From molecules to networks. Elsevier, Amsterdam, pp 67–90

[42] Marangolo P, Fiori V, Calpagnano MA, Campana S, Razzano C et al (2013) tDCS over the left inferior frontal cortex improves speech production in aphasia. Front Hum Neurosci 7:539

[43] Martin PI, Naeser MA et al (2004) Transcranial magnetic stimulation as a complementary treatment for aphasia. Semin Speech Lang 25:181–191

[44] Martin PI, Naeser MA et al (2009) Overt naming fMRI pre- and post-TMS: two nonfluent aphasia patients, with and without improved naming post-TMS. Brain Lang 111(1):20–35

[45] Meinzer M, Lindenberg R, Darkow R, Ulm L, Copland D, Floel A (2014) Transcranial direct current stimulation and simultaneous functional magnetic resonance imaging. J Vis Exp (86). https://doi.org/10.3791/51730

[46] Metter EJ, Hanson WR et al (1990) Temporoparietal cortex in aphasia. Evidence from positron emission tomography. Arch Neurol 47:1235–1238

[47] Metter EJ, Kempler D et al (1987) Cerebellar glucose metabolism in chronic aphasia. Neurology 37:1599–1606

[48] Metter EJ, Riege WH et al (1988) Subcortical structures in aphasia. An analysis based on (18 F)-fluorodeoxyglucose, positron emission tomography, and computed tomography. Arch Neurol 45:1229–1234

[49] Mintun MA, Lundstrom BN et al (2001) Blood flow and oxygen delivery to human brain during functional activity: theoretical modeling and experimental data. Proc Natl Acad Sci U S A 98:6859–6864

[50] Muller RA, Rothermel RD et al (1998) Brain organization of language after early unilateral lesion: a PET study. Brain Lang 62:422–451

[51] Musso M, Weiller C et al (1999) Training-induced brain plasticity in aphasia. Brain 122(Pt 9):1781–1790

[52] Naeser MA, Martin PI et al (2004) Overt propositional speech in chronic nonfluent aphasia studied with the dynamic susceptibility contrast fMRI method. Neuroimage 22:29–41

[53] Naeser MA, Martin PI et al (2005a) Improved picture naming in chronic aphasia after TMS to part of right Broca's area: an open-protocol study. Brain Lang 93:95–105

[54] Naeser MA, Martin PI et al (2005b) Improved naming after TMS treatments in a chronic, global aphasia patient–case report. Neurocase 11(3):182–193

[55] Norise C, Hamilton RH (2016) Non-invasive brain

stimulation in the treatment of post-stroke and neurodegenerative aphasia: parallels, differences, and lessons learned. Front Hum Neurosci 10:675

[56] Nudo RJ, Wise BM et al (1996) Neural substrates for the effects of rehabilitative training on motor recovery after ischemic infarct. Science 272:1791–1794

[57] Ogawa S, Lee TM et al (1990) Brain magnetic resonance imaging with contrast dependent on blood oxygenation. Proc Natl Acad Sci U S A 87:9868–9872

[58] Ohyama M, Senda M et al (1996) Role of the nondominant hemisphere and undamaged area during word repetition in poststroke aphasics – a PET activation study. Stroke 27:897–903

[59] Orgogozo JM (1998) Piracetam in the treatment of acute stroke. CNS Drugs 9:41–49

[60] Pascual-Leone A, Davey N et al (2002) Handbook of transcranial magnetic stimula tion. Arnold Press, London

[61] Petersen SE, Fox PT et al (1988) Positron emission tomographic studies of the cortical anatomy of single-word processing. Nature 331:585–589

[62] Price CJ (2000) The anatomy of language: contributions from functional neuroimaging. J Anat 197(Pt 3):335–359

[63] Price CJ (2012) A review and synthesis of the first 20 years of PET and fMRI studies of heard speech, spoken language and reading. Neuroimage 62:816–847

[64] Price CJ, Crinion J (2005) The latest on functional imaging studies of aphasic stroke. Curr Opin Neurol 18:429–434

[65] Raboyeau G, De Boissezon X et al (2008) Right hemisphere activation in recovery from aphasia: lesion effect or function recruitment? Neurology 70:290–298

[66] Reivich M, Kuhl D et al (1979) The (18 F) fluorodeoxyglucose method for the measurement of local cerebral glucose utilization in man. Circ Res 44:127–137

[67] Ren CL, Zhang GF, Xia N, Jin CH, Zhang XH et al (2014) Effect of low-frequency rTMS on aphasia in stroke patients: a meta-analysis of randomized controlled trials. PLoS One 9:e102557

[68] Rosen HJ, Petersen SE et al (2000) Neural correlates of recovery from aphasia after damage to left inferior frontal cortex. Neurology 55:1883–1894

[69] Saur D, Lange R et al (2006) Dynamics of language reorganization after stroke. Brain 129:1371–1384

[70] Siebner HR, Takano B et al (2001) Continuous transcranial magnetic stimulation during positron emission tomography: a suitable tool for imaging regional excitability of the human cortex. Neuroimage 14:883–890

[71] Sokoloff L (1999) Energetics of functional activation in neural tissues. Neurochem Res 24:321–329

[72] Szaflarski JP, Vannest J, Wu SW, DiFrancesco MW, Banks C, Gilbert DL (2011) Excitatory repetitive transcranial magnetic stimulation induces improvements in chronic post-stroke aphasia. Med Sci Monit 17:CR132–CR139

[73] Thiel A, Black SE, Rochon EA, Lanthier S, Hartmann A et al (2015) Non-invasive repeated therapeutic stimulation for aphasia recovery: a multilingual, multicenter aphasia trial. J Stroke Cerebrovasc Dis 24:751–758

[74] Thiel A, Habedank B et al (2005) Essential language function of the right hemisphere in brain tumor patients. Ann Neurol 57:128–131

[75] Thiel A, Habedank B et al (2006) From the left to the right: how the brain compensates progressive loss of language function. Brain Lang 98:57–65

[76] Thiel A, Hartmann A, Rubi-Fessen I, Anglade C, Kracht L et al (2013) Effects of noninvasive brain stimulation on language networks and recovery in early poststroke aphasia. Stroke 44:2240–2246

[77] Thiel A, Herholz K et al (1998) Localization of languagerelated cortex with 15O-labeled water PET in patients with gliomas. Neuroimage 7:284–295

[78] Thiel A, Herholz K et al (2001) Plasticity of language networks in patients with brain tumors: a PET activation study. Ann Neurol 50:620–629

[79] Thiel A, Schumacher B et al (2006) Direct demonstration of transcallosal disinhibition in language networks. J Cereb Blood Flow Metab 26:1122–1127

[80] Thompson CK (2000) The neurobiology of language recovery in aphasia. Brain Lang 71:245–248

[81] Turner R, Howseman A et al (1997) Functional imaging with magnetic resonance. In: Frackowiak RSJ, Friston KJ, Frith CD, Dolan RJ, Mazziotta JC (eds) Human brain function. Academic, San Diego, pp 467–486

[82] Wade DT, Hewer RL et al (1986) Aphasia after stroke: natural history and associated deficits. J Neurol Neurosurg Psychiatry 49:11–16

[83] Walker-Batson D, Curtis S et al (2001) A double-blind, placebo-controlled study of the use of amphetamine in the treatment of aphasia. Stroke 32:2093–2098

[84] Warburton E, Price CJ et al (1999) Mechanisms of recovery from aphasia: evidence from positron emission tomography studies. J Neurol Neurosurg Psychiatry 66:155–161

[85] Warburton E, Wise RJS et al (1996) Noun and verb retrieval by normal subjects studies with PET. Brain 119:159–179

[86] Wassermann EM, Pascual-Leone A et al (2002) Safety and side-effects of transcranial magnetic stimulation and repetitive transcranialmagnetic stimulation. In: Handbook of transcranial magnetic stimulation. Arnold Press, London,

pp 39–49

[87] Weiduschat N, Thiel A et al (2011) Effects of repetitive transcranial magnetic stimulation in aphasic stroke: a randomized controlled pilot study. Stroke 42(2):409–415

[88] Weiller C, Isensee C et al (1995) Recovery from Wernicke's aphasia: a positron emission tomographic study. Ann Neurol 37:723–732

[89] Winhuisen L, Thiel A et al (2005) Role of the contralateral inferior frontal gyrus in recovery of language function in poststroke aphasia: a combined repetitive transcranial magnetic stimulation and positron emission tomography

study. Stroke 36:1759–1763

[90] Wise RJ (2003) Language systems in normal and aphasic human subjects: functional imaging studies and inferences from animal studies. Br Med Bull 65:95–119

[91] Zahn R, Schwarz M et al (2006) Functional activation studies of word processing in the recovery from aphasia. J Physiol Paris 99:370–385

[92] Zheng X, Dai W, Alsop DC, Schlaug G (2016) Modulating transcallosal and intra-hemispheric brain connectivity with tDCS: implications for interventions in aphasia. Restor Neurol Neurosci 34:519–530

应用 fMRI 语言偏侧化定量预测左侧颞叶癫痫术后命名和语言记忆结局

Use of fMRI Language Lateralization for Quantitative Prediction of Naming and Verbal Memory Outcome in Left Temporal Lobe Epilepsy Surgery

第 17 章

Jeffrey R. Binder 著

尚　琨　胡晓飞　卢　洁 译

前颞叶（anterior temporal lobe，ATL）部分切除术是难治性癫痫最常用的手术治疗方法。ATL 切除术可有效控制颞叶癫痫（temporal lobe epilepsy，TLE）患者癫痫发作，远期治愈率高达 60%～80%（Jeong 等，2005；McIntosh 等，2001；Tellez-Zenteno 等，2005）。ATL 手术给患者带来明确获益，但一些患者术后会出现神经心理学并发症。研究表明左侧 ATL 切除术后，30%～60% 的患者命名能力显著下降（Bell 等，2000b；Busch 等，2016；Hermann 等，1999a，b，1994；Langftt 和 Rausch，1996；Sabsevitz 等，2003），语言记忆能力下降风险与之相近（Baxendale 等，2006；Binder 等，2008a；Chelune 等，1993；Gleissner 等，2004；Helmstaedter and Elger 1996；Lineweaver 等，2006；Martin 等，1998；Sabsevitz 等，2001；Stroup 等，2003）。患者命名、语言记忆能力的下降严重影响生活质量和就业（Helmstaedter 等，2003；Langftt 等，2007；Lineweaver 等，2004；Perrine 等，1995；Stroup 等，2003）。右侧 ATL 切除术后认知功能障碍尚无定论（Binder 等，

2008a；Busch 等，2016；Lee 等，2002；Loring 等，1990a，1995b；Pigot 和 Milner，1993；Pillon 等，1999）。尽管难治性癫痫治疗的首要任务是控制癫痫发作，但不应低估或否认认知功能障碍对左侧 ATL 手术患者的重要性。目前已有大量研究预测及预防认知并发症，尽管有效性仍存在争议，但有些方法已经常规用于术前评估。

本章重点介绍使用术前功能磁共振成像（fMRI）预测术后语言和记忆障碍的最新进展，这种风险评估为患者和医生提供额外信息，有助于确定择期手术治疗。术中使用 fMRI 激活图确定手术切除边界也很重要，本章不进行详细介绍。

一、应用 fMRI 预测命名结局

（一）语言偏侧化定量

语言优势半球进行手术会增加语言功能下降风险，颈动脉内异戊巴比妥钠（Wada）试验可评估脑切除术后语言功能下降风险（Wada 和 Rasmussen，1960）。尽管 Wada 试验已使用 60 多年，但 Wada 语言不对称性与术后语言结局之间

的关系仍未量化，与传统将语言偏侧化视为二分法（左或右）或三分法（左、右或"双侧"）有关，在此模式下非优势半球手术显然比优势半球更安全。近几十年这一观点有所改变，首先语言偏侧化是一种持续发展现象，而非"全或无"现象，具有相对优势，而非专属于某一半球（Binder 等，1996；Chlebus 等，2007；Knecht 等，2000b，2002；Loring 等，1990b；Seghier 2008；Springer 等，1999）。虽然绝大多数（约 80%）接受左半球癫痫手术的患者语言是左侧优势，但左侧优势程度仍存在差异，因此语言优势程度是否与风险等级相关；其次识别术后语言障碍的神经心理学方法已广泛应用，因此临床左侧 ATL 癫痫术后患者从预测严重失语症（标准左侧 ATL 切除术后非常罕见）转向中度语言功能障碍。

fMRI 方法预测 ATL 癫痫术后语言结局基于两个关键假设。首先，假设患者术后不同程度的语言（主要是命名性）障碍，并且希望术前能够预测下降程度；其次，假设下降程度至少部分与手术半球的语言偏侧化程度有关。因此，fMRI 为语言偏侧化提供可靠且有效的评价标准。目前有多种 fMRI 语言激活范式，语言刺激类型、刺激模态、语言任务、控制刺激和控制任务的使用等有所不同。虽然很少对不同范式进行定量比较，但目前研究表明，这些范式产生的激活模式存在差异，某些情况下完全不重叠。这种差异主要与任务涉及的认知、感觉和运动过程，以及语言和控制条件参与特定过程的程度不同有关（Binder，2016；Binder 等，2008b）。

目前，一些标准可评估不同语言范式的有效性。第一，健康右利手成年人的激活模式明显偏向左半球，因为几乎所有人的语言都是左半球优势（Knecht 等，2000a；Loring 等，1990b；Springer 等，1999）。第二，稳定激活在个体间稳定存在，激活脑区相同。第三，同一个体用

fMRI 范式测得的语言偏侧化与 Wada 试验等其他技术一致。第四，某些情况下特定目标脑区产生激活。例如，ATL 手术颞叶不对称激活比额叶激活更能预测结局，因此颞叶激活的范式更好。

图 17-1 说明上述问题，显示 26 例健康右利手受试者听口语词句并执行语义决策任务时的平均 fMRI 激活（血氧水平依赖或 BOLD）（Binder 等，1997，2008b）。上排为任务态 BOLD 信号与静息态基线进行比较，激活区域主要是双侧，包括双侧听觉（颞上回）、工作记忆（背外侧前额叶）和注意网络（扣带—被盖—岛叶）。下排为语义决策任务与需要注意和工作记忆过程的非语言听觉控制任务进行比较，发现激活区域明显偏向左侧，包括静息态基线时没有观察到的左侧颞叶、顶叶和前额叶区域（蓝箭），这些数据说明激活模式依赖控制条件的选择。下排使用主动的非语言控制任务激活的脑区"减去"早期听觉、一般执行和注意网络的双侧激活，可见保留左侧语言网络的激活，结果表明某些高级语言加工脑区在"静息"状态活动，只有使用主动的非语言控制条件才能观察（Binder 等，1999，2008b）。

许多 fMRI 语言范式与 Wada 语言测试进行比较（Adcock 等，2003；Baciu 等，2001；Bahn 等，1997；Benke 等，2006；Benson 等，1999；Binder 等，1996；Carpentier 等，2001；Chlebus 等，2007；Deblaere 等，2004；Desmond 等，1995；Gaillard 等，2004；Hertz-Pannier 等，1997；Janecek 等，2013b；Lehéricy 等，2000；Rutten 等，2002；Sabbah 等，2003；Spreer 等，2002；Woermann 等，2003；Worthington 等，1997；Yetkin 等，1998），23 项此类研究的样本量加权平均后显示总体一致率为 85%，与最大研究观察到的比率非常接近，后者显示 229 例患者的一致率为 86%（Janecek 等，2013b）。评估一致率时通常每次测试将其分为"左侧优势型""右

语义决策——静息态

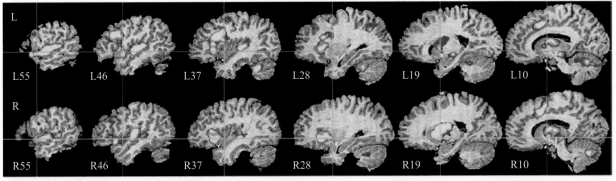

语义决策——语调决策

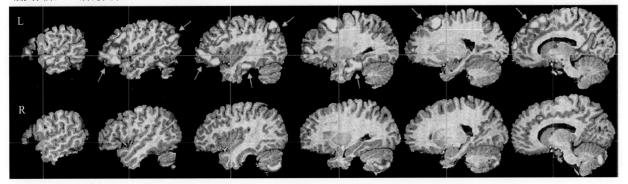

▲ 图 17-1　26 例受试者在两种听觉词汇理解试验的 fMRI 激活图

A. 语义决策与静息态比较。B. 语义决策与声调决策比较。大脑连续矢状位图像，间隔 9mm。上排图显示每层的 X 轴位置。两幅图全脑校正阈值 $P < 0.05$，基于体素水平分析阈值 $P < 0.0001$，簇体积 $> 200m^3$。每个色块的三种颜色梯度表示基于体素水平分析的阈值 P 为 10^{-4}、10^{-5} 和 10^{-6}。下图的蓝箭表示静息态下处于活跃状态的左半球语言区，只有基线时使用主动非语言任务才能观察到（改编自 Binder 等，2008b）

侧优势型"或"混合型"等类别，一致案例的比例取决于类别定义及其他因素。有研究通过计算两种测试连续测量的偏侧化之间的相关性比较 fMRI 和 Wada 试验的结果。fMRI 标准方法是计算偏侧化指数（laterality index，LI），用数值形式表示激活的不对称性，首次提出 LI 是基于每个半球阈值化后剩余体素的简单计数（Binder 等，1996）。公式（L-R）/（L+R）（其中 L 和 R 指每个半球的体素计数），计算的数值从左侧激活体素的 +1 到右侧激活体素的 -1，这种方法计算的 LI 值随定义激活体素的阈值而变化；因此有研究探讨无须阈值的替代性不对称方法（Adcock 等，2003；Chlebus 等，2007；Nagata 等，2001；Seghier，2008；Wilke 和 Schmithorst，2006），关

于计算激活不对称性的最佳方法尚未达成共识。

（二）预测命名结局

大量研究主要集中在 fMRI/Wada 试验的相关性，但脑部手术术前测量语言偏侧化的主要目的是预测语言结局。左侧 ATL 切除患者，fMRI 能够识别术后命名障碍的风险，提供的额外信息，成为有价值的临床工具。既往行为学研究表明人口学和行为变量能够预测结局，如癫痫发病年龄较早的左侧 ATL 患者术后语言能力下降风险较低（Busch 等，2016；Hermann 等，1999b；Saykin 等，1995；Stafniak 等，1990），可能由于发病年龄越早，语言区右半球偏侧化概率越高（Springer 等，1999）。最近研究表明手术年龄是一项重要的独立预测因子，老年患者术后语言功能下降更明显

（Busch 等，2016）。术前命名能力越好，术后语言功能降低风险越高（Busch 等，2016；Hermann 等，1994）。如前所述，尽管 Wada 语言测试能够预测语言结局，但除了少数病例报道显示右侧语言优势患者没有语言功能下降，该假设尚未得到验证。

一项将 fMRI 语言偏侧化作为命名结局预测因子的研究，Sabsevitz 等（Sabsevitz 等，2003）通过对 24 例左侧 ATL 切除术患者进行分析，fMRI 范式对比听觉语义决策任务和非语言语调决策任务（图 17-1B），激活的不对称性与 Wada 试验的语言偏侧化基本一致（Binder 等，1996；Janecek 等，2013b）。Sabsevitz 等分别计算整个大脑半球、额叶、颞叶和角回的偏侧化指数，所有患者均进行 Wada 试验，术前评估使用 60 项波士顿命名测试（Boston Naming Test，BNT），术后 6 个月再行 BNT，术后与术前评分的差值作为变化评分，手术没有参考 fMRI 数据。

与 32 例右侧 ATL 患者相比，左侧 ATL 组术后 BNT 下降（$P<0.001$），平均变化评分为 –9。但左侧 ATL 组差异性相当大，与对照组相比 13 例患者（54%）表现不同程度下降，而其他患者则轻微或没有下降。fMRI 颞叶偏侧化指数是的最强预测因子（$r=-0.64$，$P<0.001$），表明左侧（术侧）颞叶语言偏侧化程度越强，命名能力越差，而右侧颞叶偏侧化命名能力很少或无下降，fMRI 预测的敏感性为 100%，特异性为 73%，阳性预测值 81%。相比之下，Wada 语言偏侧化指数与结局相关性较低（$r=-0.50$，$P<0.05$），敏感性 92%，特异性 43%，阳性预测值 67%。

Sabsevitz 等通过多变量模型验证 fMRI 与其他无创预测因子的作用。癫痫发作年龄（$r=-0.35$，$P=0.09$）和术前表现（$r=-0.39$，$P=0.06$）均与结局显著相关，这些变量整合预测提高 27%，将颞叶 fMRI 偏侧化指数加入模型比例提高 23%

（$P<0.01$），表明预测能力显著提高，而加入 Wada 语言不对称评分并没有提高（R2 变化 =0.01，$P>0.1$）。

近期同一研究小组的研究，Janecek 等利用 55 例左侧 ATL 手术患者数据更新了 fMRI 预测模型（Janecek 等，2013a），与 Sabsevitz 等结果类似，与仅使用术前 BNT 评分模型相比，fMRI 偏侧化指数预测提高 19%（$P=0.01$）。

另外 3 项研究验证术前语言 fMRI 偏侧化指数和左侧 ATL 术后命名能力下降显著相关。Bonelli 等（2012）对 24 例患者进行研究，发现语言流畅性任务额中回左侧激活不对称性越大，图片命名任务能力下降越明显（$r=-0.46$，$P=0.03$）。fMRI 方法预测的敏感性 100%，特异性 33%，阳性预测值 60%。作者排除 fMRI 非左侧优势患者，限制了预测变量的范围。Rosazza 等 17 例左侧 ATL 患者报道类似结果（$r=-0.50$，$P=0.04$）（Rosazza 等，2013）。相反，Audrain 等 20 例左侧 ATL 患者发现组合词任务的 fMRI 偏侧化指数与 BNT 变化无显著相关（Audrain 等，2018），与既往研究存在差异的原因尚不清楚。

虽然研究处于初步阶段，总体结果表明术前 fMRI 测量语言偏侧化可预测左侧 ATL 切除术后命名功能下降风险（Szaflarski 等，2017）。一项研究表明与 Wada 语言试验相比，fMRI 具预测能力更强（Sabsevitz 等，2003）。虽然术前命名分数和癫痫发病年龄均为独立预测因子（Busch 等，2016；IvesDeliperi 和 Butler，2012），但部分研究表明与仅根据术前命名分数的预测相比，fMRI 提高预测能力（Janecek 等，2013a；Rosazza 等，2013；Sabsevitz 等，2003）。

研究分析 10 例术前 fMRI 和 Wada 语言结果不一致的左侧 ATL 患者的命名结局，比较两者的预测能力（Janecek 等，2013a），该类患者十分罕见，由于基线不一致发生率仅 15%，其中不到一半的患者已经做过左侧 ATL 手术，而且并非所有接受治疗的患者都能进行术后检测。使用 fMRI 偏侧化指数或 Wada 语言不对称指数优化多变量预测模型，计算预测变化分数。10 例患者中 fMRI 模型在 7 例预测命名结局更准确，Wada 模型在 2 例预测更准确，其余病例两种模型准确性近似。

（三）静息态语言网络定位

静息态 fMRI 的 BOLD 信号低频时域波动显示大脑各区域之间的相关性，反映神经元连接（Biswal 等，1995），研究表明连接组织为大尺度网络（Fox 等，2005；Smith 等，2009；Vincent 等，2008；Yeo 等，2011），包括静息状态"语言网络"（Smith 等，2009；Tomasi 和 Volkow，2012）。初步研究确定特定区域的功能连接强度与标准任务态 fMRI 语言偏侧化之间的关系（Doucet 等，2015；Smitha 等，2017；Wang 等，2014），因此这项技术可能为语言功能区定位提供重要的替代方法，特别是难以执行任务的儿童和认知受损的人群。目前识别网络成分和计算偏侧化指数的方法存在很大差异，仍在研究阶段，尚无研究证实这些不对称指标与 Wada 试验或临床结局的相关性。

Audrain 等将术前静息态 fMRI 功能连接作为 ATL 切除术后命名能力的预测指标（Audrain 等，2018）。基于每个参与者的 fMRI 数据，通过测量 66 个语言脑区可能配对之间功能连接，创建功能连接矩阵。对 19 例健康对照组的矩阵进行平均，以创建"标准模板"。通过将患者的连接矩阵与标准模板相关联，计算 20 例左侧 ATL 手术患者的每一位"矩阵相似度"指标，并量化每个患者的连接组与"正常"模式的整体偏离程度。研究发现连接组"正常"（与标准模板相关性更强）的患者术后命名能力下降较轻（R^2=0.4，

P=0.003），因此静息态 fMRI 功能连接提供一种独特的"功能储备"方法，预测命名网络的恢复能力。

二、"个体化"颞叶切除术

颞叶切除手术 fMRI 语言激活图对指导切除边界的价值有待研究，3 个主要问题阻碍了研究进展：①不同任务产生的语言功能区定位存在差异；② ATL 激活程度普遍较差，大部分颞叶手术均在此进行；③对 fMRI 激活的特异性认识不足。

如前所述，目前临床使用不同 fMRI 语言激活会产生明显不同的激活模式（Binder，2016），激活图依赖扫描过程中参与认知的脑区，以及语言和控制任务之间的差异（如前介绍）。目前临床研究使用的大多数语言激活任务并不能稳定激活 ATL，尤其是 ATL 下部。由于优势半球 ATL 参与语言加工（Damasio 等，1996；Hamberger 等，2001；Humphries 等，2006；Rogers 等，2006），并且左侧 ATL 切除可导致语言功能下降（Bell 等，2000b；Davies 等，1998a；Hermann 等，1999b；Langftt 和 Rausch，1996；Sabsevitz 等，2003），这些任务无法检测到关键的语言区域。

大量研究表明，ATL 在语义加工具有重要作用，即存储和检索构成单词和句子意义的概念知识（Binder 等，2009；Patterson 等，2007；Visser 等，2010），语义系统损伤是导致 ATL 病变患者命名障碍的主要原因（Bell 等，2001；Lambon Ralph 等，2001）。方法学可能影响 fMRI 检测 ATL 语义网络的敏感性。首先，句子比单个单词或一串不相关的单词能更明显激活 ATL（Friederici 等，2000；Humphries 等，2006，2005；Mazoyer 等，1993；Vandenberghe 等，2002；Xu 等，2005），研究表明 ATL 更多参与整合多个单词，而且对于处理与社会互动相关的语义知识更加重要，如描述动因、行为、情绪

状态、动机等（Olson 等，2013；Ross 和 Olson，2010；Zahn 等，2007）。将主动控制任务作为基线而不是"静息"状态，更容易观察 ATL 激活（Binder 等，2008b；Spitsyna 等，2006；Stark 和 Squire，2001；Visser 等，2010）。例如 Stark 和 Squire（2001）观察到图像编码任务使用主动决策任务作为基线时，内侧 ATL 区域激活；而"静息态"作为基线时则未激活。同样，Spitsyna 等（2006）研究发现故事理解任务中，使用主动决策任务作为基线时梭状回前部和颞下回激活，而使用"被动"作为基线时则未激活。这些研究表明静息状态或被动状态下，ATL 参与执行语义加工，包括支持计划、问题解决、白日梦和其他依赖语义知识的高级整合过程中正常意识的一部分（Binder 等，1999，2009），主动、注意力要求高的控制任务会破坏"默认"过程，否则会掩盖 ATL 激活。

Binder 等设计了一种可靠激活 ATL 的 fMRI 任务（Binder 等，2011），选择听觉故事理解任务（"故事"）参与语义信息（包括社会概念）的快速整合，这项任务与主动、注意力要求高的算术任务（"数学"）进行对比，后者涉及听觉呈现的加减法问题。既往证据表明颞叶不参与算术运算，特别是加减运算（Baldo 和 Dronkers，2007；Cappelletti 等，2001；Crutch 和 Warrington，2002；Diesfeldt，1993），因此该任务会中断 ATL 正在进行的"默认模式"处理，轻度激活 ATL。算术任务的另一个特点是使用类似于句子的口头刺激，在诸如听觉和语音输入等低级特征上与故事相匹配。该研究的第二个目的，研究是否可以通过使用各种成像硬件和软件平台在不同中心获得可比较的结果。

最初 18 例健康受试者，故事 > 数学对比引起双侧 ATL、外侧颞叶和内侧颞叶明显激活（图 17-2）。其他 6 个成像中心使用相同的方法，扫描第二组参与者结果与第一组非常相似，此后人类连接组计划证实这一结果（Barch 等，2013）。与其他常用于诱发颞叶激活的 fMRI 任务相比，故事 - 数学方案激活的区域范围更大，标准 ATL 切除术通常切除这些区域（图 17-3）。

除了与激活方案敏感性有关的问题外，颞叶切除术使用语言区 fMRI 定位之前，激活特异性也是必须解决的关键问题。fMRI 任务激活的一些区域在语言功能中起次要或非特异性作用，而不是关键作用，切除这些"激活"病灶不一定产生临床相关或持续的障碍。因此，使用 fMRI 激活图决定可切除脑区，涉及两个潜在风险：①由于采用的语言激活方案不敏感，切除了"未激活"的关键语言区，导致术后语言能力下降；②保留了对语言功能并不重要的"激活"区域，导致癫痫发作控制不理想。只有不考虑 fMRI 数据进行切除，使用标准化程序评估，并对解剖和功能损伤进行定量，才能确定 fMRI 语言功能区定位在"个体化"手术切除的作用。目前进行一项此类研究，即 fMRI 在前颞叶癫痫手术的研究，这项前瞻性、多中心的研究评估左侧 ATL 切除术后语言功能是否与术前 fMRI "激活"的脑组织切除有关。

三、预测语言记忆结局

ATL 切除术通常切除大部分内侧颞叶（medial temporal lobe，MTL）前部，包括部分海马和海马旁回，这些结构对编码和提取长期情景记忆至关重要（Squire，1992）。研究表明左侧 ATL 切除术后语言记忆下降，发生率为 30%～60%（Baxendale 等，2006；Binder 等，2008a；Chelune 等，1991，1993；Chiaravalloti 和 Glosser，2001；Gleissner 等，2004；Helmstaedter 和 Elger，1996；Hermann 等，1995；Kneebone 等，1995；Lee 等，2002；Lineweaver 等，2006；Loring 等，1995b；Martin

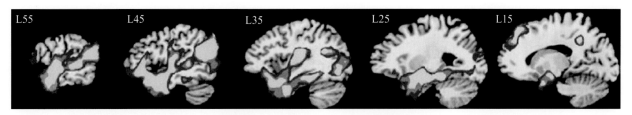

▲ 图 17-2　故事＞数学条件的激活区

左侧大脑半球矢状位图像显示故事条件较数学条件的激活范围更大（全脑校正阈值 $P < 0.05$）。立体定向位置标在每个层面的左上角（改编自 Binder 等，2011）

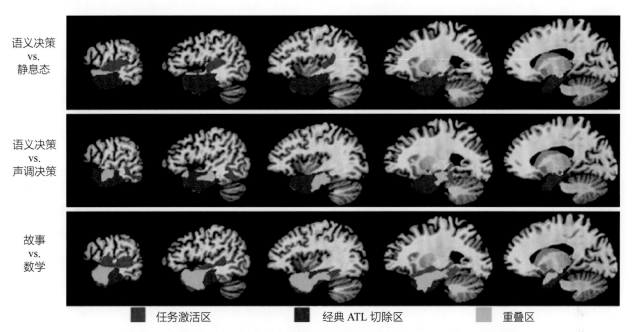

▲ 图 17-3　3 种 fMRI 语言理解范式激活区域与左侧 ATL 手术切除区域的重叠图

根据空间标准化的术后 MRI 图像，23 例左侧 ATL 手术患者的病变范围重叠区域用红色表示。蓝色表示每种范式激活的颞叶区域（全脑校正阈值 $P < 0.05$），但通常不在切除区（语义决策与静息态比较和语义决策与声调决策范式的详细信息见图 17-1，Binder 等，2008a）。绿色表示切除区与激活区域的重叠区域。不同语言范式与术区重叠范围存在很大差异，故事 - 数学对比范式最大（改编自 Binder 等，2011）

等，1998；Sabsevitz 等，2001；Stroup 等，2003）。相比之下，组研究与个体研究右侧 ATL 切除后非语言记忆下降的一致性较差（Lee 等，2002；Stroup 等，2003；Lineweaver 等，2006；Binder 等，2008a，b）。因此，ATL 手术术前评估重点是评估左侧 ATL 切除患者语言记忆下降风险。

Wada 记忆试验最初用于预测 ATL 切除术后全面遗忘症（Milner 等，1962 #1496），但预测语言记忆下降的研究结果并不一致。研究表明 Wada 试验有很好的预测价值（Bell 等，2000a；Chiaravalloti 和 Glosser，2001；Kneebone 等，1995；Loring 等，1995b；Sabsevitz 等，2001），其他研究则显示预测价值很小，甚至没有，特别与无创测试联合使用（Binder 等，2008a；Chelune 和 Najm，2000；Kirsch 等，2005；Lacruz 等，2004；Lineweaver 等，2006；Stroup 等，2003）。研究对 Wada 记忆结果的普遍有效性和可靠性提出质疑（Kubu 等，2000；Lee 等，1995；Loddenkemper 等，2007；Loring 等，1990a；Martin 和 Grote，2002；Novelly 和

Williamson，1989；Simkins-Bullock，2000），其他研究强调测试对刺激呈现的细节、回忆过程和其他方法学因素的敏感性（Alpherts 等，2000；Carpenter 等，1996；Loring 等，1995a，1994）。MTL 功能或解剖不对称性的其他术前评估方法也能预测记忆结局，包括海马结构 MRI（Cohen-Gadol 等，2004；Lineweaver 等，2006；Stroup 等，2003；Trenerry 等，1993；Wendel 等，2001）和发作间期 PET（Griffth 等，2000）。术前神经心理学测试也有预测价值，术前记忆力好的患者比术前记忆力差的患者更容易出现记忆下降（Baxendale 等，2006，2007；Binder 等，2008a；Chelune 等，1991；Davies 等，1998b；Gleissner 等，2004；Helmstaedter 和 Elger，1996；Hermann 等，1995；Jokeit 等，1997；Lineweaver 等，2006；Stroup 等，2003）。

（一）内侧颞叶 fMRI 成像

MTL 在记忆编码和提取任务的激活一直是 fMRI 研究热点（Gabrieli 2001；Hwang 和 Golby，2006；Paller 和 Wagner，2002；Rugg 等，2002；Schacter 和 Addis，2007；Schacter 和 Wagner，1999；Vilberg 和 Rugg，2008）。多种任务范式证实海马激活（Binder 等，2005；Binder 等，1997；Constable 等，2000；Davachi 和 Wagner，2002；Eldridge 等，2000；Fernandez 等，1998；Greene 等，2006；Hassabis 等，2007；Henke 等，1997；Kensinger 等，2003；Killgore 等，2002；Martin，1999；Otten 等，2001；Parsons 等，2006；Prince 等，2007；Small 等，2001；Sperling 等，2001；Stark 和 Squire，2001；Vincent 等，2006；Weis 等，2004；Zeinah 等，2003），尽管该区域的 fMRI 仍具有技术挑战性。相较于 fMRI 使用的体素大小，海马结构较小。激活和未激活信号在体素内平均，会阻碍对海马激活的检测。由于磁场不均匀性，内侧 ATL 的 MRI 信号缺失会影响杏仁核，偶尔也会影响海马前部（Constable 等，2000；Fransson 等，2001；Morawetz 等，2008），减法分析使用的"基线"状态至关重要。海马的编码可能在刺激或事件之后持续存在（Alvarez and Squire，1994），影像学表明海马在"静息"状态相对激活（Andreasen 等，1995；Binder 等，1999；Martin 1999；Stark 和 Squire，2001）。

海马激活范式通常有三种方法。第一种，电生理研究表明海马对新奇刺激的反应比重复刺激更强烈（Grunwald 等，1998；Knight 1996；Li 等，1993；Riches 等，1991），涉及编码新奇刺激和重复刺激之间的对比。编码任务包括后期检索测试的外显记忆，或者产生隐性编码的决策任务。这种新奇对比主要激活海马旁回后部和邻近的梭状回，一些研究发现海马后部激活（Binder 等，2005；Fransson 等，2001；Gabrieli 等，1997；Hunkin 等，2002；Kirchhoff 等，2000；Stern 等，1996；Tulving 等，1996）。第二种，编码过程中调控联想 / 语义处理程度，海马编码参与创建"关联"表征，将感觉、语义、情感和事件激活的其他编码联系在一起（Cohen 和 Eichenbaum，1993；McClelland 等，1995；O'Reilly 和 Rudy，2001）。有意义的激活语义和情感联系的外部事件会更可靠地激活海马，从而地记录下来（Craik 和 Lockhart，1972）。很多 fMRI 研究证明通过比较参与联想 / 语义处理的刺激（如单词或图片）、或任务和参与感觉处理的刺激（如非单词或无法识别的视觉形式）或任务会激活海马（Bartha 等，2003；Binder 等，1997，2005；Davachi 和 Wagner，2002；Henke 等，1997，1999；Kensinger 等，2003；Killgore 等，2002；Martin，1999；Otten 等，2001；Small 等，2001；Sperling 等，2001；Wagner 等，1998；Zeinah 等，2003）。第三种，将随后识别能力直接作为编码期间 MTL 激活指标。根据扫描后测试中是否被记住，对 fMRI 扫描期间的编码项目进行分类，比较编码成功和编码失败的项目。这方面的研究一致表明，与随后被遗忘的刺激相比，随后被记住的刺激对 MTL 的激活程度更强，但研究报道的 MTL 区域存在很大差异（Brewer 等，1998；Buckner 等，2001；Constable 等，2000；Davachi 和 Wagner，2002；Fernandez 等，1998；Kirchhoff 等，2000；Otten 等，2001；Prince 等，2005，2007；Uncapher 和 Rugg，2005；Wagner 等，1998；Weis 等，2004）。

　　fMRI 显示的 MTL 激活偏侧化取决于所编码的刺激物类型。语言刺激 MTL 激活偏左侧，而图形刺激 MTL 激活通常呈对称性（Binder 等，1997，2005；Golby 等，2001；Kelley 等，1998；Martin 1999；Otten 等，2001；Powell 等，2005；Reber 等，2002）。

（二）内侧颞叶 fMRI 作为记忆结局的预测因子

　　一些 fMRI 研究分析术前 MTL 激活与 ATL 术后记忆结局之间的关系（表 17-1）。Rabin 等（2004）对 23 例接受 ATL 切除术的患者（10 例左侧，13 例右侧）进行研究，使用场景编码任务激活双侧 MTL 后部（Detre 等，1998），患者在扫描后立即进行同一图片的延迟识别测试，术后再次进行延迟图片识别测试，并将识别任务的变化作为主要记忆结局变量，左、右侧手术组约 50% 患者出现识别能力下降。术前 fMRI 激活偏向术侧及术侧激活程度与功能下降有关，这些结果首次证明术前 fMRI 激活不对称性与术后功能下降之间的关系，但与预测语言记忆结局的相关性较低。Rabin 等对左侧 ATL 患者进行研究发现，根据标准心理学测试，Wada 记忆试验和 fMRI 激活不对称性均不能预测语言记忆下降。

Richardson、Powell 等 3 个小样本研究分析海马激活和语言记忆结局之间的相关性（Powell 等，2008；Richardson 等，2004，2006）。患者 fMRI 扫描过程中执行词汇语义决策任务，扫描后进行识别测试，随后被识别的单词与被熟悉但未被识别的单词进行比较。Richardson 等（Richardson 等，2004）研究发现左侧 ATL 切除术后，标准化词表学习测试激活海马前部，该区域不对称激活（左 - 右）可预测语言记忆结局。相较于右侧，左侧激活程度越高提示功能下降越明显。但另一项研究表明功能下降和两侧海马激活均存在相关（Richardson 等，2006），即左侧或右侧单侧激活程度越高，预后越差。由于术前右侧海马激活程度更高的患者结局更好，左侧 ATL 切除术后语言记忆下降与右侧海马激活之间的相关性很难解释（Chelune，1995）。Powell 等（Powell 等，2008）研究发现左侧海马激活与不良结局之间存在相关，但右侧海马激活与预后之间无相关。这些研究存在方法学局限性，通过检索与患者预后相关的体素确定感兴趣区，从该感兴趣区提取 fMRI 激活参数值。由于不同研究体素坐标存在差异，尚不清楚这种提取激活值的方法如何应用于新患者。

Frings 等研究左侧或右侧 ATL 切除术患者术前海马激活不对称性和语言记忆结局之间的关系（Frings 等，2008）。fMRI 扫描患者观看包含彩色几何图形的虚拟现实环境，记住这些物体位置，或在记忆后作出识别决策。将这些“记忆”任务与对照任务进行对比，对照任务中患者观看一个几何物体的两个版本，并指出哪个版本更大。这种 fMRI 对比可激活双侧 MTL 后部区域（主要是海马旁回后部），用立体定位图谱对整个海马进行偏侧化指数计算，左侧 ATL 手术组语言记忆变化与术前偏侧化指数轻度相关（单侧检验，$P=0.077$），而右侧手术组无相关，两组合并表现

表 17-1　预测 ATL 术后语言记忆结局的 fMRI 研究

作　者	年　份	数目（N）	fMRI 对比	记忆方法	总　结
Rabin 等	2004	10 左 13 右	室内 / 室外视觉场景 vs. 被动观看混乱场景	识别 fMRI 的编码场景	MTL 偏侧化指数能预测两组患者场景识别任务的结局
Richardson 等	2004	10 左	语义决策任务，随后识别 vs. 熟悉但未被识别的词汇	词表学习和故事回忆	海马感兴趣区（ROI）的激活不对称性能预测语言记忆结局
Richardson 等	2006	12 左	与 Richardson 等（2004）相同	与 Richardson 等（2004）相同	左侧或右侧海马 ROI 单侧激活能预测语言记忆结局
Binder 等	2008a	60 左	听觉词汇的语义决策 vs. 声调的感觉决策	词表学习和延迟回忆（选择性提醒测试）	偏侧化指数能预测语言记忆结局，较其他预测因子更有价值
Frings 等	2008	9 左 10 右 12 右	记忆和识别物体的位置 vs. 两个物体大小的比较	词表学习	海马偏侧化指数能预测语言记忆结局，主要在左侧组
Köylü 等 .	2008	14 左 12 右	听觉词汇的语义决策 vs. 声调的感觉决策	词表学习和延迟回忆	MTL 激活与术前和术后记忆相关
Powell 等	2008	7 左 8 右	语义决策任务，随后被识别 vs. 被遗忘的单词和面孔	词表学习和视觉设计学习	优势侧海马 ROI 单侧激活能预测优势侧术后语言记忆结局
Binder 等	2010	30 左 37 右	室内 / 室外视觉场景 vs. 混乱场景的感知匹配	词表学习和延迟回忆（选择性提醒测试）	海马偏侧化指数不能预测语言记忆结局
Bonelli 等	2010	29 左 25 右	与 Powell 等（2008）相同	与 Powell 等（2008）相同	单词编码条件下，MTL 前部和后部偏侧化指数能预测语言记忆结局
Sidhu 等	2015	23 左 27 右	视觉词汇的语义决策 vs. 基线静息态	词表学习	左侧手术组额颞叶偏侧化指数能预测语言记忆结局

为显著相关（单侧检验，$P<0.05$），表明术前海马激活越偏向术侧，术后语言记忆下降越明显。

Binder 等（2010）使用场景编码任务测量 30 例左侧 ATL 和 37 例右侧 ATL 手术患者的海马激活不对称性，在标准立体定位空间使用概率图确定海马前部 ROI，与感知匹配任务相比，这种范式会激活双侧海马前部（Binder 等，2005）。激活不对称性与致痫灶侧别（$P=0.004$）和 Wada 记忆试验（$P=0.009$）相关，而这种激活不对称性并不能预测语言记忆结局。

Bonelli 等（2010）研究 54 例接受左侧或右侧 ATL 手术患者的语言和非语言记忆结局，fMRI 范式使用 Powell 等开发的文字和面孔识别对比（2005，2008）。研究将每个个体激活不对称性最高的区域作为 ROI，通过对比左、右侧颞叶镜像对称体素的激活水平，每个个体产生一个"不对称图像"，以不对称值最高体素周围一个小球体作为 ROI，每位患者有两个 ROI，分别位于 MTL 前部和 MTL 后部。研究发现左侧 ATL 手术组在单词编码过程中，MTL 前部 ROI 不对称性与语言记忆变化分数之间存在显著相关（R^2=0.23，P=0.008），即左侧不对称性越大，语言记忆下降越明显。MTL 后部 ROI 存在显著反相关性（R^2=0.14，P=0.04），即左侧不对称性越大，语言记忆下降越轻。考虑 ATL 切除术通常保留海马后部，该研究结果表明左侧海马后部在半球内的激活对于保存语言记忆非常重要。

这些研究中有三项研究（Binder 等，2010；Frings 等，2008；Rabin 等，2004）使用场景编码任务，fMRI 激活双侧 MTL，表明语言和非语言编码系统均发生激活，使用这些范式预测语言记忆结局有待进一步验证（Mechanic-Hamilton 等，2009）。相比之下，Richardson、Powell 和 Bonelli 等使用的语言记忆 fMRI 范式，能更好预测语言记忆结局。这些结果支持情景记忆系统长期存在的材料特异性编码的概念。Bonelli 等研究 29 例左侧 ATL 手术患者，虽然样本量较小，但结果很有应用前景，需要在大样本患者群体进行前瞻性验证。

（三）语言偏侧化作为语言记忆结局的预测因子

Binder 等研究术前语言偏侧化和语言记忆结局之间的关系（Binder 等，2008a），这种方法的前提是语言情景记忆编码系统与语言同侧，研究指出左侧或右侧情景记忆系统优先编码的材料类型，取决于从同侧新皮层接收的信息类型。如果模型正确，语言优势半球的 MTL 对语言情景记忆更关键，语言偏侧化可作为语言记忆偏侧化的可靠指标。

这项研究纳入 60 例接受左侧 ATL 切除术的患者和 63 例接受右侧 ATL 切除术的患者作为对照组，fMRI 范式使用听觉语义决策任务和非语言语调决策任务之间的对比（图 17-1B），在术前和术后 6 个月使用选择性提醒测试（一种词表学习和记忆测试）测量语言记忆（Buschke 和 Fuld，1974），其他神经心理学测试包括韦氏记忆量表的故事回忆和视觉再现子测试（Wechsler，1997）。根据 fMRI 数据计算语言偏侧化指数，使用覆盖双侧半球外侧 2/3 的感兴趣区（Springer 等，1999），所有患者术前进行 Wada 语言和物体记忆试验。

左侧 ATL 手术组在语言记忆方面表现显著变化，词表学习平均分下降 43%，词表延迟回忆的平均分下降 45%，这组患者 33% 学习指标显著下降，55% 患者延迟回忆指标显著下降。相反，右侧 ATL 手术组两项指标都轻度改善，两组非语言记忆测试均无显著变化，左侧手术组术前预测语言记忆下降的指标包括术前评分、fMRI 语言偏侧化指数、Wada 语言不对称评分、癫痫发病年龄和 Wada 记忆不对称评分（表 17-2，图 17-4）。

Sidhu 等对 23 例左侧 ATL 切除术患者研究结果类似（Sidhu 等，2015），fMRI 扫描期间患者对视觉呈现的具体词语进行语义判断（"愉快还是不愉快"），扫描后测试单词的延迟识别，计算与正确识别单词相关的激活。尽管作者将其称为记忆范式，但不同于标准的随后记忆范式（Powell，Richardson 和其他作者使用的范式），即记忆的单词与静息态基线进行比较，而不是与未记忆的单词进行比较。这种对比并不是专门识别情景记忆编码过程的激活，而是获得与语义决策任务伴随的语言、注意力甚至运动反应过程。因此激活广泛，包括右手运动区、额颞叶 ROI 的经典语言区，ROI 的左侧激活不对称性与术前、术后词表学习测试评分下降相关（r=-0.66，P=0.001）。研究发现记忆变化与术前评分、癫痫发病年龄或海马体积无显著相关。一组 27 例右侧 ATL 手术患者，术前变量与记忆变化无显著相关。

这些结果应用于临床患者，需要解决的主要

表 17-2　60 例左侧 ATL 手术患者言语记忆结果的术前预测

预测变量	列表学习	P	延迟回忆	P
术前分数	−0.662	< 0.0001	−0.654	< 0.0001
fMRI 语言偏侧化指数	−0.432	< 0.001	−0.316	< 0.05
Wada 语言不对称性	−0.398	< 0.01	−0.363	< 0.01
癫痫发病年龄	−0.341	< 0.01	−0.390	< 0.01
Wada 记忆不对称性	−0.331	< 0.05	−0.135	ns

列表学习和延迟回忆是选择性提醒测试的长期回忆和延迟回忆子测试。表中显示相关分析的相关系数和 P 值

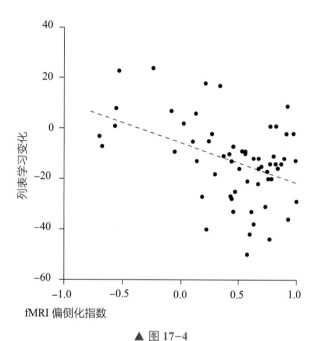

▲ 图 17-4

60 例左侧 ATL 手术患者，fMRI 偏侧化指数和词表学习语言记忆测试（选择性提醒测试的连续长期回忆）评分变化的相关性（$r=-0.432$，$P<0.001$）（改编自 Binder 等，2008a）

问题包括：哪些测试是结局的显著独立预测因子，以及测试结果如何进行最佳组合。Binder 等（2008a）在逐步多元回归分析中解决了这些问题，所有分析输入的第一个变量是术前测试表现和癫痫发病年龄。首先纳入这些变量是由于费用低，不会对患者造成风险；随后添加 fMRI 语言偏侧化指数、Wada 记忆和 Wada 语言不对称评分，由于由于 fMRI 是无创检查方法，比 Wada 试验的风险更低；最后同时加入两个 Wada 评分，由于

两者通常一起采集。

术前评分和癫痫发病年龄占列表学习结局方差的 49% 和延迟回忆结局方差的 54%。fMRI 偏侧化指数在列表学习结局（$P=0.001$）和延迟回忆结局（$P=0.003$）方差中分别增加 10% 和 7%。加入 Wada 语言和记忆数据并未显著提高两个模型的预测能力（列表学习的 R^2 变化 =0.025；延迟回忆的 R^2 变化 =0.017，两者均 $P>0.1$）。右侧 ATL 手术组根据平均变化分数 −1.5 以上标准差，将患者分为下降或无下降两组，列表学习结局模型预测敏感性为 90%，特异性为 80%，延迟回忆结局模型预测敏感性为 81%，特异性为 100%。

研究发现语言偏侧化无论是通过 fMRI 还是 Wada 试验，都比 Wada 记忆试验能更好预测语言记忆结局。相关解释基于两个假设：第一，语言记忆编码过程与语言过程同侧化；第二，许多记忆偏侧化的测试并非专门评估语言记忆编码，像物体和图片的视觉刺激可以使用语言和视觉进行双重编码，因此使用此类刺激的 Wada 记忆程序（包括 Binder 等使用的 Wada 试验）不提供语言记忆偏侧化指标，而提供包括语言和非语言编码过程的整体记忆偏侧化指标。这两个假设表明与 Wada 记忆不对称性相比，语言不对称性可能与语言记忆偏侧化关系更密切（图 17-5）。特别是

一些左侧颞叶癫痫患者 Wada 试验表现右侧偏侧化记忆，由于右半球有很强的非语言记忆成分，但语言记忆仍明显偏向左侧，因此发生语言记忆下降的风险很高（图 17-5B）。

这些数据对临床也有直接影响。首先证实 fMRI 预测左侧 ATL 切除术患者语言记忆结局的实用性，fMRI 语言偏侧化指数是安全、无创的测量方法，与其他无创测量方法相比可提高预测准确性。Wada 记忆偏侧化并不是语言记忆结局的强预测因子，没有增加任何预测价值，证实了之前研究结果，这些研究也检验了多变量预测模型（Chelune 和 Najm，2000；Kirsch 等，2005；Lacruz 等，2004；Lineweaver 等，2006；Stroup 等，2003）。虽然 Binder 等发现 Wada 语言不对称性比 Wada 记忆偏侧化更能预测语言记忆结局，但纳入无创性数据（包括 fMRI）后，即使同时添加两种 Wada 试验也无法提高预测能力。这些结

果对常规使用 Wada 试验预测材料特异性的语言记忆结局提出了质疑，尤其是 fMRI 用于测量语言偏侧化的情况。研究者将 Wada 试验作为预测更严重的"全面"遗忘症的手段，这种遗忘症通常发生在双侧 MTL 损伤（Di Gennaro 等，2006；Guerreiro 等，2001；Milner 等，1962；Scoville 和 Milner，1957）。根据这一理论，有必要对计划切除的 MTL 实施麻醉，以发现对侧大脑半球是否能够独立维持记忆，但经验性观察不支持这种方法。单侧颞叶切除术后的全面遗忘症病例极其罕见，尤其是有完整记录的病例（Baxendale，1998；Kapur 和 Prevett，2003；Kubu 等，2000；Loring 等，1990a；Novelly 和 Williamson，1989；Simkins- Bullock，2000）。此外，研究表明 Wada 试验对侧大脑半球"记忆衰竭"的试验 - 再试验可靠性较差，不能可靠预测遗忘症（Kubu 等，2000；Lee 等，1995；Loddenkemper 等，2007；

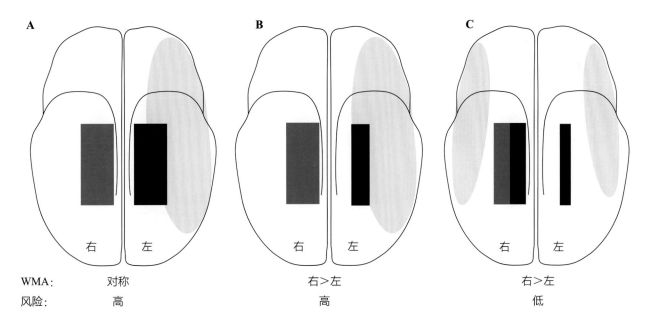

	A	B	C
	右　左	右　左	右　左
WMA:	对称	右>左	右>左
风险:	高	高	低

▲ 图 17-5　颞叶癫痫（TLE）记忆和语言表征的模型示意

黄色椭圆代表语言系统，红色矩形代表 MTL 的语言情景记忆编码系统，蓝色矩形代表 MTL 的非语言情景记忆编码系统。A. 健康人和迟发性癫痫患者的典型状态。语言和语言记忆过程明显偏向左侧，患者发生语言记忆下降的风险较高。B. 左侧慢性 TLE 无偏移。左侧 MTL 功能障碍，导致 Wada 记忆不对称性（WMA）偏向右侧，但语言记忆没有偏移，患者发生语言记忆下降的风险较高。C. 左侧慢性 TLE，伴偏移。语言和语言记忆功能均部分偏向右侧，降低语言记忆下降的风险。注意不同类型的患者，Wada 记忆不对称性和风险水平并非完全对应（改编自 Binder 等，2008a）

Loring 等，1990a；Martin 和 Grote，2002；Novelly 和 Williamson，1989；SimkinsBullock，2000）。fMRI 可用于预测材料特异性的语言记忆结局，Wada 试验只适用于全面遗忘症风险最高的患者，即单侧 ATL 切除术并且对侧 MTL 结构或功能发生损害的患者。fMRI 无创且所需人员较少，成本比 Wada 试验低很多。

四、结论

研究表明术前 fMRI 能够预测左侧 ATL 切除术后患者命名能力和语言记忆变化，两项研究表明 fMRI 与其他无创性方法相结合，能够显著提高预测准确性（Binder 等，2008a；Sabsevitz 等，2003）。因此，fMRI 能够对认知风险进行定量评估，为患者和医生提供决策。预测的定量性质代表某种范式的转变，使用 Wada 试验的传统预测模型往往采用"通过或失败"的二分法判断。最近许多研究采用替代方法，包括多变量公式计算预测变化分数（图 17-6）。这些定量预测为实际

结局提供了更真实结果，这些结局并非相互独立，而是连续变化。当然，最终明确是否进行手术，需要精准的决定因素。频繁癫痫发作的失业患者可能愿意忍受命名能力或语言记忆的明显下降，而依赖认知能力工作的患者可能更愿意接受轻度下降，而非明显下降。

fMRI 预测癫痫术后结局主要取决于方案的有效性，以及相关临床专业知识的医生参与。语言 fMRI 是对大脑高级功能的复杂测试，只有采用高质量的方法才能得出高质量的结果。与结构成像研究不同，患者需要在 fMRI 成像期间执行一项或多项特定的心理任务，必须完全了解任务，并且必须在研究过程中对依从性进行监测。设计任务需要基于现代科学知识，可靠而具体地确定感兴趣的心理过程，而不是基于民间心理学或 19 世纪的神经病学。认知科学家参与任务设计，以及认知专业的临床医生在扫描过程中为患者提供指导和能力评估，才能很好地应对这些挑战。

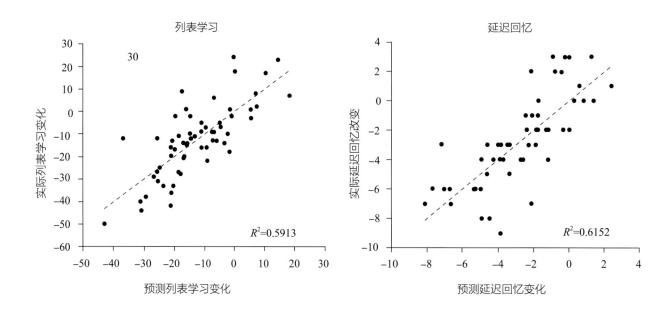

▲ 图 17-6

60 例左侧 ATL 手术患者列表学习和延迟回忆测试，预测的和观察到的个体记忆变化分数。根据公式 17.67–0.704（术前分数）–0.280（发病年龄）–12.19（fMRI 偏侧化指数）计算预测列表学习变化分数。根据公式 0.76–0.688（术前分数）–0.093（发病年龄）–2.14（fMRI 偏侧化指数）计算预测的延迟回忆变化分数（改编自 Binder 等，2008a）

致谢

感 谢 Linda Allen、Christopher Anderson、Chad Carlson、Lisa Conant、Bill Gross、Thomas Hammeke、Yu Liu、Wade Mueller、Thomas Prieto、Manoj Raghavan、Megan Rozman、David Sabsevitz、Sara Swanson、Laura Umfilet 和 Froedert MCW 癫痫综合中心的其他人员对本研究的帮助，感谢国家神经疾病和卒中基金（R01 NS35929），美国国立卫生研究院临床研究中心（M01 RR00058）和查尔斯 A.D.ANA 基金会资助。

参考文献

[1] Adcock JE, Wise RG, Oxbury JM, Oxbury SM, Matthews PM (2003) Quantitative fMRI assessment of the differences in lateralization of language-related brain activation in patients with temporal lobe epilepsy. NeuroImage 18: 423–438

[2] Alpherts WC, Vermeulen J, van Veelen CW (2000) The Wada test: prediction of focus lateralization by asymmetric and symmetric recall. Epilepsy Res 39(3):239–249

[3] Alvarez P, Squire LR (1994) Memory consolidation and the medial temporal lobe: a simple network model. Proc Natl Acad Sci U S A 91:7041–7045

[4] Andreasen NC, O'Leary DS, Cizadlo T, Arndt S, Rezai K, Watkins GL et al (1995) Remembering the past: two facets of episodic memory explored with positron emission tomography. Am J Psychiatr 152:1576–1585

[5] Audrain S, Barnett AJ, McAndrews MP (2018) Language network measures at rest indicate individual differences in naming decline after anterior temporal lobe resection. Hum Brain Mapp 39:4404–4419

[6] Baciu M, Kahane P, Minotti L, Charnallet A, David D, Le Bas JF et al (2001) Functional MRI assessment of the hemispheric predominance for language in epileptic patients using a simple rhyme detection task. Epileptic Disord 3(3):117–124

[7] Bahn MM, Lin W, Silbergeld DL, Miller JW, Kuppusamy K, Cook RJ et al (1997) Localization of language cortices by functional MR imaging compared with intracarotid amobarbital hemispheric sedation. Am J Radiol 169:575–579

[8] Baldo JV, Dronkers NF (2007) Neural correlates of arithmetic and language comprehension: a common substrate? Neuropsychologia 45:229–235

[9] Barch DM, Burgess GC, Harms MP, Petersen SE, Schlaggar BL, Corbetta M et al (2013) Function in the human connectome: task-fMRI and individual differences in behavior. NeuroImage 80:169–189

[10] Bartha L, Brenneis C, Schocke M, Trinka E, Koylu B, Trieb T et al (2003) Medial temporal lobe activation during semantic language processing: fMRI findings in healthy left- and right-handers. Cogn Brain Res 17:339–346

[11] Baxendale S (1998) Amnesia in temporal lobectomy patients: historical perspective and review. Seizure 7(1):15–24

[12] Baxendale S, Thompson P, Harkness W, Duncan J (2006) Predicting memory decline following epilepsy surgery: a multivariate approach. Epilepsia 47(11):1887–1894

[13] Baxendale S, Thompson P, Harkness W, Duncan J (2007) The role of the intracarotid amobarbital procedure in predicting verbal memory decline after temporal lobe resection. Epilepsia 48(3):546–552

[14] Bell BD, Davies KG, Haltiner AM, Walters GL (2000a) Intracarotid amobarbital procedure and prediction of postoperative memory in patients with left temporal lobe epilepsy and hippocampal sclerosis. Epilepsia 41:992–997

[15] Bell BD, Davies KG, Hermann BP, Walters G (2000b) Confrontation naming after anterior temporal lobectomy is related to age of acquisition of the object names. Neuropsychologia 38:83–92

[16] Bell BD, Hermann BP, Woodard AR, Jones JE, Rutecki PA, Sheth R et al (2001) Object naming and semantic knowledge in temporal lobe epilepsy. Neuropsychology 15(4):434–443

[17] Benke T, Koylu B, Visani P, Karner E, Brenneis C, Bartha L et al (2006) Language lateralization in temporal lobe epilepsy: a comparison between fMRI and the Wada Test. Epilepsia 47(8):1308–1319

[18] Benson RR, FitzGerald DB, LeSeuer LL, Kennedy DN, Kwong KK, Buchbinder BR et al (1999) Language dominance determined by whole brain functional MRI in patients with brain lesions. Neurology 52:798–809

fMRI 基础与临床应用（原书第 3 版）
fMRI: Basics and Clinical Applications (3rd Edition)

[19] Binder JR (2016) fMRI of language systems. In: Filippi M (ed) fMRI techniques and protocols, 2nd edn. Humana Press, New York, pp 355–386

[20] Binder JR, Swanson SJ, Hammeke TA, Morris GL, Mueller WM, Fischer M et al (1996) Determination of language dominance using functional MRI: a comparison with the Wada test. Neurology 46:978–984

[21] Binder JR, Frost JA, Hammeke TA, Cox RW, Rao SM, Prieto T (1997) Human brain language areas identified by functional MRI. J Neurosci 17(1):353–362

[22] Binder JR, Frost JA, Hammeke TA, Bellgowan PSF, Rao SM, Cox RW (1999) Conceptual processing during the conscious resting state: a functional MRI study. J Cogn Neurosci 11(1):80–93

[23] Binder JR, Bellgowan PSF, Hammeke TA, Possing ET, Frost JA (2005) A comparison of two fMRI protocols for eliciting hippocampal activation. Epilepsia 46(7):1061–1070

[24] Binder JR, Sabsevitz DS, Swanson SJ, Hammeke TA, Raghavan M, Mueller WM (2008a) Use of preoperative functional MRI to predict verbal memory decline after temporal lobe epilepsy surgery. Epilepsia 49:1377–1394

[25] Binder JR, Swanson SJ, Hammeke TA, Sabsevitz DS (2008b) A comparison of five fMRI protocols for mapping speech comprehension systems. Epilepsia 49(12):1980–1997

[26] Binder JR, Desai R, Conant LL, Graves WW (2009) Where is the semantic system? A critical review and meta-analysis of 120 functional neuroimaging studies. Cereb Cortex 19:2767–2796

[27] Binder JR, Swanson SJ, Sabsevitz DS, Hammeke TA, Raghavan M, Mueller WM (2010) A comparison of two fMRI methods for predicting verbal memory decline after left temporal lobectomy: language lateralization vs. hippocampal activation asymmetry. Epilepsia 51(4):618–626

[28] Binder JR, Gross W, Allendorfer JB, Bonilha L, Chapin J, Edwards JC et al (2011) Mapping anterior temporal language areas with fMRI: a multi-center normative study. NeuroImage 54(2):1465–1475

[29] Biswal BB, Yetkin FZ, Haughton VM, Hyde JS (1995) Functional connectivity in the motor cortex of resting human brain using echo-planar MRI. Magn Reson Med 34:537–541

[30] Bonelli SB, Powell RIIW, Yogarajah M, Samson RS, Symms MR, Thompson PJ et al (2010) Imaging memory in temporal lobe epilepsy: predicting the effects of temporal lobe resection. Brain 133:1186–1199

[31] Bonelli SB, Thompson PJ, Yogarajah M, Vollmar C, Powell RHW, Symms MR et al (2012) Imaging language networks before and after anterior temporal lobe resection: results of a longitudinal fMRI study. Epilepsia 53(4):639–650

[32] Brewer JB, Zhao Z, Desmond JE, Glover GH, Gabrieli JDE (1998) Making memories: brain activity that predicts how well visual experience will be remembered. Science 281:1185–1188

[33] Buckner RL, Wheeler ME, Sheridan MA (2001) Encoding processes during retrieval tasks. J Cogn Neurosci 13(3):406–415

[34] Busch RM, Floden DP, Prayson B, Chapin JS, Kim KH, Ferguson L et al (2016) Estimating risk of wordfinding problems in adults undergoing epilepsy surgery. Neurology 87:2363–2369

[35] Buschke H, Fuld PA (1974) Evaluating storage, retention, and retrieval in disordered memory and learning. Neurology 24:1019–1025

[36] Cappelletti M, Butterworth B, Kopelman M (2001) Spared numerical abilities in a case of semantic dementia. Neuropsychologia 39(11):1224–1239

[37] Carpenter K, Oxbury JM, Oxbury S, Wright GD (1996) Memory for objects presented after intracarotid sodium amytal: a sensitive clinical neuropsychological indicator of temporal lobe pathology. Seizure 5:103–108

[38] Carpentier A, Pugh KR, Westerveld M, Studholme C, Skrinjar O, Thompson JL et al (2001) Functional MRI of language processing: dependence on input modality and temporal lobe epilepsy. Epilepsia 42:1241–1254

[39] Chelune GC (1995) Hippocampal adequacy versus functional reserve: predicting memory functions following temporal lobectomy. Arch Clin Neuropsychol 10:413–432

[40] Chelune GJ, Najm IM (2000) Risk factors associated with postsurgical decrements in memory. In: Luders HO, Comair Y (eds) Epilepsy surgery, 2nd edn. Lippincott, Philadelphia, pp 497–504

[41] Chelune GJ, Naugle RI, Lüders H, Awad IA (1991) Prediction of cognitive change as a function of preoperative ability level among temporal lobectomy patients at six months follow-up. Neurology 41:399–404

[42] Chelune GJ, Naugle RI, Lüders H, Sedlak J, Awad IA (1993) Individual change after epilepsy surgery: Practice effects and base-rate information. Neuropsychology 7:41–52

[43] Chiaravalloti ND, Glosser G (2001) Material-specific memory changes after anterior temporal lobectomy as predicted by the intracarotid amobarbital test. Epilepsia 42:902–911

[44] Chlebus P, Mikl M, Brazdil M, Pazourkova M, Krupa P, Rektor I (2007) fMRI evaluation of hemispheric language dominance using various methods of laterality index

224

calculation. Exp Brain Res 179:365–374

[45] Cohen NJ, Eichenbaum H (1993) Memory, amnesia, and the hippocampal system. MIT Press, Cambridge, MA

[46] Cohen-Gadol AA, Westerveld M, Alvarez-Carilles J, Spencer DD (2004) Intracarotid amytal memory test and hippocampal magnetic resonance imaging volumetry: validity of the Wada test as an indicator of hippocampal integrity among candidates for epilepsy surgery. J Neurosurg 101:926–931

[47] Constable RT, Carpentier A, Pugh K, Westerveld M, Oszunar Y, Spencer DD (2000) Investigation of the hippocampal formation using a randomized event-related paradigm and z-shimmed functional MRI. NeuroImage 12:55–62

[48] Craik FIM, Lockhart RS (1972) Levels of processing: a framework for memory research. J Verbal Learn Verbal Behav 11:671–684

[49] Crutch SJ, Warrington EK (2002) Preserved calculation skills in a case of semantic dementia. Cortex 38:389–399

[50] Damasio H, Grabowski TJ, Tranel D, Hichwa RD, Damasio AR (1996) A neural basis for lexical retrieval. Nature 380:499–505

[51] Davachi L, Wagner AD (2002) Hippocampal contributions to episodic memory: insights from relational and item-based learning. J Neurophysiol 88:982–990

[52] Davies KG, Bell BD, Bush AJ, Hermann BP, Dohan FC, Jaap AS (1998a) Naming decline after left anterior temporal lobectomy correlates with pathological status of resected hippocampus. Epilepsia 39:407–419

[53] Davies KG, Bell BD, Bush AJ, Wyler AR (1998b) Prediction of verbal memory loss in individuals after anterior temporal lobectomy. Epilepsia 39:820–828

[54] Deblaere K, Boon PA, Vandemaele P, Tieleman A, Vonck K, Vingerhoets G et al (2004) MRI language dominance assessment in epilepsy patients at 1.0 T: region of interest analysis and comparison with intracarotid amytal testing. Neuroradiology 46(6):413–420

[55] Desmond JE, Sum JM, Wagner AD, Demb JB, Shear PK, Glover GH et al (1995) Functional MRI measurement of language lateralization in Wada-tested patients. Brain 118:1411–1419

[56] Detre JA, Maccotta L, King D, Alsop DC, D'Esposito M, Zarahn E et al (1998) Functional MRI lateralization of memory in temporal lobe epilepsy. Neurology 50:926–932

[57] Di Gennaro G, Grammaldo LG, Quarato PP, Esposito V, Mascia A, Sparano A et al (2006) Severe amnesia following bilateral medial temporal lobe damage occurring on two distinct occasions. Neurol Sci 27(2):129–133

[58] Diesfeldt HFA (1993) Progressive decline of semantic memory with preservation of number processing and calculation. Behav Neurol 6:239–242

[59] Doucet G, Pustina D, Skidmore C, Sharan A, Sperling M, Tracy J (2015) Resting-state functional connectivity predicts the strength of hemispheric lateralization for language processing in temporal lobe epilepsy and normals. Hum Brain Mapp 36:288–303

[60] Eldridge LL, Knowlton BJ, Furmanski CS, Bookheimer SY, Engel SA (2000) Remembering episodes: a selective role for the hippocampus during retrieval. Nat Neurosci 3(11): 1149–1152

[61] Fernandez G, Weyerts H, Schrader-Bölsche M, Tendolkar I, Smid HG, Tempelmann C et al (1998) Successful verbal encoding into episodic memory engages the posterior hippocampus: a parametrically analyzed functional magnetic resonance imaging study. J Neurosci 18:1841–1847

[62] Fox MD, Snyder AZ, Vincent JL, Corbetta M, Van Essen DC, Raichle ME (2005) The human brain is intrinsically organized into dynamic, anticorrelated functional networks. Proc Natl Acad Sci U S A 102:9673–9678

[63] Fransson P, Merboldt KD, Ingvar M, Petersson KM, Frahm J (2001) Functional MRI with reduced susceptibility artifact: high-resolution mapping of episodic memory encoding. Neuroreport 12(7):1415–1420

[64] Friederici AD, Meyer M, von Cramon DY (2000) Auditory language comprehension: an event-related fMRI study on the processing of syntactic and lexical information. Brain Lang 74:289–300

[65] Frings L, Wagner K, Halsband U, Schwarzwald R, Zentner J, Schulze-Bonhage A (2008) Lateralization of hippocampal activation differs between left and right temporal lobe epilepsy patients and correlates with postsurgical verbal learning decrement. Epilepsy Res 78(2–3):161–170

[66] Gabrieli JDE (2001) Functional imaging of episodic memory. In: Cabeza R, Kingstone A (eds) Handbook of functional neuroimaging of cognition. MIT Press, Cambridge, MA, pp 253–291

[67] Gabrieli JDE, Brewer JB, Desmond JE, Glover GH (1997) Separate neural bases of two fundamental memory processes in human medial temporal lobe. Science 276:264–266

[68] Gaillard WD, Balsamo L, Xu B, McKinney C, Papero PH, Weinstein S et al (2004) fMRI language task panel improves determination of language dominance. Neurology 63(8):1403–1408

[69] Gleissner U, Helmstaedter C, Schramm J, Elger CE (2004) Memory outcome after selective amygdalohippocampectomy in patients with temporal lobe

epilepsy: one-year follow-up. Epilepsia 45(8):960–962

[70] Golby AJ, Poldrack RA, Brewer JB, Spencer D, Desmond JE, Aron AP et al (2001) Material-specific lateralization in the medial temporal lobe and prefrontal cortex during memory encoding. Brain 124(Pt 9):1841–1854

[71] Greene AJ, Gross WL, Elsinger CL, Rao SM (2006) An fMRI analysis of the human hippocampus: inference, context, and task awareness. J Cogn Neurosci 18(7):1156–1173

[72] Griffith HR, Perlman SB, Woodard AR, Rutecki PA, Jones JC, Ramirez LF et al (2000) Preoperative FDG-PET temporal lobe hypometabolism and verbal memory after temporal lobectomy. Neurology 54:1161–1165

[73] Grunwald T, Lehnertz K, Heinze HJ, Helmstaedter C, Elger CE (1998) Verbal novelty detection within the human hippocampus proper. Proc Natl Acad Sci U S A 95: 3193–3197

[74] Guerreiro CAM, Jones-Gotman M, Andermann F, Cendes F (2001) Severe amnesia in epilepsy: causes, anatomopsychological considerations, and treatment. Epilepsy Behav 2:224–246

[75] Hamberger MJ, Goodman RR, Perrine K, Tamny TR (2001) Anatomic dissociation of auditory and visual naming in the lateral temporal cortex. Neurology 56:56–61

[76] Hassabis D, Kumaran D, Maguire EA (2007) Using imagination to understand the neural basis of episodic memory. J Neurosci 27(52):14365–14374

[77] Helmstaedter C, Elger CE (1996) Cognitive consequences of two-thirds anterior temporal lobectomy on verbal memory in 144 patients: a three-month follow-up study. Epilepsia 37:171–180

[78] Helmstaedter C, Kurthen M, Lux S, Reuber M, Elger CE (2003) Chronic epilepsy and cognition: a longitudinal study in temporal lobe epilepsy. Ann Neurol 54:425–432

[79] Henke K, Buck A, Weber B, Wieser HG (1997) Human hippocampus establishes associations in memory. Hippocampus 7:249–256

[80] Henke K, Weber B, Kneifel S, Wieser HG, Buck A (1999) Human hippocampus associates information in memory. Proc Natl Acad Sci U S A 96:5884–5889

[81] Hermann BP, Wyler AR, Somes G, Clement L (1994) Dysnomia after left anterior temporal lobectomy without functional mapping: frequency and correlates. Neurosurgery 35:52–57

[82] Hermann BP, Seidenberg M, Haltiner A, Wyler AR (1995) Relationship of age at onset, chronologic age, and adequacy of preoperative performance to verbal memory change after anterior temporal lobectomy. Epilepsia 36(2):137–145

[83] Hermann B, Davies K, Foley K, Bell B (1999a) Visual confrontation naming outcome after standard left anterior temporal lobectomy with sparing versus resection of the superior temporal gyrus: a randomized prospective clinical trial. Epilepsia 40(8):1070–1076

[84] Hermann BP, Perrine K, Chelune GJ, Barr W, Loring DW, Strauss E et al (1999b) Visual confrontation naming following left anterior temporal lobectomy: a comparison of surgical approaches. Neuropsychology 13(1):3–9

[85] Hertz-Pannier L, Gaillard WD, Mott S, Cuenod CA, Bookheimer S, Weinstein S et al (1997) Noninvasive assessment of language dominance in children and adolescents with functional MRI: a preliminary study. Neurology 48:1003–1012

[86] Humphries C, Swinney D, Love T, Hickok G (2005) Response of anterior temporal cortex to syntactic and prosodic manipulations during sentence processing. Hum Brain Mapp 26:128–138

[87] Humphries C, Binder JR, Medler DA, Liebenthal E (2006) Syntactic and semantic modulation of neural activity during auditory sentence comprehension. J Cogn Neurosci 18: 665–679

[88] Hunkin NM, Mayes AR, Gregory LJ, Nicholas AK, Nunn JA, Brammer MJ et al (2002) Noveltyrelated activation within the medial temporal lobes. Neuropsychologia 40(8):1456–1464

[89] Hwang DY, Golby AJ (2006) The brain basis for episodic memory: insights from functional MRI, intracranial EEG, and patients with epilepsy. Epilepsy Behav 8(1):115–126

[90] Ives-Deliperi VL, Butler JT (2012) Naming outcomes after temporal lobectomy in epilepsy patients: a systematic review of the literature. Epilepsy Behav 24:194–198

[91] Janecek JK, Swanson SJ, Sabsevitz DS, Hammeke TA, Raghavan M, Binder JR (2013a) Naming outcome prediction in patients with discordant Wada and fMRI language lateralization. Epilepsy Behav 27:399–403

[92] Janecek JK, Swanson SJ, Sabsevitz DS, Hammeke TA, Raghavan M, Rozman ME et al (2013b) Language lateralization by fMRI and Wada testing in 229 patients with epilepsy: rates and predictors of discordance. Epilepsia 54(2):314–322

[93] Jeong S-W, Lee SK, Hong K-S, Kinm K-K, Chung C-K, Kim H (2005) Prognostic factors for the surgery for mesial temporal lobe epilepsy: longitudinal analysis. Epilepsia 46(8):1273–1279

[94] Jokeit H, Ebner A, Holthausen H, Markowitsch HJ, Moch A, Pannek H et al (1997) Individual prediction of change in delayed recall of prose passages after left-sided anterior temporal lobectomy. Neurology 49:481–487

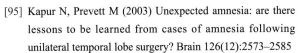
[95] Kapur N, Prevett M (2003) Unexpected amnesia: are there lessons to be learned from cases of amnesia following unilateral temporal lobe surgery? Brain 126(12):2573–2585

[96] Kelley WM, Miezin FM, McDermott KB, Buckner RL, Raichle ME, Cohen NJ et al (1998) Hemispheric specialization in human dorsal frontal cortex and medial temporal lobe for verbal and nonverbal memory encoding. Neuron 20:927–936

[97] Kensinger EA, Clarke RJ, Corkin S (2003) What neural correlates underlie successful encoding and retrieval? A functional magnetic resonance imaging study using a divided attention paradigm. J Neurosci 23(6):2407–2415

[98] Killgore WD, Casasanto DJ, Yurgelun-Todd DA, Maldjian JA, Detre JA (2002) Functional activation of the left amygdala and hippocampus during associative encoding. Neuroreport 11:2259–2263

[99] Kirchhoff BA, Wagner AD, Maril A, Stern CE (2000) Prefrontal-temporal circuitry for episodic encoding and subsequent memory. J Neurosci 20(16):6173–6180

[100] Kirsch HE, Walker JA, Winstanley FS, Hendrickson R, Wong ST, Barbaro NM et al (2005) Limitations of Wada memory asymmetry as a predictor of outcomes after temporal lobectomy. Neurology 65:676–680

[101] Knecht S, Deppe M, Dräger B, Bobe L, Lohmann H, Ringelstein EB et al (2000a) Language lateralization in healthy right-handers. Brain 123:74–81

[102] Knecht S, Dräger B, Deppe M, Bobe L, Lohmann H, Flöel A et al (2000b) Handedness and hemispheric language dominance in healthy humans. Brain 123:2512–2518

[103] Knecht S, Floel A, Drager B, Breitenstein C, Sommer J, Henningsen H et al (2002) Degree of language lateralization determines susceptibility to unilateral brain lesions. Nat Neurosci 5(7):695–699

[104] Kneebone AC, Chelune GJ, Dinner DS, Naugle RI, Awad IA (1995) Intracarotid amobarbital procedure as a predictor of material-specific memory change after anterior temporal lobectomy. Epilepsia 36:857–865

[105] Knight RT (1996) Contribution of the human hippocampal region to novelty detection. Nature 383:256–259

[106] Kubu CS, Girvin JP, McLachlan RS, Pavol M, Harnadek MC (2000) Does the intracarotid amobarbital procedure predict global amnesia after temporal lobectomy? Epilepsia 41:1321–1329

[107] Lacruz ME, Alarcon G, Akanuma N, Lum FC, Kissani N, Koutroumanidis M et al (2004) Neuropsychological effects associated with temporal lobectomy and amygdalohippocampectomy depending on Wada test failure. J Neurol Neurosurg Psychiatry 75:600–607

[108] Lambon Ralph MA, McClelland J, Patterson K, Galton CJ, Hodges JR (2001) No right to speak? The relationship between object naming and semantic impairment: neuropsychological evidence and a computational model. J Cogn Neurosci 13:341–356

[109] Langfitt JT, Rausch R (1996) Word-finding deficits persist after left anterotemporal lobectomy. Arch Neurol 53:72–76

[110] Langfitt JT, Westerveld M, Hamberger MJ, Walczak TS, Cicchetti DV, Berg AT et al (2007) Worsening of quality of life after epilepsy surgery: effect of seizures and memory decline. Neurology 68(23):1988–1994

[111] Lee GP, Loring DW, Smith JR, Flanigin HF (1995) Intraoperative hippocampal cooling and Wada memory testing in the evaluation of amnesia risk following anterior temporal lobectomy. Arch Neurol 52:857–861

[112] Lee TMC, Yip JTH, Jones-Gotman M (2002) Memory deficits after resection of left or right anterior temporal lobe in humans: a meta-analytic review. Epilepsia 43:283–291

[113] Lehéricy S, Cohen L, Bazin B, Samson S, Giacomini E, Rougetet R et al (2000) Functional MR evaluation of temporal and frontal language dominance compared with the Wada test. Neurology 54:1625–1633

[114] Li L, Miller EK, Desimone R (1993) The representation of stimulus familiarity in anterior inferior temporal cortex. J Neurophysiol 69:1918–1929

[115] Lineweaver TT, Naugle RI, Cafaro AM, Bingaman W, Luders HO (2004) Patients' perceptions of memory functioning before and after surgical intervention to treat medically refractory epilepsy. Epilepsia 45:1604–1612

[116] Lineweaver TT, Morris HH, Naugle RI, Najm IM, Diehl B, Bingaman W (2006) Evaluating the contributions of state-of-the-art assessment techniques to predicting memory outcome after unilateral anterior temporal lobectomy. Epilepsia 47(11):1895–1903

[117] Loddenkemper T, Morris HH, Lineweaver TT, Kellinghaus C (2007) Repeated intracarotid amobarbital tests. Epilepsia 48(3):553–558

[118] Loring DW, Lee GP, Meador KJ, Flanigin HF, Figueroa RE, Martin RC (1990a) The intracarotid amobarbital procedure as a predictor of memory failure following unilateral temporal lobectomy. Neurology 40:605–610

[119] Loring DW, Meador KJ, Lee GP, Murro AM, Smith JR, Flanigin HF et al (1990b) Cerebral language lateralization: evidence from intracarotid amobarbital testing. Neuropsychologia 28(8):831–838

[120] Loring DW, Meador KJ, Lee GP, King DW, Gallagher BB, Murro AM et al (1994) Stimulus timing effects on Wada memory testing. Arch Neurol 51:806–810

[121] Loring DW, Hermann BP, Perrine K, Plenger PM, Lee GP, Nichols ME et al (1995a) Memory for real objects is superior to line drawing recognition in discrimination of lateralized temporal lobe impairment during the Wada test. J Int Neuropsychol Soc 1:134

[122] Loring DW, Meador KJ, Lee GP, King DW, Nichols ME, Park YD et al (1995b) Wada memory asymmetries predict verbal memory decline after anterior temporal lobectomy. Neurology 45:1329–1333

[123] Martin A (1999) Automatic activation of the medial temporal lobe during encoding: lateralized influences of meaning and novelty. Hippocampus 9:62–70

[124] Martin RC, Grote CL (2002) Does the Wada test predict memory decline following epilepsy surgery. Epilepsy Behav 3(1):4–15

[125] Martin RC, Sawrie SM, Roth DL, Giliam FG, Faught E, Morawetz RB et al (1998) Individual memory change after anterior temporal lobectomy: a base rate analysis using regression-based outcome methodology. Epilepsia 39:1075–1082

[126] Mazoyer BM, Tzourio N, Frak V, Syrota A, Murayama N, Levrier O et al (1993) The cortical representation of speech. J Cogn Neurosci 5(4):467–479

[127] McClelland JL, McNaughton BL, O'Reilly RC (1995) Why are there complementary learning systems in the hippocampus and neocortex: insights from the success and failures of connectionist models of learning and memory. Psychol Rev 102:409–457

[128] McIntosh AM, Wilson SJ, Berkovic SF (2001) Seizure outcome after temporal lobectomy: current research practice and findings. Epilepsia 42(10):1288–1307

[129] Mechanic-Hamilton D, Korczykowski M, Yushkevich PA, Lawler K, Pluta J, Glynn S et al (2009) Hippocampal volumetry and functional MRI of memory in temporal lobe epilepsy. Epilepsy Behav 16(1):128–138

[130] Milner B, Branch C, Rasmussen T (1962) Study of shortterm memory after intracarotid injection of sodium amytal. Trans Am Neurol Assoc 87:224–226

[131] Morawetz C, Holz P, Lange C, Baudewig J, Weniger G, Irle E et al (2008) Improved functional mapping of the human amygdala using a standard functional magnetic resonance imaging sequence with simple modifications. Magn Reson Imaging 26:45–53

[132] Nagata S, Uchimura K, Hirakawa W, Kuratsu J (2001) Method for quantitatively evaluating the lateralization of linguistic function using functional MR imaging. Am J Neuroradiol 22:985–991

[133] Novelly RA, Williamson PD (1989) Incidence of falsepositive memory impairment in the intracarotid Amytal procedure. Epilepsia 30:711

[134] Olson IR, McCoy D, Klobusicky E, Ross LA (2013) Social cognition and the anterior temporal lobes: a review and theoretical framework. Soc Cogn Affect Neurosci 8(2):123–133

[135] O'Reilly RC, Rudy JW (2001) Conjunctive representations in learning and memory: principles of cortical and hippocampal function. Psychol Rev 108:311–345

[136] Otten LJ, Henson RNA, Rugg MD (2001) Depth of processing effects on neural correlates of memory encoding. Relationship between findings from across- and within-task comparisons. Brain 124(2):399–412

[137] Paller KA, Wagner AD (2002) Observing the transformation of experience into memory. Trends Cogn Sci 6:93–102

[138] Parsons MW, Haut MW, Lemieux SK, Moran MT, Leach SG (2006) Anterior medial temporal lobe activation during encoding of words: FMRI methods to optimize sensitivity. Brain Cogn 60(3):253–261

[139] Patterson K, Nestor PJ, Rogers TT (2007) Where do you know what you know? The representation of semantic knowledge in the human brain. Nat Rev Neurosci 8:976–987

[140] Perrine K, Hermann BP, Meador KJ, Vickrey BG, Cramer JA, Hays RD et al (1995) The relationship of neuropsychological functioning to quality of life in epilepsy. Arch Neurol 52(10):997–1003

[141] Pigot S, Milner B (1993) Memory for different aspects of complex visual scenes after unilateral-temporal or frontal-lobe resection. Neuropsychologia 13:1–15

[142] Pillon B, Bazin B, Deweer B, Ehrle N, Baulac M, Dubois B (1999) Specificity of memory deficits after right or left temporal lobectomy. Cortex 35:561–571

[143] Powell HW, Koepp MJ, Symms MR, Boulby PA, SalekHaddadi A, Thompson PJ et al (2005) Materialspecific lateralization of memory encoding in the medial temporal lobe: blocked versus event-related design. NeuroImage 48:1512–1525

[144] Powell HWR, Richardson MP, Symms MR, Boulby PA, Thompson PJ, Duncan JS et al (2008) Preoperative fMRI predicts memory decline following anterior temporal lobe resection. J Neurol Neurosurg Psychiatry 79:686–693

[145] Prince SE, Daselaar SM, Cabeza R (2005) Neural correlates of relational memory: successful encoding and retrieval of semantic and perceptual associations. J Neurosci 25(5):1203–1210

[146] Prince SE, Tsukiura T, Cabeza R (2007) Distinguishing

the neural correlates of episodic memory encoding and semantic memory retrieval. Psychol Sci 18(2):144–151

[147] Rabin ML, Narayan VM, Kimberg DY, Casasanto DJ, Glosser G, Tracy JI et al (2004) Functional MRI predicts post-surgical memory following temporal lobectomy. Brain 127(10):2286–2298

[148] Reber PJ, Wong EC, Buxton RB (2002) Encoding activity in the medial temporal lobe examined with anatomically constrained fMRI analysis. Hippocampus 12(3):363–376

[149] Richardson MP, Strange BA, Thompson PJ, Baxendale SA, Duncan JS, Dolan RJ (2004) Pre-operative verbal memory fMRI predicts post-operative memory decline after left anterior temporal lobe resection. Brain 127:2419–2426

[150] Richardson MP, Strange BA, Duncan JS, Dolan RJ (2006) Memory fMRI in left hippocampal sclerosis. Optimizing the approach to predicting postsurgical memory. Neurology 66:699–705

[151] Riches IP, Wilson FAW, Brown MW (1991) The effects of visual stimulation and memory on neurones of the hippocampal formation and neighboring parahippocampal gyrus and inferior temporal cortex of the primate. J Neurosci 11:1763–1779

[152] Rogers TT, Hocking J, Noppeney U, Mechelli A, GornoTempini ML, Patterson K et al (2006) Anterior temporal cortex and semantic memory: reconciling findings from neuropsychology and functional imaging. Cogn Affect Behav Neurosci 6(3):201–213

[153] Rosazza C, Ghielmetti F, Minati L, Vitali P, Giovagnoli AR, Deleo F et al (2013) Preoperative language lateralization in temporal lobe epilepsy (TLE) predicts peri-ictal, pre- and post-operative language performance: an fMRI study. NeuroImage: Clinical 3:73–83

[154] Ross LA, Olson IR (2010) Social cognition and the anterior temporal lobes. NeuroImage 49:3452–3462

[155] Rugg MD, Otten LJ, Henson RNA (2002) The neural basis of episodic memory: evidence from functional neuroimaging. Philos Trans Royal Soc Lond Ser B 357:1097–1110

[156] Rutten G-J, Ramsey N, van Rijen P, Alpherts W, van Veelen C (2002) fMRI-determined language lateralization in patients with unilateral or mixed language dominance according to the Wada test. NeuroImage 17:447–460

[157] Sabbah P, Chassoux F, Leveque C, Landre E, BaudoinChial S, Devaux B et al (2003) Functional MR imaging in assessment of language dominance in epileptic patients. NeuroImage 18:460–467

[158] Sabsevitz DS, Swanson SJ, Morris GL, Mueller WM, Seidenberg M (2001) Memory outcome after left anterior temporal lobectomy in patients with expected and reversed Wada memory asymmetry scores. Epilepsia 42:1408–1415

[159] Sabsevitz DS, Swanson SJ, Hammeke TA, Spanaki MV, Possing ET, Morris GL et al (2003) Use of preoperative functional neuroimaging to predict language deficits from epilepsy surgery. Neurology 60:1788–1792

[160] Saykin AJ, Stafiniak P, Robinson LJ, Flannery K, Gur R, O'Connor MJ et al (1995) Language before and after temporal lobectomy: specificity of acute changes and relation to early risk factors. Epilepsia 36:1071–1077

[161] Schacter DL, Addis DR (2007) The cognitive neuroscience of constructive memory: remembering the past and imagining the future. Philos Trans Royal Soc Lond: Ser B 362(1481):773–786

[162] Schacter DL, Wagner AD (1999) Medial temporal lobe activations in fMRI and PET studies of episodic encoding and retrieval. Hippocampus 9:7–24

[163] Scoville WB, Milner B (1957) Loss of recent memory after bilateral hippocampal lesions. J Neurol Neurosurg Psychiatry 20:11–21

[164] Seghier ML (2008) Laterality index in functional MRI: methodological issues. Magn Reson Imaging 26(5):594–601

[165] Sidhu MK, Stretton J, Winston GP, Symms M, Thompson PJ, Koepp MJ et al (2015) Memory fMRI predicts verbal memory decline after anterior temporal lobe resection. Neurology 84:1512–1519

[166] Simkins-Bullock J (2000) Beyond speech lateralization: a review of the variability, reliability, and validity of the intracarotid amobarbital procedure and its nonlanguage uses in epilepsy surgery candidates. Neuropsychol Rev 10:41–74

[167] Small SA, Nava AS, Perera GM, DeLaPaz R, Mayeux R, Stern Y (2001) Circuit mechanisms underlying memory encoding and retrieval in the long axis of the hippocampal formation. Nat Neurosci 4(4):442–449

[168] Smith SM, Fox PT, Miller KL, Glahn DC, Fox PM, Mackay CE et al (2009) Correspondence of the brain's functional architecture during activation and rest. Proc Natl Acad Sci U S A 106(31):13040–13045

[169] Smitha XKA, Arun XKM, Rajesh XPG, Thomas XB, Kesavadas XC (2017) Resting-state seed-based analysis: an alternative to task-based language fMRI and its laterality index. Am J Neuroradiol 38:1187–1192

[170] Sperling RA, Bates JF, Cocchiarella AJ, Schacter DL, Rosen BR, Albert MS (2001) Encoding novel facename associations: a functional MRI study. Hum Brain Mapp 14(3):129–139

[171] Spitsyna G, Warren JE, Scott SK, Turkheimer FE, Wise RJS (2006) Converging language streams in the human temporal lobe. J Neurosci 26(28):7328–7336

[172] Spreer J, Arnold S, Quiske A, Ziyeh S, Altenmüller DM, Herpers M et al (2002) Determination of hemisphere dominance for language: comparison of frontal and temporal fMRI activation with intracarotid amytal testing. Neuroradiology 44:467–474

[173] Springer JA, Binder JR, Hammeke TA, Swanson SJ, Frost JA, Bellgowan PSF et al (1999) Language dominance in neurologically normal and epilepsy subjects: a functional MRI study. Brain 122:2033–2045

[174] Squire LR (1992) Memory and the hippocampus: a synthesis from findings with rats, monkeys, and humans. Psychol Rev 99:195–231

[175] Stafiniak P, Saykin AJ, Sperling MR, Kester DB, Robinson LJ, O'Connor MJ et al (1990) Acute naming deficits following dominant temporal lobectomy: prediction by age at first risk for seizures. Neurology 40:1509–1512

[176] Stark CE, Squire LR (2001) When zero is not zero: the problem of ambiguous baseline conditions in fMRI. Proc Natl Acad Sci U S A 98(22):12760–12766

[177] Stern CE, Corkin S, González RG, Guimaraes AR, Baker JA, Jennings PJ et al (1996) The hippocampal formation participates in novel picture encoding: evidence from functional magnetic resonance imaging. Proc Natl Acad Sci U S A 93:8660–8665

[178] Stroup E, Langfitt JT, Berg M, McDrmott M, Pilcher W, Como P (2003) Predicting verbal memory decline following anterior temporal lobectomy (ATL). Neurology 60:1266–1273

[179] Szaflarski JP, Gloss D, Binder JR, Gaillard WD, Golby AJ, Holland SK et al (2017) Practice guideline summary: Use of fMRI in the presurgical evaluation of patients with epilepsy. Report of the Guideline Development, Dissemination, and Implementation Subcommittee of the American Academy of Neurology. Neurology 88(4):395–402

[180] Tellez-Zenteno JF, Dhar R, Wiebe S (2005) Long-term seizure outcomes following epilepsy surgery: a systematic review and meta-analysis. Brain 128:1188–1198

[181] Tomasi D, Volkow ND (2012) Resting functional connectivity of language networks: characterization and reproducibility. Mol Psychiatry 17(8):841–854

[182] Trenerry MR, Jack CRJ, Ivnik RJ, Sharbrough FW, Cascino GD, Hirschorn KA et al (1993) MRI hippocampal volumes and memory function before and after temporal lobectomy. Neurology 43(9):1800–1805

[183] Tulving E, Markowitsch HJ, Crail FIM, Habib R, Houle S (1996) Novelty and familiarity activations in PET studies of memory encoding and retrieval. Cereb Cortex 6:71–79

[184] Uncapher MR, Rugg MD (2005) Encoding and durability of episodic memory: a functional magnetic resonance imaging study. J Neurosci 25(31):7260–7267

[185] Vandenberghe R, Nobre AC, Price CJ (2002) The response of left temporal cortex to sentences. J Cogn Neurosci 14(4):550–560

[186] Vilberg KL, Rugg MD (2008) Memory retrieval and the parietal cortex: a review of evidence from a dual-process perspective. Neuropsychologia 46(7):1787–1799

[187] Vincent JL, Snyder AZ, Fox MD, Shannon BJ, Andrews JR, Raichle ME et al (2006) Coherent spontaneous activity identifies a hippocampal-parietal memory network. J Neurophysiol 96(6):3517–3531

[188] Vincent JL, Kahn I, Snyder AZ, Raichle ME, Buckner RL (2008) Evidence for a frontoparietal control system revealed by intrinsic functional connectivity. J Neurophysiol 100(6):3328–3342

[189] Visser M, Jefferies E, Lambon Ralph MA (2010) Semantic processing in the anterior temporal lobes: a meta-analysis of the functional neuroimaging literature. J Cogn Neurosci 22(6):1083–1094

[190] Wada J, Rasmussen T (1960) Intracarotid injection of sodium amytal for the lateralization of cerebral speech dominance. J Neurosurg 17:266–282

[191] Wagner AD, Schacter DL, Rotte M, Koutstaal W, Maril A, Dale AM et al (1998) Building memories: remembering and forgetting of verbal experiences as predicted by brain activity. Science 281:1188–1191

[192] Wang D, Buckner RL, Liu H (2014) Functional specialization in the human brain estimated by intrinsic hemispheric interaction. J Neurosci 34:12341–12352

[193] Wechsler D (1997) Wechsler memory scale—Third Edition. WMS-III Administration and scoring manual. Psychological Corporation, San Antonio, TX

[194] Weis S, Klaver P, Reul J, Elger CE, Fernández G (2004) Temporal and cerebellar brain regions that support both declarative memory formation and retrieval. Cereb Cortex 14:256–267

[195] Wendel JD, Trenerry MR, Xu YC, Sencakova D, Cascino GD, Britton JW et al (2001) The relationship between quantitative T2 relaxometry and memory in nonlesional temporal lobe epilepsy. Epilepsia 42:863–869

[196] Wilke M, Schmithorst VJ (2006) A combined bootstrap/histogram analysis approach for computing a lateralization

index from neuroimaging data. NeuroImage 33:522–530

[197] Woermann FG, Jokeit H, Luerding R, Freitag H, Schulz R, Guertler S et al (2003) Language lateralization by Wada test and fMRI in 100 patients with epilepsy. Neurology 61(5):699–701

[198] Worthington C, Vincent DJ, Bryant AE, Roberts DR, Vera CL, Ross DA et al (1997) Comparison of functional magnetic resonance imaging for language localization and intracarotid speech amytal testing in presurgical evaluation for intractable epilepsy. Stereotact Funct Neurosurg 69:197–201

[199] Xu J, Kemeny S, Park G, Frattali C, Braun A (2005) Language in context: emergent features of word, sentence, and narrative comprehension. NeuroImage 25:1002–1015

[200] Yeo BT, Krienen FM, Sepulcre J, Sabuncu MR, Lashkari D, Hollinshead M et al (2011) The organization of the human cerebral cortex estimated by intrinsic functional connectivity. J Neurophysiol 106:1125–1165

[201] Yetkin FZ, Swanson S, Fischer M, Akansel G, Morris G, Mueller W et al (1998) Functional MR of frontal lobe activation: Comparison with Wada language results. Am J Neuroradiol 19:1095–1098

[202] Zahn R, Moll J, Krueger F, Huey ED, Garrido G, Grafman J (2007) Social concepts are represented in the superior anterior temporal cortex. Proc Natl Acad Sci U S A 104:6430–6435

[203] Zeinah MM, Engel SA, Thompson PM, Bookheimer SY (2003) Dynamics of the hippocampus during encoding and retrieval of face-name pairs. Science 299:577–580

231

第18章

术前运动和躯体感觉功能的 BOLD-fMRI

Preoperative Blood Oxygen Level–Dependent (BOLD) Functional Magnetic Resonance Imaging (fMRI) of Motor and Somatosensory Function

Christoph Stippich　Anthony Tyndall **著**

郭　坤　李瑞利　卢　洁 **译**

一、fMRI 在 Rolandic 区手术的应用

患者"中央区"或其周围进行手术，可能导致中央前回或中央后回损伤，出现运动或感觉功能障碍，显著影响患者生活质量。血氧水平依赖（blood oxygen level-dependent，BOLD）功能磁共振成像（functional magnetic resonance imaging，fMRI）能无创提供手术靶区相关功能区的皮层精确定位，有助于选择手术适应证、计划和手术切除，从而彻底切除病灶并保留功能（Petrella 等，2006）。fMRI 成像帮助识别不适合手术治疗，但通过放疗、化疗等微创治疗获益更多的患者。此类患者常表现为弥漫浸润或复发恶性肿瘤，手术无法将病灶完全切除。这种情况尽可能将治疗引起的相关功能障碍降至最低，治疗前 fMRI 提供重要的诊断信息，评估个体的治疗风险，从而优化治疗方案。由于每例患者的大脑解剖都是独特的，并且病变导致不典型结构或功能重组，因此功能磁共振脑成像不能一概而论，必须个体化应用（Bates 等，2003；Duffau，2005）。此外，功能成像有助于计划病灶局部切除或活检，还可以用于清醒开颅术和癫痫手术。术前 fMRI 大多用于肿瘤或癫痫患者，以保留邻近的脑功能区。fMRI 也可用于非切除性神经外科手术，如药物难治性慢性疼痛，fMRI 有助于指导运动皮层刺激电极的放置（Pirotte 等，2005a，b）。术前 fMRI 可用于功能神经导航，与扩散张量成像（Diffusion tensor imaging，DTI）结合，对术中重要纤维束（如锥状束）进行可视化（Nimsky 等，2006）。

使用大脑形态学图像的不同解剖结构作为标志，可以很容易并可靠地定位中央区（第 2 章；图 18-1）。最可靠的解剖学标志是中央前回的"手结区"，横断面图像代表与手运动相关的结构（Yousry 等，1997），对应矢状位图像的"中央前沟"，这些形态学标志提示功能成像在 rolandic 区神经外科手术的必要性，但没有考虑形态学影像的局限性，即解剖变异或病理条件下（如占位效应、浸润、破坏、恶性肿瘤的术后复发）都会影响脑回和脑沟的正确识别。手运动区是唯一仅凭解剖学标志就能识别的脑功能区，其他感觉和运动皮层定位只能通过功能影像识别（Fesl 等，2003），包括初级运动皮层（M1）和初级躯体感觉皮层（S1）。大量研究支持 fMRI 是术前评价的重要手段（Stippich 等，2007），由于脑结构成像的局限性（Rolls 等，2007），术前 fMRI 逐渐应

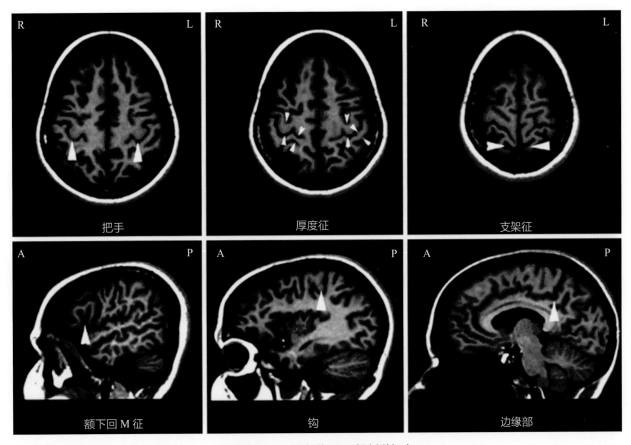

▲ 图 18-1 形态学 MRI 解剖学标志

上排为横轴位，下排为矢状位。白箭表示相关解剖结构。"手结区"和"钩"都表示"中央前回手结区"（经许可转载，引自 Stippich，2007，第 90 页）

用于临床，有助于评估病变或治疗导致的脑可塑性和功能重组（Shinoura 等，2006）。例如，解剖学改变无法解释的运动和躯体感觉功能障碍，以及恶性肿瘤复发需要再次手术的患者。

总之，由于影像形态学、临床和电生理诊断的局限性，以及治疗需要了解脑生理和神经可塑性改变，或病理性（如癫痫）脑改变，治疗前进行 fMRI 检查，以及联合其他 MRI 方法，如各向异性分数（fractional anisotropy，FA）或 DTI 显示重要纤维通路如锥体束（Schonberg 等，2006；图 18-2），并结合解剖、病理和功能生成视化诊断信息。

二、文献综述

目前，fMRI 是术前计划最常用的无创性神经影像学方法，有助于指导初级运动区的肿瘤和癫痫手术（Hirsch 等，2000；Bartsch 等，2006；Petrella 等，2006；Sunaert 2006；Rosen 和 Savoy，2012；Pillai，2010，Orringer 等，2012；Silva 等，2018）。临床上 fMRI 首先应用于定位 Rolandic 区脑肿瘤患者的初级运动区（Jack 等，1994）。健康受试者首次应用 BOLD-fMRI 后不久，研究者提出在临床应用的设想，特别是术前识别运动及躯体感觉皮层（Belliveau 等，1991；Bandettini 等，1992；Kwong 等，1992；Ogawa 等，1993）。术前 fMRI 首次临床应用可追溯至 1994 年，Jack 等将其用于 2 例躯体运动皮层脑肿瘤患者，并用电生理技术验证了初步结果（Jack 等，1994）。随后一些病例研究（Baumann 等，

233

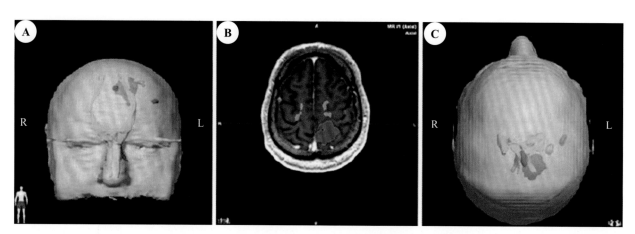

▲ 图 18-2　BOLD-fMRI 结合 DTI 纤维追踪进行神经导航

三维（3D）表面投影（A. 前后位；B. 上下位）和二维（2D）导航图（B）。脚趾（红色）、手指（橘黄色）和舌头（粉红色）运动对应的大脑皮层的空间关系，清晰显示锥体束（绿色）与脑肿瘤（紫色）的空间关系。肿瘤累及顶上小叶，侵及中央后回，延伸至下肢运动功能皮层区

1995；Cosgrove 等，1996）和小样本报道（Puce 等，1995；Pujol 等，1996；Mueller 等，1996；Krings 等，1998）胶质瘤或动静脉畸形（arteriovenous malformations，AVM）的应用，证实临床使用运动和感觉任务 fMRI 的可行性，在术前风险评估、治疗方案和手术计划方面具有价值。此后几年大样本脑肿瘤患者（达 50 例）的研究，表明 fMRI 是手术决策的重要影响因素（Schlosser 等，1997；Pujol 等，1998）。研究比较分析术前 fMRI 数据与参考标准皮层内刺激（intracortical stimulation，ICS），本章节仅介绍脑肿瘤相关内容，其他研究将在第 11～13、21、22 章进行介绍。几乎所有研究都发现中央沟周围病变患者术前 fMRI 与 ICS 数据高度一致（Dymarkowski 等，1998；Achten 等，1999；Roux 等，1999a，b），一致性为 83%（33 例患者，Majos 等，2005）和 92%（60 例患者，Lehericy 等，2000）。fMRI 定位运动功能区与皮层电刺激显著相关，相关性高于定位语言功能区，但一致性还不足以取代皮层电刺激（Bizzi 等，2008；Kapsalakis 等，2012）。任务态 fMRI 定位脑肿瘤患者感觉运动区的灵敏度为 85%（103 例患者，Krings 等，2001），97%

（125 例患者，Hirsch 等，2000）和 96%（268 例患者，Tyndall 等，2017），此外研究也关注 fMRI 结果与其他功能成像方法结果的相关性，如 PET（Bittar 等，1999）。

Lee 等首次报道 fMRI 对神经外科手术计划的影响，研究纳入 32 例脑肿瘤患者，应用术前 fMRI 定位感觉运动功能区，发现 55% 患者能够确定手术切除的可行性，22% 患者辅助制订手术计划，78% 患者帮助有创性手术功能区定位，总之 89% 的脑肿瘤患者有助于制订手术决策（Lee 等，1999）。Ternovoi 等报道相似的结果，发现术前 fMRI 结果影响 69% 脑肿瘤患者（共 16 例）的治疗决策（Ternovoi 等，2004）。其他研究分析手术预后的功能性风险预测因子，Haberg 等对 25 例位于感觉运动区附近的原发脑肿瘤患者进行研究，发现 80% 患者成功进行了 fMRI 成像，其中 75% 用于术前计划。当肿瘤边界与 BOLD 激活脑区之间距离≥10mm 时，术后功能缺失的风险显著降低（Haberg 等，2004）。Krishnan 等评估了 54 例脑肿瘤患者的 BOLD 激活，发现病变与激活区的距离 <5mm 和切除不彻底都是术后神经功能缺失的预测因子，因此建议在 10mm 范围

内进行皮层刺激（Krishnan 等，2004）。额叶内侧病变的患者，术前 fMRI 能够明确辅助运动区（supplementary motor area，SMA）的危险区域，与术后一过性运动障碍和语言障碍有关（Krainik 等，2001，2003，2004）。作者对 16 例低级别胶质瘤患者应用 fMRI 指导手术切除，肿瘤无明显强化，仅凭形态学影像很难确定手术切缘，应用 fMRI 确定手术切缘，中位随访 25 个月，患者没有出现永久性神经功能障碍和影像学肿瘤进展（Hall 等，2005）。然而，有关手术引起的神经功能障碍，脑功能区激活和切缘之间安全距离的定量研究很少，还不能得出结论或合理建议。

总之，尽管上述研究证实术前 fMRI 临床应用的可行性，并有助于制订治疗决策，但并未证实是否降低治疗后复发，因此需要进行优化和标准化方案的临床对照试验。尽管大多数研究者同意标准化流程的必要性，一些方法学研究也提出了优化的临床使用方案（Hirsch 等，2000；Ramsey 等，2001；Rutten 等，2002；Stippich 等，1999，2000，2002a，b，2004；Stippich，2005），但目前还没有大规模随机临床试验证明术前 fMRI 降低治疗后复发率（Sunaert，2006）。

虽然大多数研究发现 fMRI 对脑病变的感觉运动区能够精准识别，但与正常脑功能相比，经常会发生脑激活模式改变，称为病变引起的脑重组或可塑。早期研究纳入 7 例初级感觉运动皮层区脑胶质瘤患者，发现功能区激活发生移位或减低（Atlas 等，1996）。Roux 等分析 17 例患者脑激活类型与肿瘤组织学特征的相关性，发现浸润性肿瘤出现肿瘤内激活，移位和分布与浸润程度相关，而非浸润性肿瘤激活向肿瘤外偏移。远离运动皮层的肿瘤，没有检测到肿瘤内激活（Roux 等，1997）。同样，一项纳入 51 例患者的 PET 研究发现，中央沟附近病变激活模式与病变部位更相关（Bittar 等，2000）。其他研究

发现运动和感觉皮层肿瘤周围 BOLD 信号较对侧明显减低，这种现象见于胶质瘤，胶质母细胞瘤最明显，可能与肿瘤引起的局部脑血流动力学改变有关（Holodny 等，1999，2000；Krings 等，2002a，b），而其他肿瘤（转移、海绵状血管瘤、脓肿、AVM、脑膜瘤）没有发现 BOLD 信号减低（Schreiber 等，2000）。

一项纳入 33 例脑内和脑外肿瘤患者的研究，探讨了肿瘤类型和肿瘤与功能皮层距离对 fMRI 激活体积的影响（Liu 等，2005），发现除了肿瘤所在初级感觉运动皮层的激活移位或减少外，其他损伤诱导的重组还包括病变对侧皮层激活或随着轻瘫程度的增加而增强的非初级感觉运动区域的激活（Alkadhi 等，2000；Carpentier 等，2001；Krings 等，2002a，b）。既往接受过手术（Kim 等，2005）或切除术后新发中枢性轻瘫的患者（Reinges 等，2005），BOLD 激活明显减低。一项 fMRI 研究对肿瘤血容量和灌注进行测量，提出肿瘤引起 BOLD 信号减低的可能原因，认为 BOLD 振幅与肿瘤总血容量有关，肿瘤盗血现象导致瘤周灌注减低，伴随 BOLD 激活降低（Ludemann 等，2006）。然而，术前伴有水肿的胶质瘤切除后导致肿瘤同侧 BOLD 激活一过性增加，可能与颅内压力降低有关（Kokkonen 等，2005）。病变引起的功能重组反映神经网络的可塑性，以补偿感觉或运动损伤。术前 fMRI 发现功能重组对于制订手术切除计划具有重要临床意义，因为功能重组可能导致假阴性结果。

与单独使用 fMRI 相比，将术前 fMRI 和 DTI 联合应用，能更好估计肿瘤边界与功能皮层的距离。对于中央区的占位性病变，脑白质纤维束的起源、方向和可视化，有助于改善手术效果，降低患者复发率（Krings 等，2001；Parmar 等，2004；Ulmer 等，2004；Shinoura 等，2005；Stippich 等，2003；Holodny 等，2001）。

fMRI 数据的采集和处理非常耗时，实时 fMRI 的临床应用能够实现快速在线分析，对于手术患者特别有价值。Möller 等对 10 例中央区脑肿瘤患者研究，证明术前实时 fMRI 检查的可行性（Möller 等，2005）。另一项研究对 11 例脑肿瘤患者进行运动和语言任务实时 fMRI 成像，发现手运动任务激活明显，脚运动任务激活较弱，选定阈值语言任务无明显激活，提示实时 fMRI 临床常规可行，但流程需要优化（Schwindack 等，2005）。此外，Gasser 等对 4 例病变位于中央区附近的麻醉患者记录术中 fMRI，通过被动刺激模式和在线评估分析数据，考虑脑移位的情况下能够术中识别功能脑区（Gasser 等，2005）。

随着高场强磁共振应用于临床，术前 3TfMRI 在脑肿瘤患者的可行性得到证实（Roessler 等，2005；VanWesten 等，2005；Feigl 等，2008），已经应用于部分医院（Geerts 等，2007）。关于影像学在疾病管理的作用，以及脑肿瘤学的影像引导治疗方法进展，见 Jacobs 等（2005）和 Pilllai（2010）的文章。

注：最近美国医学会（www.ama-assn.org）发布临床 fMRI 应用的代码（Current Procedural Terminology，CPT），使用说明见磁共振成像协议（Thulborn，2006）。

三、注意事项

fMRI 在临床易于实施，且功能定位可靠，主要用于术前运动皮层定位。组块设计 fMRI 较事件相关更广泛用于运动皮层定位，可能由于前者检测能力高、设计相对简单，患者能够更好地配合（Tie 等，2009）。通常一个简单的组块设计包含 3~5 个刺激 – 基线循环，患者通过舌或唇、手或手指、脚或脚趾进行自定节奏的运动研究运动皮层躯体定位（somatotopy）。

临床 fMRI 检查成功的必要条件包括：①运动任务轻瘫患者也可执行；②将运动降至最小；③扫描时间短。在这些条件下初级运动皮层 BOLD 激活通常非常稳定，需要从临床试验中选出"最可行"的运动任务，患者在扫描期间进行最佳定位和头部固定，数据处理运用合适的运动校正方法，扫描方案在志愿者进行评估，以实现稳定的功能定位、较高的 BOLD 信号和较短的扫描时间。临床 fMRI 数据解读需要标准化的 fMRI 流程（扫描、数据处理和评估）、扫描协议能获得标准化数据（理想情况下包括重要影响因素，如利手），以及患者神经功能的精确评估。研究者在 fMRI 测量前对每位患者进行个体化训练至关重要，为了控制错误的任务表现，建议扫描过程中使用视频监控。对于无法配合的患者，需要研究者在检查室内给予直接指导（如运动开始或停止时拍手）。所有错误测量必须排除，而且需要重复测量。

临床轻瘫患者的检查仍然具有挑战，基于躯体感觉刺激（Stippich 等，1999，2004；Stippich，2005）或健侧复杂手指运动（Stippich 等，2000）的专用模式有助于解决这一问题。躯体感觉刺激还可以用于无法配合或服用镇静药的患和儿童，自动化设备可以提供重复刺激，标准条件下进行随访研究的理想工具（Golaszewski 等，2002；Kurth 等，1998；Stippich 等，1999），详见图 18-6 和图 18-7。关于运动和躯体感觉功能的多种 fMRI 成像范式的文献综述不属于本章范畴。目前大多数磁共振厂商都配备了功能 BOLD 成像在线数据处理软件，非常方便进行分析。

四、诊断目的

术前 fMRI 主要诊断目的是定位与手术靶区相关的初级运动皮层和（或）初级躯体感觉皮层，以及定位中央前回和（或）中央后回不同的皮层代表区，其次神经功能障碍的患者或计划行二次手术的患者，治疗前评价脑的可塑性和功能重组；研究 Rolandic 区病变患者脑活动的自然病程；探讨特定治疗（手术或其他治疗方式）对脑功能的影响，有助于进行临床随访。

五、术前 fMRI 患者选择

大多数术前行运动和躯体感觉 fMRI 检查的患者，为 Rolandic 区脑肿瘤、转移瘤、动静脉畸形，以及致癫痫病变。一般情况下，脑膜瘤或其他（非浸润性）脑外肿瘤患者不进行 fMRI 检查，除非是外科医生要求检查的疑难病例。对于没有直接累及中央区的额叶或顶叶病变患者，没有必要进行 fMRI 检查。

术前 fMRI 检查的患者选择应参考形态学图像的解剖结构，基于临床发现即运动和（或）感觉障碍，两者明确提示是否累及初级运动和（或）躯体感觉皮层，相应选择合适的检查方案。根据病变的部位和范围，通常只需单次 fMRI 检查，但是需要检查整个运动皮层，适当情况下检查躯体感觉皮层。

术前 fMRI 也适用于下列情况：① Rolandic 区的解剖结构完全破坏，无法识别中央前回、中央沟和中央后回；②中央前回受压或移位，无法可靠定位"手结区"，手运动区 MR 形态学无法定位中央前回躯体结构；③手术靶区位于"手结区"下方或上方，需要对面部和下肢皮层代表区精确定位；④手术靶区位于中央后回，可应用 – 躯体感觉刺激。其他（非解剖学）标准包括：⑤与神经体征和症状相关的神经可塑性改变 / 功能重组；⑥二次手术。

BOLD 信号的大小和激活中心随数据评估应用的统计阈值而变化，因此 fMRI 不能应用于确定切除边界，或病变与功能区之间的"安全"距离。严格来说，目前发表的资料非常有限（Haberg 等，2004；Krishnan 等，2004；Hall 等，

2005），还不能基于 fMRI 数据实现这些功能。此外，"有趣病例"的非标准化测量，避免应用于临床决策，但此类患者会被纳入研究试验。

六、fMRI 定位运动和感觉区的任务范式

组块设计中运动皮层任务范式，最重要的是要确定是测量初级运动皮层激活，还是同时关注次级运动皮层。只考虑初级运动皮层的情况下，任务可以包括双侧肢体活动（例如右手与左手）。因为单侧运动会激活双侧大脑半球次级运动脑区，身体左右两侧交替运动时次级运动脑区激活，但使用传统组块设计时，由于各种刺激组块间缺乏"对比"，fMRI 数据统计无法显示这种连续刺激。如果需要获得次级运动皮层激活的信息，应采用严格的单侧躯体运动模式，以"休息"作为控制条件。该模式整合了 3 种不同刺激条件，即右侧运动、休息和左侧运动。但是随着每种模式的模块数量增加，检查时间和对运动伪影的敏感性也随之增加。此外，肿瘤未累及侧大脑半球的激活信息对于治疗并不重要。而且，脑肿瘤患者检查多种皮层运动代表区的模式也存在问题，如脚、手和脸。虽然与 3 次单独测量相比，扫描时间可以缩短，但所需时间仍然比单独测量时间长。尤其对于躁动患者或轻瘫患者，出现运动伪影的可能性增加，进而影响功能区定位（Seto 等，2001，Bullmore 等，1999），只有不受运动影响的次级功能区域才能定位，fMRI 无法检测联合区域。总之，单侧肢体运动与休息交替的模式扫描时间短，最适合术前 fMRI（图 18-3）。

对伴有或不伴有肿瘤相关轻瘫或感觉障碍的神经外科手术患者的临床试验表明，与对照模式相比，自触发运动任务更适用于术前 fMRI，保证每位患者在能力范围内完成。为了将运动伪影降至最低（Hoeller 等，2002；Krings 等，2001），可选择以下运动任务（以"休息"作为控制条件），

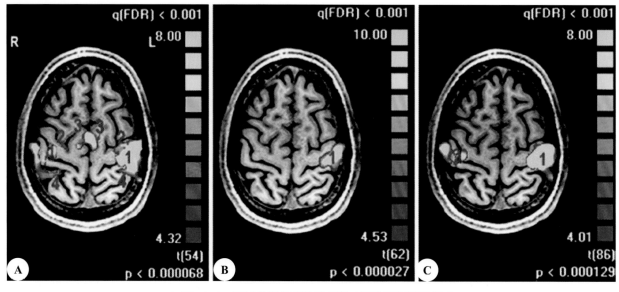

▲ 图 18-3　不同任务范式导致手运动区的不同激活模式

A. 与休息相比，右手复杂对指运动导致两侧大脑半球运动皮层网络明显激活。对侧激活范围（左侧）包括初级感觉运动皮层（1）、运动前区皮层（2）和顶叶皮层（4）。中线显示双侧辅助运动区激活（3，3），同侧（右）运动前区皮层激活（2）、初级感觉运动皮层协同激活（1）和顶叶皮层激活（4）。B. 左、右手复杂对指运动，对侧（左）初级感觉运动皮层激活（1），但次级感觉运动区没有激活。C. 右手复杂对指运动、右脚趾运动和舌头运动，对侧（左）初级感觉运动皮层激活（1）和同侧初级感觉运动皮层共激活（1），但次级感觉运动区没有激活（经许可转载，引自 Stippich，2007，第 106 页）

包括闭嘴时反复舌头运动、示指、中指、环指和小指与拇指的随机对指运动、脚踝不动的情况下反复屈伸 5 个脚趾（Stippich 等，2002a，b；图 18-4）。上肢轻度轻瘫患者可以测试握拳 / 松拳，面部、手臂和腿部运动或脚运动，往往会由于运动伪影明显，导致临床评价效果欠佳，因此不推荐用于临床 fMRI。由 3 个重复周期（4 个休息条件和 3 个刺激条件交替）组成的模式，每个模块持续时间为 20s，扫描时间增加 140s，是保证初级运动皮层功能定位和 BOLD 高信号与短扫描时间的折中方案（图 18-5）。

术前 fMRI 对于重度瘫痪患者运动功能区的定位应用有限（Pujol 等，1998；Krings 等，2002a，b），肢体运动任务获得的 BOLD 信号改变可靠性较差（Mazzetto-Betti 等，2010）。如果 fMRI 协议仅基于肿瘤对侧的自触发运动，则术前 fMRI 诊断的可靠性无法保证——患者初级运动皮层残余功能不足，导致 BOLD 信号减弱或缺失。然而，许多肿瘤相关患者可以通过激活中央后回的嘴唇、手指和脚趾初级躯体感觉皮层代表区进行检查（Stippich 等，1999）。辅助运动任务或想象任务能激活初级运动区（M1）和辅助运动区（SMA；Mizuguchi 等，2013）。虽然大多数研究都是手动实施躯体感觉刺激（如擦手掌），但自动化设备提供了可重复、标准化的刺激条件。健康对照组研究显示这些设备能够可靠激活运动皮层，且运动伪影较少（Shriver 等，2013）。使用的刺激包括电刺激（Kurth 等，1998；Kampe 等，2000；Golaszewski 等，2004）、触觉刺激（Stippich 等，1999；Wienbruch 等，2006）或振动刺激（Golaszewski 等，2002，2006）。笔者机构使用全自动气动 24 通道触觉刺激，不会出现伪影，并能产生可重复刺激和一致的检查条件，能够进行比较和疗效研究。整个装置可以在 5min 内完成安装和拆卸（图 18-6），S1 的扫描时间为 66s（Stippich 等，2004），S2 的扫描时间为 105s

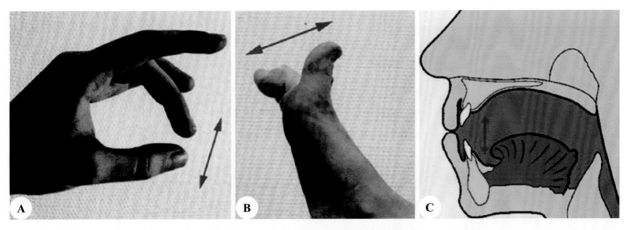

▲ 图 18-4 临床 fMRI 推荐使用自定节奏运动研究感觉运动功能区

A. 拇指与示指、中指、环指、小指做随机对指运动，运动频率约3Hz；B. 脚趾上下运动，频率＞1Hz；C.嘴闭上，舌头上下运动，运动频率约3Hz（经许可转载，引自 Stippich，2007，第 106 页）

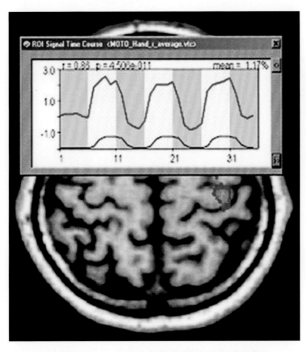

▲ 图 18-5 运动任务范式的临床标准流程

组块设计模式包括4个休息期（浅灰色）和3个刺激期（白色）交替，每个持续20s。手运动区激活的 BOLD 信号时间曲线（红线）显示局部血流动力学增加，且与任务相关。黑线表示血流动力学参考（hrf）（经许可转载，引自 Stippich，2007，第107页）

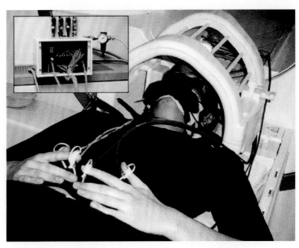

▲ 图 18-6 全自动气动触觉刺激

柔性膜（4D 神经成像，Aachen，德国）连接到耐压气动管，将刺激传递到嘴唇、手指或脚趾（没有显示）。左上：24 通道高精度电磁阀系统研究躯体感觉功能区（经许可转载，引自 Stippich，2007，第 94 页）

（Stippich，2005）。S1 模式包括 5 个重复周期（6 个休息条件与 5 种刺激条件交替，每次持续时间 6s），S2 包括 3 个重复周期（4 个休息条件与 3 个刺激条件交替，每次持续 15s）。后一种模式 S1 激活也很稳定。

作为研究轻瘫患者的辅助手段，非轻瘫侧（病变同侧）复杂的对指运动可用于标准运动模式（140s），以产生稳定的运动前区激活，作为患侧中央前回的标志（Stippich 等，2000；图 18-7）。

七、Rolandic 区脑肿瘤患者术前 fMRI

（一）初级运动皮层的躯体定位（标准方法）

Rolandic 区病变患者的运动皮层躯体定位常用术前 fMRI（Stippich 等，2002a，b），包含 3 种

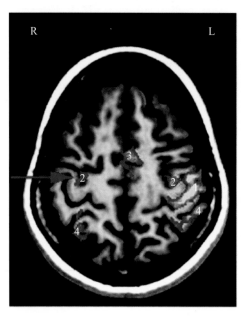
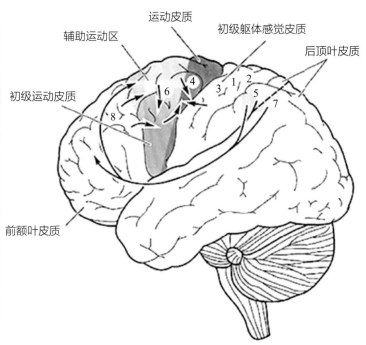

▲ 图 18-7　复杂对指运动（右手）的典型皮层激活模式

运动手同侧的运动前区激活（红箭），为偏瘫患者中央前回的功能性标志（临床病例见图 18-13）。运动前区激活通常局限于中央前回前壁，直接毗邻中央前沟与额上沟交界处。值得注意的是，这个功能性标志没有定位手运动区。皮层运动和躯体感觉网络图（右）中的数字表示 Brodmann 区（经许可转载，引自 Stippich，2007，第 113 页）

不同的 fMRI 方法，每种扫描时间为 140s。典型模式包括舌头运动和病变对侧手指和脚趾运动，以定位与手术靶区相关的运动皮层（图 18-8）。即使 Rolandic 区解剖完全破坏，fMRI 也为身体代表区（面部、上肢和下肢）提供 3 个功能性标志，这些信息有助于确定手术适应证和实施更安全的手术，对于因压迫或移位而无法将"手结区"作为手运动区解剖的病变也同样适用（图 18-9）。从解剖学角度来看，较小病变对所有身体代表区都不重要，因此可以不检查相关性低的脑区，以简化扫描方案（图 18-10）。然而，仅检查一个肢体代表区，如手运动区，往往不足以提供所需的诊断信息。躯体定位还能评估运动皮层激活的可塑性变化，如恶性肿瘤复发患者再次手术前（图 18-11）。过去的 13 年，多个 MRI 扫描仪证明上述方法稳定，268 例术前患者证实 M1 激活的成功率达 98.6%（手：95.4%；脚：94.4%；舌头：

98.1%），3T 和 1.5T 扫描仪间无显著统计学差异（Tyndall 等，2017）。

（二）初级躯体感觉皮层躯体定位

fMRI 方法可以定位中央后回不同躯体感觉代表区（Stippich 等，1999），躯体感觉刺激传递到大脑病变对侧的嘴唇、手指和脚趾。难以进行运动任务时，如无法配合、镇静或偏瘫患者或儿童，术前 fMRI 躯体感觉定位主要用于辅助诊断，但也可用于对躯体感觉系统的神经可塑性变化进行随访。术前 fMRI 能够全自动分析脑肿瘤与中央后回的空间关系，有助于评估术后可能出现的感觉障碍（图 18-12）。因为中央沟和中央前回在前方直接毗邻中央后回，能够间接获得中央沟或中央前回与额叶脑肿瘤之间的空间关系。一项历经 13 年的研究，31 例患者定位 S1 的成功率为 82%（Tyndall 等，2017）。

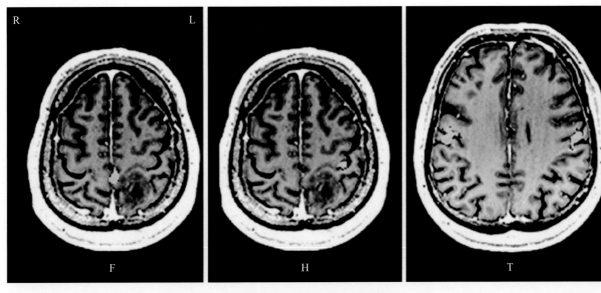

▲ 图 18-8 术前 fMRI 标准流程

运动皮层定位图（与图 18-2 为同一患者）。大脑皮层脚代表区（F）与左顶叶、中央后回的间变性胶质瘤密切相关。手运动区（H）BOLD 激活位于"手结区"处，双侧舌头代表区（T）位于脑室顶部水平

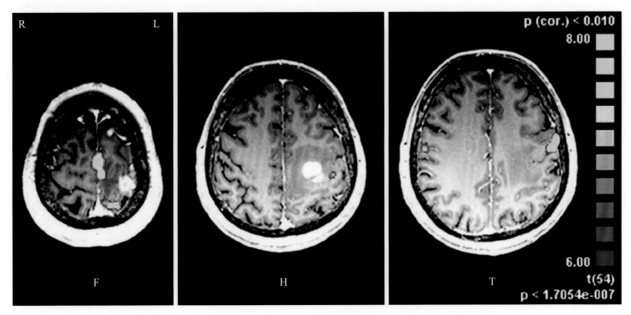

▲ 图 18-9 左侧中央前回胶质母细胞瘤患者运动皮层 fMRI 功能定位

左侧中央前回胶质母细胞瘤影响使用形态学标志识别手运动区。fMRI 清楚显示对侧手运动的手运动代表区（H）、皮层脚代表区（F）和舌代表区（T）的位置

（三）轻瘫患者中央前回定位

这种特殊方案是在志愿者设计，用于定位轻瘫对侧中央前回（Stippich 等，2000）。临床应用尚处于试验阶段，需进一步验证。这些患者肿瘤通常浸润或明显压迫初级运动皮层，影响术前 fMRI 形态学图像可靠识别 Rolandic 解剖，也影响对侧运动的正常表现，但残留的对侧运动功能和被动躯体感觉刺激首先应用于定位中央前回和中央后回，进一步脑肿瘤同侧复杂对指运动用于激活两侧大脑半球皮层运动网络，通过

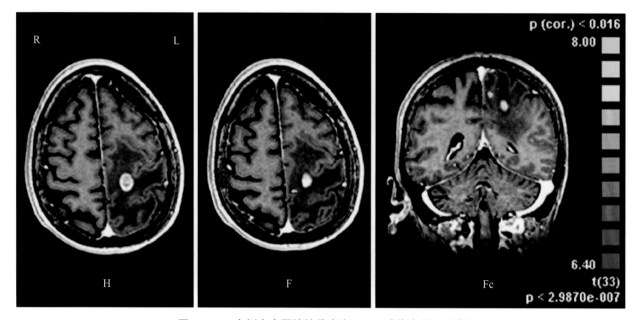

▲ 图 18-10　左侧中央区脑转移患者 fMRI 成像定位运动皮层

fMRI 显示皮层手（H）和脚（F）代表区的空间关系。皮层手代表区也见于冠状位（Fc）。从解剖学角度，不需要对舌运动代表区进行 fMRI 定位

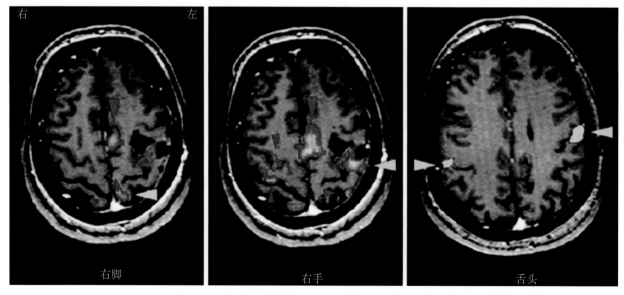

▲ 图 18-11　Rolandic 区星形细胞瘤复发患者在再次手术前进行 fMRI 运动皮层定位

显示脚、手和舌头运动激活的初级运动皮层代表区（黄箭头）。注意次级感觉运动区激活增加（红箭头）：脚趾和手指运动时辅助运动区激活增加，手指运动时两侧大脑半球运动皮层网络激活增加（经许可转载，引自 Stippich，2007，第 111 页）

定位中央前沟与额上沟后部交界处附近的中央前回，肿瘤侧运动前区激活作为中央前回的标志（图 18-13）。手术相关运动障碍的风险不能用运动前区激活进行评估。健康志愿者经常发现运动手同侧手运动区的初级运动共激活（Stippich 等，2007），笔者的临床经验表明偏瘫患者同侧初级运动共激活有助于定位肿瘤侧手运动区。

这里介绍的所有术前 fMRI 方案，强烈建议结合各向异性扩散加权成像或 DTI 显示 Rolandic 区病变对锥体束的影响（Stippich 等，2003）。

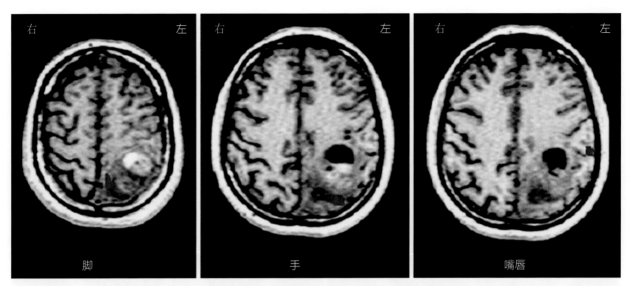

▲ 图 18-12 左侧顶叶恶性胶质瘤患者术前 fMRI 定位初级躯体感觉皮层（S1）

在脚代表区水平中央后回上部受压，肿瘤生长到中央后回下部，S1 手代表区向背侧移位（经许可转载，引自 Stippich，2007，第 112 页）

八、局限性、缺陷和展望

传统方法术中通过电生理对脑功能区进行定位，评估脑肿瘤和功能皮层之间的空间关系（Ojemann 等，1989；Duffau 等，1999）。术中皮层脑电图（Electrocorticography, EcoG）非常可靠，但检测 Rolandic 区脑肿瘤附近运动功能的敏感性较低（Shinoura 等，2005），而且该方法存在一些不足，手术时间明显延长，或患者需要进行清醒开颅术。此外，目前仅能获得大脑表面激活，无法采集深部脑皮层的激活（Cosgrove 等，1996）。EcoG 的另一个缺点是术前无法获得信息，也不能评估手术适应证和计划保留功能手术。总之，形态学成像提供颅内病变的详细信息（Osborn，2004），但无法提供功能信息。fMRI 能够通过术前一次检查无创地可视化解剖、病理和功能，从而克服"传统流程"的缺点。

如果按照标准扫描流程进行检查，fMRI 能够为患者提供"功能性诊断"（Thulborn，2006），有助于评估治疗相关的功能障碍，因此对于患者选择、适应证和经济的治疗方式方面具有价值。

一旦决定手术，需认真规划和选择手术切口、钻孔、手术通路和切口边缘，对于功能保留性手术至关重要。术中功能定位也有助于手术定位，但需要考虑脑组织移位造成的不准确性（Stippich 等，2002a，b，2003），从而提高患者手术治疗的安全性，降低术后功能障碍的风险，避免降低患者生活质量。

目前认为术前 fMRI 能够减少脑肿瘤患者术前和手术期间接受有创性诊断操作，但是否对手术相关发病率和疾病相关死亡率有积极影响，仍有待前瞻性随机研究确定，研究需要包括术前 fMRI 表现分析、医学评估共识、医学协会的建议和指南。

由于患者的特异性和方法学因素，术前 fMRI 存在局限性。认知任务与其他功能出现共激活，因此将任务分为多个部分解释 fMRI 结果具有挑战性。由于正常运动功能依赖于感觉反馈（体感、触觉、视觉信息），这种感觉反馈可以增强运动任务区的激活，以及难以控制的感觉区激活（Noble 等，2013）。即使对患者进行强化训练，优化检查方案，并进行适当的头部固定，仍有一

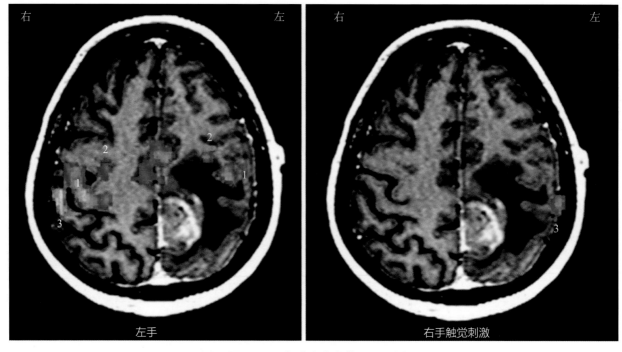

▲ 图 18-13　轻瘫患者术前 fMRI 流程

该方法作为脑肿瘤对侧运动标准方案的辅助方法，仍处于试验阶段，需要自身验证。左侧恶性胶质瘤偏瘫患者（3/5 级），手运动对侧（右）BOLD 仅轻微激活，不能可靠定位手运动区（没有显示）。通过肿瘤同侧未受损手（左）的复杂对指运动和右手指全自动触觉刺激，肿瘤侧手运动区（1）、运动前区皮层（2）和初级躯体感觉皮层（3）BOLD 信号激活。注意健侧大脑半球（右）相应激活，与左侧手指运动相关（白色数字）。双侧辅助运动激活位于中线

些患者由于配合差或明显躁动而无法接受检查。使用运动模式时，即使使用个体调整评估准确记录误差，休息期间的持续运动大多不受控制，并且穿插在身体其他部位的运动中，会明显降低检查的质量。即便经过耗时的检查过程，检查结果往往不可用。后期数据处理阶段无法纠正的明显运动伪影，情况也是如此。刺激相关的运动伪影可以模拟激活，导致假性的 BOLD 高信号，甚至错误定位（Hajnal 等，1994；Krings 等，2001；Hoeller 等，2002；Steger 和 Jackson，2004）。舌头和脚趾运动及对指运动任务的运动伪影，不如手、脚和嘴唇运动的运动伪影明显。值得注意的是，尽管存在上述缺点，通常不需要重复后处理（一项运动模式的研究报道为 2.4%），而 BOLD 信号激活不足更常见（Tyndall 等，2017）。

　　肿瘤相关偏瘫患者的运动功能评估问题已经

得到解决，通过患肢残余运动功能和特殊模式实现中央前回和中央后回的功能定位（Stippich 等，2003）。与运动 fMRI 相比，BOLD 信号触觉刺激明显较弱，尤其是下肢，触觉刺激得不到充分激活，主要由于相对较小的皮层脚趾代表区脚趾尖感受器数量较少，且刺激使用的长气动管的压缩空气脉冲不明确导致。

　　fMRI 的 BOLD 信号主要来源于激活脑区的毛细血管床和下游静脉（Frahm 等，1994；Menon 等，1995），因此 fMRI 成像测量的是间接血流动力学，而并不是直接的神经元活动。通过将功能图像数据叠加到增强解剖 T_1WI 序列图像，能识别出引流静脉 BOLD 信号导致的定位错误（Krings 等，1999）。仔细分析功能原始数据的信号，即时间曲线有助于区分脑实质和静脉激活，因为两者强化速率不同（Krings 等，2001）。

244

脑肿瘤通过引起血管压迫及血管自动调节的病理学改变，影响 BOLD 信号的定位和强度（Holodny 等，1999，2000；Krings 等，2002a，b；Ulmer 等，2003，2004；Kim 等，2005；Liu 等，2005；Hou 等，2006；Ludemann 等，2006）。肿瘤新生血管是否会导致假性激活仍有待阐明，因此获得可靠的研究结果之前，应该将肿瘤强化部分的激活视为伪影，不能应用于风险评估、手术计划或功能性神经导航。血供丰富的脑转移瘤和动静脉畸形患者，BOLD 信号也存在同样情况（Lazar 等，1997；Alkadhi 等，2000；Lehericy 等，2002；Ozdoba 等，2002）。

　　将平面回波成像（echo-planar imaging，EPI）数据手动叠加到 3D 解剖数据集，会出现研究者相关的误差。作为预防措施，应始终假定定位误差为 0.5cm（Stippich 等，2003）。EPI 数据形变校正应用于临床，有望未来得到改善（Weiskopf 等，2005；Liu 和 Ogawa，2006；Priest 等，2006），实现常规自动叠加。术前诊断根据 fMRI 数据确定手术切缘是不可靠的，因为激活区域的空间范围取决于选择的评估参数，因此结果可能存在差异。此外，术中大脑结构的位置会发生变化（"脑位移"），因此术前获得的数据不能准确反映术中情况（Wirtz 等，1997；Wittek 等，2005；Nimsky 等，2006）。硬脑膜打开后，脑脊液排出就可以导致数毫米的位移。此外组织切除，大脑的位置经常会发生明显变化。因此，术前 fMRI 不能完全取代术中脑功能定位。无论功能成像结果如何，神经导航和手术参考都必须考虑技术误差。目前提出的计算模型可以预测脑移位和调整术前成像以指导手术，但仍需在临床实践中验证（Kyriacou 等，2002；Onofrey 等，2013），也可以将术中结构 MRI 图像与术前 fMRI 结合，以测量和补偿脑移位（Archip 等，2007）。

　　磁场强度与较高的功能敏感性相关，如 7T 系统用于初级手运动区定位，但重影和头部运动伪影增加（Beisteiner 等，2011），尚不清楚是否具有临床意义。但 3T 和 1.5T MR 进行比较，两种场强下运动功能定位的无明显差异（Tyndall 等，2017）。

　　静息态 fMRI 能够检测静息状态下自发性大脑活动，在运动皮层定位方面（包括术前计划）显示出良好效果，但临床很少应用（Rosazza 等，2014；Schneider 等，2016；Dierker 等，2017）。与任务态 fMRI 相比，静息态 fMRI 的优势包括图像采集速度快、模式设计要求低、患者容易配合（更适用于神经功能障碍患者），以及同时定位多个功能脑区（Lee 等，2013；Lang 等，2014；Mitchell 等，2013）。然而，静息态 fMRI 比任务态 fMRI 更容易出现头部运动伪影（Huijbers 等，2017）。与任务态 fMRI 类似，磁敏感伪影与神经血管解耦联也会影响静息态 fMRI（Agarwal 等，2017）。静息态 fMRI 应用于术中运动皮层定位，敏感性为 61.7%，特异性为 93.7%（Qiu 等，2017）。静息态 fMRI 作为指导临床决策的有效方法，稳定性和潜力还需要进一步研究。

致谢

经许可，文本和部分图片转载自 Stippich（2007）。

<h1 style="text-align:center">参考文献</h1>

[1] Achten E, Jackson GD et al (1999) Presurgical evaluation of the motor hand area with functional MR imaging in patients with tumors and dysplastic lesions. Radiology 210(2):529–538

[2] Agarwal S, Sair HI et al (2017) Limitations of resting-state functional MR imaging in the setting of focal brain lesions. Neuroimaging Clin N Am 27(4):645–661

[3] Alkadhi H, Kollias SS et al (2000) Plasticity of the human motor cortex in patients with arteriovenous malformations: a functional MR imaging study. AJNR Am J Neuroradiol 21(8):1423–1433

[4] Archip N, Clatz O et al (2007) Non-rigid alignment of pre-operative MRI, fMRI, and DT-MRI with intraoperative MRI for enhanced visualization and navigation in image-guided neurosurgery. NeuroImage 35(2):609–624

[5] Atlas SW, Howard RS II et al (1996) Functional magnetic resonance imaging of regional brain activity in patients with intracerebral gliomas: findings and implications for clinical management. Neurosurgery 38(2):329–338

[6] Bandettini PA, Wong EC et al (1992) Time course EPI of human brain function during task activation. Magn Reson Med 25(2):390–397

[7] Baumann SB, Noll DC et al (1995) Comparison of functional magnetic resonance imaging with positron emission tomography and magnetoencephalography to identify the motor cortex in a patient with an arteriovenous malformation. J Image Guid Surg 1(4):191–197

[8] Bartsch AJ, Homola G et al (2006) Diagnostic functional MRI: illustrated clinical applications and decisionmaking. J Magn Reson Imaging 23(6):921–932

[9] Bates E, Wilson SM et al (2003) Voxel-based lesionsymptom mapping. Nat Neurosci 6(5):448–450

[10] Beisteiner R, Robinson S et al (2011) Clinical fMRI: evidence for a 7T benefit over 3T. Neuroimage 57(3):1015–1021

[11] Belliveau JW, Kennedy DN et al (1991) Functional mapping of the human visual cortex by magnetic resonance imaging. Science 254(5032):716–719

[12] Bittar RG, Olivier A et al (1999) Presurgical motor and somatosensory cortex mapping with functional magnetic resonance imaging and positron emission tomography. J Neurosurg 91(6):915–921

[13] Bittar RG, Olivier A et al (2000) Cortical motor and somatosensory representation: effect of cerebral lesions. J Neurosurg 92(2):242–248

[14] Bizzi A, Blasi V et al (2008) Presurgical functional MR imaging of language and motor functions: validation with intraoperative electrocortical mapping. Radiology 248(2):579–589

[15] Bullmore ET, Brammer MJ et al (1999) Methods for diagnosis and treatment of stimulus-correlated motion in generic brain activation studies using fMRI. Hum Brain Mapp 7(1):38–48

[16] Carpentier AC, Constable RT et al (2001) Patterns of functional magnetic resonance imaging activation in association with structural lesions in the rolandic region: a classification system. J Neurosurg 94(6):946–954

[17] Cosgrove GR, Buchbinder BR et al (1996) Functional magnetic resonance imaging for intracranial navigation. Neurosurg Clin N Am 7(2):313–322

[18] Dierker D, Roland J et al (2017) Resting-state functional magnetic resonance imaging in Presurgical functional mapping: sensorimotor localization. Neuroimaging Clin N Am 27(4):621–633

[19] Duffau H, Capelle L et al (1999) Intra-operative direct electrical stimulations of the central nervous system: the Salpetriere experience with 60 patients. Acta Neurochir 141(11):1157–1167

[20] Duffau H (2005) Lessons from brain mapping in surgery for low-grade glioma: insights into associations between tumour and brain plasticity. Lancet Neurol 4(8):476–486

[21] Dymarkowski S, Sunaert S et al (1998) Functional MRI of the brain: localisation of eloquent cortex in focal brain lesion therapy. Eur Radiol 8(9):1573–1580

[22] Feigl GC, Safavi-Abbasi S et al (2008) Real-time 3 T fMRI data of brain tumour patients for intra-operative localization of primary motor areas. Eur J Surg Oncol 34(6):708–715

[23] Fesl G, Moriggl B et al (2003) Inferior central sulcus: variations of anatomy and function on the example of the motor tongue area. NeuroImage 20(1):601–610

[24] Frahm J, Merboldt KD et al (1994) Brain or vein—oxygenation or flow? On signal physiology in functional MRI of human brain activation. NMR Biomed 7(1–2):45–53

[25] Gasser T, Ganslandt O et al (2005) Intraoperative functional MRI: implementation and preliminary experience. NeuroImage 26(3):685–693

[26] Geerts J, Martens M et al (2007) Functional magnetic resonance imaging for preoperative localisation of eloquent brain areas relative to brain tumours: clinical implementation in a regional hospital. JBR-BTR 90(4):258–263

[27] Golaszewski SM, Zschiegner F et al (2002) A new pneumatic vibrator for functional magnetic resonance imaging of the human sensorimotor cortex. Neurosci Lett 324(2):125–128

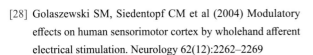

[28] Golaszewski SM, Siedentopf CM et al (2004) Modulatory effects on human sensorimotor cortex by wholehand afferent electrical stimulation. Neurology 62(12):2262–2269

[29] Golaszewski SM, Siedentopf CM et al (2006) Human brain structures related to plantar vibrotactile stimulation: a functional magnetic resonance imaging study. NeuroImage 29(3):923–929

[30] Haberg A, Kvistad KA et al (2004) Preoperative blood oxygen level-dependent functional magnetic resonance imaging in patients with primary brain tumors: clinical application and outcome. Neurosurgery 54(4):902–914. discussion 914–915

[31] Hajnal JV, Myers R et al (1994) Artifacts due to stimulus correlated motion in functional imaging of the brain. Magn Reson Med 31(3):283–291

[32] Hall WA, Liu H et al (2005) Functional magnetic resonance imaging-guided resection of low-grade gliomas. Surg Neurol 64(1):20–27. discussion 27

[33] Hirsch J, Ruge MI et al (2000) An integrated functional magnetic resonance imaging procedure for preoperative mapping of cortical areas associated with tactile, motor, language, and visual functions. Neurosurgery 47(3):711–721. discussion 721–722

[34] Hoeller M, Krings T et al (2002) Movement artefacts and MR BOLD signal increase during different paradigms for mapping the sensorimotor cortex. Acta Neurochir 144(3):279–284. discussion 284

[35] Holodny AI, Schulder M et al (1999) Decreased BOLD functional MR activation of the motor and sensory cortices adjacent to a glioblastoma multiforme: implications for image-guided neurosurgery. AJNR Am J Neuroradiol 20(4):609–612

[36] Holodny AI, Schulder M et al (2000) The effect of brain tumors on BOLD functional MR imaging activation in the adjacent motor cortex: implications for image-guided neurosurgery. AJNR Am J Neuroradiol 21(8):1415–1422

[37] Holodny AI, Schwartz TH et al (2001) Tumor involvement of the corticospinal tract: diffusion magnetic resonance tractography with intraoperative correlation. J Neurosurg 95(6):1082

[38] Hou BL, Bradbury M et al (2006) Effect of brain tumor neovasculature defined by rCBV on BOLD fMRI activation volume in the primary motor cortex. NeuroImage 32(2):489–497

[39] Huijbers W, Van Dijk KR et al (2017) Less head motion during MRI under task than resting-state conditions. NeuroImage 147:111–120

[40] Jack CR, Thompson PM et al (1994) Sensory motor cortex: correlation of presurgical mapping with functional MR imaging and invasive cortical mapping. Radiology 190(1):85–92

[41] Jacobs AH, Kracht LW et al (2005) Imaging in neurooncology. NeuroRx 2(2):333–347

[42] Kampe KK, Jones RA et al (2000) Frequency dependence of the functional MRI response after electrical median nerve stimulation. Hum Brain Mapp 9(2):106–114

[43] Kapsalakis IZ, Kapsalaki EZ et al (2012) Preoperative evaluation with FMRI of patients with intracranial gliomas. Radiol Res Pract 2012:727810

[44] Kim MJ, Holodny AI et al (2005) The effect of prior surgery on blood oxygen level-dependent functional MR imaging in the preoperative assessment of brain tumors. AJNR Am J Neuroradiol 26(8):1980–1985

[45] Kokkonen SM, Kiviniemi V et al (2005) Effect of brain surgery on auditory and motor cortex activation: a preliminary functional magnetic resonance imaging study. Neurosurgery 57(2):249–256. discussion 249–256

[46] Krainik A, Lehericy S et al (2001) Role of the supplementary motor area in motor deficit following medial frontal lobe surgery. Neurology 57(5):871–878

[47] Krainik A, Lehericy S et al (2003) Postoperative speech disorder after medial frontal surgery: role of the supplementary motor area. Neurology 60(4):587–594

[48] Krainik A, Duffau H et al (2004) Role of the healthy hemisphere in recovery after resection of the supplementary motor area. Neurology 62(8):1323–1332

[49] Krings T, Reul J et al (1998) Functional magnetic resonance mapping of sensory motor cortex for imageguided neurosurgical intervention. Acta Neurochir 140(3):215–222

[50] Krings T, Erberich SG et al (1999) MR blood oxygenation level-dependent signal differences in parenchymal and large draining vessels: implications for functional MR imaging. AJNR Am J Neuroradiol 20(10):1907–1914

[51] Krings T, Reinges MH et al (2001) Functional MRI for presurgical planning: problems, artefacts, and solution strategies. J Neurol Neurosurg Psychiatry 70(6):749–760

[52] Krings T, Reinges MH et al (2002a) Factors related to the magnitude of T2* MR signal changes during functional imaging. Neuroradiology 44(6):459–466

[53] Krings T, Topper R et al (2002b) Activation in primary and secondary motor areas in patients with CNS neoplasms and weakness. Neurology 58(3):381–390

[54] Krishnan R, Raabe A et al (2004) Functional magnetic resonance imaging-integrated neuronavigation: correlation between lesion-to-motor cortex distance and outcome. Neurosurgery 55(4):904–914. discussion 914–915

[55] Kurth R, Villringer K et al (1998) FMRI assessment of somatotopy in human Brodmann area 3b by electrical finger

stimulation. Neuroreport 9(2):207–212

[56] Kwong KK, Belliveau JW et al (1992) Dynamic magnetic resonance imaging of human brain activity during primary sensory stimulation. Proc Natl Acad Sci U S A 89(12): 5675–5679

[57] Kyriacou SK, Mohamed A et al (2002) Brain mechanics for neurosurgery: modeling issues. Biomech Model Mechanobiol 1(2):151–164

[58] Lazar RM, Marshall RS et al (1997) Anterior translocation of language in patients with left cerebral arteriovenous malformation. Neurology 49(3):802–808

[59] Lang S, Duncan N et al (2014) Resting state fMRI: review of neurosurgical applications. Neurosurgery 74(5):453–464

[60] Lee CC, Ward HA et al (1999) Assessment of functional MR imaging in neurosurgical planning. AJNR Am J Neuroradiol 20(8):1511–1519

[61] Lee MH, Smyser CD et al (2013) Resting-state fMRI: a review of methods and clinical applications. AJNR Am J Neuroradiol 34(10):1866–1872

[62] Lehericy S, Duffau H et al (2000) Correspondence between functional magnetic resonance imaging somatotopy and individual brain anatomy of the central region: comparison with intraoperative stimulation in patients with brain tumors. J Neurosurg 92(4):589–598

[63] Lehericy S, Biondi A et al (2002) Arteriovenous brain malformations: is functional MR imaging reliable for studying language reorganization in patients? Initial observations. Radiology 223(3):672–682

[64] Liu G, Ogawa S (2006) EPI image reconstruction with correction of distortion and signal losses. J Magn Reson Imaging 24(3):683–689

[65] Liu WC, Feldman SC et al (2005) The effect of tumour type and distance on activation in the motor cortex. Neuroradiology 47(11):813–819

[66] Ludemann L, Forschler A et al (2006) BOLD signal in the motor cortex shows a correlation with the blood volume of brain tumors. J Magn Reson Imaging 23(4):435–443

[67] Majos A, Tybor K et al (2005) Cortical mapping by functional magnetic resonance imaging in patients with brain tumors. Eur Radiol 15(6):1148–1158

[68] Mazzetto-Betti KC, Leoni RF et al (2010) The stability of the blood oxygenation level-dependent functional MRI response to motor tasks is altered in patients with chronic ischemic stroke. Stroke 41(9):1921–1926

[69] Menon RS, Ogawa S et al (1995) BOLD based functional MRI at 4 Tesla includes a capillary bed contribution: echo-planar imaging correlates with previous optical imaging using intrinsic signals. Magn Reson Med 33(3):453–459

[70] Mitchell TJ, Hacker CD et al (2013) A novel data-driven approach to preoperative mapping of functional cortex using resting-state functional magnetic resonance imaging. Neurosurgery 73(6):969–982

[71] Mizuguchi N, Nakata H et al (2013) Brain activity during motor imagery of an action with an object: a functional magnetic resonance imaging study. Neurosci Res 76(3): 150–155

[72] Moller M, Freund M et al (2005) Real time fMRI: a tool for the routine presurgical localisation of the motor cortex. Eur Radiol 15(2):292–295

[73] Mueller WM, Yetkin FZ et al (1996) Functional magnetic resonance imaging mapping of the motor cortex in patients with cerebral tumors. Neurosurgery 39(3):515–520. discussion 520–521

[74] Nimsky C, Ganslandt O et al (2006) Intraoperative visualization for resection of gliomas: the role of functional neuronavigation and intraoperative 1.5 T MRI. Neurol Res 28(5):482–487

[75] Noble JW, Eng JJ et al (2013) Effect of visual feedback on brain activation during motor tasks: an FMRI study. Mot Control 17(3):298–312

[76] Ogawa S, Menon RS et al (1993) Functional brain mapping by blood oxygenation level-dependent contrast magnetic resonance imaging. A comparison of signal characteristics with a biophysical model. Biophys J 64(3):803–812

[77] Ojemann G, Ojemann J et al (1989) Cortical language localization in left, dominant hemisphere. An electrical stimulation mapping investigation in 117 patients. J Neurosurg 71(3):316–326

[78] Onofrey JA, Staib LH et al (2013) Learning nonrigid deformations for constrained multi-modal image registration. Med. Image Comput Assist Interv 16(Pt 3):171–178

[79] Orringer DA, Vago DR et al (2012) Clinical applications and future directions of functional MRI. Semin Neurol 32(4):466–475

[80] Osborn A (2004) Diagnostic imaging: brain. Amirsys, Salt Lake City

[81] Ozdoba C, Nirkko AC et al (2002) Whole-brain functional magnetic resonance imaging of cerebral arteriovenous malformations involving the motor pathways. Neuroradiology 44(1):1–10

[82] Parmar H, Sitoh YY et al (2004) Combined magnetic resonance tractography and functional magnetic resonance imaging in evaluation of brain tumors involving the motor system. J Comput Assist Tomogr 28(4):551–556

[83] Petrella JR, Shah LM et al (2006) Preoperative functional MR imaging localization of language and motor areas: effect on therapeutic decision making in patients with potentially resectable brain tumors. Radiology 240(3):793–802

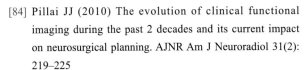

[84] Pillai JJ (2010) The evolution of clinical functional imaging during the past 2 decades and its current impact on neurosurgical planning. AJNR Am J Neuroradiol 31(2): 219–225

[85] Pirotte B, Goldman S et al (2005a) Integration of [11C] methionine-positron emission tomographic and magnetic resonance imaging for image-guided surgical resection of infiltrative low-grade brain tumors in children. Neurosurgery 57(Suppl. 1):128–139

[86] Pirotte B, Voordecker P et al (2005b) Combination of functional magnetic resonance imaging-guided neuronavigation and intraoperative cortical brain mapping improves targeting of motor cortex stimulation in neuropathic pain. Neurosurgery 56(Suppl. 2):344–359. discussion 344–359

[87] Priest AN, De Vita E et al (2006) EPI distortion correction from a simultaneously acquired distortion map using TRAIL. J Magn Reson Imaging 23(4):597–603

[88] Puce A, Constable RT et al (1995) Functional magnetic resonance imaging of sensory and motor cortex: comparison with electrophysiological localization. J Neurosurg 83(2):262–270

[89] Pujol J, Conesa G et al (1996) Presurgical identification of the primary sensorimotor cortex by functional magnetic resonance imaging. J Neurosurg 84(1):7–13

[90] Pujol J, Conesa G et al (1998) Clinical application of functional magnetic resonance imaging in presurgical identification of the central sulcus. J Neurosurg 88(5):863–869

[91] Qiu TM, Gong FY et al (2017) Real-time motor cortex mapping for the safe resection of glioma: an intraoperative resting-state fMRI study. AJNR Am J Neuroradiol 38(11):2146–2152

[92] Ramsey NF, Sommer IE et al (2001) Combined analysis of language tasks in fMRI improves assessment of hemispheric dominance for language functions in individual subjects. NeuroImage 13(4):719–733

[93] Reinges MH, Krings T et al (2005) Prospective demonstration of short-term motor plasticity following acquired central pareses. NeuroImage 24(4):1248–1255

[94] Roessler K, Donat M et al (2005) Evaluation of preoperative high magnetic field motor functional MRI (3 Tesla) in glioma patients by navigated electrocortical stimulation and postoperative outcome. J Neurol Neurosurg Psychiatry 76(8):1152–1157

[95] Rolls HK, Yoo SS et al (2007) Rater-dependent accuracy in predicting the spatial location of functional centers on anatomical MR images. Clin Neurol Neurosurg 109(3): 225–235

[96] Roux FE, Ranjeva JP et al (1997) Motor functional MRI for presurgical evaluation of cerebral tumors. Stereotact Funct Neurosurg 68(1–4 Pt 1):106–111

[97] Roux FE, Boulanouar K et al (1999a) Cortical intraoperative stimulation in brain tumors as a tool to evaluate spatial data from motor functional MRI. Investig Radiol 34(3):225–229

[98] Roux FE, Boulanouar K et al (1999b) Usefulness of motor functional MRI correlated to cortical mapping in rolandic low grade astrocytomas. Acta Neurochir 141(1):71–79

[99] Rosazza C, Aquino D et al (2014) Preoperative mapping of the sensorimotor cortex: comparative assessment of task-based and resting-state FMRI. PLoS One 9(6):e98860

[100] Rosen BR, Savoy RL (2012) fMRI at 20: has it changed the world? NeuroImage 62(2):1316–1324

[101] Rutten GJ, Ramsey NF et al (2002) Interhemispheric reorganization of motor hand function to the primary motor cortex predicted with functional magnetic resonance imaging and transcranial magnetic stimulation. J Child Neurol 17(4):292–297

[102] Schlosser MJ, McCarthy G et al (1997) Cerebral vascular malformations adjacent to sensorimotor and visual cortex. Functional magnetic resonance imaging studies before and after therapeutic intervention. Stroke 28(6):1130–1137

[103] Schonberg T, Pianka P et al (2006) Characterization of displaced white matter by brain tumors using combined DTI and fMRI. NeuroImage 30(4):1100–1111

[104] Schneider FC, Pailler M et al (2016) Presurgical assessment of the sensorimotor cortex using resting-state fMRI. AJNR Am J Neuroradiol 37(1):101–107

[105] Schreiber A, Hubbe U et al (2000) The influence of gliomas and nonglial space-occupying lesions on bloodoxygen-level-dependent contrast enhancement. AJNR Am J Neuroradiol 21(6):1055–1063

[106] Schwindack C, Siminotto E et al (2005) Real-time functional magnetic resonance imaging (rt-fMRI) in patients with brain tumours: preliminary findings using motor and language paradigms. Br J Neurosurg 19(1):25–32

[107] Seto E, Sela G et al (2001) Quantifying head motion associated with motor tasks used in fMRI. NeuroImage 14(2):284–297

[108] Shinoura N, Yamada R et al (2005) Preoperative fMRI, tractography and continuous task during awake surgery for maintenance of motor function following surgical resection of metastatic tumor spread to the primary motor area. Minim Invasive Neurosurg 48(2):85–90

[109] Shinoura N, Suzuki Y et al (2006) Restored activation of primary motor area from motor reorganization and improved motor function after brain tumor resection. AJNR Am J Neuroradiol 27(6):1275–1282

[110] Shriver S, Knierim KE et al (2013) Pneumatically driven finger movement: a novel passive functional MR imaging technique for presurgical motor and sensory mapping. AJNR Am J Neuroradiol 34(1):E5–E7

[111] Silva M, See A et al (2018) Challenges and techniques for presurgical brain mapping with functional MRI. NeuroImage: Clin 14:794–803

[112] Steger TR, Jackson EF (2004) Real-time motion detection of functional MRI data. J Appl Clin Med Phys 5(2):64–70

[113] Stippich C (2005) Clinical functional magnetic resonance imaging: basic principles and clinical applications. Radiol up2date 5:317–336

[114] Stippich C (ed) (2007) Clinical functional MRI: presurgical functional neuroimaging. Springer, New York. isbn:978-3-540-24469-1

[115] Stippich C, Hofmann R et al (1999) Somatotopic mapping of the human primary somatosensory cortex by fully automated tactile stimulation using functional magnetic resonance imaging. Neurosci Lett 277(1):25–28

[116] Stippich C, Kapfer D et al (2000) Robust localization of the contralateral precentral gyrus in hemiparetic patients using the unimpaired ipsilateral hand: a clinical functional magnetic resonance imaging protocol. Neurosci Lett 285(2):155–159

[117] Stippich C, Heiland S et al (2002a) Functional magnetic resonance imaging: physiological background, technical aspects and prerequisites for clinical use. Rofo 174(1):43

[118] Stippich C, Ochmann H et al (2002b) Somatotopic mapping of the human primary sensorimotor cortex during motor imagery and motor execution by functional magnetic resonance imaging. Neurosci Lett 331(1):50–54

[119] Stippich C, Kress B et al (2003) Preoperative functional magnetic resonance tomography (FMRI) in patients with rolandic brain tumors: indication, investigation strategy, possibilities and limitations of clinical application. Rofo 175(8):1042–1050

[120] Stippich C, Romanowski A et al (2004) Fully automated localization of the human primary somatosensory cortex in one minute by functional magnetic resonance imaging. Neurosci Lett 364(2):90–93

[121] Stippich C, Blatow M et al (2007) Global activation of primary motor cortex during voluntary movements in man. NeuroImage 34:1227–1237

[122] Sunaert S (2006) Presurgical planning for tumor resectioning. J Magn Reson Imaging 23(6):887–905

[123] Ternovoi SK, Sinitsyn VE et al (2004) Localization of the motor and speech zones of the cerebral cortex by functional magnetic resonance tomography. Neurosci Behav Physiol 34(5):431–437

[124] Thulborn K (2006) Clinical functional magnetic resonance imaging. In: Haacke EM et al (eds) Current protocols in magnetic resonance imaging. Wiley, New York

[125] Tie Y, Suarez RO et al (2009) Comparison of blocked and event-related fMRI designs for pre-surgical language mapping. NeuroImage 47(Suppl. 2):T107–T115

[126] Tyndall AJ, Stippich C et al (2017) Presurgical motor, somatosensory and language fMRI: Technical feasibility and limitations in 491 patients over 13 years. Eur Radiol 27:267–278

[127] Ulmer JL, Krouwer HG et al (2003) Pseudo-reorganization of language cortical function at fMR imaging: a consequence of tumor-induced neurovascular uncoupling. AJNR Am J Neuroradiol 24(2):213–217

[128] Ulmer JL, Salvan CV et al (2004) The role of diffusion tensor imaging in establishing the proximity of tumor borders to functional brain systems: implications for preoperative risk assessments and postoperative outcomes. Technol Cancer Res Treat 3(6):567–576

[129] Van Westen D, Skagerberg G et al (2005) Functional magnetic resonance imaging at 3 T as a clinical tool in patients with intracranial tumors. Acta Radiol 46(6):599–609

[130] Weiskopf N, Klose U et al (2005) Single-shot compensation of image distortions and BOLD contrast optimization using multi-echo EPI for real-time fMRI. NeuroImage 24(4):1068–1079

[131] Wienbruch C, Candia V et al (2006) A portable and low-cost fMRI compatible pneumatic system for the investigation of the somatosensory system in clinical and research environments. Neurosci Lett 398(3):183–188

[132] Wirtz CR, Tronnier VM et al (1997) Image-guided neurosurgery with intraoperative MRI: update of frameless stereotaxy and radicality control. Stereotact Funct Neurosurg 68(1–4 Pt 1):39–43

[133] Wittek A, Kikinis R et al (2005) Brain shift computation using a fully nonlinear biomechanical model. Med Image Comput Comput Assist Interv 8(Pt 2):583–590

[134] Yousry TA, Schmid UD et al (1997) Localization of the motor hand area to a knob on the precentral gyrus. A new landmark. Brain 120(Pt 1):141–157

静息态 fMRI 的术前应用
Resting State Functional MRI for Presurgical Planning

Joshua S. Shimony　Eric C. Leuthardt　Donna Dierker　Ki-Yun Park

Carl D. Hacker　Abraham Z. Snyder　著

崔碧霄　郑　冲　卢　洁　译

第19章

一、概述

（一）背景

为了提高脑肿瘤患者的预后，神经外科医生需要在最大限度地切除肿瘤和尽可能地保留功能之间进行权衡。文献报道这两方面可以作为患者长期存活的预测指标（Gulati 等，2011；Lacroix 等，2001；McGirt 等，2009），并且已经应用于神经外科手术（Dandy，1921）。术中唤醒患者进行皮层电刺激是术中定位脑功能区的"金标准"（Ojemann，1993），而功能磁共振成像（fMRI）是术前功能皮层定位和术中导航的重要辅助手段（Petrella 等，2006）。

fMRI 检测血氧水平依赖（BOLD）信号变化，反映神经血管对神经活动的响应。fMRI 进行大脑功能定位主要通过外界刺激或施加任务（如手指敲击或者对象命名），引发神经元反应（Spitzer 等，1995）。但近期研究者越来越多应用静息态自发的 BOLD 信号波动，也称为大脑内在活动或静息态功能磁共振成像（RS-fMRI），揭示大脑功能活动的研究。Biswal 等首先提出大脑的内在活动用于脑功能定位，证实静息态观察到的 BOLD 信号波动与躯体运动相关（Biswal 等，1995）。这些方法的发展为神经认知研究，以及临床应用如制订术前计划提供了新手段（Kokkonen 等，2009；Liu 等，2009；Shimony 等，2009）。

（二）静息态网络

同步 BOLD 活动的大脑区域定义为静息态脑网络（resting state networks，RSN）（Seeley 等，2007）。图 19-1 以默认网络（default mode network，DMN）的脑区为种子点，网络的其他脑区与种子点呈正相关，但其他 RSN 脑区与种子点呈负相关。评价脑区之间同步活动的常用方法是皮尔逊积矩相关系数，已有研究表明 RSN 的拓扑图谱与各种感官、运动和认知任务的激活有关（Smith 等，2009），图 19-2 为一组常用的 RSN 拓扑图谱。研究证实在睡眠（Larson-Prior 等，2009；Samann 等，2010）和特定药物镇静（Mhuircheartaigh 等，2010）的情况下，内在活动也会以其他形式持续存在。迄今为止，所有哺乳动物的研究均发现 RSN（Hutchison 等，2012；Nasrallah 等，2013；Schwarz 等，2013）。RSN 存在于系统发育的任何时期，与神经活动相比，其能量消耗较大，但同步的内在活动有重要生理意义（Raichle，2009，2010）。

内在神经活动的生理功能一直是研究热点，主要来自大脑发育的研究。如早期大脑发育过程

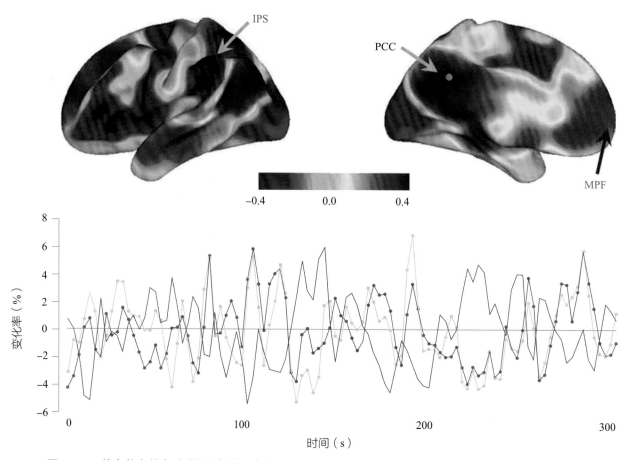

▲ 图 19-1　静息状态单个受试者后扣带回皮层（**PCC，DMN 的一部分**）的种子区域与大脑其他体素的相关性
种子区域（PCC，黄色）BOLD 信号的时间变化与内侧前额叶呈正相关（MPF，橙色），与顶内沟呈负相关（IPS，蓝色）

中，外侧膝状体内突触连接发育主要依赖视网膜神经节细胞活性（Shatz，1990），证明神经活动依赖突触可塑性。小动物出生后的一系列发育时期，脑结构可能因为突触可塑性改变。Hubel 和 Wiesel 小猫实验（Hubel 等，1977），以及最新的啮齿动物实验（Ackman 和 Crair，2014），是依赖突触可塑性的经典范例。突触可塑性一直持续到成年，为学习和记忆提供了基础 。而新获得记忆和运动技能必然会导致突触发育失衡（Tononi 和 Cirelli，2014），因此内在神经活动的重要功能是突触重新平衡（突触稳态）（Maffei 和 Fontanini，2009；Turrigiano，2011；Vitureira 等，2012）。意识减弱状态下神经元自发波动表明，内在活动对维持脑功能完整性发挥作用（Pizoli 等，2011）。

BOLD 信号波动为 "1/f-like" 或者 "scale-free"（He，2011），"1/f-like" 频谱特征表明这些内在信号波动是非周期性，最大部分发生在最低的时间频率。由于血流动力学效应，即与神经活动有关的血流和代谢调节机制，BOLD 信号波动限制在 0.2Hz 以下的频率。使用周期性刺激对血流动力学传递函数的直接测量表明，BOLD 反应在 0.2Hz 以上会大幅衰减（Anderson，2008），可能是 BOLD 信号波动的基础，对减少静息态 fMRI 伪影具有重要意义，多篇论文阐述了 BOLD-fMRI 频谱图的特征（Larson-Prior 等，2009；He，2011；Bianciardi 等，2009；Fransson，2006）。

静息态脑网络是一种分层结构（Cordes 和 Nandy，2006；Doucet 等，2011；Lee 等，2012），顶层结构是 DMN 与大脑其余部分的二分

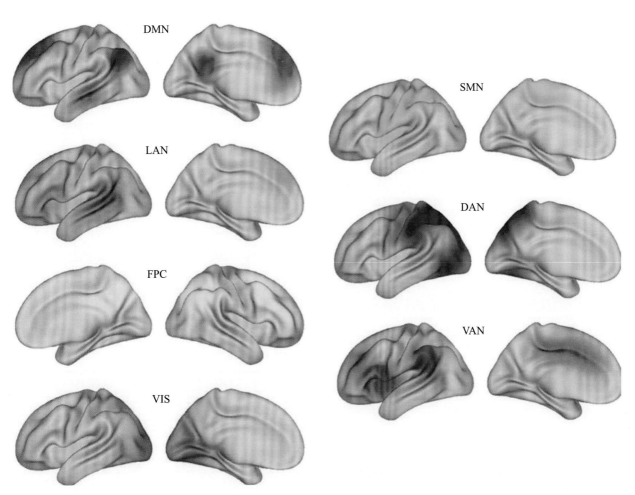

▲ 图 19-2　7 个已识别的 RSN

DMN. 默认网络；FPC. 额顶控制网络；LAN. 语言网络；VAN. 腹侧注意网络；SMN. 躯体运动网络；VIS. 视觉网络；DAN. 背侧注意网络。腹侧注意网络具有明显的右侧偏侧化特点

法结构（Fox 等，2005；Hacker 等，2013），在逐渐降低的层次结构上更精细地区分 RSN，这种结构分层是无监督的分类策略，会出现任意数量的 RSN，具体取决于需求的网络数量（Lee 等，2012）。另外 RSN 脑区通常不是单一功能，即大脑的任何部分都可能属于多个 RSN（Lee 等，2012），但经常受到抑制（Power 等，2011）。其次，RSN 边界在整个大脑是可变的，一方面虽然皮层表面存在分界，RSN 脑区可以跨越边界（Cohen 等，2008；Wig 等，2014），另一方面，RSN 脑区很少完全位于一个皮层区域，RSN 拓扑的神经生物学意义尚不明确。

已知有几种任务范式可以系统改变脑的内

在活动。工作记忆任务降低整个 DMN 的内在活动幅度，并且降低 DMN 节点之间的功能连接（Fransson，2006）。此实验工作记忆任务的时间短于血流动力学响应的时间，从而确保任务反应不会影响功能连接测量。另一种经常使用的任务是睁眼闭眼范式，睁眼抑制初级和高级视皮层的内在活动（McAvoy 等，2008）。睁眼状态下轻微的视觉刺激引起局部视觉皮层反应，但不影响正在进行的任务（睁眼闭眼）（Bianciardi 等，2009），时间 – 频率域分析方法可分离出轻微视觉刺激和正在进行的任务（睁眼闭眼）。有研究表明外部刺激抑制 BOLD 激活脑区的内在活动（He，2013），但也有相反的报道，研究发现单侧手指运动增加对侧半球感觉运动皮层和运动前皮层的功能连接（Marrelec 等，2006）。

Laumann 等（2017）证实 RS-fMRI 脑区间 BOLD 信号的相关性维持大脑功能稳定具有重要作用，作者分析了 RS-fMRI 随时间变化的稳定性，评估脑区间 BOLD 信号相关性的动态变化，这些相关性反映大脑认知过程的瞬时变化，作者认为 BOLD 相关性随时间变化由采样变异性、头部运动和扫描过程中静息状态波动共同影响，同时作者提出单个时间点的数据就足以描述静息态 fMRI 的大脑 BOLD 信号改变。

RSN 脑功能图谱的重要性在于其拓扑图与任务态 fMRI 范式诱发的激活图相对应（Smith 等，2009），这些网络包括躯体运动、语言和视觉网络，为神经外科医生制订术前计划提供有价值信息。其他研究热点的 RSN 包括 DMN、控制网络和注意网络（图 19-2）。近十年作者一直使用静息态方法为医院神经外科医生提供术前计划指导，取得了非常好的效果。目前已常规应用于脑肿瘤或癫痫患者，并且在术中导航系统与任务态 fMRI 和扩散张量成像（diffusion tensor imaging，DTI）联合使用。本章将对采集方法、分析方法、与任务态 fMRI 的比较，以及应用前景进行叙述。

二、方法

（一）MRI 扫描序列

首诊为脑肿瘤的患者进行 3T MRI 扫描，静息态采集使用 T_2^* 回波平面成像（echo plane imaging，EPI）序列（体素 3mm×3mm×3mm；128 幅图 / 次扫描；TE=27ms；TR=2.8s；视野 =256mm；翻转角 =90°），患者头部固定，目视十字线并保持不动，患者不要入睡（每回 2 次，每次 6min，共 12min）。结构成像包括 T_1 磁化准备快速采集梯度回波（magnetization prepared rapid acquisition gradientecho，MP-PAGE）、T_2WI 快速自旋回波、

磁化率加权成像（susceptibility-weighted imaging，SWI）、扩散加权成像（diffusion-weighted imaging，DWI）、以及平扫和增强的多期 T_1 快速自旋回波，所有结构和功能磁共振数据 60min 内完成采集。

RS-fMRI 数据处理使用作者开发的算法集（Smyser 等，2010），详细信息参见 http://4dfp.readthedocs.io。处理过程及其质量控制（quality control，QC）在成像平台（translational imaging platform，TIP）实现，TIP 是基于 XNAT 用户定制的信息系统（Marcus 等，2007），包括临床图片存档和通信系统（picture archiving and communication system，PACS）的接口，患者查询和检索，RS-fMRI 自动化处理，生成静息态网络的 DICOM 格式图像，以及基于 Web 的 QC 报告。经过培训的技术人员可管理工作流程，通过 QC 的数据和生成的 DICOM 图像，传回 PACS 供临床医生使用。QC 不合格的数据调整参数后重新后处理，极少数情况下因受试者剧烈的头部运动、图像伪影或空间配准较差导致无法进行后处理。神经放射科医生 PACS 获取图像后，在手术计划工作站将其与任务态 fMRI、常规扫描和结构图像整合。神经放射科医生审核整个过程生成报告，将术中导航兼容的融合图像传送至手术室。如果 RS-fMRI 数据的质量欠佳（QC 自动评定或由神经放射科住院医师和主治医师审定），数据的质量评估将写入书面报告，告知神经外科医生。整套流程根据后处理操作人员和终端用户（神经外科医生）的反馈改进完善。

神经外科医生认为 RS-fMRI 是任务态 fMRI 和 DTI 的重要补充方法，若任务态 fMRI 成像质量差或无法获得（如患者无法配合执行任务），RS-fMRI 的信息更加有价值。RS-fMRI 数据与任务态 fMRI 数据相似，可显示运动或语言网络的大脑空间位置，但静息态的脑功能分区并不固定，取决于敏感性和特异性的阈值。神经外科医生术前制订计划除了依据传统任务态 fMRI 和 DTI，还

需要 RS-fMRI 激活图像（图 19-3），依据这些数据（注意数据质量）制订手术方案，包括以下内容：①开颅手术的部位和范围；②肿瘤的手术路径；③是否需要脑室造口术及引流管位置；④是否需要皮层电刺激确认 MRI 结果；⑤是否需要术中 MRI 扫描；⑥是否需要改变麻醉方式。虽然每例患者情况各异，但 MRI 检查结果对降低并发症及确定肿瘤可切除范围均具有重要价值。

（二）RS-fMRI 图像后处理

RS-fMRI 研究需要关注数据后处理方法，可以使用免费软件包进行数据处理，以下 3 种软件包含了分析 RS-fMRI 数据的基本处理，即 FSL（Jenkinson 等，2012）、AFNI（Cox，2012）、SPM（www.fil.ion.ucl.ac.uk/spm/），可以从网站免费下载，而且网站还提供在线支持以及定期培训。FSL 和 AFNI 是模块化的处理软件，需要用户理解分析顺序，不建议"一健"式或死记硬背式的操作分析。

所有任务态 fMRI 和 RS-fMRI 进行后处理分析前必须进行预处理，预处理之后选择 RS-fMRI 分析方法的两种主要模式，即基于种子的相关性分析（seed-based correlation，SBC）和空间独立成分分析（spatial independent component analysis，sICA）。SBC 适合于有目标感兴趣区的功能连接研究，但需要进行预处理以减少头动伪影的影响。sICA 可从神经信号中将头动伪影去除（McKeown 等，2003），但不适合有目标感兴趣区的研究。SBC 和 sICA 组分析均可产生重复性高的结果（Damoiseaux 等，2006），两者 DMN 的 RSN 结果非常相似，但对于部分 RSN，两种方法的 RSN 拓扑结构图有所不同。sICA 可进行偏侧化分析，而 SBC 分析通常生成高度对称的映射（Fox 等，2006；Salvador 等，2005）。如果将种子点置于负责语言（左半球）或注意力（右半球）的脑区，SBC 可以观察到轻度脑网络不对称（Fox 等，2006）。

本章重点介绍作者实验室使用的 SBC 方法，该方法通过一系列预处理步骤，然后使用神经网络方法进行分类。此方法使用先验信息定位大脑 RSN，并需要进行降噪，消除数据中非神经活动伪影。与 sICA 相比 SBC 的优点是头部运动较大的患者，使用先验信息可以提供可靠的结果，脑肿瘤患者使用相对较短的扫描时间就可以获得满足分析的数据（Lee 等，2016）。

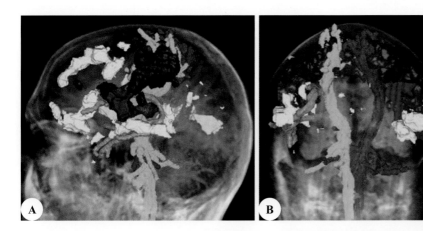
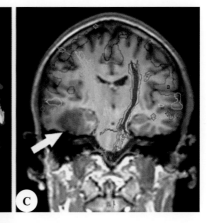

▲ 图 19-3 应用术中导航系统的术前计划示例

A. 3D 左侧位视图；B. 3D 冠状位视图；C. 脑区和纤维束叠加在 T$_1$ WI 的 2D 冠状位。白箭为肿瘤的位置。彩色表示：左侧皮质脊髓束（绿色），右侧皮质脊髓束（红色），左侧弓状束（橙色），右侧弓状束（蓝色），语言 RSN（黄色），任务态和静息态的躯体运动脑区（紫色）

（三）常规预处理

原始 fMRI 数据需要进行以下预处理步骤（Shulman 等，2010）。

1. 时间层校正：尽管传统 TR 大约为 2s（多层同步采集序列的 TR 更短），但大脑每个层面在不同时间点获取，因此使用插值方法创建单个时间点，获取完整的大脑图像。

2. 消除交错采集导致的系统奇偶层面信号强度差异。

3. 使用配准技术对头部运动进行刚体校正（图 19-4 显示头部运动曲线）。

4. 图像信号标准化能够在提高图像体素级变异质控水平，并且不影响图像体素信号的相关性计算（Ojemann 等，1997）。

5. 头部运动校正通过使用仿射变换组合进行图谱变换实现，将 fMRI 与 T_1 和 T_2 WI 的结构图像配准。图 19-5 显示大脑配准质量控制的示例。头部运动校正包括单次重新采样生成的 $3mm^3$ 图谱空间时间序列。

6. 每个方向使用 6mm 半高宽进行空间平滑以增加信噪比，但同时降低分辨率。

7. 基于体素水平的去线性变化。

8. 时间带通滤波保持 0.01～0.1Hz 的频率。

9. 通过回归干扰变量减少方差分析的假阳性结果。这些波形包括以下几点。

(1) 头部运动校正。

(2) 从脑脊液（cerebrospinal fluid，CSF）提取信号。

(3) 从白质区域提取信号。

(4) 是否在预处理中进行全脑信号回归（global signal regression，GSR）目前尚存争议，后文将详细叙述。

10. 去除头部运动较大的时间点，减少头部运动对相关结果的影响。识别受损数据的两种

常见方法，包括回顾性头部运动校正时间序列的分析（Power 等，2014）或对整个 fMRI 时间序列的全脑体素进行评估［方差微分（derivative of variance，DVARS）测量］（Power 等，2011；Afyouni 和 Nichols，2018）。

（四）全脑信号回归（又称全局信号）

相关映射分析前进行全脑信号回归（global signal regression，GSR）可减少共享方差，提高映射分析结果的空间特异性（Fox 等，2009；Aguirre 等，1998；Macey 等，2004）。全脑信号的一部分起源于神经活动（Scholvinck 等，2010），而大部分是头部运动物理效应引起的非神经活动伪影（Friston 等，1996；Yan 等，2013；Power 等，2012；Satterthwaite 等，2012），以及动脉二氧化碳分压的变化（Wise 等，2004）。没有 GSR 的情况下，所有脑区都呈显著正相关（Lowe 等，1998；Vincent 等，2006；Joel 等，2011；Chai 等，2012），GSR 使所有计算的相关图近似零，换言之正值和负值在整个大脑是平衡的（Fox 等，2009）。因此，尽管拓扑结构（脑图谱）保持不变，GSR 可能导致大脑功能网络出现假性负相关。这种假性负相关使得一些学者反对进行 GSR，因为会导致人为因素的负相关（Anderson 等，2011；Murphy 等，2009），尽管 sICA 研究已证明静息态时部分脑区确实呈负相关（Liao 等，2010；Zuo 等，2010）。最近研究的反对意见主要为 GSR 造成不同实验之间定量功能连接的差异（Saad 等，2012），但 RS-fMRI 进行个体 RSN 映射分析，是否进行 GSR 不影响结果。

（五）RSN 的多层感知器（MLP）分析

作者早期使用基于种子点研究进行 RSN 分析，类似于 Biswal 等的研究工作（1995）。基于种子点的分析需要事先了解感兴趣区（regions of interest，ROI）的位置，可以从既往图谱坐标或

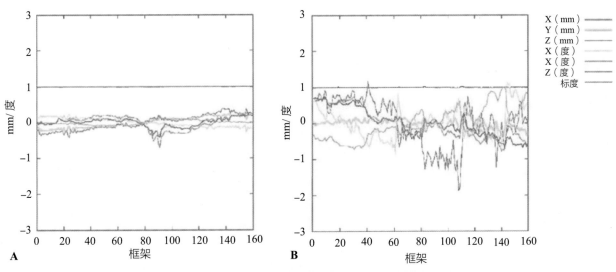

▲ 图 19-4 低频运动（A）和高频运动（B）的头部运动质量控制曲线
曲线以 mm 为单位表示 x、y 和 z 位置的位移，以度为单位表示围绕 x、y 和 z 轴的旋转

任务态 fMRI 结果获取。如图 19-6 所示，一例脑肿瘤患者，肿瘤位置邻近同侧半球的运动皮层，基于中央沟的解剖定位将运动网络的种子点放置于对侧半球，与其余脑区的静息态时间进程进行相关分析，识别肿瘤同侧半球运动网络的位置（Zhang 等，2009）。

最近，作者报道使用多层感知器（multilayer perceptron，MLP）绘制个体 RSN 拓扑图（Hacker 等，2013）。感知器是一种机器学习算法，定义由输入到输出的映射函数（Rumelhart 等，1986）。MLP 将基于种子点的相关图与特定的 RSN 进行关联，在相关图使用经过训练的 MLP，生成体素级别的 RSN 映射图，因此使用训练过的 MLP 进行 RSN 映射是典型的受监督分类方法，MLP 性能的详细定量评价见参考文献（Hacker 等，2013）。作者将 MLP 性能与其他 RSN 方案（如双重回归和线性判别分析）进行比较，发现 MLP 方法提供曲线下面积估计更高，计算的每个 RSN 的独立性更强。

总之，MLP 可以准确生成与既往研究一致的个体 RSN 映射图，即使因脑肿瘤形态发生变化

的脑区或训练数据集未涉及的脑区也能得到准确结果。由于 MLP 是有监督分类函数，能够生成可靠个体 RSN 图像。

三、外科术前计划的应用

（一）概述

研究表明最大限度切除脑肿瘤的同时，保留肿瘤附近的功能区皮层可改善患者预后，降低复发率（Lacroix 等，2001；McGirt 等，2009；Keles 等，2001，2006；Sanai 等，2008）。神经外科医生关注运动和语言功能区的定位，因为上述功能区负责关键脑功能，然而大脑所有部分都具有重要功能（Lee 等，2012；Hacker 等，2013；Golland 等，2008；Yeo 等，2011），因此除运动和语言以外的 RSN 发展帮助进一步改善患者预后。

既往许多研究探讨 RS-fMRI 在术前计划的应用，Shimony 等（2009）报道使用该技术定位脑瘤患者运动皮层。Kokkonen 等（2009）将运动任务数据与静息态数据进行比较，结果表明静息态能够对 8 例肿瘤患者和 10 例名健康对照者的运动功能网络进行准确定位。

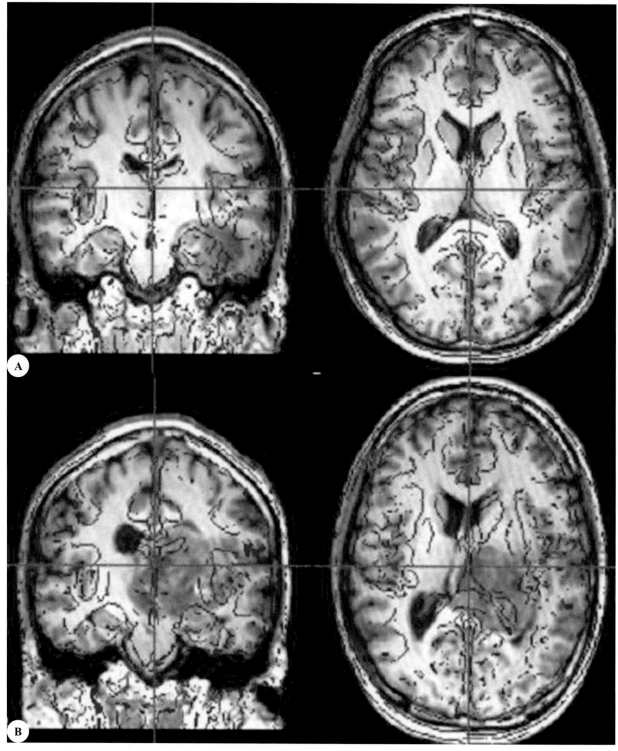

▲ 图 19-5　肿瘤小且定位精准患者（A）和肿瘤大而定位不准确患者（B）的图像空间配准质量控制
红色轮廓线表示图谱空间的关键轮廓信息，如脑、脑室的边缘和灰白质交界

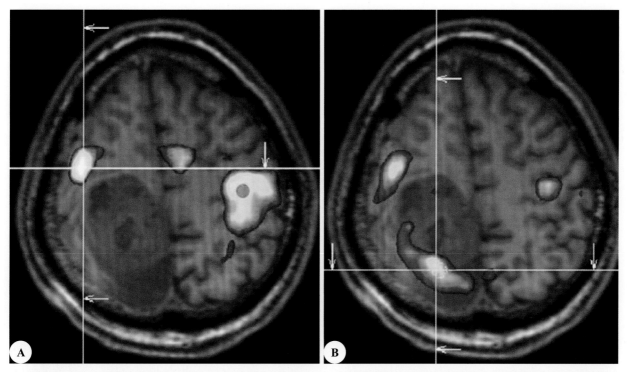

▲ 图 19-6　**A.** 结构 **MRI** 示右侧顶叶皮层肿瘤，静息态拓扑图示右侧运动皮层向前移位（白线相交）。种子区是放置在左侧正常运动皮层区的蓝色圆圈。**B.** 同一患者与运动皮层相关的任务态拓扑图亦可见右侧运动皮层的前移；同时，肿瘤后部（白线相交）也存大范围的激活区

RS-fMRI 也用于癫痫患者的术前计划，与脑电图相比 RS-fMRI 具有更高的空间分辨率，在致痫灶或网络定位具有明显优势。Liu 等（2009）使用基于种子点方法 RS-fMRI 定位肿瘤或致痫灶邻近的感觉运动区，发现 RS-fMRI、任务态 fMRI 和术中皮层刺激结果一致。对于同一实验室的另一项研究，Stuflebeam 及其同事（Stuflebeam 等，2011）对 6 例患者中的 5 例发现功能连接显著增强的脑区，这些脑区与有创脑电图的致癫痫区域重叠。Zhang 等（2011）将脑网络方法和模式分类器应用于 RS-fMRI 数据处理，数据包括 16 例难治性颞叶癫痫患者和 52 例正常受试者，能够对颞叶癫痫患者和正常对照者进行准确识别，敏感性为 77.2%，特异性为 83.86%。Bettus 等（2010）对 22 例颞叶癫痫患者进行研究，发现基底节 – 皮层功能连接增强是癫痫起源区的改变。Weaver 等（2013）对 4 例未发现病灶的局灶性癫痫患者和 16

例对照受试者进行研究，分析脑功能改变模式是否能够确定癫痫灶，通过对感兴趣区体素的同质性进行平均，并与其他脑区进行比较，可准确地识别癫痫灶。Tie 等（2014）使用结构独立成分（structural independent component analysis，sICA）方法，分析 14 例正常受试者的 RS-fMRI 数据的语言网络，结果用于识别第二组 18 例正常受试者个体水平的语言网络，提出了一种自动化的方法，使用 sICA 确定个体受试者的语言网络。

（二）任务态与静息态 fMRI 拓扑图之间的差异

尽管任务态 fMRI 和 RS-fMRI 都是基于 fMRI 的成像方法，但从不同角度研究脑功能。任务态 fMRI 需要患者执行任务，提供感觉、运动或认知刺激，每个范式引起大脑解剖结构的多个脑区激活。RS-fMRI 受试者无须执行任何任务，因此没有刺激激活，只有 fMRI 信号波动，检测与时

间同步的自发 BOLD 波动。

1. 躯体运动

评估躯体运动系统时，任务态 fMRI 仅显示激活脑区，如手指敲击任务仅显示对应的手部运动区；而 RS-fMRI 显示的运动网络更广泛，包括 Brodmann1～4 区和辅助运动皮层（Dierker 等，2017），见图 19-7A。

2. 语言

语言相关网络因涉及许多不同脑区而比较复杂，语言任务涉及运动性语言区（Broca 区，Brodmann 44～45 区）或感觉性语言区（Wernicke 区，Brodmann22 区），但也涉及顶叶区（Price，2012），以及视觉（阅读）和听觉（听力）甚至运动（说话）区。由于语言任务的特殊性，许多研究中心同时进行多种语言任务，以便为外科医生提供更全面的语言区评估，但扫描时间较长。目前尚不能确定语言任务激活的脑区是语言功能特定脑区，还是参与各种任务，语言任务激活脑区见图 19-7B 和图 19-7C，其中背侧扣带回激活，该区域属于突显网络（Seeley 等，2007；Dosenbach 等，2007）。静息态语言拓扑图反映语言功能，比语言任务刺激的激活脑区范围更大，但未显示半球优势。因此需要确定半球优势，优选任务态进行评估。

外科医生应熟悉静息态和不同语言刺激任务态 fMRI 的改变模式，帮助定位患者的语言功能区，改善手术效果。

四、结论

本章介绍 RS-fMRI 和 RSN 及其在术前计划的应用，简要介绍了 RSN 成像方法，以及基于 MLP 的 RSN 拓扑图，是目前术前提供精确的大脑静息

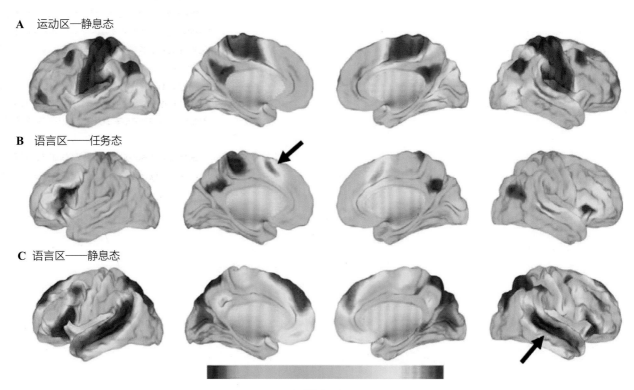

A 运动区—静息态

B 语言区——任务态

C 语言区——静息态

▲ 图 19-7

A. 躯体运动 RSN。运动拓扑图所示的 RSN 比任务态激活区更广泛，如手指敲击任务的激活区。B. 单词生成任务的语言激活区。Broca 区显著激活。箭为背侧扣带回，该脑区许多任务显示激活，不是传统的语言区。C. 语言 RSN。注意右侧半球激活区更显著（箭）

态功能图谱的最佳方法，应用基于 MLP 的 RSN 分析有助于降低术后复发率。

这些结果表明 RS-fMRI 在术前计划的应用很有前景，能最大限度切除肿瘤组织的同时降低复发率。然而该技术仍处于早期阶段，更精确、更广泛地使用尚需要研究，进一步分析 RS-fMRI、任务态 fMRI，以及两者之间的差异，深入理解运动和语言系统之外的 RSN。需要研发相关的方法将术前 MRI 结果纳入术中神经导航系统，包括 RS-fMRI 与扩散张量成像白质纤维束结果。由于术中 MRI 应用越来越广泛，因此目前作者实验室致力于使用术中 MRI 进行实时的 RS-fMRI 研究。

致谢

感谢美国国立卫生研究院基金支持（NIH R01 CA203861）。Shimony 博士获得美国国立卫生研究院 Eunice Kennedy Shriver 国家儿童健康与人类发展研究所的支持，华盛顿大学智力和发育残疾研究中心授予（编号 U54 HD087011）。Snyder 博士的基金支持项目编号 P30 NS098577–01。Leuthardt 博士获得克里斯托弗戴维森基金会支持。

参考文献

[1] Ackman JB, Crair MC (2014) Role of emergent neural activity in visual map development. Curr Opin Neurobiol 24(1):166–175

[2] Afyouni S, Nichols TE (2018) Insight and inference for DVARS. NeuroImage 172:291–312

[3] Aguirre GK, Zarahn E, D'Esposito M (1998) The inferential impact of global signal covariates in functional neuroimaging analyses. NeuroImage 8(3):302–306

[4] Anderson JS (2008) Origin of synchronized lowfrequency blood oxygen level-dependent fluctuations in the primary visual cortex. AJNR Am J Neuroradiol 29(9):1722–1729

[5] Anderson JS et al (2011) Network anticorrelations, global regression, and phase-shifted soft tissue correction. Hum Brain Mapp 32(6):919–934

[6] Bettus G et al (2010) Role of resting state functional connectivity MRI in presurgical investigation of mesial temporal lobe epilepsy. J Neurol Neurosurg Psychiatry 81(10):1147–1154

[7] Bianciardi M et al (2009) Modulation of spontaneous fMRI activity in human visual cortex by behavioral state. NeuroImage 45(1):160–168

[8] Biswal B et al (1995) Functional connectivity in the motor cortex of resting human brain using echo-planar MRI. Magn Reson Med 34(4):537–541

[9] Chai XJ et al (2012) Anticorrelations in resting state networks without global signal regression. NeuroImage 59(2):1420–1428

[10] Cohen AL et al (2008) Defining functional areas in individual human brains using resting functional connectivity MRI. NeuroImage 41(1):45–57

[11] Cordes D, Nandy RR (2006) Estimation of the intrinsic dimensionality of fMRI data. NeuroImage 29(1):145–154

[12] Cox RW (2012) AFNI: what a long strange trip it's been. NeuroImage 62(2):743–747

[13] Damoiseaux JS et al (2006) Consistent resting-state networks across healthy subjects. Proc Natl Acad Sci U S A 103(37):13848–13853

[14] Dandy WE (1921) The treatment of brain tumors. JAMA 77:1853–1859

[15] Dierker D et al (2017) Resting-state functional magnetic resonance imaging in presurgical functional mapping: sensorimotor localization. Neuroimaging Clin N Am 27(4):621–633

[16] Dosenbach NU et al (2007) Distinct brain networks for adaptive and stable task control in humans. Proc Natl Acad Sci U S A 104(26):11073–11078

[17] Doucet G et al (2011) Brain activity at rest: a multiscale hierarchical functional organization. J Neurophysiol 105(6):2753–2763

[18] Fox MD et al (2005) The human brain is intrinsically organized into dynamic, anticorrelated functional networks. Proc Natl Acad Sci U S A 102(27):9673–9678

[19] Fox MD et al (2006) Spontaneous neuronal activity distinguishes human dorsal and ventral attention systems. Proc Natl Acad Sci U S A 103(26):10046–10051

[20] Fox MD et al (2009) The global signal and observed

anticorrelated resting state brain networks. J Neurophysiol 101(6):3270–3283

[21] Fransson P (2006) How default is the default mode of brain function? Further evidence from intrinsic BOLD signal fluctuations. Neuropsychologia 44(14):2836–2845

[22] Friston KJ et al (1996) Movement-related effects in fMRI time-series. Magn Reson Med 35(3):346–355

[23] Golland Y et al (2008) Data-driven clustering reveals a fundamental subdivision of the human cortex into two global systems. Neuropsychologia 46(2):540–553

[24] Gulati S et al (2011) The risk of getting worse: surgically acquired deficits, perioperative complications, and functional outcomes after primary resection of glioblastoma. World Neurosurg 76(6):572–579

[25] Hacker CD et al (2013) Resting state network estimation in individual subjects. NeuroImage 82:616–633

[26] He BJ (2011) Scale-free properties of the functional magnetic resonance imaging signal during rest and task. J Neurosci 31(39):13786–13795

[27] He BJ (2013) Spontaneous and task-evoked brain activity negatively interact. J Neurosci 33(11):4672–4682

[28] Hubel DH, Wiesel TN, LeVay S (1977) Plasticity of ocular dominance columns in monkey striate cortex. Philos Trans R Soc Lond Ser B Biol Sci 278(961):377–409

[29] Hutchison RM et al (2012) Functional connectivity of the frontal eye fields in humans and macaque monkeys investigated with resting-state fMRI. J Neurophysiol 107(9):2463–2474

[30] Jenkinson M et al (2012) Fsl. NeuroImage 62(2):782–790

[31] Joel SE et al (2011) On the relationship between seedbased and ICA-based measures of functional connectivity. Magn Reson Med 66(3):644–657

[32] Keles GE, Lamborn KR, Berger MS (2001) Low-grade hemispheric gliomas in adults: a critical review of extent of resection as a factor influencing outcome. J Neurosurg 95(5):735–745

[33] Keles GE et al (2006) Volumetric extent of resection and residual contrast enhancement on initial surgery as predictors of outcome in adult patients with hemispheric anaplastic astrocytoma. J Neurosurg 105(1):34–40

[34] Kokkonen SM et al (2009) Preoperative localization of the sensorimotor area using independent component analysis of resting-state fMRI. Magn Reson Imaging 27(6):733–740

[35] Lacroix M et al (2001) A multivariate analysis of 416 patients with glioblastoma multiforme: prognosis, extent of resection, and survival. J Neurosurg 95(2):190–198

[36] Larson-Prior LJ et al (2009) Cortical network functional connectivity in the descent to sleep. Proc Natl Acad Sci U S A 106(11):4489–4494

[37] Laumann TO et al (2017) On the Stability of BOLD fMRI Correlations. Cereb Cortex 27(10):4719–4732

[38] Lee MH et al (2012) Clustering of resting state networks. PLoS One 7(7):e40370

[39] Lee MH et al (2016) Clinical resting-state fMRI in the preoperative setting: are we ready for prime time? Top Magn Reson Imaging 25(1):11–18

[40] Liao W et al (2010) Evaluating the effective connectivity of resting state networks using conditional Granger causality. Biol Cybern 102(1):57–69

[41] Liu H et al (2009) Task-free presurgical mapping using functional magnetic resonance imaging intrinsic activity. J Neurosurg 111(4):746–754

[42] Lowe MJ, Mock BJ, Sorenson JA (1998) Functional connectivity in single and multislice echoplanar imaging using resting-state fluctuations. NeuroImage 7(2):119–132

[43] Macey PM et al (2004) A method for removal of global effects from fMRI time series. NeuroImage 22(1):360–366

[44] Maffei A, Fontanini A (2009) Network homeostasis: a matter of coordination. Curr Opin Neurobiol 19(2):168–173

[45] Marcus DS et al (2007) The extensible neuroimaging archive Toolkit: an informatics platform for managing, exploring, and sharing neuroimaging data. Neuroinformatics 5(1):11–34

[46] Marrelec G et al (2006) Partial correlation for functional brain interactivity investigation in functional MRI. NeuroImage 32(1):228–237

[47] McAvoy M et al (2008) Resting states affect spontaneous BOLD oscillations in sensory and paralimbic cortex. J Neurophysiol 100(2):922–931

[48] McGirt MJ et al (2009) Independent association of extent of resection with survival in patients with malignant brain astrocytoma. J Neurosurg 110(1):156–162

[49] McKeown MJ, Hansen LK, Sejnowsk TJ (2003) Independent component analysis of functional MRI: what is signal and what is noise? Curr Opin Neurobiol 13(5):620–629

[50] Mhuircheartaigh RN et al (2010) Cortical and subcortical connectivity changes during decreasing levels of consciousness in humans: a functional magnetic resonance imaging study using propofol. J Neurosci 30(27):9095–9102

[51] Murphy K et al (2009) The impact of global signal regression on resting state correlations: are anti-correlated networks introduced? NeuroImage 44(3):893–905

[52] Nasrallah FA, Tay HC, Chuang KH (2013) Detection of functional connectivity in the resting mouse brain. NeuroImage 163:419–436

[53] Ojemann GA (1993) Functional mapping of cortical language areas in adults. Intraoperative approaches. Adv Neurol 63:155–163

[54] Ojemann JG et al (1997) Imaging studies of memory and attention. Neurosurg Clin N Am 8(3):307–319

[55] Petrella JR et al (2006) Preoperative functional MR imaging localization of language and motor areas: effect on therapeutic decision making in patients with potentially resectable brain tumors. Radiology 240(3):793–802

[56] Pizoli CE et al (2011) Resting-state activity in development and maintenance of normal brain function. Proc Natl Acad Sci U S A 108(28):11638–11643

[57] Power JD et al (2011) Functional network organization of the human brain. Neuron 72(4):665–678

[58] Power JD et al (2012) Spurious but systematic correlations in functional connectivity MRI networks arise from subject motion. NeuroImage 59(3):2142–2154

[59] Power JD et al (2014) Methods to detect, characterize, and remove motion artifact in resting state fMRI. NeuroImage 84:320–341

[60] Price CJ (2012) A review and synthesis of the first 20 years of PET and fMRI studies of heard speech, spoken language and reading. NeuroImage 62(2):816–847

[61] Raichle ME (2009) A paradigm shift in functional brain imaging. J Neurosci 29(41):12729–12734

[62] Raichle ME (2010) Two views of brain function. Trends Cogn Sci 14(4):180–190

[63] Rumelhart DE, Hinton GE, Williams RJ (1986) Learning representations by back-propagating errors. Nature 323:533–536

[64] Saad ZS et al (2012) Trouble at rest: how correlation patterns and group differences become distorted after global signal regression. Brain Connect 2(1):25–32

[65] Salvador R et al (2005) Neurophysiological architecture of functional magnetic resonance images of human brain. Cereb Cortex 15(9):1332–1342

[66] Samann PG et al (2010) Increased sleep pressure reduces resting state functional connectivity. MAGMA 23(5–6): 375–389

[67] Sanai N, Mirzadeh Z, Berger MS (2008) Functional outcome after language mapping for glioma resection. N Engl J Med 358:18–27

[68] Satterthwaite TD et al (2012) Impact of in-scanner head motion on multiple measures of functional connectivity: relevance for studies of neurodevelopment in youth. NeuroImage 60(1):623–632

[69] Scholvinck ML et al (2010) Neural basis of global resting-state fMRI activity. Proc Natl Acad Sci U S A 107(22):10238–10243

[70] Schwarz AJ et al (2013) Anti-correlated cortical networks of intrinsic connectivity in the rat brain. Brain Connect 3(5):503–511

[71] Seeley WW et al (2007) Dissociable intrinsic connectivity networks for salience processing and executive control. J Neurosci 27(9):2349–2356

[72] Shatz CJ (1990) Competitive interactions between retinal ganglion cells during prenatal development. J Neurobiol 21(1):197–211

[73] Shimony JS et al (2009) Resting-state spontaneous fluctuations in brain activity: a new paradigm for presurgical planning using fMRI. Acad Radiol 16(5):578–583

[74] Shulman GL et al (2010) Right hemisphere dominance during spatial selective attention and target detection occurs outside the dorsal frontoparietal network. J Neurosci 30(10):3640–3651

[75] Smith SM et al (2009) Correspondence of the brain's functional architecture during activation and rest. Proc Natl Acad Sci U S A 106(31):13040–13045

[76] Smyser CD et al (2010) Longitudinal analysis of neural network development in preterm infants. Cereb Cortex 20(12):2852–2862

[77] Spitzer M et al (1995) Category-specific brain activation in fMRI during picture naming. Neuroreport 6(16):2109–2112

[78] Stufflebeam SM et al (2011) Localization of focal epileptic discharges using functional connectivity magnetic resonance imaging. J Neurosurg 114(6):1693–1697

[79] Tie Y et al (2014) Defining language networks from resting-state fMRI for surgical planning-a feasibility study. Hum Brain Mapp 35(3):1018–1030

[80] Tononi G, Cirelli C (2014) Sleep and the price of plasticity: from synaptic and cellular homeostasis to memory consolidation and integration. Neuron 81(1):12–34

[81] Turrigiano G (2011) Too many cooks? Intrinsic and synaptic homeostatic mechanisms in cortical circuit refinement. Annu Rev Neurosci 34:89–103

[82] Vincent JL et al (2006) Coherent spontaneous activity identifies a hippocampal-parietal memory network. J Neurophysiol 96(6):3517–3531

[83] Vitureira N, Letellier M, Goda Y (2012) Homeostatic synaptic plasticity: from single synapses to neural circuits. Curr Opin Neurobiol 22(3):516–521

[84] Weaver KE et al (2013) Local functional connectivity as a pre-surgical tool for seizure focus identification in non-lesion, focal epilepsy. Front Neurol 4:43

[85] Wig GS, Laumann TO, Petersen SE (2014) An approach for parcellating human cortical areas using restingstate

correlations. NeuroImage 93(Pt 2):276–291

[86] Wise RG et al (2004) Resting fluctuations in arterial carbon dioxide induce significant low frequency variations in BOLD signal. NeuroImage 21(4):1652–1664

[87] Yan CG et al (2013) A comprehensive assessment of regional variation in the impact of head micromovements on functional connectomics. NeuroImage 76:183–201

[88] Yeo BT et al (2011) The organization of the human cerebral cortex estimated by intrinsic functional connectivity. J Neurophysiol 106(3):1125–1165

[89] Zhang D et al (2009) Preoperative sensorimotor mapping in brain tumor patients using spontaneous fluctuations in neuronal activity imaged with functional magnetic resonance imaging: initial experience. Neurosurgery 65(Suppl 6):226–236

[90] Zhang X et al (2011) Social network theory applied to resting-state fMRI connectivity data in the identification of epilepsy networks with iterative feature selection. J Neurosci Methods 199(1):129–139

[91] Zuo XN et al (2010) Reliable intrinsic connectivity networks: test-retest evaluation using ICA and dual regression approach. NeuroImage 49(3):2163–2177

fMRI 引导下脑肿瘤切除术
Functional Magnetic Resonance-Guided Resection of Intra-Axial Brain Tumors

Alexa Bodman　Walter Hall **著**

武春雪　黄　靖　卢　洁 **译**

第 20 章

一、概述

脑肿瘤外科治疗的目的是在避免术后出现永久性神经功能损伤的前提下，最大限度地切除肿瘤。对于胶质瘤这种最常见的原发脑肿瘤，手术切除范围与生存期密切相关。一项里程碑式的研究结果表明，胶质母细胞瘤切除范围超过瘤体 98%，患者生存期显著延长（Lacroix 等，2001）。文献报道肿瘤切除 78% 以上，即可使患者的生存期延长；肿瘤切除越多，患者生存期随之延长，肿瘤全切生存获益最大（Sanai 等，2011）。低级别胶质瘤的外科手术目标是最大限度安全切除，具有重要临床价值（Aghi 等，2015）。对于原发性脑肿瘤和脑转移瘤，手术目标也是最大限度地手术切除。孤立的脑转移病灶，为了提高生存率，手术切除后需要再行放射治疗（Kalkanis 等，2009；Patchell 等，1990）。

尽管胶质母细胞瘤患者建议积极手术切除，但如果病灶位于或邻近功能区，则不能行肿瘤全切术，因为切除运动皮层导致严重神经功能损伤，如偏瘫和失语，降低患者的生活质量，此外神经功能损伤也会延迟患者术后化疗和放射治疗（Gulati 等，2011）。手术导致的神经功能损伤，与患者生存期降低显著相关（Gulati 等，2011；

McGirt 等，2009）。

功能磁共振成像（fMRI）能够无创确定优势大脑半球，与传统的 Wada 试验（Wada 和 Rasmussen，1960；Silva 等，2017）相比，患者更容易耐受。fMRI 主要是基于血氧水平依赖（BOLD）效应（Ogawa 等，1993），脑肿瘤切除术前检查可清晰显示肿瘤及功能区，明确肿瘤切除的安全性和可行性，fMRI 还可与无框架神经导航联合应用。无框架神经导航对神经外科医生来说，是革命性的技术发展，已成为神经外科肿瘤切除的常规操作（Kim 等，2010）。

术前 fMRI 检查通常使用敲击手指、皱唇、屈伸脚趾等任务，从而定位初级运动皮层、辅助运动区和运动前区（Castellano 等，2017）。一项对健康志愿者和脑肿瘤患者对比研究发现，即使存在脑肿瘤 fMRI 仍能准确定位感觉运动皮层（Kring 等，1998），fMRI 对脑肿瘤患者的定位结果具有高度可重复性（Agarwal 等，2018）。在术前计划中，fMRI 还可显示肿瘤引起的皮层重塑（Belyaev 等，2013；Gunal 等，2018）。fMRI 引导下的脑肿瘤切除还具有许多优势，使用这项技术无须清醒开颅术（术中唤醒麻醉技术），可以避免导致癫痫发作的皮层刺激（Kim 等，2010；Qiu 等，2017），全身麻醉也可提高患者的舒适度，不需要术中唤醒麻醉技术的麻醉医生。尽管清醒开颅术存在缺点，但该方法可直接评估要切除的脑组织是否影响功能区，在一些情况下是必要的。fMRI 可协助判断是否需要行清醒开颅术（Kim 等，2010），定位功能皮层对脑肿瘤的术前计划和手术切除十分重要，因此，fMRI 已成为神经外科医生脑肿瘤切除的重要工具。

二、fMRI 联合神经导航在脑肿瘤切除术中的应用

无框架神经导航系统是脑肿瘤切除术的标准技术，术前获得 fMRI 可以与导航成像结合，用于术前计划手术路径及术中指导。术中导航与 fMRI 数据结合有助于指导手术切除，采用此方法进行肿瘤切除可避免神经功能损伤（Gumprecht 等，2002）。肿瘤位于或邻近功能皮层的时，术中皮层刺激也可与神经导航和 fMRI 相结合（Roessler，2005）。一项 16 例位于功能皮层的低级别胶质瘤患者的研究，fMRI 引导 10 例患者行肿瘤全切除，其余 6 例因肿瘤累及功能区而进行部分切除，所有患者术后均未出现永久性神经功能损伤（Kim 等，2010）。

fMRI 研究显示肿瘤与功能皮层的距离，与术后是否出现神经功能损伤有关。1.5T 磁共振研究 fMRI 引导下切除 25 例靠近功能皮层的脑肿瘤患者，距功能区 10mm 或更远的病灶，术后神经功能缺损的风险显著降低（Haberg 等，2004）。另一项 3.0T 磁共振研究，33 例位于功能皮层或其邻近的胶质瘤患者在 fMRI 和扩散张量成像（DTI）引导下切除肿瘤，42% 患者进行肿瘤全切，11% 患者有肿瘤残留，12% 患者术后肿瘤残留超过 40%，结果显示 88% 患者神经功能未受损，12% 患者神经功能损伤；3 个月随

访 61% 患者神经功能损伤好转，30% 患者神经功能稳定，9% 患者神经功能损伤；病变距功能区距离＜5mm 的患者术后容易出现神经功能损伤，因此为了保护神经功能，病变距功能区距离近的肿瘤难以进行全切术（Berntsen 等，2010）。其他研究也表明距功能区＜5mm 的病变，手术切除后神经缺损伤的比率较高（Krishnan 等，2004），高场强 MRI（3T）与直接皮层电刺激结合可有效降低术后功能损伤的发生（Roessler，2005）。

fMRI 引导手术切除功能皮层区的低级别胶质瘤，对患者术后神经和认知功能进行研究，发现患者术后早期表现出短暂的神经功能损伤，随访时 44.4% 患者有所好转，36.1% 患者保持稳定，27.8% 患者神经功能损伤进展；肿瘤切除范围越大的患者术后恢复越好，约 82.4% 术前可正常工作的患者，手术后 6 个月内可重返工作岗位（Muto 等，2018）。

三、fMRI 引导感觉运动皮层的切除

病变位于感觉运动皮层区或邻近的患者，fMRI 对术前计划非常有意义，可辅助明确手术切除的可行性及手术入路（图 20-1）（Lee 等，1999）。一项研究 54 例肿瘤位于初级运动皮层附近的患者，使用 fMRI 结合神经导航对 45 例肿瘤行全切除，术后 9 例患者出现神经功能损伤（Krishnan 等，2004）。Tymowski 等比较将 fMRI 引导下手术切除感觉运动皮层区 28 例脑肿瘤患者与无 fMRI 引导手术的 30 例患者，结果显示 fMRI 引导切除的 28 例患者只有 13 例出现神经功能损伤，而未接受 fMRI 引导切除的 30 例患者有 22 例出现神经功能损伤，使用专业量表比较两组的运动障碍，fMRI 引导使术后运动障碍降低了 18%（Tymowski 等，2013）。

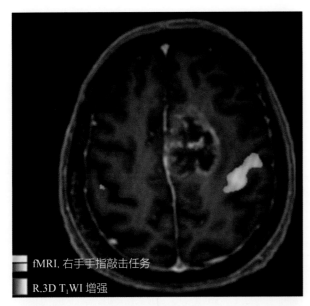

fMRI. 右手手指敲击任务

R.3D T₁WI 增强

▲ 图 20-1　3T 上进行的轴位脑激活研究显示右手手指敲击的皮层功能区位置。在轴位 **T₁ WI** 中，激活区域位于强化的肿瘤后方和侧方，手术时发现该肿瘤为多形性胶质母细胞瘤

四、fMRI 在语言区脑肿瘤切除的应用

患者语言区的位置存在个体差异，仅基于解剖标志进行脑肿瘤手术切除，可能导致术后语言障碍（Ojemann，1979）。

累及语言区的脑肿瘤患者，fMRI 引导手术可减少术后失语症的发生。对 217 例距语言功能区范围 2cm 以内的胶质瘤患者（右利手）进行前瞻性研究，比较 fMRI 引导肿瘤切除与常规导航引导肿瘤切除的疗效，发现 fMRI 引导切除只有 2.3% 患者发生术后失语症，而常规组 34.8% 患者出现失语症；此外 fMRI 引导病灶的切除范围显著增高（95.5% vs. 89.9%），肿瘤全切率较高，患者总生存期较长（19.6 个月 vs. 13 个月）（Zhang 等，2014）。这些结果可能不适用于所有医院，因为不同医院 fMRI 成像检测语言功能区所执行的任务存在显著差异，可能会影响 fMRI 结果和术前计划（Binder 等，2008）。

五、扩散张量成像与 fMRI 引导的肿瘤切除

当肿瘤累及深部脑白质，仅采集任务态 fMRI 数据是不够的，这种情况下 fMRI 可与扩散张量成像（DTI）结合指导手术切除（Kamada 等，2007），DTI 纤维束成像也能用于评估肿瘤全切术是否可以不造成神经功能损伤。纤维束完整的患者肿瘤全切的可能性较高，如果肿瘤侵犯白质纤维束，会降低肿瘤全切除的可能性（Castellano 等，2017）。术中 DTI 可评估开颅手术过程中脑白质位置的改变，有助于将脑肿瘤切除引起的神经功能损伤降至最低（D'Andrea 等，2017）。纤维束成像与 fMRI 联合可应用于儿童脑肿瘤患者的术前计划（Lorenzen 等，2018）。

在 fMRI 检测语言功能区的基础上，纤维束成像可显示弓状束，有助于评估是否可切除语言区的病变（Kamada 等，2007）。fMRI 和 DTI 联合使用可确定安全的手术路径，有助于切除深部病变（Frati 等，2018）。

六、静息态 fMRI 在脑肿瘤切除术的应用

脑肿瘤患者的一些症状可能会限制任务态 fMRI 的应用，如意识混乱、躁动、注意力持续时间缩短、偏瘫、失语和昏迷，此外，儿科患者 fMRI 的应用也可能受限（Roland 等，2017），因此静息态 fMRI 具有重要价值，因为它不需要患者执行任何任务（Leuthardt 等，2016）。静息态 fMRI 获得功能连接图，主要包括默认模式网络、躯体运动网络、视觉网络、听觉网络、语言网络、背部注意网络和腹侧注意网络（Leuthardt 等，2016）。静息态 fMRI 可以一次成像获取多个脑网络，较任务态 fMRI 的采集时间更短，患者更容易接受（Agarwal 等，2017），静息态 fMRI 也可

以可靠地应用于镇静或昏迷的患者（Leuthardt 等，2016）。对于语言缺陷的语言功能区肿瘤患者，由于不能完成任务态 fMRI，静息态 fMRI 为首选方法。研究比较脑肿瘤患者行任务态和静息态 fMRI 的结果，发现静息态 fMRI 与任务态 fMRI 语言区定位结果一致（Branco 等，2016）。另一项研究比较 38 例患者的静息态与任务态 fMRI 数据，结果表明静息态 fMRI 可以可靠地检测感觉运动皮层（Dierker 等，2017）。

术中磁共振也可应用静息态 fMRI 进一步指导手术切除，一项对 30 例患者的研究表明这种方法可行，并与直接皮层刺激的定位结果一致（Qiu 等，2017）。对于不能进行清醒开颅术的患者，也可应用这种方法。与任务态 fMRI 一样，静息态 fMRI 也有局限性，可能会受到高级别胶质瘤新生血管导致的 BOLD 信号减低的影响，常规 MRI 也具有局限性，如头部运动的影响（Agarwal 等，2017）。

七、fMRI 引导肿瘤切除的局限性

fMRI 与术中直接皮层刺激（direct cortical stimulation，DCS）的一致性很好，但不是完全一致（Bizzi 等，2008；Roux，2003；Kuchcinski，2015；Weng 等，2018），DCS 和 fMRI 的相关性在低级别胶质瘤比高级别胶质瘤更高（Bizzi 等，2008）。因此，对于功能区皮层的某些肿瘤，外科医生可能会选择进行清醒开颅术（Roux 等，2003）。脑肿瘤可能会影响 fMRI 的准确性，因为胶质瘤进展导致肿瘤新生血管增加，从而改变局部脑血容量，使得 BOLD 信号减低（Giussani 等，2010），导致 fMRI 激活区减小（Belyaev 等，2013）。另外直接皮层刺激与 fMRI 的差异，刺激是一种抑制技术，而 fMRI 是通过激活显示功能脑区（Silva 等，2017）。某些药物也会干扰 BOLD 信号，如乙酰唑胺；患者生活习惯，包括饮酒、咖啡和吸烟（Silva 等，2017），睡眠减少也可能影响任务态 fMRI 结果（Silva 等，2017）。

八、结论

随着 fMRI 技术的应用，在功能区附近进行脑肿瘤手术相对安全，尽管存在一些局限性，但与无框架神经导航相结合，可以指导手术入路并最大可能切除肿瘤，同时术后神经功能损伤的风险降至最低。术中 MRI 可以进一步精准病灶的切除范围，改善患者预后。纤维束成像能够提高切除功能区肿瘤脑白质的安全性，静息态 fMRI 等新技术进一步改进功能磁共振成像引导的脑肿瘤手术。

参考文献

[1] Agarwal S, Hua J, Sair HI, Gujar S, Bettegowda C, Lu H et al (2018) Repeatability of language fMRI lateralization and localization metrics in brain tumor patients. Hum Brain Mapp 18(10):423–410

[2] Agarwal S, Sair HI, Pillai JJ (2017) Limitations of resting-state functional MR imaging in the setting of focal brain lesions. Neuroimaging Clin N Am 27(4):645–661

[3] Aghi MK, Nahed BV, Sloan AE, Ryken TC, Kalkanis SN, Olson JJ (2015) The role of surgery in the management of patients with diffuse low grade glioma. J Neurooncol 125(3):503–530

[4] Belyaev AS, Peck KK, Petrovich Brennan NM, Holodny AI (2013) Clinical applications of functional MR imaging. Magn Reson Imaging Clin 21(2):269–278

[5] Berntsen EM, Gulati S, Solheim O, Kvistad KA, Torp SH, Selbekk T et al (2010) Functional magnetic resonance imaging and diffusion tensor tractography incorporated into an intraoperative 3-dimensional ultrasound-based neuronavigation system. Neurosurgery 67(2):251–264

[6] Binder JR, Swanson SJ, Hammeke TA, Sabsevitz DS (2008)

A comparison of five fMRI protocols for mapping speech comprehension systems. Epilepsia 49(12):1980–1997

[7] Bizzi A, Blasi V, Falini A, Ferroli P, Cadioli M, Danesi U et al (2008) Presurgical functional MR imaging of language and motor functions: validation with intraoperative electrocortical mapping. Radiology 248(2):579–589

[8] Branco P, Seixas D, Deprez S, Kovacs S, Peeters R, Castro SL et al (2016) Resting-state functional magnetic resonance imaging for language preoperative planning. Front Hum Neurosci 10(19):137–114

[9] Castellano A, Cirillo S, Bello L, Riva M, Falini A (2017) Functional MRI for surgery of gliomas. Curr Treat Options Neurol 19(10):34

[10] D'Andrea G, Trillo G, Picotti V, Raco A (2017) Functional magnetic resonance imaging (fMRI), preintraoperative tractography in neurosurgery: the experience of Sant' Andrea Rome University Hospital. In: Trends in reconstructive neurosurgery. Springer International Publishing, Cham, pp 241–250. (Acta Neurochirurgica Supplement; vol. 124)

[11] Dierker D, Roland JL, Kamran M, Rutlin J, Hacker CD, Marcus DS et al (2017) Resting-state functional magnetic resonance imaging in presurgical functional mapping. Neuroimaging Clin North Am 27(4):621–633

[12] Frati A, Pesce A, D'Andrea G, Fraschetti F, Salvati M, Cimatti M et al (2018) A purely functional imaging based approach for transcortical resection of lesion involving the dominant atrium: towards safer, imaging-guided, tailored cortico-leucotomies. J Clin Neurosci 50:252–261

[13] Giussani C, Roux F-E, Ojemann J, Sganzerla EP, Pirillo D, Papagno C (2010) Is preoperative functional magnetic resonance imaging reliable for language areas mapping in brain tumor surgery? Review of language functional magnetic resonance imaging and direct cortical stimulation correlation studies. Neurosurgery 66(1):113–120

[14] Gulati S, Jakola AS, Nerland US, Weber C, Solheim O (2011) The risk of getting worse: surgically acquired deficits, perioperative complications, and functional outcomes after primary resection of glioblastoma. World Neurosurg 76(6):572–579

[15] Gumprecht H, Ebel GK, Auer DP, Lumenta CB (2002) Neuronavigation and functional MRI for surgery in patients with lesion in eloquent brain areas. Minim Invasive Neurosurg 45(3):151–153

[16] Gunal V, Savardekar A, Devi B, Bharath R (2018) Preoperative functional magnetic resonance imaging in patients undergoing surgery for tumors around left (dominant) inferior frontal gyrus region. Surg Neurol Int 9(1):126–116

[17] Håberg A, Kvistad KA, Unsgård G, Haraldseth O (2004) Preoperative blood oxygen level-dependent functional magnetic resonance imaging in patients with primary brain tumors: clinical application and outcome. Neurosurgery 54(4):902–915

[18] Kalkanis SN, Kondziolka D, Gaspar LE, Burri SH, Asher AL, Cobbs CS et al (2009) The role of surgical resection in the management of newly diagnosed brain metastases: a systematic review and evidence-based clinical practice guideline. J Neurooncol 96(1):33–43

[19] Kamada K, Todo T, Masutani Y, Aoki S, Ino K, Morita A et al (2007) Visualization of the frontotemporal language fibers by tractography combined with functional magnetic resonance imaging and magnetoencephalography. J Neurosurg 106(1):90–98

[20] Kim PD, Truwit CL, Hall WA (2010) Functional magnetic resonance-guided brain tumor resection. In: fMRI. Springer, Berlin, Heidelberg, Berlin, Heidelberg, pp 107–120

[21] Krings T, Reul J, Spetzger U, Klusmann A, Roessler F, Gilsbach JM et al (1998) Functional magnetic resonance mapping of sensory motor cortex for imageguided neurosurgical intervention. Acta Neurochir 140(3):215–222

[22] Krishnan R, Raabe A, Hattingen E, Szelényi A, Yahya H, Hermann E et al (2004) Functional magnetic resonance imaging-integrated neuronavigation: correlation between lesion-to-motor cortex distance and outcome. Neurosurgery 55(4):904–915

[23] Kuchcinski G, Mellerio C, Pallud J, Dezamis E, Turc G, Rigaux-Viode O et al (2015) Three-tesla functional MR language mapping: comparison with direct cortical stimulation in gliomas. Neurology 84(6):560–568

[24] Lacroix M, Abi-Said D, Fourney DR, Gokaslan ZL, Shi W, DeMonte F et al (2001) A multivariate analysis of 416 patients with glioblastoma multiforme: prognosis, extent of resection, and survival. J Neurosurg 95(2):190–198

[25] Lee CC, Ward HA, Sharbrough FW, Meyer FB, Marsh WR, Raffel C et al (1999) Assessment of functional MR imaging in neurosurgical planning. AJNR Am J Neuroradiol 20(8):1511–1519

[26] Leuthardt EC, Allen M, Kamran M, Hawasli AH, Snyder AZ, Hacker CD et al (2016) Resting-state blood oxygen level-dependent functional MRI: a paradigm shift in preoperative brain mapping. Stereotact Funct Neurosurg 93(6):427–439

[27] Lorenzen A, Groeschel S, Ernemann U, Wilke M, Schuhmann MU (2018) Role of presurgical functional MRI and diffusion MR tractography in pediatric low-grade brain tumor surgery: a single-center study. Childs Nerv Syst

34(11):2241–2248

[28] McGirt MJ, Mukherjee D, Chaichana KL, Than KD, Weingart JD, Quinones-Hinojosa A (2009) Association of surgically acquired motor and language deficits on overall survival after resection of glioblastoma multiforme. Neurosurgery 65(3):463–469; discussion 469–70

[29] Muto J, Dezamis E, Rigaux-Viode O, Peeters S, Roux A, Zanello M et al (2018) Functional-based resection does not worsen quality of life in patients with a diffuse low-grade glioma involving eloquent brain regions: a prospective cohort study. World Neurosurg 113:e200–e212

[30] Ogawa S, Menon RS, Tank DW, Kim SG, Merkle H, Ellermann JM et al (1993) Functional brain mapping by blood oxygenation level-dependent contrast magnetic resonance imaging. A comparison of signal characteristics with a biophysical model. Biophys J 64(3):803–812

[31] Ojemann GA (1979) Individual variability in cortical localization of language. J Neurosurg 50(2):164–169

[32] Patchell RA, Tibbs PA, Walsh JW, Dempsey RJ, Maruyama Y, Kryscio RJ et al (1990) A randomized trial of surgery in the treatment of single metastases to the brain. N Engl J Med 322(8):494–500

[33] Qiu T-M, Gong F-Y, Gong X, Wu J-S, Lin C-P, Biswal BB et al (2017) Real-time motor cortex mapping for the safe resection of glioma: an intraoperative resting-state fMRI study. AJNR Am J Neuroradiol 38(11):2146–2152

[34] Roessler K (2005) Evaluation of preoperative high magnetic field motor functional MRI (3 Tesla) in glioma patients by navigated electrocortical stimulation and postoperative outcome. J Neurol Neurosurg Psychiatry 76(8):1152–1157

[35] Roland JL, Griffin N, Hacker CD, Vellimana AK, Akbari SH, Shimony JS et al (2017) Resting-state functional magnetic resonance imaging for surgical planning in pediatric patients: a preliminary experience. J Neurosurg Pediatr 20(6):583–590

[36] Roux F-E, Boulanouar K, Lotterie J-A, Mejdoubi M, LeSage JP, Berry I (2003) Language functional magnetic resonance imaging in preoperative assessment of language areas: correlation with direct cortical stimulation. Neurosurgery 52(6):1335–1347

[37] Sanai N, Polley M-Y, McDermott MW, Parsa AT, Berger MS (2011) An extent of resection threshold for newly diagnosed glioblastomas. J Neurosurg 115(1):3–8

[38] Silva MA, See AP, Essayed WI, Golby AJ, Tie Y (2017) Challenges and techniques for presurgical brain mapping with functional MRI. Neuroimage 17:794–803

[39] Tymowski M, Majchrzak K, Bobek-Billewicz B, Ladziński PÅ, Majchrzak H (2013) The use of functional magnetic resonance imaging in reducing a risk of postoperative neurological deficits in the patients with brain tumour. Neurol Neurochir Pol 47(6):547–554

[40] Wada J, Rasmussen T (1960) Intracarotid injection of sodium amytal for the lateralization of cerebral speech dominance. J Neurosurg 17(2):266–282

[41] Weng H-H, Noll KR, Johnson JM, Prabhu SS, Tsai Y-H, Chang S-W et al (2018) Accuracy of presurgical functional MR imaging for language mapping of brain tumors: a systematic review and meta-analysis. Radiology 286(2):512–523

[42] Zhang J, Chen X, Zhao Y, Wang F, Li F, Xu B (2014) Impact of intraoperative magnetic resonance imaging and functional neuronavigation on surgical outcome in patients with gliomas involving language areas. Neurosurg Rev 38(2):319–330

直接皮层电刺激和 fMRI
Direct Cortical Stimulation and fMRI

H. Maximilian Mehdorn　Simone Goebel　Arya Nabavi　**著**

李倩文　胡晓飞　卢 洁　**译**

第21章

一、概述

神经外科手术的目标是保留神经功能的基础上，最大限度地切除脑肿瘤。因此，对于脑肿瘤，尤其是位于重要功能区及其邻近区域胶质瘤的手术，对神经外科医生极具挑战。由于胶质瘤具有侵袭性，根治性切除术是否为首选术式一直存在争议，尤其最近 2016 年 WHO 中枢神经系统肿瘤分类提出根据肿瘤分子特征进行肿瘤分类（Louis 等，2016）。研究表明根治性切除术可延长原发性（Stummer 等，2006）和复发性胶质瘤，以及低级别胶质瘤（Claus 和 Black，2006；Sanai 和 Berger，2008）患者的生存期。胶质瘤根治性切除术因存在术后神经功能受损，尤其语言和运动功能损伤的风险而受影响。因此，现代神经外科早期就有学者建议局部麻醉下（localanesthesia，LA）行脑肿瘤切除术，以降低术后发生严重、不可逆转的神经功能损伤 Berger 和 Ojemann，1992；Black 和 Ronner，1987；Ojemann 等，1989；Ojemann，1988）。多数患者最初对局部麻醉下行脑肿瘤手术感到恐惧，但经医生充分解释手术细节后，多数患者接受这种手术方法（Danks，1998）。此术式的应用也存在局限性，如不能应用于无法配合的幼儿和老年患者；肿瘤位置深或范围大而无法保持手术体位的患者；心肺功能差的患者；脑肿瘤继发癫痫发作的患者应特别注意。很多医学中心已经证实局部麻醉下脑肿瘤切除术，可以有效降低局部神经功能损伤的发生率，同时增加完全切除肿瘤的几率（Danks 等，2000；Duffau，2005a，b；Duffau 等，2003；Ebeling 等，1995；Pinsker 等，2007）。

磁共振成像（MRI），尤其是 fMRI（fMRI）可对脑功能区进行精确定位（Brannen 等，2001；Naidich 等，2001），定位结果具有高度敏感性和可重复性［特异性约 53%（FitzGerald 等，1997）］。fMRI 可评估不同脑功能、不同激活脑区间复杂的相互关系，目前已应用于临床。尽管不同激活脑区间的相互关系有待进一步明确，近年来 fMRI 已有一些临床应用的适应证，并已进入临床常规的 MRI 扫描方案。神经外科常规的临床应用，fMRI 技术主要用于确定优势半球、定位语言功能区和运动皮层区，此外，还使用纤维追踪技术显示重要功能区间的结构关系，避免神经外科医生手术时损伤白质纤维束（Duffau，2005a，b，2007；Nimsky 等，2006a，b，c）。然而，这些 fMRI 结果在术前评估和术中应用方面存在一定局限性，本章根据临床经验并结合相关文献，对 fMRI 和清醒开颅术两者的优点和不足进行阐述。

二、直接皮层电刺激和（或）fMRI 的适应证：选择合适的患者

清醒状态下直接皮层电刺激（direct cortical stimulation，DCS）或 fMRI 的适应证由以下两个因素决定，具体如下：

1. 患者的临床状况，尤其是临床症状和神经系统情况

如果患者的病史和临床症状（如暂时性的语言障碍或局灶性癫痫发作）提示运动或语言功能受损，并最终确诊为位于重要功能区的脑肿瘤，应考虑患者清醒开颅术时进行 DCS。此外，还应关注患者的理解能力和依从性，这些因素需要术前由神经外科工作人员及专业的神经心理学家进行仔细评估。

清醒开颅术患者的排除标准包括：需急诊行肿瘤减压术的昏迷患者，以及无法配合的老年和儿童患者。

医院应用 fMRI 之前，DCS 是评估重要功能区脑肿瘤患者的首选方法，可在不引起严重神经功能损伤前提下，确定术中切除肿瘤的安全范围。根据作者及其他医生的临床经验，DCS 在进行功能相关区域手术时，除能改善手术效果，还能在保留脑功能的同时扩大肿瘤的切除范围。

目前，由于 MRI 技术的发展及 fMRI 在术前评估的应用，需要将该方法与 DCS 进行比较并权衡利弊。

2. 肿瘤定位与脑功能区

通常 1.5T MRI 扫描完成肿瘤的首次诊断成像，评估肿瘤的分级，然后，应用 3T MRI 对肿瘤进行精确定位，确定功能相关脑区（"重要功能区"）的位置，明确纤维束是否位于肿瘤附近，以及这些结构是否会在肿瘤切除手术过程中受损。肿瘤分级有助于确定手术切除范围，WHO Ⅲ 级或 Ⅳ 级神经胶质瘤，鉴于患者的生存期有限，手术目的在于最大限度保留脑功能。然而，对于 WHO Ⅰ 级或 Ⅱ 级神经胶质瘤，由于大脑具有一定程度的可塑性，手术目标为完全切除肿瘤，以延长术后的生存期（Southwell 等，2016）。此类患者术前需行特殊检查以明确肿瘤边界与功能相关脑区间的空间位置关系，即语言和运动皮层区域、视觉皮层区域，以及连接的白质纤维束，特别是锥体束和运动、感觉、语言皮层区域间的纤维束以及视束，如 Gratiolet 纤维束。

无幽闭恐惧症且能配合完成神经心理学范式任务的患者均可采集 fMRI 数据，DTI 序列可显示白质纤维束的走行方向，其采集时间较长，患者需平躺且头部不能移动，直至数据采集结束为止。

fMRI 数据需要进行图像后处理并传输到神经导航控制台，以便制订手术方案。

此外，还可应用经颅磁刺激（transcranial magnetic stimulation，TMS），特别是重复 TMS（rTMS）获取更多术前评估信息（Ille 等，2016；Qiu 等，2014）。

根据上述纳入及排除标准，建议患者在清醒或者麻醉状态下进行开颅手术。作者回顾了患者清醒开颅术和术中 fMRI 扫描（Goebel 等，2010）以及其他医生的临床经验，提示术前沟通交流有助于减轻患者（即使自述有幽闭恐惧症的患者）术前恐惧，并提高对患者的术前管理。

三、方法

（一）局麻下的手术：清醒开颅术

很多学者详细介绍了清醒开颅术的细节，（Danks，2000；Duffau，1999，2003；Duffau，2005a，b；Pinsker，2007；Tonn，2007），作者从 1993 年开展清醒开颅术，该术式在保留脑功能的同时，可尽量扩大功能区或附近区域肿瘤的切除范围。作者认为手术的前提是患者有充

分（神经）心理准备，作者医院大多数脑肿瘤患者都由专业神经心理学家进行术前神经心理学测试，评估患者优势半球和神经心理损伤程度。此外，还应与患者及家属对肿瘤的诊断和即将进行手术的担忧进行术前谈话（Goebel 等，2011b，2013，2018；Goebel 和 Mehdorn，2018）。这些术前准备工作均影响治疗效果，对手术具有重要价值重要意义。既往清醒开颅术的初期开展阶段，患者会在术前进入手术室，并躺在手术台上提前熟悉手术环境。目前由于临床时间限制，患者已不进行这种术前准备，但医生也应该让患者术前了解这种特殊类型的手术。麻醉医生在术中也扮演重要角色，必须在手术全程观察并监测患者的状态，手术开颅期间给予患者镇静剂，在肿瘤切除期间让患者保持清醒，麻醉医生对患者镇静和清醒状态的转换具有非常重要作用，手术期间使用药物是异丙酚和止痛药。此外，作者对所有患者都使用了中心静脉置管，这在其他医院可能不是常规操作（图21-1）。

神经外科医生使用 0.75% 罗哌卡因 HCl（Naropin®）对三钉头架固定区进行局部麻醉，然后用神经导航仪确定最佳的开颅和切口位置。随后在皮肤切口周围进行麻醉，当需要弯曲的切口时，应特别注意对深部肌肉（通常是颞肌）进行充分麻醉，经过仔细无菌准备，再使用半圆形或矩形金属固定器固定手术铺巾，整个操作过程要向患者逐一解释准备步骤，以便让患者处于舒适的术前状态（图21-2）。

术者在术中操作时应保持和患者交谈，并解释所有操作步骤，同时根据需要调整局部麻醉药物的剂量。除对患者使用短效镇静和（或）止痛药物（异丙酚），使其在麻醉监测下入睡的时间以外，整个开颅手术期间术者应时刻注意患者的意识状态，随后在手术显微镜下打开硬脑膜并探查脑组织，再次应用神经导航仪定位脑肿瘤位置。

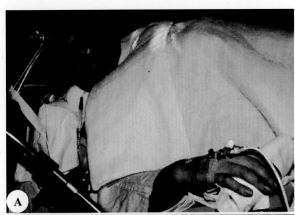

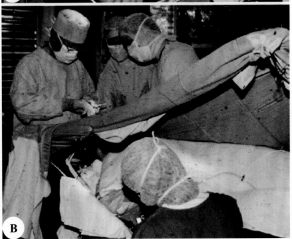

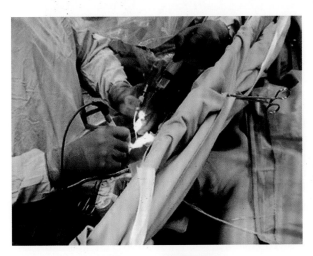

▲ 图 21-1　清醒开颅术
使用标准的显微神经外科手术设备对患者进行手术，同时对其进行特定的神经生理和神经心理测试

▲ 图 21-2　将清醒的患者置于三头钉固定架并进行局部麻醉的术前照片（A）；手术期间，神经心理学家安抚患者，并对其进行神经心理测试（B）

（二）刺激

开颅探查和神经导航显示脑肿瘤轮廓，然后通过 fMRI 确定肿瘤所致的功能损伤相关皮层区域，这些区域可以按照 Ojemann 等所描述的方式（Ojemann 等，1989；Ojemann，1988）用带有数字的标志物进行标记，或通过神经导航仪进行虚拟定位。术中应用 fMRI 确定的功能相关区域的定位结果，使用 BrainLAB 和其他公司提供的商业软件将定位结果显示至外科手术显微镜旁的特定计算机屏幕，或至显微镜光路，将定位结果虚拟显示至手术视野，使用上述两种方法均可，既可将肿瘤轮廓显示于脑表面，又可确定肿瘤的

3D 体积（图 21-3）。

使用具有不同设置参数的 Ojemann 刺激器进行刺激，引出患者对不同水平双向刺激的反应。

神经心理学家仔细监测患者是否存在运动性语言障碍，此步骤是开颅术的重要阶段，使术者能够确定哪些区域可安全切除，哪些区域切除可能导致神经功能损伤。术者应时刻注意避免损伤皮层表面的血管系统，尤其是动脉系统，因为损伤皮层动脉的后果较损伤脑皮层更为严重。

即使已确定脑肿瘤可安全切除的范围，神经外科医生与患者间的互动也不应结束，还要注意肿瘤边缘与白质纤维束（如锥体束）间的关系（Nimsky 等，2006a，b，c）及其与语言功能

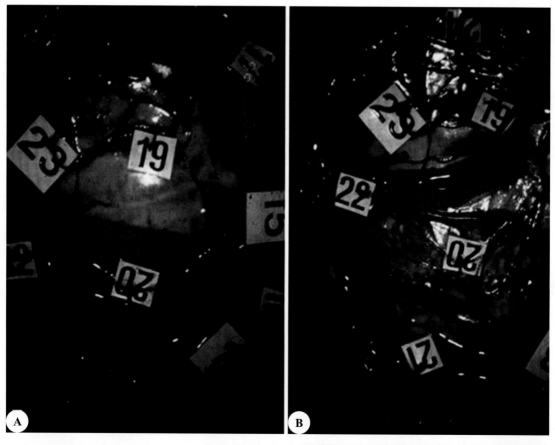

▲ 图 21-3　皮层刺激

图像中心的白色区域清晰显示覆盖于皮层的脑肿瘤。直接皮层电刺激 (DCS) 结果使用带编号的标记物记录和标记相应脑区。通过安全的手术方式打开蛛网膜下腔并切开皮层，进行肿瘤切除。A 和 B 显示同一部位。A. 蛛网膜下腔开放前的图像；B. 蛛网膜下腔开放后的图像，图片显示双极探针 Ojemann 刺激器对皮层表面的脑组织进行皮层电刺激测试

脑区的连接（Henry 等，2004；Moritz-Gasser 等，2013）。因此，神经外科医生手术探查白质纤维束时应继续进行电刺激，并结合神经导航显示这些重要结构的空间位置关系（Bello 等，2008；Duffau，2007；Duffau 等，2002）。根据作者经验，诱发患者运动功能所需的电压与脑肿瘤至锥体束的距离密切相关，使用电压越高，说明脑肿瘤到锥体束的距离越远。术者在术中应持续监测该距离，因为与术前定位相比，手术切除肿瘤过程中纤维束随时可能发生移位。

（三）术中MRI

神经外科手术室（operating room，OR）安装高场（1.5T）MRI 扫描仪，术者通过高分辨率的实时成像可更好完成脑肿瘤切除术。神经外科医生能够清晰掌握打开硬脑膜后，由于脑脊液流失以及肿瘤切除过程所导致的脑解剖结构的永久性改变（Nabavi 等，2001；Nimsky 等，2000）。术前 fMRI 数据的准确性对脑移位的评估非常重要，当神经外科医生认为肿瘤已尽可能完全切除后，患者在轻度镇静状态下再次行 MRI 成像获取术后影像数据（Nabavi 等，2009），一些医学中心（Pamir 2011；Lang 等，2011；Qiu 等，2012）在手术室使用 3T MRI 扫描仪，不仅可进行术中磁共振波谱检查，还可进行其他脑功能影像学检查，如纤维束成像。

四、实际操作中的注意事项

作者为了优化功能区或邻近区域脑肿瘤患者的手术治疗效果，总结了一个术前流程。首先对患者进行专业的神经心理学测试评估，然后应用 MRI 收集详细的神经影像数据（T$_1$ 和 T$_2$、DWI 和 DTI，以及 MPRage 序列，用于 3D 重建和神经导航前准备），采集 fMRI 数据和 DWI 图像确定肿瘤与重要功能相关脑区间的空间位置关系；

其后与患者进行术前交流，以了解患者是否同意进行清醒开颅术，如果患者同意则在局部麻醉下进行手术，术中高场 MRI 继续采集术中脑功能相关数据，并将其更新到神经导航系统（Nabavi 等，2003；Nimsky 等，2006a，b，c）。近年来，大多数低级别和高级别胶质瘤患者在局部麻醉和高场 MRI 监测的状态下顺利完成手术（Mehdorn 等，2011）。

五、结果

既往文献中（Pinsker 等，2007）作者回顾了1998—2002 年 80 例位于功能区胶质瘤患者的手术，采用清醒开颅术的患者，原发肿瘤切除术 37例，肿瘤复发再次切除术 18 例，患者要求采用全身麻醉 27 例，比较累及运动区的脑肿瘤患者，通过术后 48h 内的 MRI 扫描结果发现，行清醒开颅术患者的手术完全切除率更高，26 例行清醒开颅术患者 20 例（77%），完全将肿瘤切除，而 12 例非清醒开颅术患者中仅 4 例（33%）完全切除肿瘤。3 例患者（12%）清醒开颅术后，运动功能严重降低并持续 3 月，而全麻手术患者 4 例（33%）出现运动功能严重受损。由于临床常规进行术前 fMRI、纤维束跟踪成像，以及术中高场磁共振成像，作者根据"临床经验"判断患者是否适合行清醒开颅术，而不需要劝说患者必须行该术式，这种判断需要经过前瞻性临床实践加以验证，并且根据长期随访结果评估该决策是否正确。然而，由于治疗时有可能应用详细的神经心理学评估、术中监测、术中 MRI 扫描和术中脑肿瘤局部化疗药物，尽管就诊的患者数量逐年增加，但这样的研究很难启动，且难以持续进行。

术前获取的功能区肿瘤定位数据对于指导手术具有重要作用（Nimsky 等，2004；Pinsker 等，2007），但神经外科医生仍然必须注意手术过程中大脑位置的变化，即"脑移位"（Nabavi

等，2001；Nimsky 等，2000），因此切除功能区和邻近区域脑肿瘤组织，术者应发挥最好的临床经验和判断力，术中控制对决定功能区域周围的手术切除范围至关重要。仔细比较 fMRI（Qiu 等，2014）确定的功能区，术中使用 DCS 确定的功能区位置，有助于发挥上述两种方法的临床价值，并将手术的切除范围最大化（Ottenhausen 等，2015）。一些研究结果认为语言功能区肿瘤的术前 fMRI，预防术中功能损伤没有任何帮助（Trinh 等，2014）；另外一些学者认为与 DCS 相比，3T fMRI 存在不足（Kuchcinski 等，2016）。Morrison 等（2016）回顾相关文献，对小样本量患者（n=14）进行 fMRI 和 DCS 数据的比较分析，分析 fMRI 数据的统计阈值、DCS 和清醒开颅术中放置栅格电极的位置，结果显示 fMRI 对运动功能区的定位较语言功能区定位更准确，而定位不准主要是由 fMRI 数据的假阳性结果所致，两种成像方法均可通过使用一系列标准化的任务态成像，以实现最佳的成像结果。Duffau 研究小组（Cochereau 等，2016）比较 100 例弥漫性低级别胶质瘤患者的 RS-fMRI 和直接皮层刺激结果，提出独立成分分析在一定程度上可成功区分真正的功能区和手术可切除区域。

将更先进的技术（如 rTMS）与神经导航相结合进行 TMS 导航（Coburger 等，2012；Krieg 等，2013；Sollmann 等，2013），以及对各部位的脑肿瘤使用直接脑电刺激（Moritz-Gasser 等，2013；Li 等，2015），均有助于推动神经外科手术学的发展。

此外，学者建议直接电刺激（direct electrical stimulation，DES）皮层下的白质纤维束（Gras-Combe 等，2012；Duffau，2015），以进一步改善治疗效果。Moiyadi 等（2018）对 DCS 技术进行改进，增加连续的运动诱发电位监测，但只有 75% 患者能够配合，尽管如此根治性切除率为 68%，40 例患者 10 例出现神经功能损伤，3 例患者神经功能损伤时间延长，1 例患者发生永久性的神经功能损伤。

此外，Qiu 等（2017）使用 3T MRI 扫描仪进行术中 RS-fMRI，发现有助于避免直接皮层刺激引起的术中癫痫发作。

随机对照研究不能直接比较两种手术方式的优劣，作者进行简要回顾，如解决清醒和睡眠状态下开颅手术的问题；fMRI 和直接电刺激的差异等。目前，临床总结概括以优化治疗结果，建议医务人员在提供医疗服务时，不应考虑自身相关的经济利益，应尽可能进行科学的术前评估；另一方面，尚未解决的临床困境表明，对于难以治疗的脑肿瘤，神经外科手术是一门艺术，需要跨学科团队完成。

六、未来展望

应用先进技术不仅完善了对皮层结构和深部白质功能解剖的认识，而且扩展了既往无法进行手术的脑肿瘤的手术指征。对于初次手术，最大限度切除肿瘤至关重要，决定患者术后的长期预后，而第 2 次或第 3 次手术通常需要采取折中方法，保留剩余的脑功能。

使用专门的登记系统对患者进行长期随访，包括神经心理评估、日常生活评估，将进一步明确辅助治疗对手术疗效的作用。随着分子影像学和肿瘤术前分类的出现，其他治疗方法可能会进一步延长患者的"有效生存期"。然而，这种复杂手术和额外治疗应在大的医疗中心进行，因为能提供现代脑肿瘤治疗方案的全方位选择，使临床医生获得更多的临床经验，并节省人力和物力。神经科学进展应由适当的组织机构进行相应督导，如科学学会，而不是保险公司或其他机构。

参考文献

[1] Bello L, Gambini A et al (2008) Motor and language DTI fiber tracking combined with intraoperative subcortical mapping for surgical removal of gliomas. Neuroimage 39(1):369–382

[2] Berger MS, Ojemann GA (1992) Intraoperative brain mapping techniques in neurooncology. Stereotact Funct Neurosurg 58(1–4):153–161

[3] Black PM, Ronner SF (1987) Cortical mapping for defining the limits of tumor resection. Neurosurgery 20(6):914–919

[4] Brannen JH, Badie B et al (2001) Reliability of functional MR imaging with word-generation tasks for mapping Broca's area. AJNR Am J Neuroradiol 22(9):1711–1718

[5] Claus EB, Black PM (2006) Survival rates and patterns of care for patients diagnosed with supratentorial lowgrade gliomas: data from the SEER program, 1973–2001. Cancer 106(6):1358–1363

[6] Coburger J, Karhu J, Bittl M, Hopf NJ (2012) First preoperative functional mapping via navigated transcranial magnetic stimulation in a 3-year-old boy. J Neurosurg Pediatr 9(6):660–664. https://doi.org/10.3171/2012.2.PEDS11426

[7] Cochereau J, Deverdun J, Herbet G, Charroud C, Boyer A, Moritz-Gasser S, Le Bars E, Molino F, Bonafé A, Menjot de Champfleur N, Duffau H (2016) Comparison between resting state fMRI networks and responsive cortical stimulations in glioma patients. Hum Brain Mapp 37(11):3721–3732. https://doi.org/10.1002/hbm.23270

[8] Danks RA, Aglio LS et al (2000) Craniotomy under local anesthesia and monitored conscious sedation for the resection of tumors involving eloquent cortex. J Neurooncol 49(2):131–139

[9] Danks RA, Rogers M et al (1998) Patient tolerance of craniotomy performed with the patient under local anesthesia and monitored conscious sedation. Neurosurgery 42(1):28–34; discussion 34–36

[10] Duffau H (2005a) Intraoperative cortico-subcortical stimulations in surgery of low-grade gliomas. Expert Rev Neurother 5(4):473–485

[11] Duffau H (2005b) Lessons from brain mapping in surgery for low-grade glioma: insights into associations between tumour and brain plasticity. Lancet Neurol 4(8):476–486

[12] Duffau H (2007) Contribution of cortical and subcortical electro-stimulation in brain glioma surgery: methodological and functional considerations. Neurophysiol Clin 37(6):373–382

[13] Duffau H (2015) Stimulation mapping of white matter tracts to study brain functional connectivity. Nat Rev Neurol 11(5):255–265. https://doi.org/10.1038/nrneurol.2015.51. Epub 2015 Apr 7

[14] Duffau H, Capelle L et al (1999) Intra-operative direct electrical stimulations of the central nervous system: the salpetriere experience with 60 patients. Acta Neurochir 141(11):1157–1167

[15] Duffau H, Capelle L et al (2002) Intraoperative mapping of the subcortical language pathways using direct stimulations. An anatomo-functional study. Brain 125(Pt 1):199–214

[16] Duffau H, Capelle L et al (2003) Usefulness of intraoperative electrical subcortical mapping during surgery for low-grade gliomas located within eloquent brain regions: functional results in a consecutive series of 103 patients. J Neurosurg 98(4):764–778

[17] Ebeling U, Fischer M et al (1995) Surgery of astrocytomas in the motor and premotor cortex under local anesthesia: report of 11 cases. Minim Invasive Neurosurg 38(2):51–59

[18] FitzGerald DB, Cosgrove GR et al (1997) Location of language in the cortex: a comparison between functional MR imaging and electrocortical stimulation. AJNR Am J Neuroradiol 18(8):1529–1539

[19] Goebel S, Kaup L, Mehdorn HM (2011) Measuring preoperative anxiety in patients with intracranial tumors: the Amsterdam preoperative anxiety and information scale. J Neurosurg Anesthesiol 23(4):297–303. https://doi.org/10.1097/ANA.0b013e318222b787

[20] Goebel S, Kaup L, Wiesner CD, Mehdorn HM (2013) Affective state and cognitive functioning in patients with intracranial tumors: validity of the neuropsychological baseline assessment. Psychooncology 22(6):1319–1327. https://doi.org/10.1002/pon.3142. Epub 2012 Jul 30

[21] Goebel S, Mederer D, Mehdorn HM (2018) Surgeryrelated coping in surgery patients with intracranial tumors. World Neurosurg 116:e775–e782. https://doi.org/10.1016/j.wneu.2018.05.091. Epub 2018 May 23

[22] Goebel S, Mehdorn HM (2018) Assessment of preoperative anxiety in neurosurgical patients: Comparison of widely used measures and recommendations for clinic and research. Clin Neurol Neurosurg 172:62–68. https://doi.org/10.1016/j.clineuro.2018.06.036. Epub 2018 July 2

[23] Goebel S, Nabavi A, Schubert S, Mehdorn HM (2010) Patient perception of combined awake brain tumor surgery and intraoperative 1.5-T magnetic resonance imaging: the Kiel experience. Neurosurgery 67:594–600

[24] Goebel S, Stark AM, Kaup L, von Harscher M, Mehdorn HM (2011) Distress in patients with newly diagnosed brain tumours. Psychooncology 20(6):623–630. https://doi.org/10.1002/pon.1958. Epub 2011 Mar 30

[25] Gras-Combe G, Moritz-Gasser S, Herbet G, Duffau H (2012) Intraoperative subcortical electrical mapping of optic radiations in awake surgery for glioma involving visual pathways. J Neurosurg 117(3):466–473. https://doi.org/10.3171/2012.6.JNS111981. Epub 2012 July 13

[26] Henry RG, Berman JI, Nagarajan SS, Mukherjee P, Berger MS (2004) Subcortical pathways serving cortical language sites: initial experience with diffusion tensor imaging fiber tracking combined with intraoperative language mapping. Neuroimage 21(2):616–622

[27] Ille S, Sollmann N, Butenschoen VM, Meyer B, Ringel F, Krieg SM (2016) Resection of highly languageeloquent brain lesions based purely on rTMS language mapping without awake surgery. Acta Neurochir 158(12):2265–2275. Epub 2016 Sept 29

[28] Krieg SM, Shiban E, Buchmann N, Meyer B, Ringel F (2013) Presurgical navigated transcranial magnetic brain stimulation for recurrent gliomas in motor eloquent areas. Clin Neurophysiol.124(3):522–7. https://doi.org/10.1016/j.clinph.2012.08.011. Epub 2012 Sep 15.

[29] Kuchcinski G, Mellerio C, Pallud J, Dezamis E, Turc G, Rigaux-Viodé O, Malherbe C, Roca P, Leclerc X, Varlet P, Chrétien F, Devaux B, Meder JF, Oppenheim C (2016) Three-tesla functional MR language mapping: comparison with direct cortical stimulation in gliomas. Neurology 84(6):560–568

[30] Lang MJ, Greer AD, Sutherland GR (2011) Intraoperative MRI at 3.0 Tesla: a moveable magnet. Acta Neurochir Suppl 109:151–156

[31] Li T, Bai H, Wang G, Wang W, Lin J, Gao H, Wang L, Xia L, Xie X (2015) Glioma localization and excision using direct electrical stimulation for language mapping during awake surgery. Exp Ther Med 9(5):1962–1966. Epub 2015 Mar 16

[32] Louis DN, Perry A, Reifenberger G, von Deimling A, Figarella-Branger D, Cavenee WK, Ohgaki H, Wiestler OD, Kleihues P, Ellison DW (2016) The 2016 World Health Organization classification of tumors of the central nervous system: a summary. Acta Neuropathol 131(6):803–820. https://doi.org/10.1007/s00401-016-1545-1. Epub 2016 May 9

[33] Mehdorn HM, Schwartz F et al (2011) High-field MRI in glioblastoma surgery: improvement of resection radicality and survival for the patient? Acta Neurochir Suppl 109: 103–106

[34] Moiyadi A, Velayutham P, Shetty P, Seidel K, Janu A, Madhugiri V, Singh VK, Patil A, John R (2018) Combined motor evoked potential monitoring and subcortical dynamic mapping in motor eloquent tumors allows safer and extended resections. World Neurosurg 120:e259–e268. https://doi.org/10.1016/j.wneu.2018.08.046. Epub 2018 Aug 21

[35] Moritz-Gasser S, Herbet G, Duffau H (2013) Mapping the connectivity underlying multimodal (verbal and nonverbal) semantic processing: a brain electrostimulation study. Neuropsychologia 51(10):1814–22. https://doi.org/10.1016/j.neuropsychologia.2013.06.007. Epub 2013 June 15

[36] Morrison MA, Tam F, Garavaglia MM, Hare GM, Cusimano MD, Schweizer TA, Das S, Graham SJ (2016) Sources of variation influencing concordance between functional MRI and direct cortical stimulation in brain tumor surgery. Front Neurosci 10:461. eCollection

[37] Nabavi A, Black PM et al (2001) Serial intraoperative magnetic resonance imaging of brain shift. Neurosurgery 48(4):787–797; discussion 797–798

[38] Nabavi A, Gering DT et al (2003) Surgical navigation in the open MRI. Acta Neurochir Suppl 85:121–125

[39] Nabavi A, Goebel S, Doerner L, Warneke N, Ulmer S, Mehdorn M (2009) Awake craniotomy and intraoperative magnetic resonance imaging: patient selection, preparation, and technique. Top Magn Reson Imaging 19(4):191–196. https://doi.org/10.1097/RMR.0b013e3181963b46

[40] Naidich TP, Hof PR et al (2001) The motor cortex: anatomic substrates of function. Neuroimaging Clin N Am 11(2):171–193, vii–viii

[41] Nimsky C, Ganslandt O et al (2000) Quantification of, visualization of, and compensation for brain shift using intraoperative magnetic resonance imaging. Neurosurgery 47(5):1070–1079; discussion 1079–1080

[42] Nimsky C, Ganslandt O et al (2004) Functional neuronavigation and intraoperative MRI. Adv Tech Stand Neurosurg 29:229–263

[43] Nimsky C, Ganslandt O et al (2006a) Intraoperative visualization for resection of gliomas: the role of functional neuronavigation and intraoperative 1.5 T MRI. Neurol Res 28(5):482–487

[44] Nimsky C, Ganslandt O et al (2006b) Implementation of fiber tract navigation. Neurosurgery 58(4 Suppl 2):ONS-292–ONS-303; discussion ONS-303–304

[45] Nimsky C, Ganslandt O et al (2006c) Intraoperative visualization of the pyramidal tract by diffusion–tensor-imaging-based fiber tracking. Neuroimage 30(4):1219–1229

[46] Ojemann GA (1988) Effect of cortical and subcortical stimulation on human language and verbal memory. Res Publ Assoc Res Nerv Ment Dis 66:101–115

[47] Ojemann G, Ojemann J et al (1989) Cortical language localization in left, dominant hemisphere. An electrical stimulation mapping investigation in 117 patients. J Neurosurg 71(3):316–326

[48] Ottenhausen M, Krieg SM, Meyer B, Ringel F (2015) Functional preoperative and intraoperative mapping and monitoring: increasing safety and efficacy in glioma surgery. Neurosurg Focus 38(1):E3. https://doi.org/10.3171/2014.10.FOCUS14611

[49] Pamir NM (2011) 3 T ioMRI: the Istanbul experience. Acta Neurochir Suppl 109:131–137

[50] Pinsker MO, Nabavi A et al (2007) Neuronavigation and resection of lesions located in eloquent brain areas under local anesthesia and neuropsychologicalneurophysiological monitoring. Minim Invasive Neurosurg 50(5):281–284

[51] Qiu TM, Gong FY, Gong X, Wu JS, Lin CP, Biswal BB, Zhuang DX, Yao CJ, Zhang XL, Lu JF, Zhu FP, Mao Y, Zhou LF (2017) Real-time motor cortex mapping for the safe resection of glioma: an intraoperative resting-state fMRI study. AJNR Am J Neuroradiol 38(11):2146–2152. https://doi.org/10.3174/ajnr.A5369. Epub 2017 Sept 7

[52] Qiu TM, Yan CG, Tang WJ, Wu JS, Zhuang DX, Yao CJ, Lu JF, Zhu FP, Mao Y, Zhou LF (2014) Localizing hand motor area using resting-state fMRI: validated with direct cortical stimulation. Acta Neurochir 156(12):2295–2302. https://doi.org/10.1007/s00701-014-2236-0. Epub 2014 Sept 24

[53] Qiu TM, Yao CJ, Wu JS, Pan ZG, Zhuang DX, Xu G, Zhu FP, Lu JF, Gong X, Zhang J, Yang Z, Shi JB, Huang FP, Mao Y, Zhou LF (2012) Clinical experience of 3T intraoperative magnetic resonance imaging integrated neurosurgical suite in Shanghai Huashan Hospital. Chin Med J 125(24):4328–4333

[54] Sanai N, Berger MS (2008) Glioma extent of resection and its impact on patient outcome. Neurosurgery 62(4):753–764; discussion 264–266

[55] Sollmann N, Picht T, Mäkelä JP, Meyer B, Ringel F, Krieg SM (2013) Navigated transcranial magnetic stimulation for preoperative language mapping in a patient with a left frontoopercular glioblastoma. J Neurosurg 118(1):175–179. https://doi.org/10.3171/2012.9.JNS121053. Epub 2012 Oct 26

[56] Southwell DG, Hervey-Jumper SL, Perry DW, Berger MS (2016) Intraoperative mapping during repeat awake craniotomy reveals the functional plasticity of adult cortex. J Neurosurg 124(5):1460–1469. https://doi.org/10.3171/2015.5.JNS142833. Epub 2015 Nov 6

[57] Stummer W, Pichlmeier U et al (2006) Fluorescenceguided surgery with 5-aminolevulinic acid for resection of malignant glioma: a randomised controlled multicentre phase III trial. Lancet Oncol 7(5):392–401

[58] Tonn JC (2007) Awake craniotomy for monitoring of language function: benefits and limits. Acta Neurochir 149(12):1197–1198

[59] Trinh VT, Fahim DK, Maldaun MV, Shah K, McCutcheon IE, Rao G, Lang F, Weinberg J, Sawaya R, Suki D, Prabhu SS (2014) Impact of preoperative functional magnetic resonance imaging during awake craniotomy procedures for intraoperative guidance and complication avoidance. Stereotact Funct Neurosurg 92(5):315–322. https://doi.org/10.1159/000365224. Epub 2014 Sept 18

第22章

正常和脑疾病大脑的连接模式：以运动系统为例

Modeling Connectivity in Health and Disease: Examples from the Motor System

Simon B. Eickhoff　Christian Grefkes　著

彭靖　张越　卢洁　译

一、脑功能的基本原则

阐明神经或精神疾病功能障碍的潜在神经机制，是神经科学研究的主要目标之一。如果不充分理解脑组织的生理基础，就无法深入探索如精神分裂症或帕金森病等复杂神经或精神疾病的病理生理机制。与其他哺乳动物一样，人类大脑也由两个基本原则构成，即功能分离和功能整合（Friston，2002）。功能分离强调人脑，尤其是大脑皮层，不是一个同质化的实体，而是可以根据功能或微观结构特性细分为不同区域性模块，如皮层区或皮层下核团，但单一大脑模块不能独立完成任何认知、感觉或运动任务，所有认知行为或任务都必须依赖不同模块间的信息动态交互，以维持认知或任务过程。因此在此基础上提出功能整合的概念，功能整合和功能分离并不是相互排斥，而是互补，因为任何互动都需要特定脑区间进行，每个脑区执行不同的任务子过程（Friston，2002；Eickhoff 等，2009）。

脑网络模块：功能连接的节点

非人灵长类动物的侵入性电极刺激大脑皮层的研究结果表明，大脑不同区域功能特化，即认知或感觉过程由大脑皮层特定脑区参与，由皮层脑区的内在（结构）和外部（连接）性质决定（Broca，1863；Brodmann，1909；Eickhoff 等，2005；Schleicher 等，2005；Grodzinsky 和 Santi，2008），与前面提到的功能分离与功能整合概念相比，这个研究结果提示某一模块功能或过程特化，与该模块的功能连接有关，即皮层脑区的功能特化为局部解剖及独特的输入和输出模式（功能连接）共同作用的结果。因此，如果没有（潜在的）功能连接，就不能完整定义一个功能特化的脑模块，它是特定区域的结构及其连接模式共同决定，每个认知、感觉、运动任务或认知行为都依赖于这些模块协调活动和相互作用。

神经和精神疾病的脑功能连接模式异常，可以从以下几点考虑：①将大脑皮层在微观结构上分为不同的区域；②进行各种认知行为时，各脑区具体的应答特性，或者各脑区的参与模式；③与其他脑区的相互作用。非人灵长类动物的脑模块功能整合研究有悠久的历史（Kobbert 等，2000；Le，等，1986；Behrens 等，2003；Friston，1994），如通过记录单细胞或局部场电位（local field potential，LFP）探测不同微观结构（如细胞结构、纤维结构或受体结构）区域的功能特性；通过向相互连接的大脑区域注射特异性示踪剂，显示该区域的轴突连接；然而这些方法都需要处死实验动物，因此不能应用于人体。目前迅速发展的神经成像技术可整合人类大脑皮层的结构和功能数据，尤其随着动态脑功模型的建立，能够探查皮层脑区间动态相互作用的神经机制。

二、脑结构 – 功能的关系

（一）脑区功能特化

功能神经影像技术如正电子发射计算机断层扫描（positronemission tomography，PET）和功能磁共振成像（fMRI），已广泛应用于活体人脑的脑功能研究（Biswal 等，1995；Fox 和 Raichle，2007；Greicius 等，2003；Sporns 等，2004；Buckner，2010）。这些技术通过对局部脑血流、葡萄糖或氧代谢变化的测量，定位运动、感觉或认知任务下的特定脑区激活。尽管组研究的空间精度受个体差异、平均效应和空间标准化等因素的影响（Eickhoff 等，2009），fMRI 组研究能够对特定的反应模式进行定位，检测出 1cm 或更小范围内两个脑区间的功能差异或两个任务过程中的神经相关性。

（二）脑区结构特化

脑结构特别是大脑皮层的组织学研究在神经科学有悠久的历史（Brodmann，1909），主要依赖人体脑组织的尸检研究，如通过细胞染色、放射性标记或原位杂交技术对细胞体、有髓纤维或特定分子进行可视化分析。目前，高场强 MRI 可用于评估活体人脑的微观结构（Stephan 等，2007a），但仍没有一种活体成像技术能够与尸检组织学那样精确地显示人脑的微观结构。因此，有学者提出结合功能成像和结构成像综合

描述脑区分离（Eickhoff 等，2005）。目前，常用的分析脑结构和功能对应关系的方法是分别进行分析（两组受试者），然后通过脑概率图谱将数据进行整合（Friston 等，2003；Kiebel 等，2006；Stephan 等，2008）。这些脑图谱是在分辨率达微米级别的组织切片基础上自动分析生成（Schleicher 等，2005），然后将结果拟合到共同的标准脑模板，如 MNI 脑模板，在组水平描述标准空间内皮层脑区的位置及其变异。经典脑解剖图谱是一个或几个脑区的示意图或平面图，具有观察者依赖性的缺点，与之相比脑概率图谱可以对结构 – 功能的相关性进行直接且定量评估（图 22-1；Eickhoff 等，2005）。

（三）脑区结构 – 功能的相关性

脑区特化图谱描述特定结构脑区参与的认知功能，证明脑区的解剖边界明确功能特化（Friston 等，2003），但这种定位方法难以完整描述大脑功能，因为单一脑区可能参与广泛认知行为。例如，额下回的特殊细胞结构脑区，Korbinian Brodmann 命名为 44 区（Brodmann，1909），Pierre-Paul Broca 发现该脑区参与语言生成过程（Broca，1863），但大量神经影像研究表明该脑区功能并不仅限于语言，而是参与从语言到工作记忆和运动性语言等一系列任务（Grodzinsky 和 Santi，2008）。这并不与功能特化相矛盾，当假设 BA 44 区与特定的计算过程相关而不与维持任何心理活动相关，然而同一脑区在不同任务或时间空间变化下，可能参与许多不同任务所对应的脑网络。因此，脑网络更接近于生理和病理条件下人脑功能的神经生物学基础。

三、脑连接的概念

尽管脑功能连接分析对理解脑组织特征具有关键作用，但脑连接这个概念仍然有些难以理

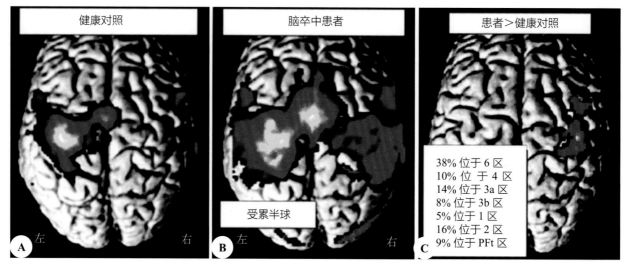

▲ 图 22-1　单一运动任务的血氧水平依赖（BOLD）活动

A. 健康受试者执行有节奏地握紧右手任务，左侧额叶和顶叶局部皮层激活。B. 右手运动障碍患者激活脑区更广泛，且健侧（右侧）半球亦有激活。C. 应用概率细胞结构图谱，显示激活增强的脑区定位于多个皮层脑区，如 BA6（运动前区皮层），BA 4（初级运动皮层），初级躯体感觉皮层（BA 3a 和 3b），以及高级躯体感觉区（BA1，BA2 和 PFt）（引自 Grefkes 等，2008b）

解。首先，不存在特定脑区的连接，相反脑连接在不同角度有不同的理解。下文将简要概述脑连接的主要概念、研究方法及其优缺点，重点介绍脑网络模型，是理解正常和疾病脑网络的方法。

四、脑解剖连接

严格意义的脑解剖连接是指不同脑区神经元之间的轴突连接，近年来人脑解剖连接的知识主要基于尸体解剖，或者非人灵长类动物的侵入性示踪研究（Kobbert 等，2000）。扩散加权成像（diffusion-weighted imaging，DWI）和纤维示踪技术能够对活体人脑进行解剖连接研究，DWI 基于白质纤维束中水分子扩散沿纤维走行方向有差异，而不是各向同性，脉冲梯度场中 DWI 对水分子沿扩散编码方向的随机运动非常敏感（Le 等，1986），描述扩散特性及每个体素的纤维走行方向。根据每个体素的纤维主要扩散方向，结合扩散不确定性的测量，推断大脑特定纤维束的走行。这种纤维示踪成像（图 22-2）可以是确定性（遵循每个体素的主扩散方向），也可以是概率性（通过对每个体素可能扩散方向的重复采样，反应方向分布的不确定性；Behrens 等，2003）。虽然这种方法只能追踪连接两脑区之间的纤维束（而不是这些脑区神经元之间的轴突连接），但任何功能的相互作用都基于扩散成像所显示的解剖连接，表明脑区间功能整合和脑网络与结构相对独立，结构连接无法反映脑网络信息传递或者动态变化。

五、脑功能连接

广义的功能连接是指空间不相邻的神经生理事件在时间上同步性（Friston，1994），即这些脑区被认为是功能耦合，如果它们属性一致关联，那么就是同一个网络的组成部分，强调功能连接必须考虑关联性质。需要注意的是，功能连接并不代表功能耦合脑区之间存在因果关系或直接联系，相反两个脑区的相关活动可能由第一个脑区到第二个脑区中转信息的脑结构介导，包括皮层 - 皮层下回路，如基底节、小脑或第三个脑区诱发两个没有任何直接相互作用的脑区激活。例

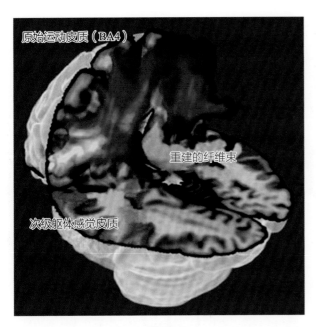

原始运动皮质（BA4）

重建的纤维束

次级躯体感觉皮质

▲ 图 22-2

基于 17 名健康受试者扩散加权成像的概率性纤维束示踪成像，图示从次级躯体感觉皮层 OP4 到初级运动皮层的纤维束。由于个体差异及每个体素内纤维方向的不确定性，仅少数体素具有较高的概率，属于这一特定纤维束（用亮黄色显示）

如，感觉脑区受到刺激，激活顶叶感觉区进行知觉分析，同时激活运动前皮层进行反应准备。

（一）静息态脑功能连接

目前，神经成像的功能连接主要通过静息态 fMRI 时间序列的低频波动分析（Biswal 等，1995）。fMRI 数据量大，通常包括全脑数百个时间点的体素数据，获取全脑水平功能连接信息。受试者平静躺在 MRI 仪器，没有任何任务的情况下获得静息态 fMRI 数据。考虑到 fMRI 信号存在固有噪声，因此需要通过多个处理步骤来减少相关干扰，如空间和时间滤波，去除运动、生理噪声和回归全脑信号。多数研究选用数据驱动方法，特别是独立成分分析（ICA；Fox 和 Raichle，2007），根据静息态、特别低频率（< 0.1Hz；Greicius 等，2003）fMRI 采集大脑信号，分析计算不同功能脑网络。大多数静息态网络（RSN）与任务态 fMRI 研究的脑网络相似（Fox

和 Raichle，2007），但这些脑网络的组成部分与任务态脑网络的关系尚待进一步研究，判定两者直接相关可能还为时尚早（Rehme 等 2013）。关于这种相关性的生理学基础也存在争议，认为可能由脑区之间神经元突触的内在活动引起（Sporns 等，2004），即解剖连接，但其他静息态网络却不能很好地用解剖连接解释，目前仍然没有解决究竟是什么因素驱动沿解剖连接传播的大振幅波动（Buckner，2010）。由此一种观点认为大脑永远不会休息（Fox 和 Raichle，2007），静息态反映各种各样认知行为，如身体知觉、记忆、情绪和明确的认知思维，包括内心语言所组成的持续活动（Eickhoff 和 Grefkes，2011）。也就是说，当受试者躺在 MRI 扫描仪中进行静息态 fMRI 扫描时，即便没有执行特定任务，也并不是完全休息，而是连续或并行执行各种认知活动，两个脑区间的 MR 信号 - 时间过程的相关性反映它们共同参与各种认知网络的程度（Laird 等，2011b）。因此，静息态脑活动或多或少是由任务相关网络随机采样组成，有学者提议用内在的、无任务的功能连接，或者缺少结构化任务的功能连接代替静息态。

（二）任务态脑功能连接

功能连接可从执行特定任务时，不同脑区的时间序列之间的相关性分析推算（Rehme 等，2013），但结果局限于当前所执行的任务，或者更准确地说局限于特定的实验，而没有解决"某个特定脑区与其他哪些脑区一起协同工作"这个核心问题。换而言之，如果一个特定脑区激活，其他哪些脑区会同时激活？功能神经影像大据库的出现（图 22-3）为这一问题提供了答案，也为基于任务态功能连接提供了新的分析方法（Eickhoff 等，2010）。这些数据资源，如脑图数据库（http://brainmap.org/；Logothetis，2000；

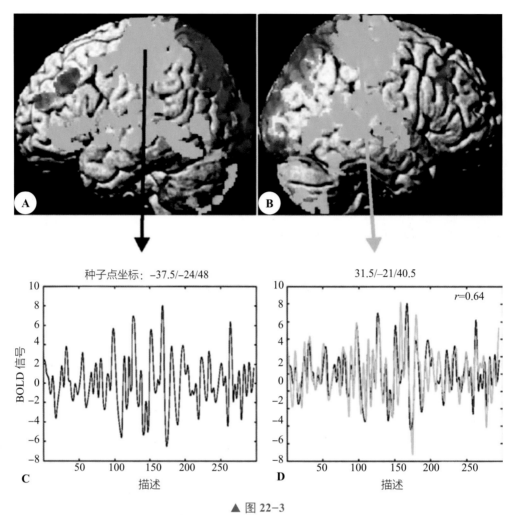

种子点坐标：-37.5/-24/48

31.5/-21/40.5

▲ 图 22-3

静息态功能连接分析示范，以初级运动皮层为种子点。进行空间（空间标准化、平滑）和时间（去线性漂移、0.001～0.008Hz 的带通滤波）预处理后，提取种子点的 fMRI 时间序列，如（C）所示。随后，大脑所有其他体素的类似时间序列都与种子的时间序列做相关性分析。显著正相关用绿色表示，显著负相关用红色表示（A 和 B）。（D）种子时间序列（黑色）显示与种子点显著相关的时间序列（绿色）

Friston 等，2003），包含数千项功能神经成像实验结果，这些神经影像实验的数据高度标准化且普遍应用标准坐标系统，研究结果可直接整合评估脑区的共激活。基于种子脑区的功能连接可检索数据库中所有在该种子脑区具有至少一个激活点的实验（Eickhoff 等，2010；Laird 等，2009a，b），对这些实验报道的所有激活点进行基于坐标的 Meta 分析，进行收敛性检验，种子脑区之外反映高于随机的共激活。脑连通性元分析映射图（MACM）通过测试神经生理事件脑区激活的一

致性反映脑区间功能连接（Laird 等，2011a，b），但 MACM 观察对象不是采集时间序列（如静息态 fMRI）的一个特定时间点，而是一个特定的神经成像实验。因此，功能连接不是通过时间点相关表达，而是通过实验的共激活表达（Eickhoff 和 Grefkes，2011，图 22-4）。

功能连接分析本质是脑区间的相互关联，体现了其主要的优点和缺点。如上所述，神经成像信号在任何尺度的相关性，并不意味直接相互作用。此外，由于缺乏特定的分析模型，功能连接

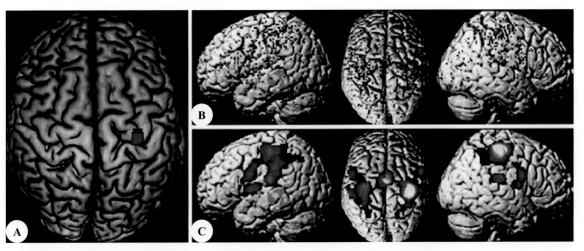

▲ 图 22-4　右侧初级运动皮层基于任务的功能连接

A. 种子脑区在 MNI 模板的位置，B 和 C. 初级运动皮层基于任务态的功能连接，对脑图数据库进行筛选，确定该感兴趣区内至少有一次激活的所有实验。B. 显示上述全部实验所有激活点的位置。进行定量 Meta 分析，识别较为集中的显著激活脑区，提示其与种子脑区共激活的可能性

分析很容易受各种生理混杂信号或噪声的影响；而且功能连接分析只需满足激活的时间一致性，是一种可靠、无偏倚的脑网络映射方法。

六、有效脑连接

大脑有效连接的定义是一个脑区对另一个脑区产生的因果影响（Friston，1994），提供了一种理解大脑连通性的方式，即一个脑区如何影响另一个脑区。与功能连接相关性分析不同，有效连接测量基于特定模型，即脑区间的影响如何介导，用 fMRI 信号拟合模型参数带入模型。

尽管有效连接的建模方法和概念之间存在差异，但所有方法都可分析直接的因果影响。研究者通常用有向图表示有效连接分析，其中的节点代表单个脑区，这些脑区可以包含在分析中，也可以从分析中推断出来（Bullmore 和 Sporns，2009），图的有向边表示一个脑区对另一个脑区的因果影响。有效连接分析的主要优势是依赖于脑区间相互作用的特定因果模型，有效连接模型反映脑功能整合的假设，因此基于假设驱动模型，研究 fMRI 数据如何在大脑不同脑区传播和

处理。有效连接建模依赖于特定模型及其参数方案的设定，虽然基于模型和假设的分析能够对脑区间相关作用进行评估，但从这些分析推断任何结论都取决于建模假设的有效性。此外，应用 fMRI 时间序列评估有效连接具有挑战，因为 BOLD 信号不能直接反映神经元活动，仅反映血流动力学响应函数（HRF；Logothetis，2000）。因此，应基于测量的时间序列分析神经元活动，而不是观察血流动力学改变（David 等，2008）。

心理生理交互分析（psychophysiological interactions，PPI）或 Granger 因果分析映射图（Granger causality mapping，GCM）等方法，可在空间上进行有效连接分析（Friston 等，1997；Roebroeck 等，2005），即给定一个种子脑区或一组种子脑区，通过种子或影响，得出与这些种子有功能连接的脑区。其他方法如动态因果模型（dynamic causal modeling，DCM）或结构方程模型（structural equation modeling，SEM），不以定位具体脑区为目标，而是预先定义网络或脑区对脑区的相互作用进行建模（Friston 等，2003；McIntosh 和 Gonzalez Lima，1994；Stephan，

2004）。与功能连接相比，有效连接可建立大脑不同区域间作用的因果关系，主要分析方法包括 PPI、DCM 和 SEM。最后，建模方案也可能因建模的血流动力学水平而有所差异（David 等，2008；Stephan 等，2007b；Penny 等 2004a，b）。

（一）动态因果模型

与其他非脑成像应用的方法相比，动态因果模型（DCM）是专为分析 fMRI 时间序列而设计的有效连接建模方法的代表（Friston 等，2003）。鉴于动态因果模型是目前基于 fMRI 有效连接分析最常见的方法，下文将重点叙述 DCM 理论及其应用，同时简述其他分析方法（Stephan 等，2007a；Kiebel 等，2006）。

DCM 的核心概念是将大脑视为一个非线性动态系统，在这个系统中外部干扰（输入，包括实验操作）会导致神经元活动或脑区间耦合强度变化，即连接变化，DCM 特定模型中神经元活动状态随之发生变化，进而导致 fMRI 观察的血氧水平依赖（BOLD）信号变化。DCM 考虑由实验输入（感官刺激或任务设置等环境影响）驱动的神经元动态（神经元状态）水平，这些神经元动态不能直接通过 fMRI 观察，但可由一组微分方程模拟计算，而这些神经元动态产生外部可评估的输出，如引起的血流动力学响应的 BOLD 信号变化。因此，DCM 中神经元动态系统内的有效连接，通过不可观察的大脑状态（如模型中不同脑区的神经元活动）之间的耦合表达，而不是直接从测量的时间序列推断。神经元状态是 DCM 的核心，因为它们的动力学和相互作用是模型的核心，但神经元状态并不直接对应某个特定的生理量（Friston 等，2003）。因此，它们不代表多单元活动、尖峰率或局部场电位，而以抽象的形式表示脑区的神经元动态。脑区 k 在特定时间 t 神经元状态为 $zk（t）$，将某一特定时间

内所有建模脑区的神经元状态聚合，得到神经元状态向量 $z（t）$，它描述了特定时间点的整个系统状态。目前建模的关键是解释每个脑区神经元状态变量的变化，意味着动态活动是①其他脑区对其产生的反应；②由实验操作带来的影响；③实验操作输入导致的状态改变；可以由一组微分方程实现，这些微分方程反映神经元状态向量 z 作为其当前状态的函数（通过施加有效连接），以及作用于神经元系统实验干扰随时间的变化。模型中实验因子由一组输入函数 u 表示，u_j 对应第 j 个条件或操作的时间历程（表示存在或不存在）。功能磁共振成像 DCM 的标准形式中，神经元状态随时间的变化由以下方程式表示，生成神经元水平的模型（Stephan 等，2008），具体如下。

$$\frac{dx}{dt} = A + \sum_{j-1}^{m} u_j\ B^{(j)} + xD\ x + Cu$$

这种有效连接模型中，内生连接矩阵 A（矩阵大小反映脑区数量）代表脑区间相互作用的任务或过程中的无关成分，即神经元状态变化中神经元活动从一个脑区到另一个脑区的传递，是系统当前状态的函数。矩阵 B 中的任务依赖调节代表特定刺激或任务引起的耦合强度变化。更具体地说，$B^{(j)}$（与 A 大小相同）反映特定刺激或任务 u_j 存在时出现的相加效应，如果没有特定刺激或任务时，输入函数值为 0，$i_j B^{(j)}$ 将变为零，只表达有效连接模型的剩余部分。模型中非线性效应 D 表示某一特定脑区对其他脑区耦合强度的调节，也就是说神经元状态的变化被建模为其他两个脑区活动之间的非线性（乘法的）交互作用，这样 C 区也存在活动时，A 区当前状态仅影响 B 区神经元状态的改变（发挥有效连接）。最后，驱动输入 C 反映实验条件的直接影响，再次按照单个输入函数 $u_{(j)}$ 对不同脑区进行分离。这些驱动输入很重要，因为它们可引起脑区激活，

然后在不同脑区之间进行传递，并且由于负向的自耦合（每个区域内的活动减弱）返回至基线水平。虽然驱动输入主要反映刺激，但并不仅局限于此。相反，给定的内源性驱动也可引起脑区激活，如 SMA 或 DLPFC，其方式与外部刺激（如视觉刺激）引起感觉脑区的激活相同。

然后，血液动力学模型将模拟神经元动力学与 BOLD 响应观察的变化联系起来，将神经元状态转化为预测测量值（Friston 等，2003）。虽然这种方法需要进行两次独立的建模，每一个模型的血流动力学都需要设置相应的参数，但它具有两大优点，首先 DCM 是在神经元水平建立神经元动力学、相互作用和因果效应的模型；其次 DCM 从获得数据估计脑区特异性 HRF，而不是用标准血流动力学响应函数对 fMRI 时间序列进行推算，允许标准形式血流动力学效应存在轻度偏差，尤其适用于临床患者，如脑卒中患者，这些患者因广泛血管变化而影响血流动力学反应。DCM 概念中，脑网络的有效连接是由上述隐匿神经元状态的耦合参数推断，这种效应认为是因果关系，描述一个神经元群的动态变化如何引发另一个神经元群的动态变化，以及这种相互作用如何被实验刺激所影响。DCM 自身非常适合神经元模型，而不仅仅是解释数据；它们的相互作用及诱发的血流动力学改变，可由神经元模型估计的参数推算有效连接。

1. 模型估计

对模型（特别是神经元）参数的估计及其有效连接的推断，都基于源自外部输入的刺激，如受试者参与不同的任务，同时测量模型涉及脑区的 BOLD 时间序列。通过贝叶斯反演方法将基于实验设计的输入函数，转化为被测时间序列的模型参数。对于血流动力学参数，使用贝叶斯方法的优势，是允许结合生物物理合理范围的先验知识控制血流动力学响应的不同参数，如血管弹

性或通过时间（Friston 等，2003；Stephan 等，2007a）。对于神经元参数，应采用收缩先验，即模型中任何连接的先验预期有效连接为零，这些收缩先验的精度决定模型多大程度调整参数拟合观测数据，并确保模型稳定性。尤其注意的是，模型越大，即包含脑区越多，越会变得不稳定（Friston 等，2003）。因此，先验的精度随模型增大而增大，使得模型保守地将先验期望设为零，即不存在有效连接，对估算后验参数影响较大。

2. 模型比较

贝叶斯模型反演不仅提供模型参数估计（后验参数），而且为观测数据提供类似模型日志的记录，该日志记录可比较相同数据的不同 DCM（Penny 等，2004a，b），这种模型的不同假设方法是 DCM 相对于其他有效连接评价方法的主要优势之一。

3. 确定性和随机性模型

如上所述，DCM 的经典模型中外部刺激尤为重要（Friston 等，2003），因为模型的神经网络被认为是完全且仅由外部输入驱动，没有外部输入，它将保持空闲状态。然而，如果没有驱动输入，系统会暂停并保持静止。最近的修订增加了随机行为，可能降低 DCM 分析对实验操作的强烈依赖，以及神经动力学从模型输入正确捕获预期假设（Daunizeau 等，2009）。尽管有了这些修订，DCM 分析的主要内容仍是针对特定任务背景的建模，目的是根据潜在连接模式解释功能神经影像数据，因此模型及其参数受执行实验任务的限制，帮助深入了解脑区特定激活模式，但不显示超出特定实验的功能连接信息。DCM 是目前健康受试者和患者进行有效连接建模的最可靠方法，但模型很大程度上依赖先验假设，如包括的脑区、评估的模型空间，以及最终作为建模方法自身基础的假设（如血流动力学先验的形式）。

4. 应用：运动系统的有效连接模式

DCM 的有效连接模型可以解释传统 fMRI 观察的激活模式，如图 22-1 所示，简单的单侧动手任务诱发典型的侧化激活模式，对侧初级运动皮层（M1）的 BOLD 激活最明显。脑卒中运动障碍的患者，病变手运动的神经活动发生变化，特别是健侧半球。DCM 应用于健康受试者，发现关键运动脑区之间的神经耦合对称（图 22-5A）。运动是左手还是右手（DCM A 矩阵）对评估有效连接模型的常数部分无影响，显示运动脑区如辅助运动区（SMA）、外侧运动前皮层（PMC）和初级运动皮层（M1）之间存在明显的正耦合，尤其 SMA 和 M1 之间（Grefkes 等，2008a）。左侧 M1 和右侧 M1 的半球间耦合参数为负，表明没有特定手部运动时两者间相互抑制（图 22-5A），左手运动还是右手运动会导致脑区间连接具有偏侧化特征。神经耦合在运动手对侧半球明显增强，而同侧区域特别是同侧 M1 受到抑制（图 22-5B）。亚急性期脑卒中运动障碍的患者（脑卒中后的最初几周和几个月），大脑半球内和跨半球的"正常"皮层连接模式显示变化（Grefkes 等，2008b），特别是同侧 SMA 和同侧 M1 之间的内源性（运动无关）耦合较健康对照组显著减少（图 22-5A，右图）。SMA 和 M1 之间的连接减低与个体运动损伤相关，表明运动障碍至少一定程度上由同侧 SMA 和 M1 间的功能连接减低所致。同样，脑卒中患者对侧 SMA 的负耦合明显减少（图 22-5A，右图）。由于有效连接的这些干扰与患者的正常手无关，因此可解释与健康对照相比，脑卒中患者正常手经常表现出轻微的运动损伤（Nowak 等，2007）。除了运动独立耦合的改变，DCM 分析发现运动麻痹或非偏瘫手引起脑区间耦合

调节也显著变化，健康受试者对侧 M1 对运动手同侧 M1 激活产生抑制，而脑卒中患者对侧 M1 对同侧 M1 产生抑制，这种抑制在健康受试者或患者正常手运动并不出现（图 22-5B，右图）。重要的是，病变对侧 M1 的这种病理性抑制强度与偏瘫手的运动障碍相关（Grefkes 等，2008b），尤其严重运动损伤的患者，病变对侧 M1 的激活抑制，对患者偏瘫手的运动功能产生不利影响。通过重复经颅磁刺激（rTMS）降低病变对侧 M1 兴奋性，病变对侧和同侧 M1 之间的异常耦合显著减少（Grefkes 等，2010），此外病变对侧 M1 应用 rTMS，病变同侧 SMA 和 M1 之间的固有神经耦合显著增强，而且这种耦合的增加与偏瘫手运动功能改善相关（Grefkes 等，2010）。因此，经颅磁刺激的局部刺激不仅改变受刺激脑区的连接，也改变远离刺激点脑区的连接，因此刺激效应基于整个网络的重塑，而不是单个运动脑区兴奋性变化引起，尤其病变同侧 M1 有效整合至运动网络，可能为 rTMS 改善脑卒中患者运动功能的关键机制（Grefkes 等，2010）。

七、结论

基于连接的功能成像数据分析能够应用于正常和病变情况，分析大脑脑区间的相互作用。传统的 fMRI 数据体素分析以定位神经活动为目的，而连接模型从脑网络角度，即特定脑区的神经活动变化与其他脑区的相互作用，解释脑区间的关系。在这种情况下，需要强调的是大脑中并没有所谓的连通性，结构连接、基于任务或独立于任务的功能连接、有效连接分别注重于脑网络特性的不同方面，帮助理解生理和病理状态下脑活动。

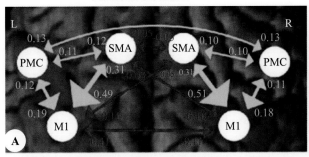
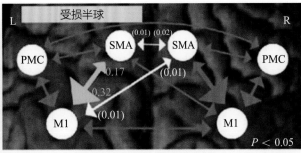

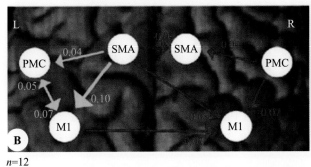
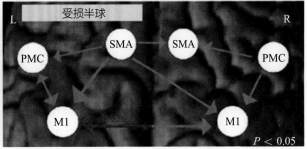

▲ 图 22-5　健康受试者与脑皮层下卒中偏瘫患者运动脑区的连接

耦合参数（速率常数为 1/s）表示连接强度，也用于表示有效连接的箭的大小和颜色编码。阳性（绿箭）值代表对神经元活动影响的促进作用，而阴性（红箭）值代表抑制作用。绝对值越大，一个脑区对另一个脑区的影响就越显著。A. 健康受试者的神经耦合：在健康受试者中，运动脑区的内在耦合在半球内和半球间保持良好平衡，右手运动诱发半球特定区间耦合的调节。B. 脑卒中患者耦合参数的显著变化。灰箭表示与健康对照组相比无显著性差异，而白箭表示患者组失耦合。皮层下卒中患者显示受损半球固有 SMA-M1 耦合显著减少，病变同侧 SMA 与对侧 SMA 耦合减少（白箭）。偏瘫手的运动与健侧 M1 的病理抑制有关，这种抑制不存在于健康受试者中，与偏瘫手的运动障碍有关。PMC. 外侧运动前皮层；SMA. 补充运动区；M1. 初级运动皮层（引自 Grefkes 等，2008b）

参考文献

[1] Behrens TE, Woolrich MW et al (2003) Characterization and propagation of uncertainty in diffusion-weighted MR imaging. Magn Reson Med 50:1077–1088

[2] Biswal B, Yetkin FZ et al (1995) Functional connectivity in the motor cortex of resting human brain using echoplanar MRI. Magn Reson Med 34:537–541

[3] Broca P (1863) Localisations des fonctions cérébrales. Bull Soc Anthropol 4:200–208

[4] Brodmann K (1909) Vergleichende Lokalisationslehre der Großhirnrinde. Barth, Leipzig

[5] Buckner RL (2010) Human functional connectivity: new tools, unresolved questions. Proc Natl Acad Sci U S A 107:10769–10770

[6] Bullmore E, Sporns O (2009) Complex brain networks: graph theoretical analysis of structural and functional systems. Nat Rev Neurosci 10:186–198

[7] Daunizeau J, David O et al (2009) Dynamic causal modelling: a critical review of the biophysical and statistical foundations. Neuroimage 58(2):312–322

[8] David O, Guillemain I et al (2008) Identifying neural drivers with functional MRI: an electrophysiological validation. PLoS Biol 6:2683–2697

[9] Eickhoff SB, Grefkes C (2011) Approaches for the integrated analysis of structure, function and connectivity of the human brain. Clin EEG Neurosci 42:107–121

[10] Eickhoff SB, Jbabdi S et al (2010) Anatomical and functional connectivity of cytoarchitectonic areas within the human parietal operculum. J Neurosci 30(18):6409–6421

[11] Eickhoff SB, Laird AR et al (2009) Coordinate-based activation likelihood estimation meta-analysis of neuroimaging data: a random-effects approach based on empirical estimates of spatial uncertainty. Hum Brain Mapp 30:2907–2926

[12] Eickhoff SB, Stephan KE et al (2005) A new SPM toolbox for combining probabilistic cytoarchitectonic maps and functional imaging data. Neuroimage 25:1325–1335

[13] Fox MD, Raichle ME (2007) Spontaneous fluctuations in brain activity observed with functional magnetic resonance imaging. Nat Rev Neurosci 8:700–711

[14] Friston KJ (1994) Functional and effective connectivity in neuroimaging: a synthesis. Hum Brain Mapp 2(1–2):56–78

[15] Friston K (2002) Beyond phrenology: what can neuroimaging tell us about distributed circuitry? Annu Rev Neurosci 25:221–250

[16] Friston KJ, Buechel C et al (1997) Psychophysiological and modulatory interactions in neuroimaging. Neuroimage 6:218–229

[17] Friston KJ, Harrison L et al (2003) Dynamic causal modelling. Neuroimage 19:1273–1302

[18] Grefkes C, Eickhoff SB et al (2008a) Dynamic intra- and interhemispheric interactions during unilateral and bilateral hand movements assessed with fMRI and DCM. Neuroimage 41:1382–1394

[19] Grefkes C, Nowak DA et al (2008b) Cortical connectivity after subcortical stroke assessed with functional magnetic resonance imaging. Ann Neurol 63:236–246

[20] Grefkes C, Nowak DA et al (2010) Modulating cortical connectivity in stroke patients by rTMS assessed with fMRI and dynamic causal modeling. Neuroimage 50:233–242

[21] Greicius MD, Krasnow B et al (2003) Functional connectivity in the resting brain: a network analysis of the default mode hypothesis. Proc Natl Acad Sci U S A 100:253–258

[22] Grodzinsky Y, Santi A (2008) The battle for Broca's region. Trends Cogn Sci 12:474–480

[23] Kiebel SJ, David O et al (2006) Dynamic causal modelling of evoked responses in EEG/MEG with lead field parameterization. Neuroimage 30:1273–1284

[24] Kobbert C, Apps R et al (2000) Current concepts in neuroanatomical tracing. Prog Neurobiol 62:327–351

[25] Laird AR, Eickhoff SB et al (2009a) ALE meta analysis workflows via the brainmap database: progress towards a probabilistic functional brain atlas. Front Neuroinform 3:23

[26] Laird AR, Eickhoff SB et al (2009b) Investigating the functional heterogeneity of the default mode network using coordinate-based meta-analytic modeling. J Neurosci 29:14496–14505

[27] Laird AR, Eickhoff S et al (2011a) The BrainMap strategy for standardization, sharing, and meta-analysis of neuroimaging data. BMC Res Notes 4:349

[28] Laird AR, Fox PM et al (2011b) Behavioral interpretations of intrinsic connectivity networks. J Cogn Neurosci 23:4022–4037

[29] Le BD, Breton E et al (1986) MR imaging of intravoxel incoherent motions: application to diffusion and perfusion in neurologic disorders. Radiology 161:401–407

[30] Logothetis N (2000) Can current fMRI techniques reveal the micro-architecture of cortex? Nat Neurosci 3:413–414

[31] McIntosh AR, Gonzalez-Lima F (1994) Structural equation modeling and its application to network analysis in functional brain imaging. Hum Brain Mapp 2:2–22

[32] Nowak DA, Grefkes C et al (2007) Dexterity is impaired at both hands following unilateral subcortical middle cerebral artery stroke. Eur J Neurosci 25:3173–3184

[33] Penny WD, Stephan KE et al (2004a) Comparing dynamic causal models. Neuroimage 22:1157–1172

[34] Penny WD, Stephan KE et al (2004b) Modelling functional integration: a comparison of structural equation and dynamic causal models. Neuroimage 23(Suppl 1):S264–S274

[35] Rehme AK, Eickhoff SB et al (2013) State-dependent differences between functional and effective connectivity of the human cortical motor system. Neuroimage 67:237–246

[36] Roebroeck A, Formisano E et al (2005) Mapping directed influence over the brain using Granger causality and fMRI. Neuroimage 25:230–242

[37] Schleicher A, Palomero-Gallagher N et al (2005) Quantitative architectural analysis: a new approach to cortical mapping. Anat Embryol (Berl) 210(5–6):373–386

[38] Sporns O, Chialvo DR et al (2004) Organization, development and function of complex brain networks. Trends Cogn Sci 8:418–425

[39] Stephan KE (2004) On the role of general system theory for functional neuroimaging. J Anat 205:443–470

[40] Stephan KE, Harrison LM et al (2007a) Dynamic causal models of neural system dynamics:current state and future extensions. J Biosci 32:129–144

[41] Stephan KE, Kasper L et al (2008) Nonlinear dynamic causal models for fMRI. Neuroimage 42(2):649–662

[42] Stephan KE, Weiskopf N et al (2007b) Comparing hemodynamic models with DCM. Neuroimage 38:387–401

第23章

静息态 fMRI 在多发性硬化中的应用

Resting-State fMRI in Multiple Sclerosis

Maria A. Rocca　Ermelinda De Meo　Massimo Filippi　著

黄靖　张越　卢洁　译

一、概述

（一）总论

过去十年里，磁共振成像（magnetic resonance Imaging，MRI）数据采集和分析方法的发展，提高了人们对神经和精神疾病临床表现及其潜在病理机制的认识。MRI 结构成像已广泛用于多发性硬化（multiple sclerosis，MS）研究，有助于临床对不可逆性残疾（如认知障碍）的理解,（Filippi 和 Rocca，2004；Filippi 等，2003）。定量磁共振技术，如弥散张量（diffusion tensor，DT）和磁化转移（magnetization transfer，MT）成像可以评估中枢神经系统微观结构损伤，但仅能解释部分 MS 的临床表现和病程的多样性（Filippi 和 Rocca，2004；Filippi 等，2003）。

个体对中枢神经系统损伤的反应存在差异，如组织损伤修复（Franklin 和 Kotter，2008）和功能可塑性不同（Tomassini 等，2012）。大脑的可塑性基于分子和细胞机制，包括轴突钠离子通道表达增加、突触发生改变、分子通路增加或"潜在"的连接增强，以及脑区功能重塑（Waxman，1998），这些能够系统改变脑功能。功能磁共振成像（functional MRI，fMRI）基于血氧水平依赖（blood-oxygenation-level-dependent，BOLD）信号的变化，可间接测量神经活动，是无创活体评估大脑可塑性的有力工具。

fMRI 显示不同病因导致的中枢神经系统脑白质（white matter，WM）损伤会发生脑功能重组，包括 MS。脑功能重组与中枢神经系统损伤程度相关，可改善脑组织结构损伤的临床结局（Rocca 和 Filippi 2006，2007）。大脑皮层适应性耗竭可导致 MS 患者不可逆性神经功能障碍逐渐加重，出现特定症状（如疲劳）（Rocca 和 Filippi，2006，2007）。

既往对 MS 患者的 fMRI 研究多使用任务态范式，探讨 MS 患者不同功能（运动、视觉、认知）的异常改变模式。临床（和认知）功能严重受损的患者，需要了解脑功能重组的相关信息，从而推动了静息态（resting-state，RS）fMRI 的应用，自 Biswal 等（1995）首次报道以来，RS-fMRI 已广泛用于健康受试者和多种神经内科疾病、神经外科疾病和精神疾病患者（Fox 等，2005）。RS-fMRI 不需要执行任务，适用于难以执行任务的 MS 患者，以及依从性差的儿童 MS 患者。

（二）方法学问题

RS-fMRI 可以检测 BOLD 低频（<0.1Hz）

信号自发性波动的相关性（Cordes 等，2001）。RS-fMRI 数据的分析方法很多，不同方法从数据中提取的信息有不同含义（Lv 等，2018），分析方法大致分为两类，即功能分离技术和功能整合技术，前者基于对特定脑区局部功能的 RS-fMRI 分析，后者基于功能连接（functional connectivity，FC）分析，将大脑网络视为一个整体（Liu 等，1999；Tononi 等，1994）。

常用的功能分离分析方法包括低频振幅（amplitude of low-frequency fluctuations，ALFF）、比率低频振幅（fractional ALFF）和局部一致性（regional homogeneity，ReHo）。这些方法反映局部神经活动的不同信息：ALFF 主要用于评价神经活动的强度，ReHo 对局部神经活动的一致性和中心度特异性更高（Lv 等，2018）。由于大脑网络更适合作为一个整体研究，人们对功能分离方法的关注逐渐减少，转而采用功能整合方法。功能整合方法测量不同脑区间 BOLD 信号的时间序列同步程度，反映脑区之间的直接解剖连接、间接路径（Lanting 等，2014），或没有解剖连接。常用的功能整合计算方法包括：FC 密度分析、基于感兴趣区域（region of interest，ROI）的 FC 分析、独立成分分析（independent component analysis，ICA）和图论分析。FC 密度分析可识别连接度高的网络节点，但不能提示哪些脑区相互连接（Tomashi 和 Volkow，2010）。基于种子点的 FC，也称为基于 ROI 的 FC，通常需要基于假设或既往结果预先设定一个种子点，进而寻找与种子点神经活动相关的脑区。ICA 通过使用数学算法将全脑体素信号分解为空间和时间两个独立成分，有效提取 RS-fMRI 的不同脑网络。ICA 可研究大脑不同网络间体素 – 体素相互作用，可进行组水平分析，以及在不同条件下（如不同的心理、生理和药理学状态）对同一组别进行分析（Tomasi 和 Volkow，2010）。大脑 FC 图论分析通过图形参数评估功能连接的不同方面（Bullmore 和 Sporns，2009），可评估功能整合和功能分离。

基于上述研究背景，本章总结了 RS-fMRI 在 MS 病理生理学及其临床表现的主要研究，包括临床残疾、认知功能障碍和监测疗效（主要是康复治疗）。

二、多发性硬化 RS-fMRI 脑网络内异常改变

（一）感觉运动网络

很多研究应用任务态 fMRI 探究 MS 患者感觉运动网络的激活模式，主要分析右利手的简单运动任务表现（Lee 等，2000；Reddy 等，2000，2002；Filippi 等，2002b，2004；Rocca 等，2002a，b，2003a，b，c，d，2004a，b，2005a，b，2007a，b，2008；Pantano 等，2002a，b；Lowe 等，2002；Mezzapesa 等，2008）。最近，研究应用 RS-fMRI 对感觉运动网络重组进行了探索。

两侧大脑半球运动网络脑区存在对称的功能连接（van den Heuvel 和 Hulshoff Pol，2010），研究使用 ROI 方法显示，与健康对照（healthy controls，HC）相比 MS 患者双侧大脑半球初级运动皮层的 RSFC 降低（Lowe 等，2002）。研究使用 ICA 方法发现运动网络功能重组发生在 MS 疾病早期，临床孤立综合征（clinically isolated syndrome，CIS）患者已经出现，复发 – 缓解（relapsing-remitting，RR）MS 患者随病情进展降低。与 HC 相比，CIS 患者非优势半球感觉运动网络（右侧运动和感觉皮层）的 RSFC 显著增强，优势半球前运动皮层和辅助运动区的 RSFC 轻度增强，但无显著性差异（图 23-1），而 RRMS 患者 RSFC 未发现异常改变（Roosendaal 等，2010）。所有 MS 患者右侧前运动皮层的 RSFC 明显增强，与脑白质各向异性（fractional anisotropy，FA）（显微结构完整性指标）降低显著相关，RRMS 患者尤其明显，而 CIS 患者无显著相关性，表明功能重组具有时限性，与结构损伤受累程度有关。研究证实 RRMS 患者发病时感觉运动网络 RSFC 增强（Faivre 等，2012），包括儿童患者（Rocca 等，2014）。RRMS 患者随疾病残疾程度增强，左侧背侧前运动皮层与运动网络之间的 RSFC 增强（Dogonowski 等，2013a）。

研究显示进展型 MS 患者［包括原发进展型（primary progressive，PP）和继发进展型（secondary progressive，SP）］，感觉运动网络的 RSFC 降低，提示随 CNS 结构损伤逐渐加重，功能重组达到平台期，残疾程度逐渐加重（Rocca 等，2012，2018；Basile 等，2014）。

RS-fMRI 也应用于深部灰质（deep gray matter，DGM）结构的 FC 研究，如基底节。与 HC 相比，MS 患者基底节与运动皮层连接增强，但运动皮层 RSFC 正常，这是由于运动皮层 - 基底节 - 丘脑 - 皮层环路的神经处理效率降低所致（Dogonowski 等，2013b）。RRMS 和 SPMS 之间皮层下结构的 RSFC 无显著差异，表明皮层下 - 运动脑区 RSFC 改变是疾病状态标志物，而不是疾病表型标志物（Dogonowski 等，2013b）。

（二）默认网络

默认网络（default-mode network，DMN）是内侧皮层脑网络，包括内侧前额叶皮层（medial prefrontal cortex，mPFC）、喙侧前扣带回皮层（rostral anterior cingulate cortex，ACC）、后扣带回皮层（posterior cingulate cortex，PCC）、楔前叶和顶叶外侧皮层等多个脑区。该网络在静息状态下激活（Raichle 等，2001），当执行注意或有目标导向的任务时去激活（Shulman 等，1997）。应用任务态 fMRI 首次对 MS 患者的 DMN 进行研究，结果表明与 HC 执行相同认知任务，

MS 患者 DMN 去激活更明显，前额叶显著激活（Sweet 等，2006；Morgen 等，2007），表明 DMN 可作为大脑效率的标志。

Roosendaal 等（2010）发现 DMNRSFC 的变化模式与感觉运动网络相同，与 HC 相比 CIS 患者扣带回皮层 RSFC 增加，而 RRMS 患者则降低（图 23-1）。RRMS（Bonavita 等，2011）和进展型 MS 患者（Rocca 等，2010）DMN 的 RSFC 均降低（特别是网络前部节点），可能与认知损害症状有关。一项研究（Rocca 等，2010）发现 DMN 的 RSFC 降低程度与扣带回和胼胝体结构损伤严重程度（扩散张量纤维束成像评估）显著相关，提示 WM 结构损伤是进展型 MS 患者 DMN 功能重组减低的机制之一。儿童认知障碍的 MS 患者与成年人不同，DMN 后部脑区 RSFC 降低（Rocca 等，2014），表明儿童 MS 患者发病时即损伤脑网络中已发育成熟的神经纤维束。

一项研究比较了 RRMS 和 SPMS 患者的脑网络，发现 SPMS 患者右侧缘上回、左侧 PCC、ITG 和颞中回（middle temporal gyrus，MTG）的 RSFC 增强（Basile 等，2013），上述脑区参与多个认知过程，包括语言和视觉感知（Cabeza 和 Nyberg，2000），表明神经资源重新分配结构损伤的代偿机制。

研究联合应用 DTI 和 RS-fMRI 两种方法，对 RRMS 患者 DMN 亚区白质长纤维束和 RSFC 进行探索（Zhou 等，2014），发现 PCC/ 楔前叶与 mPFC，以及 PCC/ 楔前叶与双侧内侧颞叶，结构和功能连接存在显著相关，有 3 种结构和功能连接关系模式：① RSFC 轻度增强，与结构损伤呈正相关；② RSFC 明显增强，与结构损伤呈负相关；③结构和功能连接无相关，这些结果支持既往假设，即轻度残疾 MS 患者 DMN 的 RSFC 增强是结构损伤的代偿机制，但其作用有限。

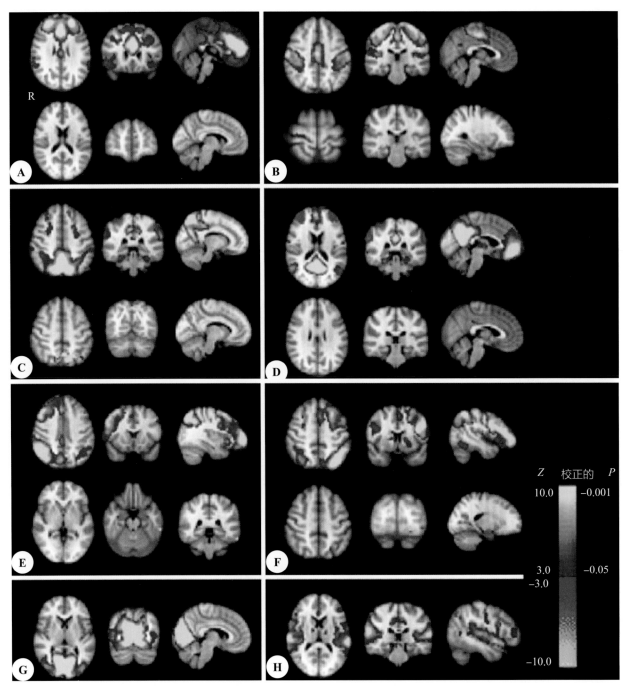

▲ 图 23-1　应用独立成分分析健康对照组（上排）和临床孤立综合征患者（CIS）（下排）的静息态（RS）网络
A. 执行功能网络：与对照组相比，CIS 患者组左侧内侧前额叶皮层的 RS 功能连接（functional connectivity，FC）增强。
B. 感觉运动网络：与对照组相比，CIS 患者组右侧前运动皮层和顶下回的 RSFC 增强。C. 腹侧和背侧注意网络：与对照组相比，CIS 患者组双侧楔前叶的 RSFC 增强，与复发缓解型多发性硬化（relapsing-remitting multiple sclerosis，RRMS）患者组相比，楔前叶的 RSFC 增强。D. 默认网络：与 RRMS 患者相比，CIS 患者组后扣带回的 RSFC 增强。E. 右额顶叶网络：与 RRMS 患者相比，CIS 患者组左侧颞下回和右侧颞上回的 RSFC 增强。F. 左额顶叶网络：与 RRMS 患者相比，CIS 患者组左侧顶上回和枕叶的 RSFC 增强。G. 视觉处理。H. 听觉、语言处理网络：各组间无显著差异（引自 Roosendaal 等，2010）

（三）视觉网络

视神经炎（optic neuritis，ON）是 MS 最常见的临床表现之一，研究应用任务态 fMRI 探讨 ON 对视觉网络重组的影响，发现急性 ON 发病后初级和次级视觉脑区功能发生动态变化（Toosy 等，2005；Rombouts 等，1998；Werring 等，2000）。

研究应用 RS-fMRI 发现伴有急性 ON（Wu 等，2015；Backner 等，2018）或慢性 ON（Gallo 等，2012）的 CIS 和 RRMS 患者，视觉网络 FC 发生改变，主要为初级视觉皮层和纹外运动皮层 RSFC 异常。上述结果表明，ON 单次发作即可引起视觉网络的 RSFC 变化，急性期 RSFC 降低（Wu 等，2015），恢复期 RSFC 增强，可能是一种代偿机制（Backner 等，2018）。RRMS 患者 ON 发作次数和 FC 降低之间存在相关性（Gallo 等，2012），说明这种代偿能力逐渐降低。

最近一项研究（Backner 等，2018）分析了伴有和不伴有 ON 的 CIS 患者视觉网络的结构和功能连接异常，伴有 ON 的 CIS 患者膝状体后部结构连接完整，视觉网络（距状皮层和视觉运动脑区）RSFC 增强，表明功能网络改变是恢复过程，与结构损伤无关。

（四）认知网络

一些研究分析了 MS 患者认知相关网络 RSFC 的改变。

执行控制网络脑区（executive control network，ECN）包括额内回（medial frontal gyrus，MFG）、额上回（superior frontal gyrus，SFG）和 ACC，参与控制过程和工作记忆等功能。Roosendaal 等（Roosendaal 等，2010）研究发现，与 HC 相比 CIS 患者 ECN 的 RSFC 出现异常，但 RRMS 没有发现异常，但上述结果并没有得到进一步的证实。近期研究发现 RRMS 患者的 ECN 功能也存在异常改变（Rocca 等，2012；Sbardella 等，2015）。

其他认知网络的研究较少，如突显网络（salience network，SN）、工作记忆网络（working memory network，WMN）、背侧注意网络（dorsal attention network，DAN）和额顶叶网络（frontoparietal network，FPN），研究结果没有定论，甚至不一致（Roosendaal 等，2010；Faivre 等，2012；Rocca 等，2012；Smith 等，2009）。

（五）深部灰质 RSFC

DGM 结构损伤包括局灶性病变、微观病变和萎缩改变，MS 很常见，病程早期即可出现。近年来，DGM 逐渐成为功能研究的热点。

Meijer 等（2018）对 295 例 MS 患者（121 例早期 RRMS 患者，122 例晚期 RRMS 患者和 52 例 SPMS 患者）进行研究，探讨 RSFC 异常是否与萎缩模式一致，即随疾病进展从 DGM 萎缩向皮层萎缩发展。与晚期和早期 RRMS 患者相比，SPMS 患者 DGM 功能连接增强，与早期 RRMS 患者和 HC 相比，SPMS 患者 DGM 与皮层功能连接增加，与早期 RRMS 患者相比，SPMS 患者皮层功能连接降低。晚期 RRMS 的 DGM 和 DGM 与皮层功能连接较早期 RRMS 增强（图 23-2），这些结果表明 RSFC 改变可能始于 DGM 之间的功能异常，进而导致 DGM 与大脑皮层之间严重的功能连接不匹配，由于长期结构破坏和网络连接异常，SPMS 患者大脑皮层脑区之间的 RSFC 降低，这是该疾病阶段特有的改变，提示早期大脑皮层网络破坏。

研究（Cui 等，2017）使用基于种子点分析方法，对每侧大脑半球 6 个纹状体亚区与其他脑区之间的 RSFC 进行研究，发现与 HC 相比，MS 患者尾状核背侧与前运动区、背侧 PFC、岛叶、楔前叶和顶上小叶之间的 RSFC 显著增强，上腹

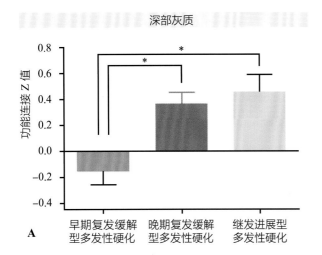

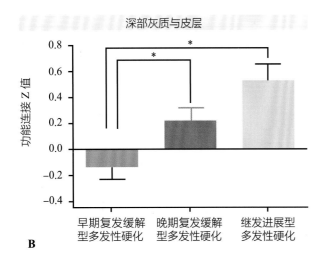

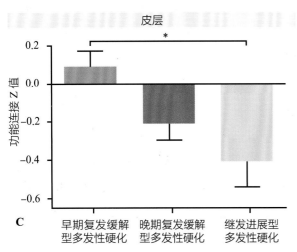

▲ 图 23-2 复发型多发性硬化不同病程深部灰质（DGM）、DGM 与皮层间以及皮层静息态功能连接（FC）

A. 深部灰质（DGM）的功能连接；B. DGM 与皮层的功能连接；C. 大脑皮层的功能连接。Z 评分为正值表示功能连接增强，Z 评分为负值表示功能连接降低。星号（*）表示差异具有显著性，柱状图反映均值的标准差。（引自 Meijer 等，2018）

侧纹状体和 PCC 的 RSFC 增强，说明纹状体在 MS 的病理生理学发挥重要作用。

丘脑在 MS 早期受累，并与临床相关，是 DGM 结构研究最多的脑区，但丘脑的 RS-fMRI 研究结果很不一致，甚至相互矛盾。一些研究表明丘脑与多个脑区之间的 RSFC 降低（Liu 等，2015；DeGiglio 等，2016），而其他研究发现 MS 患者丘脑与不同皮层脑区间的 RSFC 同时存在增强和减低（Prosperini 等，2014）。一项研究发现（De Giglio 等，2016），丘脑与皮层之间 RSFC 的增强与认知能力下降相关，说明皮层及皮层下功能连接异常可能导致认知障碍。

最近一项研究应用基于功能连接的丘脑分割方法，发现 MS 患者的丘脑亚区具有不同的 RSFC 异常改变（d'Ambrosio 等，2017），可以解释上述结果的不一致。具体而言，与 HC 相比，MS 患者几乎所有丘脑亚区内和亚区间的 RSFC 均增强，丘脑各亚区和左侧岛叶之间的 RSFC 增强，额叶与丘脑运动亚区和尾状核之间，以及丘脑颞部亚区与同侧丘脑、前、中扣带回皮层和小脑之间的 RSFC 减低，丘脑 RSFC 降低与运动功能障碍相关，而丘脑 RSFC 增强与运动功能良好相关，因此 RSFC 异常有助于解释不同临床表现。

（六）小脑 RSFC

小脑在运动和认知功能中发挥重要作用，研究发现 MS 患者左侧小脑半球（包括左侧小脑上叶）的 ReHo 低于 HC，与 T_2 高信号病变体积相关（Dogonowski 等，2014）。研究（Sbardella 等，2017）发现 MS 患者小脑齿状核与多个额叶和顶叶脑区之间的 RSFC 较 HC 增强。既往研究发现，RSFC 增强与残疾程度相关，表明这可能是一种适应机制，有助于保留患者临床功能。

有学者对 MS 儿童患者的小脑齿状核 RSFC 进行研究（Cirillo 等，2016），发现小脑齿状核

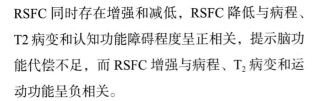

RSFC 同时存在增强和减低，RSFC 降低与病程、T2 病变和认知功能障碍程度呈正相关，提示脑功能代偿不足，而 RSFC 增强与病程、T_2 病变和运动功能呈负相关。

（七）脊髓 RSFC

最近学者应用超高场强 MRI 对人类脊髓 RSFC 进行研究（Barry 等，2014，2016），健康受试者脊髓 RSFC 的可重复性很高，主要由两个网络组成，即腹侧运动网络和背侧感觉网络，其结构和空间分布与任务态 fMRI 研究结果一致（Maieron 等，2007；Cadotte 等，2012；Eippert 等，2017；Stroman 等，2012）。目前，仅有一项研究应用 7TMRI 对 MS 患者脊髓 RS-fMRI 异常进行评估（Conrad 等，2018），健康受试者腹侧灰质区与背侧灰质区之间的功能连接的性别之间存在差异，女性腹侧网络功能连接较男性增强。患者脊髓病变对局部功能连接有显著影响，主要取决于病变部位。

三、多发性硬化 RS-fMRI 脑网络间异常改变

大脑执行功能需要相关网络的高度整合，实现高级功能处理。除了上文提到的单个网络 FC 分析方法以外，研究探索了 RS 网络之间的功能交互作用。研究发现 RRMS 患者与 HC 相比，执行控制网络与突显网络的功能连接增强，与默认网络的功能连接降低，工作记忆网络与感觉网络的功能连接存在异常（Rocca 等，2012）（图 23-3），提示 MS 对 CNS 功能的影响具有特定模式。

默认网络和背侧注意网络之间存在负相关，是脑功能的固有特征，其强度因人而异，主要与个体行为表现有关（Kelly 等，2008）。近期一项研究（Huang 等，2018）探讨 RRMS 患者两个网络之间的关系，发现 RRMS 患者默认网络和背侧注意网络之间关系稳定，默认网络和背侧注意网络的功能连接显著增强，可能是一种适应机制，通过增强信息传输维持网络的相互作用。

儿童 MS 患者研究发现大尺度神经网络 FC 的异常分布模式受白质病变影响，并与患者的认知状态相关（Rocca 等，2014）。另一项研究探讨功能重组机制是否对儿童 MS 患者具有长期保护作用，评估了儿童起病的 MS 患者成年后的大脑改变，并与年龄和残疾程度匹配的成年起病 MS 患者进行比较，发现与成年起病患者和健康受试者相比，儿童起病 MS 患者默认网络和次级视觉网络之间的长程 RSFC 降低，两者交互作用维持重要的认知功能。应用 DT-MRI 研究发现，身体残疾患者的运动功能脑区结构损伤更严重（Giorgio 等，2017），这些数据表明病程早期出现功能和结构异常，会导致临床结局不良。

四、基于图论的大尺度网络功能连接

大量文献从图论角度分析脑网络，其中网络图通过简单但具有"神经生物学"意义的指标进行量化分析（Rubinov 和 Sporns，2010）。MS 是一种失连接综合征，图论分析有望检测疾病不同阶段功能变化，包括整体和局部网络变化。

目前，早期 MS 患者图论分析研究结果并不一致。一些学者发现与 HC 相比，CIS 患者的脑网络指标没有异常（Shu 等，2016），而其他学者（Liu 等，2017；Abidin 等，2017）发现 CIS 患者全脑网络效率降低，但与 RRMS 患者相比差异并不显著。但是局部分析 CIS 患者的节点效率和 RSFC 变化与 MS 患者相似，提示 CIS 已存在局部网络异常。

Rocca 等（2016）通过图论方法对 RRMS、良性 MS（benign MS，BMS）和 SPMS 组成的 MS 患者队列进行脑功能连接组学及结构研究，

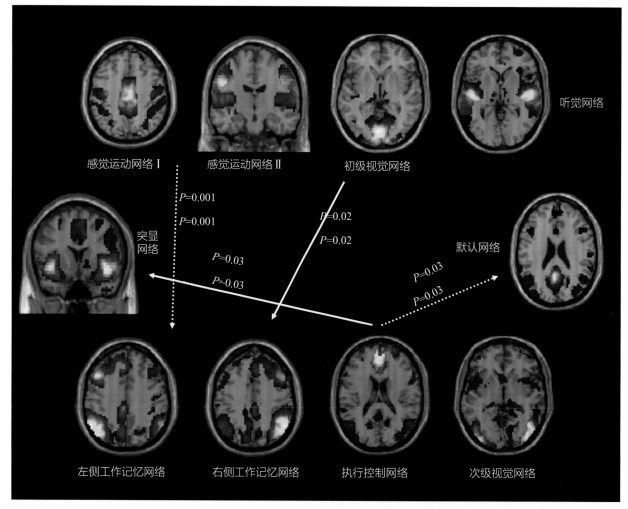

▲ 图 23-3　复发 – 缓解型多发性硬化患者静息态脑网络连接
图中显示应用网络功能连接方法分析健康对照组和复发—缓解型多发性硬化（RRMS）患者，两者静息态脑网络连接明显不同。实心箭表示 RRMS 患者与对照组相比网络连接增强的脑区；虚线箭表示 RRMS 患者与对照组相比网络连接降低的脑区（引自 Rocca 等，2012）

发现 MS 患者全脑功能及结构破坏，有助于鉴别认知障碍的 MS 患者和 HC，但不能鉴别 MS 的主要临床表型。与 HC 相比 MS 患者的局部网络也发生改变，导致 MS 认知障碍和临床表型存在多样性。

Schoonheim 等（2014）对一组确诊 6 年的 MS 患者进行研究，发现 PCC 的中心度增强，而感觉运动脑区和腹侧注意脑区的中心度降低。丘脑中心度增高，并且与中心度较低脑区的功能连接增强，提示丘脑功能连接重塑反映脑内存在炎症活动。

五、脑功能网络异常与临床表现的关系

（一）诊断与鉴别诊断

RS-fMRI 应用于 MS 的诊断和鉴别诊断，临床价值尚需要进一步研究。应用图论网络鉴别 HC 与 CIS 和 MS 患者（Liu 等，2017），所有指标中平均连接强度区分 HC 与 MS 患者（AUC=0.825，$P < 0.001$）和 CIS 患者（AUC=0.789，$P < 0.001$）的诊断效能最高，敏感性分别为 88.2%（30/34）和 61.8%（21/34），特异性分别为 66.7%（24/36）和 91.7%（33/36），MS 患者与 HC 的分类准确

率为 77.1%，CIS 患者与 HC 的分类准确率为 77.1%。

另一项研究（Eshaghi 等，2015）联合 RS-fMRI、结构 MRI 和临床指标，构建自动鉴别 MS 与视神经脊髓炎（neuromyelitis optica，NMO）患者的影像模型，除了脑白质病灶特征，RS-fRMI 是第二种鉴别 HC、MS 和 NMO 患者的方法。

Richardi 等（2012）使用全脑功能连接分析方法，发现基于大脑 RSFC 的多变量预测模型可区分轻度残疾 MS 患者和 HC，该模型 4% 的功能连接存在显著差异，鉴别 MS 患者和 HC 的敏感性为 82%，特异性为 86%；皮层下核团和颞叶脑区的功能连接改变最明显，且对侧功能连接差异较同侧更明显。

（二）RS-fMRI 临床表型特异性模式与残疾、行走和平衡能力的关系

上文介绍很多研究评估了 RSFC 异常与临床残疾之间的相关性，大部分研究发现 RSFC 强度与扩展残疾状态量表（Expanded Disability Status Scale，EDSS）之间存在负相关（Roosendaal 等，2010；Faivre 等，2012；Rocca 等，2012；Richiardi 等，2012）；有些研究发现 RSFC 增强与临床损伤之间呈正相关（Dogonowski 等，2013a；Rocca 等，2010）；这些差异不仅与患者人群和分析方法不同有关，也可能由于研究的临床功能和网络不同导致。

研究尝试探讨疾病不同临床表型的 RSFC 改变是否有差异，及其与临床残疾的相关性的不同，RRMS 患者的研究一致表明脑网络 RSFC 降低与 EDSS 升高（反映残疾程度更严重）相关（Rocca 等，2012；Schoonheim 等，2014；Janssen 等，2013）。一项研究（Rocca 等，2018）纳入 215 例 MS 患者，临床表型从 CIS 到进展型

MS，研究发现从疾病早期到进展期，顶叶、额叶和小脑的认知、感觉和运动网络脑区 RSFC 进行性降低，提示随着结构损伤逐渐加重，功能可塑性逐渐失代偿。

其他研究分析特定临床损伤，如行走和平衡能力。研究（Bollaert 等，2018）使用定时 25 英尺步行试验（timed 25-foot walk，T25FW；1 英尺 =30.48cm）评估 MS 患者的行走能力，分析皮层运动和非运动网络之间 RSFC 与行走能力的相关性，结果显示 T25FW 表现与感觉运动网络脑区、视觉感知、空间定向和导航相关脑区的 FC 相关，表明脑网络重要脑区功能异常影响 MS 的临床表现。

大约 75% MS 患者会出现平衡障碍（Cameron 和 Lord，2010），基于种子点分析发现，RRMS 患者齿状核和左侧尾状核之间的 RSFC 降低，并且与平衡能力受损相关，表明两个脑区之间功能失连接会损害高级平衡功能（Tona 等，2018）。

（三）认知障碍、抑郁和疲劳

大部分 MS 患者出现认知障碍，患病率为 40%～70%，与研究人群、测试量表和统计阈值有关（Chiaravalloti 和 DeLuca，2008），主要累及信息处理速度和情景记忆，较少累及执行功能（包括语言流畅）和单词列表生成（Benedict 等，2002；Benedict 和 Zivadinov，2006）。

默认网络的 RSFC 及其与认知障碍的关系在本章前面的章节已经讨论。图论研究（Eijlers 等，2017）使用全脑连接方法，分析 332 例 MS 患者各脑区与认知功能的相关性，应用特征向量中心度和连接程度对功能连接进行定性和定量评估，与 HC 和认知保留（cognitively preserved，CP 的 MS 患者相比，认知障碍（cognitively impaired，CI）的 MS 患者脑网络中心度普遍增强，尤其是默认网络的脑区，所有患者枕叶和感觉运动脑区

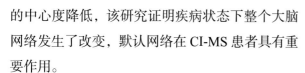
的中心度降低，该研究证明疾病状态下整个大脑网络发生了改变，默认网络在 CI-MS 患者具有重要作用。

抑郁是 MS 的另一个常见症状（Feinstein 等，2014），但研究相对较少，MS 患者抑郁的临床表现与重度抑郁症患者非常相似，其病因仍不清楚，可能与 MS 病变有关。重度抑郁症患者边缘叶和额叶脑区的 RSFC 存在异常（Northoff 等，2011）。近期学者对伴有和不伴有抑郁的 MS 患者额叶边缘系统的 RSFC 进行研究（vanGeest 等，2019），发现伴有抑郁 MS 患者杏仁核和额叶脑区的 RSFC 较不伴抑郁患者降低，并且与抑郁评分相关。上述结果与既往研究结果一致，后者发现较高的抑郁评分与海马和眶额皮层之间 RSFC 降低显著相关（Rocca 等，2015）。

研究（Colasanti 等，2016）发现海马神经炎症和 RSFC 异常，可能是导致 MS 患者出现抑郁症状的神经机制，应用正电子发射断层显像（positron emission tomography，PET）评估代谢改变，发现海马与膝下扣带回、前额叶和顶叶脑区之间的 RSFC 与抑郁症严重程度和海马代谢相关，提示上述脑区参与 MS 患者情感障碍，慢性神经炎症是 RSFC 异常的潜在机制。

疲劳是 MS 最严重的致残症状之一，严重影响患者日常活动和生活质量，患病率高达 80%。研究分析疲劳症状的脑功能机制，发现感觉运动网络和基底节功能障碍是病理基础。以灰质萎缩脑区作为种子点，疲劳型（fatigued，F）MS 患者初级运动皮层和躯体感觉皮层的 RSFC 降低，与疲劳程度相关。非疲劳性（non-fatigued，NF）MS 患者前运动皮层的 RSFC 较 F-MS 增强，初级运动皮层的 RSFC 较 HC 增强（CruzGomez 等，2013），表明 NF-MS 患者 RSFC 增强反映亚临床疲劳的代偿机制。另一项研究（Bisecco 等，2018）发现感觉运动网络和 DMN 的 RSFC 异

常，导致 MS 患者出现疲劳，并决定疲劳的严重程度。

神经影像学研究证明 F-MS 患者基底节存在结构和功能改变，包括萎缩、灌注减低、葡萄糖代谢减低和执行运动任务时脑功能激活降低（DeLuca 等，2008；Roelcke 等，1997；Inglese 等，2007；Filippi 等，2002a）。RRMS 患者较高的疲劳评分与尾状核、壳核和苍白球与额叶和顶叶脑区之间的 RSFC 降低相关，与双侧尾状核与运动皮层之间的 RSFC 呈正相关（Finke 等，2015），后者可能为维持正常脑功能的代偿机制。

最近研究分析了丘脑亚区的 RSFC（Hidalgo de la Cruz 等，2018），发现丘脑亚区 RSFC 异常可以解释 MS 患者疲劳，丘脑与楔前叶和小脑后叶的异常连接与认知疲劳有关，丘脑与感觉运动网络的连接改变与生理和心理疲劳有关。

六、RS-fMRI 异常的解剖结构基础

RS-fMRI 研究大多包括 MRI 指标，如 T_2 病变体积、脑白质完整性、全脑或特定脑区体积等，并且分析 MS 患者结构和功能异常之间的相关性。无论分析哪种指标，所有研究都表明结构损伤与功能重组之间存在相关。研究分析不同疾病阶段的患者，发现这种关系呈倒 U 形，随着大脑结构损伤加重，功能重组逐渐增强，直至平台期（适应性功能重组），随后功能重组迅速降低，此阶段伴随结构损伤进展，最终导致临床（和认知）功能减低（Roosendaal 等，2010；Rocca 等，2010；Hawellek 等，2011）。

CIS 和 RRMS 患者的结构和功能网络改变的综合分析发现，结构网络改变早于（或可能影响）网络功能改变，CIS 患者仅出现结构网络异常，而 RRMS 患者同时出现结构和功能异常（图 23-4）（Shu 等，2016）。

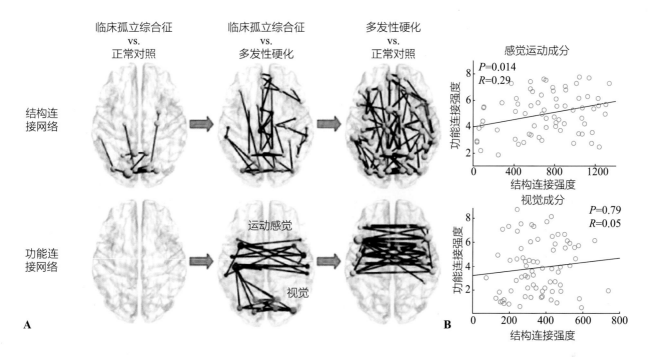

▲ 图 23-4　临床孤立综合征（CIS）和多发性硬化（MS）患者的结构和功能连接

A. 上排为结构连接图，分别显示 CIS 与正常对照、MS 与 CIS、以及 MS 与正常对照比较结构连接降低，对称的脑区显示患者组结构连接降低（$P < 0.05$，校正后）。下排为功能连接图，分别显示 MS 与 CIS、MS 与对照组比较功能连接降低（$P < 0.05$，校正后）。CIS 与对照组之间功能连接无显著差异。B. 排除年龄和性别影响，所有患者感觉运动和视觉相关脑区的结构和功能连接强度之间显著相关。（引自 Shu 等，2016）

七、RS-fMRI 和临床治疗的研究

（一）药物治疗

一些研究应用 fMRI 监测 MS 患者治疗效果（Parry 等，2003；Mainero 等，2004；Cader 等，2009），主要使用任务态 fMRI 范式。最近有学者研究吸食大麻对认知的影响，以及大脑功能和结构 MRI 的相关性（Pavisian 等，2014），发现经常吸食毒品的 MS 患者比不吸食者认知障碍更严重，与执行 N-back 任务时大脑激活模式相关，与结构或 RS-fMRI 改变无显著相关。

（二）运动康复

促进脑网络功能恢复是运动和认知康复的主要目标之一，康复治疗后临床改善的机制尚不完全清楚，但多项研究应用不同的康复方法一致表明，MS 患者进行运动和认知康复治疗可以改善脑功能，即运动功能、注意力、记忆力和执行功能，可能通过不同功能相关网络的功能连接改变介导。

轻中度残疾的 MS 患者运动康复 4 周，步态改善与感觉运动网络的 RSFC 改变相关（Tavazzi 等，2018），这些改变在停止运动康复后 3 个月消失，提示需要持续训练才能维持作用。

最近研究表明对运动皮层进行重复经颅磁刺激（repetitive transcranial magnetic stimulation，rTMS）能有效减轻 MS 患者的强直性痉挛，促进运动功能恢复（Centonze 等，2007；Mori 等，2011）。最近一项研究（Boutière 等，2017）对 MS 患者的初级运动皮层进行 5 周间歇性 Theta 节律刺激（intermittent theta burst stimulation，iTBS），并结合物理康复，分析 iTBS 对 RSFC 的影响，结果发现 iTBS 对脑网络整体拓扑结构没有影响，而双侧初级运动皮层的功能连接出现不对称改变，受刺激脑区连接度降低 38%，对侧脑

区连接度增强 52%，提示受刺激的初级运动皮层与其他脑区的连接相对降低，进而促进皮质脊髓束下行神经电活动，从而改善强直性痉挛。

（三）认知康复

注意力、信息处理和执行功能选择性障碍的 RRMS 患者，进行 3 个月的计算机辅助认知康复，可增强参与训练功能的脑网络激活，进而改善认知功能（Filippi 等，2012）。为了探究治疗结束后疗效的持续性及其病理生理学机制，认知康复结束 6 个月后，对同一组患者进行重新评估（Parisi 等，2014），发现认知康复的疗效仍然存在，但是认知康复结束难以立即检测到抑郁和生活质量量表的改善，而 RS-fMRI 是认知康复治疗 6 个月效果的唯一预测因子，表明脑网络对认知康复治疗具有重要作用，有助于临床功能改善。

既往 fMRI 研究结果（Filippi 等，2012）发现左侧背外侧 PFC 对改善认知功能具有重要作用，随后研究将该区域作为阳极经颅直流电刺激的靶点，对注意力 / 信息处理速度受损的 MS 患者进行注意力训练（Mattioli 等，2016），MS 患者认知训练与左侧背外侧 PFC 的阳极经颅直流电刺激相结合，每天治疗 10 次，可改善注意力和执行功能，疗效能够持续 6 个月（Mattioli 等，2016）。

几项研究证实认知康复及其对 RSFC 的调节作用，不仅表现在信息处理速度和执行功能方面（Pareto 等，2018；Bonavita 等，2015；Cerasa 等，2013），还表现在记忆方面（Leavitt 等，2014；Dobryakova 等，2014），基于电子游戏的认知康复对丘脑的 RSFC 也有影响（De Giglio 等，2016）。

研究发现试验性跑步机步行训练干预后，MS 患者 RSFC 发生改变，认知处理速度显著提高（Sandroff 等，2018），跑步机步行训练 12 周后，丘脑 - 皮层的 RSFC 增强，与认知处理速度相关，作者建议可以将运动训练作为改善 MS 患者认知功能的一种方法。

八、未来展望

本章讨论的 fMRI 研究都基于一个假设，即图像采集过程中（通常需要大约 10 分钟），大脑的 RSFC 是静态，不同脑区之间的相互作用强度恒定，事实上两个或多个脑区之间的 RSFC 随时间呈动态变化（Calhoun 等，2014；Allen 等，2014）。因此，近年来由研究静态 FC 转变为研究不同脑区之间的时变（动态）FC（Calhoun 等，2014）。动态 FC 分析能捕捉到静息态固有网络之间相互作用的动态模式（Calhoun 等，2014；Allen 等，2014），动态 RSFC 分析不仅可以揭示健康受试者的生理过程（Allen 等，2012），也适用于患者诊断（Jones 等，2012），有助于患者临床表现的认识（Rashid 等，2014）。

一项初步研究（Leonardi 等，2013）对 15 例轻度残疾 RRMS 患者的动态 RSFC 进行评估，发现以默认网络为中心的脑网络动态 FC 发生改变，这些改变的临床相关性需要进一步研究，特别是认知方面。

九、结论

MS 患者的 RS-fMRI 研究表明，这项技术有助于深入了解 CNS 结构损伤后的脑功能重组。RS-fMRI 无须使用任何任务，可作为任务态 fMRI 的补充，有时甚至可以取代任务态 fMRI，对 MS 临床亚型和和临床表现等进行研究。

MS 患者临床症状和认知损伤的特征，可能是结构损伤与 RSFC 变化之间复杂相互作用的结果，MS 的残疾进展速度不仅与脑体积减小有关，而且随着脑组织损伤程度的加重，脑功能适应能力逐渐失代偿，这些发现对于制订脑功能康复的干预策略至关重要。

参考文献

[1] Abidin AZ, Chockanathan U, DSouza AM, Inglese M, Wismüller A (2017) Using large-scale granger causality to study changes in brain network properties in the clinically isolated syndrome (CIS) stage of multiple sclerosis. Proc SPIE Int Soc Opt Eng 10137. https://doi.org/10.1117/12.2254395

[2] Allen EA, Damaraju E, Plis SM, Erhardt EB, Eichele T, Calhoun VD (2014) Tracking whole-brain connectivity dynamics in the resting state. Cereb Cortex 24(3):663–676

[3] Allen EA, Erhardt EB, Wei Y, Eichele T, Calhoun VD (2012) Capturing inter-subject variability with group independent component analysis of fMRI data: a simulation study. Neuroimage 59(4):4141–4159

[4] Backner Y, Kuchling J, Massarwa S, Oberwahrenbrock T, Finke C, Bellmann-Strobl J et al (2018) Anatomical wiring and functional networking changes in the visual system following optic neuritis. JAMA Neurol 75(3):287–295

[5] Barry RL, Rogers BP, Conrad BN, Smith SA, Gore JC (2016) Reproducibility of resting state spinal cord networks in healthy volunteers at 7 Tesla. Neuroimage 133:31–40

[6] Barry RL, Smith SA, Dula AN, Gore JC (2014) Resting state functional connectivity in the human spinal cord. Elife 3:e02812

[7] Basile B, Castelli M, Monteleone F, Nocentini U, Caltagirone C, Centonze D et al (2013) Functional connectivity changes within specific networks parallel the clinical evolution of multiple sclerosis. Mult Scler J 20(8):1050–1057

[8] Basile B, Castelli M, Monteleone F, Nocentini U, Caltagirone C, Centonze D et al (2014) Functional connectivity changes within specific networks parallel the clinical evolution of multiple sclerosis. Mult Scler 20(8):1050–1057

[9] Benedict RH, Fischer JS, Archibald CJ, Arnett PA, Beatty WW, Bobholz J et al (2002) Minimal neuropsychological assessment of MS patients: a consensus approach. Clin Neuropsychol 16(3):381–397

[10] Benedict RH, Zivadinov R (2006) Predicting neuropsychological abnormalities in multiple sclerosis. J Neurol Sci 245(1–2):67–72

[11] Bisecco A, Nardo FD, Docimo R, Caiazzo G, d'Ambrosio A, Bonavita S et al (2018) Fatigue in multiple sclerosis: the contribution of resting-state functional connectivity reorganization. Mult Scler 24(13):1696–1705. https://doi.org/10.1177/1352458517730932

[12] Biswal B, Yetkin FZ, Haughton VM, Hyde JS (1995) Functional connectivity in the motor cortex of resting human brain using echo-planar MRI. Magn Reson Med 34(4):537–541

[13] Bollaert RE, Poe K, Hubbard EA, Motl RW, Pilutti LA, Johnson CL et al (2018) Associations of functional connectivity and walking performance in multiple sclerosis. Neuropsychologia 117:8–12

[14] Bonavita S, Gallo A, Sacco R, Corte MD, Bisecco A, Docimo R et al (2011) Distributed changes in defaultmode resting-state connectivity in multiple sclerosis. Mult Scler J 17(4):411–422

[15] Bonavita S, Sacco R, Della Corte M, Esposito S, Sparaco M, d'Ambrosio A et al (2015) Computer-aided cognitive rehabilitation improves cognitive performances and induces brain functional connectivity changes in relapsing remitting multiple sclerosis patients: an exploratory study. J Neurol 262(1):91–100

[16] Boutière C, Rey C, Zaaraoui W, Le Troter A, Rico A, Crespy L et al (2017) Improvement of spasticity following intermittent theta burst stimulation in multiple sclerosis is associated with modulation of resting-state functional connectivity of the primary motor cortices. Mult Scler J 23(6):855–863

[17] Bullmore ET, Sporns O (2009) Complex brain networks: graph theoretical analysis of structural and functional systems. Nat Rev Neurosci 10(3):186–198

[18] Cabeza R, Nyberg L (2000) Imaging cognition II: an empirical review of 275 PET and fMRI studies. J Cogn Neurosci 12(1):1–47

[19] Cader S, Palace J, Matthews PM (2009) Cholinergic agonism alters cognitive processing and enhances brain functional connectivity in patients with multiple sclerosis. J Psychopharmacol 23(6):686–696

[20] Cadotte DW, Stroman PW, Mikulis D, Fehlings MG (2012) A systematic review of spinal fMRI research: outlining the elements of experimental design. J Neurosurg Spine 17(Suppl 1):102–118

[21] Calhoun VD, Miller R, Pearlson G, Adali T (2014) The chronnectome: time-varying connectivity networks as the next frontier in fMRI data discovery. Neuron 84(2):262–274

[22] Cameron MH, Lord S (2010) Postural control in multiple sclerosis: implications for fall prevention. Curr Neurol Neurosci Rep 10(5):407–412

[23] Centonze D, Koch G, Versace V, Mori F, Rossi S, Brusa L et al (2007) Repetitive transcranial magnetic stimulation of the motor cortex ameliorates spasticity in multiple sclerosis. Neurology 68(13):1045–1050

[24] Cerasa A, Gioia MC, Valentino P, Nistico R, Chiriaco

C, Pirritano D et al (2013) Computer-assisted cognitive rehabilitation of attention deficits for multiple sclerosis: a randomized trial with fMRI correlates. Neurorehabil Neural Repair 27(4):284–295

[25] Chiaravalloti ND, DeLuca J (2008) Cognitive impairment in multiple sclerosis. Lancet Neurol 7(12):1139–1151

[26] Cirillo S, Rocca MA, Ghezzi A, Valsasina P, Moiola L, Veggiotti P et al (2016) Abnormal cerebellar functional MRI connectivity in patients with paediatric multiple sclerosis. Mult Scler 22(3):292–301

[27] Colasanti A, Guo Q, Giannetti P, Wall MB, Newbould RD, Bishop C et al (2016) Hippocampal neuroinflammation, functional connectivity, and depressive symptoms in multiple sclerosis. Biol Psychiatry 80(1):62–72

[28] Conrad BN, Barry RL, Rogers BP, Maki S, Mishra A, Thukral S et al (2018) Multiple sclerosis lesions affect intrinsic functional connectivity of the spinal cord. Brain 141(6):1650–1664

[29] Cordes D, Haughton VM, Arfanakis K, Carew JD, Turski PA, Moritz CH et al (2001) Frequencies contributing to functional connectivity in the cerebral cortex in "resting-state" data. AJNR Am J Neuroradiol 22(7):1326–1333

[30] Cruz Gomez AJ, Ventura Campos N, Belenguer A, Avila C, Forn C (2013) Regional brain atrophy and functional connectivity changes related to fatigue in multiple sclerosis. PLoS One 8(10):e77914

[31] Cui F, Zhou L, Wang Z, Lang C, Park J, Tan Z et al (2017) Altered functional connectivity of striatal subregions in patients with multiple sclerosis. Front Neurol 8:129

[32] d'Ambrosio A, Hidalgo de la Cruz M, Valsasina P, Pagani E, Colombo B, Rodegher M et al (2017) Structural connectivity-defined thalamic subregions have different functional connectivity abnormalities in multiple sclerosis patients: implications for clinical correlations. Hum Brain Mapp 38(12):6005–6018

[33] De Giglio L, Tona F, De Luca F, Petsas N, Prosperini L, Bianchi V et al (2016) Multiple sclerosis: changes in thalamic resting-state functional connectivity induced by a home-based cognitive rehabilitation program. Radiology 280(1):202–211

[34] DeLuca J, Genova HM, Hillary FG, Wylie G (2008) Neural correlates of cognitive fatigue in multiple sclerosis using functional MRI. J Neurol Sci 270(1–2):28–39

[35] Dobryakova E, Wylie GR, DeLuca J, Chiaravalloti ND (2014) A pilot study examining functional brain activity 6 months after memory retraining in MS: the MEMREHAB trial. Brain Imaging Behav 8(3):403–406

[36] Dogonowski AM, Andersen KW, Madsen KH, Sorensen PS, Paulson OB, Blinkenberg M et al (2014) Multiple sclerosis

impairs regional functional connectivity in the cerebellum. Neuroimage Clin 4:130–138

[37] Dogonowski AM, Siebner HR, Soelberg Sorensen P, Paulson OB, Dyrby TB, Blinkenberg M et al (2013a) Resting-state connectivity of pre-motor cortex reflects disability in multiple sclerosis. Acta Neurol Scand 128(5):328–335

[38] Dogonowski AM, Siebner HR, Sorensen PS, Wu X, Biswal B, Paulson OB et al (2013b) Expanded functional coupling of subcortical nuclei with the motor resting-state network in multiple sclerosis. Mult Scler 19(5):559–566

[39] Eijlers AJ, Meijer KA, Wassenaar TM, Steenwijk MD, Uitdehaag BM, Barkhof F et al (2017) Increased default-mode network centrality in cognitively impaired multiple sclerosis patients. Neurology 88(10):952–960

[40] Eippert F, Kong Y, Winkler AM, Andersson JL, Finsterbusch J, Büchel C et al (2017) Investigating resting-state functional connectivity in the cervical spinal cord at 3T. Neuroimage 147:589–601

[41] Eshaghi A, Riyahi-Alam S, Saeedi R, Roostaei T, Nazeri A, Aghsaei A et al (2015) Classification algorithms with multi-modal data fusion could accurately distinguish neuromyelitis optica from multiple sclerosis. Neuroimage Clin 7:306–314

[42] Faivre A, Rico A, Zaaraoui W, Crespy L, Reuter F, Wybrecht D et al (2012) Assessing brain connectivity at rest is clinically relevant in early multiple sclerosis. Mult Scler 18(9):1251–1258

[43] Feinstein A, Magalhaes S, Richard JF, Audet B, Moore C (2014) The link between multiple sclerosis and depression. Nat Rev Neurol 10(9):507–517

[44] Filippi M, Riccitelli G, Mattioli F, Capra R, Stampatori C, Pagani E et al (2012) Multiple sclerosis: effects of cognitive rehabilitation on structural and functional MR imaging measures—an explorative study. Radiology 262(3):932–940

[45] Filippi M, Rocca MA (2004) Magnetization transfer magnetic resonance imaging in the assessment of neurological diseases. J Neuroimaging 14(4):303–313

[46] Filippi M, Rocca MA, Colombo B, Falini A, Codella M, Scotti G et al (2002a) Functional magnetic resonance imaging correlates of fatigue in multiple sclerosis. Neuroimage 15(3):559–567

[47] Filippi M, Rocca MA, Comi G (2003) The use of quantitative magnetic-resonance-based techniques to monitor the evolution of multiple sclerosis. Lancet Neurol 2(6):337–346

[48] Filippi M, Rocca MA, Falini A, Caputo D, Ghezzi A, Colombo B et al (2002b) Correlations between structural CNS damage and functional MRI changes in primary progressive MS. Neuroimage 15(3):537–546

[49] Filippi M, Rocca MA, Mezzapesa DM, Ghezzi A,

Falini A, Martinelli V et al (2004) Simple and complex movement-associated functional MRI changes in patients at presentation with clinically isolated syndromes suggestive of multiple sclerosis. Hum Brain Mapp 21(2):108–117

[50] Finke C, Schlichting J, Papazoglou S, Scheel M, Freing A, Soemmer C et al (2015) Altered basal ganglia functional connectivity in multiple sclerosis patients with fatigue. Mult Scler J 21(7):925–934

[51] Fox MD, Snyder AZ, Vincent JL, Corbetta M, Van Essen DC, Raichle ME (2005) The human brain is intrinsically organized into dynamic, anticorrelated functional networks. Proc Natl Acad Sci U S A 102(27):9673–9678

[52] Franklin RJ, Kotter MR (2008) The biology of CNS remyelination: the key to therapeutic advances. J Neurol 255(Suppl 1):19–25

[53] Gallo A, Esposito F, Sacco R, Docimo R, Bisecco A, Della Corte M et al (2012) Visual resting-state network in relapsing-remitting MS with and without previous optic neuritis. Neurology 79(14):1458–1465

[54] Giorgio A, Zhang J, Stromillo ML, Rossi F, Battaglini M, Nichelli L et al (2017) Pronounced structural and functional damage in early adult pediatric-onset multiple sclerosis with no or minimal clinical disability. Front Neurol 8:608

[55] Hawellek DJ, Hipp JF, Lewis CM, Corbetta M, Engel AK (2011) Increased functional connectivity indicates the severity of cognitive impairment in multiple sclerosis. Proc Natl Acad Sci U S A 108(47):19066–19071

[56] Hidalgo de la Cruz M, d'Ambrosio A, Valsasina P, Pagani E, Colombo B, Rodegher M et al (2018) Abnormal functional connectivity of thalamic sub-regions contributes to fatigue in multiple sclerosis. Mult Scler 24(9):1183–1195. https://doi.org/10.1177/1352458517717807

[57] Huang MH, Zhou FQ, Wu L, Wang B, Wan H, Li FJ et al (2018) Synchronization within, and interactions between, the default mode and dorsal attention networks in relapsing-remitting multiple sclerosis. Neuropsychiatr Dis Treat 14:1241–1252

[58] Inglese M, Park SJ, Johnson G, Babb JS, Miles L, Jaggi H et al (2007) Deep gray matter perfusion in multiple sclerosis: dynamic susceptibility contrast perfusion magnetic resonance imaging at 3 T. Arch Neurol 64(2):196–202

[59] Janssen AL, Boster A, Patterson BA, Abduljalil A, Prakash RS (2013) Resting-state functional connectivity in multiple sclerosis: an examination of group differences and individual differences. Neuropsychologia 51(13):2918–2929

[60] Jones DT, Vemuri P, Murphy MC, Gunter JL, Senjem ML, Machulda MM et al (2012) Non-stationarity in the "resting brain's" modular architecture. PLoS One 7(6):e39731

[61] Kelly AM, Uddin LQ, Biswal BB, Castellanos FX, Milham MP (2008) Competition between functional brain networks mediates behavioral variability. Neuroimage 39(1):527–537

[62] Lanting CP, de Kleine E, Langers DRM, van Dijk P (2014) Unilateral tinnitus: changes in connectivity and response lateralization measured with fMRI. PLoS One 9(10):e110704

[63] Leavitt VM, Wylie GR, Girgis PA, DeLuca J, Chiaravalloti ND (2014) Increased functional connectivity within memory networks following memory rehabilitation in multiple sclerosis. Brain Imaging Behav 8(3):394–402

[64] Lee M, Reddy H, Johansen-Berg H, Pendlebury S, Jenkinson M, Smith S et al (2000) The motor cortex shows adaptive functional changes to brain injury from multiple sclerosis. Ann Neurol 47(5):606–613

[65] Leonardi N, Richiardi J, Gschwind M, Simioni S, Annoni JM, Schluep M et al (2013) Principal components of functional connectivity: a new approach to study dynamic brain connectivity during rest. Neuroimage 83:937–950

[66] Liu Y, Duan Y, Huang J, Ren Z, Ye J, Dong H et al (2015) Multimodal quantitative MR imaging of the thalamus in multiple sclerosis and neuromyelitis optica. Radiology 277(3):784–792

[67] Liu Y, Gao JH, Liotti M, Pu Y, Fox PT (1999) Temporal dissociation of parallel processing in the human subcortical outputs. Nature 400(6742):364–367

[68] Liu Y, Wang H, Duan Y, Huang J, Ren Z, Ye J et al (2017) Functional brain network alterations in clinically isolated syndrome and multiple sclerosis: a graphbased connectome study. Radiology 282(2):534–541

[69] Lowe MJ, Phillips MD, Lurito JT, Mattson D, Dzemidzic M, Mathews VP (2002) Multiple sclerosis: lowfrequency temporal blood oxygen level-dependent fluctuations indicate reduced functional connectivity initial results. Radiology 224(1):184–192

[70] Lv H, Wang Z, Tong E, Williams LM, Zaharchuk G, Zeineh M et al (2018) Resting-state functional MRI: everything that nonexperts have always wanted to know. AJNR Am J Neuroradiol 39(8):1390–1399

[71] Maieron M, Iannetti GD, Bodurka J, Tracey I, Bandettini PA, Porro CA (2007) Functional responses in the human spinal cord during willed motor actions: evidence for side- and rate-dependent activity. J Neurosci 27(15):4182–4190

[72] Mainero C, Inghilleri M, Pantano P, Conte A, Lenzi D, Frasca V et al (2004) Enhanced brain motor activity in patients with MS after a single dose of 3,4-diaminopyridine. Neurology 62(11):2044–2050

[73] Mattioli F, Bellomi F, Stampatori C, Capra R, Miniussi C (2016) Neuroenhancement through cognitive training and anodal tDCS in multiple sclerosis. Mult Scler 22(2):

222–230

[74] Meijer KA, Eijlers AJC, Geurts JJG, Schoonheim MM (2018) Staging of cortical and deep grey matter functional connectivity changes in multiple sclerosis. J Neurol Neurosurg Psychiatry 89(2):205–210

[75] Mezzapesa DM, Rocca MA, Rodegher M, Comi G, Filippi M (2008) Functional cortical changes of the sensorimotor network are associated with clinical recovery in multiple sclerosis. Hum Brain Mapp 29(5):562–573

[76] Morgen K, Sammer G, Courtney SM, Wolters T, Melchior H, Blecker CR et al (2007) Distinct mechanisms of altered brain activation in patients with multiple sclerosis. Neuroimage 37(3):937–946

[77] Mori F, Ljoka C, Magni E, Codeca C, Kusayanagi H, Monteleone F et al (2011) Transcranial magnetic stimulation primes the effects of exercise therapy in multiple sclerosis. J Neurol 258(7):1281–1287

[78] Northoff G, Wiebking C, Feinberg T, Panksepp J (2011) The 'resting-state hypothesis' of major depressive disorder-a translational subcortical-cortical framework for a system disorder. Neurosci Biobehav Rev 35(9):1929–1945

[79] Pantano P, Iannetti GD, Caramia F, Mainero C, Di Legge S, Bozzao L et al (2002a) Cortical motor reorganization after a single clinical attack of multiple sclerosis. Brain 125(Pt 7):1607–1615

[80] Pantano P, Mainero C, Iannetti GD, Caramia F, Di Legge S, Piattella MC et al (2002b) Contribution of corticospinal tract damage to cortical motor reorganization after a single clinical attack of multiple sclerosis. Neuroimage 17(4):1837–1843

[81] Pareto D, Sastre-Garriga J, Alonso J, Galan I, Arevalo MJ, Renom M et al (2018) Classic block design "pseudo"-resting-state fMRI changes after a neurorehabilitation program in patients with multiple sclerosis. J Neuroimaging 28(3):313–319

[82] Parisi L, Rocca MA, Mattioli F, Copetti M, Capra R, Valsasina P et al (2014) Changes of brain resting state functional connectivity predict the persistence of cognitive rehabilitation effects in patients with multiple sclerosis. Mult Scler 20(6):686–694

[83] Parry AM, Scott RB, Palace J, Smith S, Matthews PM (2003) Potentially adaptive functional changes in cognitive processing for patients with multiple sclerosis and their acute modulation by rivastigmine. Brain 126(Pt 12): 2750–2760

[84] Pavisian B, MacIntosh BJ, Szilagyi G, Staines RW, O'Connor P, Feinstein A (2014) Effects of cannabis on cognition in patients with MS: a psychometric and MRI study. Neurology 82(21):1879–1887

[85] Prosperini L, Fanelli F, Petsas N, Sbardella E, Tona F, Raz E et al (2014) Multiple sclerosis: changes in microarchitecture of white matter tracts after training with a video game balance board. Radiology 273(2):529–538

[86] Raichle ME, MacLeod AM, Snyder AZ, Powers WJ, Gusnard DA, Shulman GL (2001) A default mode of brain function. Proc Natl Acad Sci U S A 98(2):676–682

[87] Rashid B, Damaraju E, Pearlson GD, Calhoun VD (2014) Dynamic connectivity states estimated from resting fMRI Identify differences among Schizophrenia, bipolar disorder, and healthy control subjects. Front Hum Neurosci 8:897

[88] Reddy H, Narayanan S, Matthews PM, Hoge RD, Pike GB, Duquette P et al (2000) Relating axonal injury to functional recovery in MS. Neurology 54(1):236–239

[89] Reddy H, Narayanan S, Woolrich M, Mitsumori T, Lapierre Y, Arnold DL et al (2002) Functional brain reorganization for hand movement in patients with multiple sclerosis: defining distinct effects of injury and disability. Brain 125(Pt 12):2646–2657

[90] Richiardi J, Gschwind M, Simioni S, Annoni JM, Greco B, Hagmann P et al (2012) Classifying minimally disabled multiple sclerosis patients from resting state functional connectivity. Neuroimage 62(3):2021–2033

[91] Rocca MA, Absinta M, Amato MP, Moiola L, Ghezzi A, Veggiotti P et al (2014) Posterior brain damage and cognitive impairment in pediatric multiple sclerosis. Neurology 82(15):1314–1321

[92] Rocca MA, Agosta F, Colombo B, Mezzapesa DM, Falini A, Comi G et al (2007a) fMRI changes in relapsingremitting multiple sclerosis patients complaining of fatigue after IFNbeta-1a injection. Hum Brain Mapp 28(5):373–382

[93] Rocca MA, Agosta F, Mezzapesa DM, Falini A, Martinelli V, Salvi F et al (2004a) A functional MRI study of movement-associated cortical changes in patients with Devic's neuromyelitis optica. Neuroimage 21(3):1061–1068

[94] Rocca MA, Colombo B, Falini A, Ghezzi A, Martinelli V, Scotti G et al (2005b) Cortical adaptation in patients with MS: a cross-sectional functional MRI study of disease phenotypes. Lancet Neurol 4(10):618–626

[95] Rocca MA, Falini A, Colombo B, Scotti G, Comi G, Filippi M (2002b) Adaptive functional changes in the cerebral cortex of patients with nondisabling multiple sclerosis correlate with the extent of brain structural damage. Ann Neurol 51(3):330–339

[96] Rocca MA, Filippi M (2006) Functional MRI to study brain plasticity in clinical neurology. Neurol Sci 27(Suppl 1): S24–S26

[97] Rocca MA, Filippi M (2007) Functional MRI in multiple sclerosis. J Neuroimaging 17(Suppl 1):36S–41S

[98] Rocca MA, Gallo A, Colombo B, Falini A, Scotti G, Comi G et al (2004b) Pyramidal tract lesions and movement-associated cortical recruitment in patients with MS. Neuroimage 23(1):141–147

[99] Rocca MA, Gavazzi C, Mezzapesa DM, Falini A, Colombo B, Mascalchi M et al (2003a) A functional magnetic resonance imaging study of patients with secondary progressive multiple sclerosis. Neuroimage 19(4): 1770–1777

[100] Rocca MA, Matthews PM, Caputo D, Ghezzi A, Falini A, Scotti G et al (2002a) Evidence for widespread movement-associated functional MRI changes in patients with PPMS. Neurology 58(6):866–872

[101] Rocca MA, Mezzapesa DM, Falini A, Ghezzi A, Martinelli V, Scotti G et al (2003b) Evidence for axonal pathology and adaptive cortical reorganization in patients at presentation with clinically isolated syndromes suggestive of multiple sclerosis. Neuroimage 18(4):847–855

[102] Rocca MA, Mezzapesa DM, Ghezzi A, Falini A, Agosta F, Martinelli V et al (2003c) Cord damage elicits brain functional reorganization after a single episode of myelitis. Neurology 61(8):1078–1085

[103] Rocca MA, Mezzapesa DM, Ghezzi A, Falini A, Martinelli V, Scotti G et al (2005a) A widespread pattern of cortical activations in patients at presentation with clinically isolated symptoms is associated with evolution to definite multiple sclerosis. AJNR Am J Neuroradiol 26(5): 1136–1139

[104] Rocca MA, Pagani E, Absinta M, Valsasina P, Falini A, Scotti G et al (2007b) Altered functional and structural connectivities in patients with MS: a 3-T study. Neurology 69(23):2136–2145

[105] Rocca MA, Pagani E, Ghezzi A, Falini A, Zaffaroni M, Colombo B et al (2003d) Functional cortical changes in patients with multiple sclerosis and nonspecific findings on conventional magnetic resonance imaging scans of the brain. Neuroimage 19(3):826–836

[106] Rocca MA, Pravata E, Valsasina P, Radaelli M, Colombo B, Vacchi L et al (2015) Hippocampal-DMN disconnectivity in MS is related to WM lesions and depression. Hum Brain Mapp 36(12):5051–5063

[107] Rocca MA, Tortorella P, Ceccarelli A, Falini A, Tango D, Scotti G et al (2008) The "mirror-neuron system" in MS: a 3 tesla fMRI study. Neurology 70(4):255–262

[108] Rocca MA, Valsasina P, Absinta M, Riccitelli G, Rodegher ME, Misci P et al (2010) Default-mode network dysfunction and cognitive impairment in progressive MS. Neurology 74(16):1252–1259

[109] Rocca MA, Valsasina P, Leavitt VM, Rodegher M, Radaelli M, Riccitelli GC et al (2018) Functional network connectivity abnormalities in multiple sclerosis: correlations with disability and cognitive impairment. Mult Scler 24(4):459–471

[110] Rocca MA, Valsasina P, Martinelli V, Misci P, Falini A, Comi G et al (2012) Large-scale neuronal network dysfunction in relapsing-remitting multiple sclerosis. Neurology 79(14):1449–1457

[111] Rocca MA, Valsasina P, Meani A, Falini A, Comi G, Filippi M (2016) Impaired functional integration in multiple sclerosis: a graph theory study. Brain Struct Funct 221(1):115–131

[112] Roelcke U, Kappos L, Lechner-Scott J, Brunnschweiler H, Huber S, Ammann W et al (1997) Reduced glucose metabolism in the frontal cortex and basal ganglia of multiple sclerosis patients with fatigue: a 18F-fluorodeoxyglucose positron emission tomography study. Neurology 48(6):1566–1571

[113] Rombouts SA, Lazeron RH, Scheltens P, Uitdehaag BM, Sprenger M, Valk J et al (1998) Visual activation patterns in patients with optic neuritis: an fMRI pilot study. Neurology 50(6):1896–1899

[114] Roosendaal SD, Schoonheim MM, Hulst HE, SanzArigita EJ, Smith SM, Geurts JJ et al (2010) Resting state networks change in clinically isolated syndrome. Brain 133(Pt 6):1612–1621

[115] Rubinov M, Sporns O (2010) Complex network measures of brain connectivity: uses and interpretations. Neuroimage 52(3):1059–1069

[116] Sandroff BM, Wylie GR, Sutton BP, Johnson CL, DeLuca J, Motl RW (2018) Treadmill walking exercise training and brain function in multiple sclerosis: preliminary evidence setting the stage for a network-based approach to rehabilitation. Mult Scler J Exp Transl Clin 4(1):2055217318760641

[117] Sbardella E, Tona F, Petsas N, Upadhyay N, Piattella MC, Filippini N et al (2015) Functional connectivity changes and their relationship with clinical disability and white matter integrity in patients with relapsing–remitting multiple sclerosis. Mult Scler J 21(13):1681–1692

[118] Sbardella E, Upadhyay N, Tona F, Prosperini L, De Giglio L, Petsas N et al (2017) Dentate nucleus connectivity in adult patients with multiple sclerosis: functional changes at rest and correlation with clinical features. Mult Scler 23(4):546–555

[119] Schoonheim MM, Geurts J, Wiebenga OT, De Munck JC, Polman CH, Stam CJ et al (2014) Changes in functional network centrality underlie cognitive dysfunction and physical disability in multiple sclerosis. Mult Scler

20(8):1058–1065

[120] Shu N, Duan Y, Xia M, Schoonheim MM, Huang J, Ren Z et al (2016) Disrupted topological organization of structural and functional brain connectomes in clinically isolated syndrome and multiple sclerosis. Sci Rep 6:29383

[121] Shulman GL, Corbetta M, Buckner RL, Raichle ME, Fiez JA, Miezin FM et al (1997) Top-down modulation of early sensory cortex. Cereb Cortex 7(3):193–206

[122] Smith SM, Fox PT, Miller KL, Glahn DC, Fox PM, Mackay CE et al (2009) Correspondence of the brain's functional architecture during activation and rest. Proc Natl Acad Sci U S A 106(31):13040–13045

[123] Smitha KA, Raja KA, Arun KM, Rajesh PG, Thomas B, Kapilamoorthy TR et al (2017) Resting state fMRI: a review on methods in resting state connectivity analysis and resting state networks. Neuroradiol J 30(4):305–317

[124] Stroman PW, Bosma RL, Tsyben A (2012) Somatotopic arrangement of thermal sensory regions in the healthy human spinal cord determined by means of spinal cord functional MRI. Magn Reson Med 68(3):923–931

[125] Sweet LH, Rao SM, Primeau M, Durgerian S, Cohen RA (2006) Functional magnetic resonance imaging response to increased verbal working memory demands among patients with multiple sclerosis. Hum Brain Mapp 27(1):28–36

[126] Tavazzi E, Bergsland N, Cattaneo D, Gervasoni E, Lagana MM, Dipasquale O et al (2018) Effects of motor rehabilitation on mobility and brain plasticity in multiple sclerosis: a structural and functional MRI study. J Neurol 265(6):1393–1401

[127] Tomasi D, Volkow ND (2010) Functional connectivity density mapping. Proc Natl Acad Sci U S A 107(21):9885–9890

[128] Tomassini V, Matthews PM, Thompson AJ, Fuglo D, Geurts JJ, Johansen-Berg H et al (2012) Neuroplasticity and functional recovery in multiple sclerosis. Nat Rev Neurol 8(11):635–646

[129] Tona F, De Giglio L, Petsas N, Sbardella E, Prosperini L, Upadhyay N et al (2018) Role of cerebellar dentate functional connectivity in balance deficits in patients with multiple sclerosis. Radiology 287(1):267–275

[130] Tononi G, Sporns O, Edelman GM (1994) A measure for brain complexity: relating functional segregation and integration in the nervous system. Proc Natl Acad Sci U S A 91(11):5033–5037

[131] Toosy AT, Hickman SJ, Miszkiel KA, Jones SJ, Plant GT, Altmann DR et al (2005) Adaptive cortical plasticity in higher visual areas after acute optic neuritis. Ann Neurol 57(5):622–633

[132] van den Heuvel MP, Hulshoff Pol HE (2010) Specific somatotopic organization of functional connections of the primary motor network during resting state. Hum Brain Mapp 31(4):631–644

[133] van Geest Q, Boeschoten RE, Keijzer MJ, Steenwijk MD, Pouwels PJ, Twisk JW et al (2019) Fronto-limbic disconnection in patients with multiple sclerosis and depression. Mult Scler 25(5):715–726. https://doi.org/10.1177/1352458518767051

[134] Waxman SG (1998) Demyelinating diseases—new pathological insights, new therapeutic targets. N Engl J Med 338(5):323–325

[135] Werring DJ, Bullmore ET, Toosy AT, Miller DH, Barker GJ, MacManus DG et al (2000) Recovery from optic neuritis is associated with a change in the distribution of cerebral response to visual stimulation: a functional magnetic resonance imaging study. J Neurol Neurosurg Psychiatry 68(4):441–449

[136] Wu GF, Brier MR, Parks CA, Ances BM, Van Stavern GP (2015) An eye on brain integrity: acute optic neuritis affects resting state functional connectivity. Invest Ophthalmol Vis Sci 56(4):2541–2546

[137] Zhou F, Zhuang Y, Gong H, Wang B, Wang X, Chen Q et al (2014) Altered inter-subregion connectivity of the default mode network in relapsing remitting multiple sclerosis: a functional and structural connectivity study. PLoS One 9(7):e101198

嗅周皮层、内嗅皮层、海马旁皮层和海马：磁共振图像中功能解剖和分割方法概述

The Perirhinal, Entorhinal, and Parahippocampal Cortices and Hippocampus: An Overview of Functional Anatomy and Protocol for Their Segmentation in MR Images

Sasa L. Kivisaari　Alphonse Probst　Kirsten I. Taylor　著

彭　靖　李瑞利　卢　洁　译

第24章

缩略语

A	anterior	前部的
Ab	angular bundle（PHg white matter）	角束（海马旁回白质）
aCf	anterior calcarine fissure	前距状沟
AD	Alzheimer's disease	阿尔茨海默病
al	alveus	海马槽
Am	amygdala	杏仁体
bG	band of Giacomini	Giacomini 带
cf.	crus of the fornix	穹窿脚
Cs	collateral sulcus	侧副沟
di	hippocampal digitations	海马足
ERc	entorhinal cortex	内嗅皮层
Fg	fusiform gyrus	梭状回
fi	fimbria	海马伞
gA	gyrus ambiens	环回
gS	gyrus of Schwalbe	Schwalbe 回
HB	hippocampal body	海马体
Hf	hippocampal fissure	海马裂

HH	hippocampal head	海马头
Hs	hippocampal sulcus	海马沟
HT	hippocampal tail	海马尾
I	inferior	下部的
ILg	intralimbic gyrus	缘内回
Is	isthmus	峡部
ITg	inferotemporal gyrus	颞下回
L	lateral	外侧的
Lg	lingual gyrus	舌回
li-gm	limen insulae gray matter	岛阈灰质
li-wm	limen insulae white matter	岛阈白质
M	medial	内侧的
Mb	mammillary body	乳头体
MTL	medial temporal lobe	内侧颞叶
OTs	occipitotemporal sulcus	颞枕沟
P	posterior	后部的
PHc	parahippocampal cortex	海马旁皮质
PHg	parahippocampal gyrus	海马旁回
PRc	perirhinal cortex	嗅周皮质
Pu	pulvinar	丘脑枕
qgc	quadrigeminal cistern	四叠体池
Rs	rhinal sulcus	嗅脑沟
S	superior	上部的
SAs	semiannular sulcus	半环沟
SLg	semilunar gyrus	半月回
Sp	splenium	（胼胝体）压部
su	subiculum	下托
TLV	temporal horn of lateral ventricle	侧脑室颞角
TP	temporal pole	颞极
TR	transentorhinal cortex	横嗅皮质

U	uncus	钩
Ug	uncinate gyrus	钩回
un	uncal notch	钩切迹

一、概述

内侧颞叶（medial temporal lobe，MTL）损伤会严重破坏新记忆的形成（Scoville 和 Milner，1957），而记忆功能障碍是阿尔茨海默病（Alzheimer's disease，AD）的主要临床特征（Salmon 2011）。阿尔茨海默病是一种进行性神经退行性疾病，主要影响 MTL 区域（Braak 和 Braak，1991），因此，经典的记忆理论认为，MTL 仅有促进记忆形成的单一功能，不参与其他类型的认知过程（Squire 和 Zola-Morgan，1988；Squire 和 Zola，1998；Squire 和 Wixted，2011）。

然而，动物和人类认知神经科学研究表明，MTL 亚区的功能具有多样性（Lee 等，2005；Davachi，2006）。因此，除支持记忆形成外，每个 MTL 亚区还可执行其他特定功能。本章第二节介绍 MTL 不同亚区的功能，即嗅周皮层[PRc；Broadmann areas（BA）35/36]、内嗅皮层（ERc；BA 28/34）、后部的海马旁皮层（PHc；BA 36；也称为后海马旁皮层）和海马，主要关注动物和人类认知神经科学研究的最新发现。

MTL 的功能并不限于记忆，这对研究神经退行性疾病（特别是 AD）及 MTL 局灶性病变患者的功能损伤具有重要意义。因此，本章第三节介绍早期 AD，包括遗忘型轻度认知障碍（aMCI；Winblad 等，2004）的神经心理学改变。

脑结构成像有效、可靠地识别 MTL 及亚区，是研究其在认知领域进展的前提。目前人类神经心理学研究存在的许多争议，可能主要因为病变范围和位置认识的欠缺。人类神经心理学研究关于人类记忆的观点存在许多分歧，这些分歧均与病变的位置和范围有关。磁共振成像对病变的定量分析和尸检脑组织学，是其他方法无法替代的（Squire 和 Wixted，2011，第 268 页）。由于 MTL 解剖标志不清晰，识别亚区具有挑战，而且 MTL 脑回和脑沟个体间高度变异，又增加了识别难度，因此本章第四节介绍 MTL 的大体解剖结构，在开创性研究的基础上（Insausti 等，1998）提出了基于 MRI 结构图像确定 PRc、ERc、PHc 和海马的方法（Watson 等，1992；Insausti 等，1998；Pruessner 等，2000；Van Hoesen 等，2000；Vogt 等，2006；Malykhin 等，2007；Taylor 和 Probst，2008；Van Hoesen，1995）。

二、MTL 的功能神经解剖学

Scoville 和 Milner（Scoville 和 Milner，1957）报道双侧 MTL 切除术的患者，显示 MTL 与记忆障碍密切相关。这名叫 H.M. 的顽固性癫痫患者接受试验性双侧 MTL 切除术，切除了双侧海马靠近脑室的部分（图 24-7）、杏仁体和内侧颞极，并向外侧延伸至 ERc，相对保留 PRc 和 PHc（Corkin 等，1997）。术后出现持续且严重的顺行性遗忘，即无法记得手术后发生的事情；暂时性的逆行性遗忘，即难以记起 MTL 切除术前 11 年内发生的事情；出现部分嗅觉缺失、缺乏主动性和情感迟钝（Corkin，1984）；智力功能基本保留；其他形式的记忆，如知觉和运动技能学习、习惯、工作记忆、对事实、事件的记忆，以及与手术无关的语言语义记忆也得到保留（Corkin，1984）。因此患者能够正常完成日常生活，包括他酷爱的字谜游戏（Skotko 等，2008）。

像 H.M. 这样的案例意义重大，证明了 MTL 是记忆功能的一个重要解剖基础（Lashley，1929）❶。与 MTL 遗忘症相关的典型记忆类型是获得陈述性记忆，即对个人自传体事件的外显记忆（情景记忆）和关于世界基本知识的记忆（语义记忆），外显记忆指需要有意识的努力才能回忆起的记忆。H.M. 的案例引起了对啮齿类动物和非人灵长类动物的深入研究。研究对 MTL 不同区域的细胞结构进行消融，测量随后的记忆表现，该研究依赖于延迟非匹配样本任务的识别记忆范式❷。这项工作推动了遗忘症动物模型的发展，双侧海马、海马旁回和杏仁体均损伤与严重的认知记忆障碍有关，而其他认知功能保留（Mahut 等，1982；Mishkin，1978）。研究通过更具体的亚区结构消融，发现局限于海马（Mahut 等，1982；Zola-Morgan 等，1989a；Murray 和 Mishkin，1998）或海马旁回（Zola-Morgan 等，1989c；Meunier 等，1993）的病变，不累及杏仁体（Zola-Morgan 等，1989b）或乳头体（Aggleton 和 Mishkin，1985），导致严重的再认记忆障碍，这些研究完善了早期结果。此外，不同亚区的功能影响有叠加效应，研究发现伴 PRc 的损伤导致更严重的再认记忆损害（Meunier 等，1993；Zola-Morgan 等，1989b）。基于这些实验，Squire 研究组建立了经典的人类单加工记忆功能模型，假设 MTL 亚区代表单独的记忆系统，其中每个区域对特定的陈述性记忆形成至关重要，但不参与其他认知功能（Zola-Morgan 等，1986；Squire 和 Zola-Morgan，1988；Squire 和 Zola，1998；Squire 和 Wixted，2011），这种经典的 MTL

单功能加工模型至今仍然有很大的影响。

MTL 研究迅速发展，目前应用越来越详细的认知范式任务进行多模态成像，从多维角度研究 MTL 功能，重新认识其是由具有特定功能的亚区组成（Mishkin 等，1997；Aggleton 和 Brown，1999；Lavenex 和 Amaral，2000；Davachi，2006；Henke，2010；Montaldi 和 Mayes，2010；Ranganath，2010）。不同的记忆模型强调不同的特定功能，如双加工模型验证 MTL 特定的记忆功能，PRc 与文本信息无关的物品回忆（如之前见过某个物品的感觉）相关，而海马和 PHc 则与文本信息丰富的物品回忆相关（Aggleton 和 Brown，1999，2006；Brown 和 Aggleton，2001；Yonelinas，2002；Montaldi 和 Mayes，2010），其他研究则强调物体和空间信息处理（Davachi，2006；Lee 等，2008）或物品和相关信息处理（Eichenbaum 等，1999；Davachi 和 Wagner，2002；Davachi，2006；Henke，2010）的功能 – 神经解剖关系。这些模型的共同之处在于，虽然 MTL 亚区都参与陈述记忆形成过程，但每个亚区可能专门处理某个方面（Aggleton 和 Brown，1999，2006；Eichenbaum 等，1999，2007；Squire 等，2004；Moscovitch 等，2005；Henson，2005；Davachi，2006；Henke，2010；Montaldi 和 Mayes，2010，2011；Kravitz 等，2011）。

许多 MTL 功能的研究基于非人类灵长类数据的解剖连接（Mishkin 等，1983；Lavenex 和 Amaral，2000），提出人类 MTL 功能的新假说。非人灵长类动物的 MTL 连接表明，每个亚区接收多模态感觉皮层的信息，并将信息整合到内在

---

❶ 研究表明严重记忆损伤也与间脑损伤有关，如乳头体和丘脑腹内侧核（Squire 和 Zola-Morgan，1988；Victor，1989），MTL 的记忆损伤性质与遗忘症不同。

❷ 实验中动物在学习阶段接受样本刺激，经过一段时间延迟，样本刺激与一个新刺激同时再次出现。完整的识别记忆通过动物移动样本对象（延迟匹配样本）或新对象（延迟不匹配样本）呈现。

连接，从 PRc 和 PHc 到 ERc，再到海马体，进行有层次的信息聚合（Mishkin 等，1983，1997；Lavenex 和 Amaral，2000）。这种假说的第一个前提是每个 MTL 亚区专门处理接收到的信息，并在内在连接中整合（Lavenex 和 Amaral，2000；Lavenex 等，2004）；第二个前提是每个处理层次，从 PRc/PHc 到 ERc，再到海马，通过越来越多的信息聚合和更高水平的编码进行信息整合（Lavenex 和 Amaral，2000）。作者概述了基于此方法 PRc、PHc、ERc 和海马的功能神经解剖学。

嗅周皮层（PRc）主要接收腹侧通路（what 通路）的传入信息，以及其他单模态和多模态感觉系统（眶额叶、岛叶和扣带回）的输入信息（Suzuki 和 Amaral，1994a）。研究表明 PRc 存在丰富的内在网络，将多模态信息整合（Lavenex 等，2004）。大量动物研究表明 PRc 在视觉对象再认记忆（Meunier 等，1993；Zola-Morgan 等，1989c）、多模态对象记忆（如通过形成味觉－视觉和触觉－视觉的联想；Murray 和 Richmond，2001；Murray 等，1998 年综述）起着至关重要的作用。研究发现 PRc 位于腹侧视觉通路的顶点，参与分析复杂的视觉信息和视觉感知任务，如区分具有许多共同特征的物体（Bussey 和 Saksida，2002；Bussey 等，2005）。

尽管很多病变都导致 PRc 损伤，但很少病变仅限于该区域，因此难以深入研究 PRc 的功能。此外，由于邻近的空气－组织界面在梯度回波序列会产生磁敏感伪影，导致 fMRI 研究受限（Cusack 等，2005；Schmidt 等，2005；Bellgowan 等，2006；Schwarzbauer 等，2010），尽管如此对健康受试者和患者的研究也支持上述非人灵长类动物的研究结论。fMRI 研究显示健康受试者 PRc 的激活与单项记忆（Davachi 和 Wagner，2002）、对象识别（Pihlajamäki 等，2004；Köhler 等，2005；O'Neil 等，2009）、视

觉对象的细粒度级别分析（Tyler 等，2004）、模糊视觉对象的识别（Moss 等，2005）、复杂的视觉辨别任务（Barense 等，2005），以及不同感觉方式特征的整合（Taylor 等，2006）有关。PRc 和海马旁回损伤的患者识别高度相似、复杂的视觉刺激（Barense 等，2007，2010；Moss 等，2005），以及整合跨模态对象特性（Taylor 等，2009，2011a）方面存在功能障碍。aMCI 患者对视觉对象的再认记忆困难，可能是 AD 的前驱症状，与 PRc 的病理改变有关（Braak 和 Braak，1991）。

PRc 对与对象相关的非感觉信息进行整合，学者认为 PRc 负责编码语义记忆，即单个对象的认识（Murray 和 Richmond，2001）。以患者 H.M. 为例，由于 PRc 结构相对完整，所以尽管有严重的遗忘症，但还是能够获得一些概念信息的片段（Corkin 等，1997）。H.M. 术后看到名人名字，能够准确地从陌生名字中区分出这些名字（O'Kane 等，2004）。一项（Vargha-Khadem 等，1997）4 例早年患有海马损伤患者的研究，显示语言理解水平正常，学校表现也相对较好，因此尽管患者生活中编码事件功能明显受损，但完好的海马旁回使他们能够正常获取知识（语义记忆）（Mishkin 等，1997；Vargha-Khadem 等，1997）。

fMRI 研究表明 PRc 活动与视觉对象本身的意义和性质相关（Moss 等，2005；Taylor 等，2006；Wang 等，2010），并且基于体素的相关性研究（Hirni 等，2011；Taylor 等，2011b）和皮层厚度研究（Kivisaari 等，2012）发现 MTL（包括 PRc）灰质的完整性与语义对象任务的表现存在显著相关。PRc 对语义对象的加工也表现为对以前见过物体的熟悉感，但不记得具体的细节（两个流程模型；Eichenbaum 等，2007；Montaldi 和 Mayes，2010）。总之，这些发现表明 PRc 将接收的视觉信息和多模态信息进行整合，以支持

复杂的视觉识别（Bussey 等，2002，2005），形成有意义对象的视觉和多模态记忆，即语义对象记忆。

海马旁皮层（PHc）位于 PRc 后方，主要接收后顶叶皮层背侧通路（"where"通路）的传入信息（Suzuki 和 Amaral，1994a）。这一"顶叶 - 内侧颞叶通路"与视觉空间处理有关（Kravitz 等，2011），始于顶下小叶后部，与 PHc 和海马相连，也可通过后扣带回皮层和胼胝体压部皮层间接连接 PHc 和海马。因此，PHc 负责处理视觉空间和地标信息方面，非人灵长类动物的研究显示 PHc 损伤与识别物体位置功能有关（Alvarado 和 Bachevalier，2005a；Bachevalier 和 Nemanic，2008）。

功能成像研究表明人类 PHc 也参与处理空间和导航信息（Köhler 等，2002，2005；Buffalo 等，2006；Staresina 等，2011），研究（Pihlajamaki 等，2004）发现与处理新对象相比，受试者处理熟悉对象的新空间排列时，PHc（和海马后部）激活增强。Maguire 等（1998）证明健康受试者 PHc 负责处理地标空间位置，与空旷环境相比受试者在有显著物体和纹理的虚拟环境时，PHc 代谢增加。同样 Burgess 研究组（Burgess 等，2001）也发现，受试者在没有空间场景信息的情况下回忆地标时，PHc 的 BOLD 激活增强。此外，Epstein 研究组（Epstein 和 Kanwisher，1998）

发现受试者观察真实或虚拟场景时，延伸至舌回的双侧海马旁回后部激活增强，而观看物体、面孔或混乱场景时激活减低，因此研究者将 PHc 后部的区域认为海马旁区（PPA；Epstein 和 Kanwisher，1998；Epstein 等，1999；Grill-Spector 和 Malach，2004）。研究表明 PHc 负责处理感知和记忆特征，即物体的空间排列或地标排列，增强了环境的导航能力。也有研究者认为 PHc 不仅处理空间地标或情景刺激和记忆，

还处理与这些刺激相关的抽象信息（Diana 等，2007）。例如，与弱语义相关的对象—场景（如桌子上的钱包；Bar 等，2008）相比，加工强语义相关的物体—场景（如汽车内部的驱动轮）时 PHc BOLD 激活更明显。研究者发现没有明显空间刺激的情况下，PHc 对与特定环境密切相关的物体（如轮盘或沙滩椅，与樱桃或篮子相对）加工时激活增强（Bar 和 Aminoff，2003）。PHc 对视觉空间刺激的敏感性，类似于 PRc 对首选刺激（物体）进行编码（见上文）。

人类 PHc 损伤显示与上述功能成像研究对应的损伤模式，特别是地形定向障碍综合征，包括地标性失认症和顺行性地形定向障碍（Paterson 和 Zancwill，1945；Whiteley 和 Warrington，1978；De Renzi，1982；Barrash，1998）。PHc 后部损伤与地标性失认症有关，患者无法识别著名或熟悉的环境刺激，如建筑物、雕像或场景（Epstein 等，1999；Takahashi 等，2002）。尽管患者有正常的地形记忆和空间处理能力，但这些失认性损害导致在环境中导航困难（Aguirre 和 D'Esposito，1999）。顺行性地形定向障碍患者（也称为地形遗忘症）（De Renzi 等，1977），在单侧或双侧 PHc 损伤后很难形成对新环境的表述，但视觉空间功能完整（Barrash，1998；Barrash 等，2000；Bohbot 等，2000）。这些患者无法在新环境中定位和导航，但可以在熟悉的环境中导航。由此可见 PHc 主要参与对场景的感知和记忆处理，即地标的视觉空间排列，这些功能使人们在生活中进行定位和导航。

PRc 和 PHc 向内嗅皮层（ERc）发送信号，内嗅皮层从杏仁体、嗅觉结构（如梨状皮层、嗅球）、岛叶和额叶皮层、基底前脑、丘脑、基底神经节和脑干接收信号（Insausti 等，1987；Suzuki 和 Amaral，1994b；Canto 等，2008）。啮齿类动物和非人灵长类动物 ERc 的 PRc 和 PHc

的显著特征是接收的信息不同，即非人灵长类动物 ERc 的前外侧通过 PRc 接收高度整合的视觉信息（Suzuki 和 Amaral，1994a，1994b），而 ERc 的后内侧主要通过 PHc 接收顶 - 内侧颞叶视觉空间通路的信息（Suzuki 和 Amaral，1994a，1994b；Canto 等，2008；Kravitz 等，2011）。啮齿类动物和非人灵长类动物接收的信息不同，主要与 ERc 的内在连接有关（Dolorfo 和 Amaral，1998；Chrobak 和 Amaral，2007）。

ERc 的内在连接模式表明，ERc 的前外侧和后内侧处理物体信息和空间信息是相对分离的，虽然非人灵长类动物和人类还未进行大量研究，但啮齿类动物的研究支持这种功能 - 神经解剖分离学说。例如，啮齿类动物 ERc 主要接收视觉空间输入信号的细胞，具有高度的空间变化调节，而其他区域的细胞影响很小（Fyhn 等，2004）。此外，啮齿类动物 ERc 负责空间调整的区域损伤，导致空间和导航功能缺失（Steffenach 等，2005）❶。大鼠在开放环境自由活动时，该区域的亚组细胞表现高度的空间敏感性：老鼠穿过映射到偏心物理空间的三角形网格的顶点，这些网格细胞有规律地发出信号（Hafting 等，2005），其动态变化支持路径整合定位，也就是说相对于环境线索，根据自身运动判断对于起点的当前位置（Witter 和 Moser，2006；Hasselmo 和 Brandon，2008）。ERc 功能 - 神经解剖分离尚未在灵长类动物中得到明确证实（Suzuki 等，1997）。

前外侧 ERc 在物体处理的特殊作用尚不清楚，然而整个 ERc 与物体识别记忆密切相关。动物实验表明选择性 ERc 损伤产生轻度物体识别障

碍（Leonard 等，1995；Meunier 等，1993），而 PRc 和 ERc 共损伤加重 PRc 损伤导致的物体识别障碍。对健康受试者的功能成像研究显示，相对于单词的灵活处理，死记硬背单词时 ERc 的激活更强，支持人类 ERc 负责处理单个项目（Davachi 和 Wagner，2002）。目前 fMRI 研究的分辨率较低，使用高斯平滑的组分析，未来人脑研究需要高分辨率 fMRI（Carr 等，2010），结合精细的行为任务进行研究。

人类 ERc 损伤后最主要导致情景记忆功能障碍（Eustache 等，2001；Di Paola 等，2007；Coutureau 和 Di Scala，2009），由于损伤范围通常超出 ERc 延伸至海马，因此难以确定单独 ERc 损伤是否导致情景记忆功能损伤。情景记忆功能和 ERc 的研究重点，不是 ERc 处理或整合的信息类型，而是神经元的电生理特性，提供海马下游形成情景记忆的关键信息，即计算模型中某些 ERc 神经元去极化持续放电、树突膜电位振荡导致周期性和分级性放电模式，进行海马下游的信息整合（Hasselmo 和 Brandon，2008；Wallenstein 等，1998；Fyhn 等，2007；Lipton 和 Eichenbaum，2008）。总之，ERc 同时参与了物体和空间信息处理，尽管人类 ERc 的解剖学分离证据仍然不明确。损伤研究的证据表明 ERc 和海马对情景记忆的形成至关重要，即将情境与物体或场景结合。因此 ERc 在情景记忆形成的特殊作用，不仅反映在传入连接所传递的信息内容，而且反映在神经元的电生理特性。

连接 ERc 和海马的通路主要投射到齿状回，小部分投射到 CA1、CA3 区和下托（Witter，2007）。非人灵长类动物的研究表明，ERc 和齿

---

❶　假设人类 ERc 神经元具有相似的网格细胞特性，具有重要意义。据我们所知，人脑 fMRI 研究已经发现与该假设一致的证据。Doeller 及其同事（Doeller 等，2010）发现在一个圆形虚拟环境，人类 ERc 的 BOLD 激活与运行方向呈 6 倍正弦关系。啮齿类动物 ERc 这种激活模式对应网格细胞放电的对称性，ERc 作为脑网络的一部分被激活，该网络包括后顶叶和内侧顶叶、外侧颞叶和内侧前额叶皮层（Doeller 等，2010；Jacobs 等，2010）。

状回之间的通路有两个主要组成部分：一组连接前外侧 ERc（通过 PRc 接收视觉对象处理系统的主要输入信号）与海马的中间和后部，另一组主要连接后内侧 ERc（编码空间信息的 PHc 传出器的主要终端）和海马后部（Witter 和 Amaral，1991；Witter，2007；Dolorfo 和 Amaral，1998）。海马的最前部通过 ERc 接收前脑结构（如杏仁体和下丘脑）的传入神经，介导内分泌功能，包括与压力相关的生理反应（Moser 1998）。

动物和人类的研究均证明这种连接模式的特定功能，海马体前部的激活与判断对象新颖性（Pihlajamaki 等，2004）及跨模态对象处理任务有关（Taylor 等，2006），海马前区损伤与对象或物体处理障碍有关（Barense 等，2005；Acres 等，2009；Taylor 等，2009）。相反，大鼠的研究表明啮齿类动物的海马后部对空间处理具有专一性，如高度空间调节的位置细胞（Eichenbaum 等，1999；Burgess 等，2002）在海马后部比海马前部更普遍（Jung 等，1994）❶。啮齿类动物海马后部的损伤破坏空间学习功能（Colombo 等，1998；Moser 和 Moser，1998），尽管研究未能证明灵长类动物海马存在位置细胞，但海马后部也与灵长类动物的空间处理有关（Alvarado 和 Bachevalier，2005b）。人脑功能成像研究空间任务引起海马后部激活（Pihlajamäki 等，2004），而形态学 MRI 研究显示空间能力较强的伦敦出租车司机，海马后部体积更大（Maguire 等，1998）。

海马的解剖特征是位于 MTL 处理层次的顶端（Lavenex 和 Amaral，2000），因此具有最终的整合能力，其功能由纵向和内外侧的内在连接共同决定（Witter，2007）。因此，海马将物体的多感官特征和空间、情景和联想信息整合，代表语义记忆和情景记忆，也称为"关系记忆"（Henke 等，1997；Eichenbaum 等，1999；Burgess 等，2002；Davachi 和 Wagner，2002；Davachi，2006）。这些记忆整合背侧通路的空间和背景信息，通过 PHc-ERc 连接传输（Kravitz 等，2011），以及接收到的物体信息（Suzuki 和 Amaral，1994a）。灵长类动物的海马还将与物体和情景相关的抽象信息整合，如非人灵长类动物的海马参与项需要在任务间形成间接联系的横向模式任务（例如，A 得到 B 的奖励，B 得到 C 的奖励，但 A 没有得到 C 的奖励，B 没有得到 A 的奖励；Alvarado 等，2002；Alvarado 和 Bachevalier，2005b）。人脑功能成像研究呈现新物体的空间排列或熟悉物体、熟悉位置的新组合（Köhler 等，2005）和物体 – 空间关系（Hannula 和 Ranganath，2008），高阶语义关联时显示海马激活（Henke 等，1997，1999b；Davachi 和 Wagner，2002）。这些发现与海马损伤的临床后遗症一致，即典型的遗忘综合征，如一氧化碳中毒后（ZolaMorgan 等，1986；Vargha-Khadem 等，1997；Henke 等，1999a；Gadian 等，2000）、缺氧和组织毒性导致海马 CA1 区细胞损伤（O'Donnell 等，2000；Gale 和 Hopkins，2004）。海马损伤的患者与患者 H.M. 相似，表现情景性记忆的顺行性遗忘，而其他认知功能相对正常（Vargha-Khadem 等，1997；ZolaMorgan 等，1986），受损程度较广泛 MTL 损伤轻（Zola-Morgan 等，1986）。

目前的海马功能模型强调海马的模式分离和

---

❶ 最初位置细胞的发现表明，这些细胞根据动物在环境的位置选择性放电（O'Keefe 和 Dostrovsky1971），而后续研究表明放电模式也受其他因素的调节，如动机因素和环境线索（Lipton 和 Eichenbaum，2008；Eichenbaum 等，1999）。

模式完成（Rolls，2007；Yassa 和 Stark，2011）。模式分离是评价感官输入信号和现有表现之间细微差别，这一功能使人们能够获得与人类情景记忆相应的独特复杂的信息。齿状回和海马的 CA3 区对啮齿类动物的模式分离至关重要（Leutgeb 等，2007；Rolls，2007；见 Yassa 和 Stark，2011 综述），主要由齿状回的神经进行调节（Deng 等，2010）。高分辨 fMRI 研究为人类齿状回（DG）和 CA3 模式分离功能提供了初步证据（Bakker 等，2008），给受试者呈现物体的图片，包括新图片和重复图片，还有稍作修改的重复图片（诱饵），呈现新图片和诱饵图片时 DG 和 CA3 区激活增加，而呈现重复图片时激活减低，表明 DG 和 CA3 能够检测到感觉输入和真实表征之间的细微差别。认为模式分离的过程由模式完成平衡，即在不完整的线索的基础上回忆现有表征的能力（O'Reilly 和 McClelland，1994），由绕过齿状回的 ERc 传入信号负责，CA3 被现有特征刺激而重新激活（Leutgeb 等，2007；Rolls，2007；Yassa 和 Stark，2011）。模式分离和模式完成的互补过程提高人类记忆的能力，以处理高度相似的情景，如上周一和周二办公室发生的事情彼此区分开（模式分离），同时基于不完整信息检索记忆，如通过回忆下午茶有一块巧克力蛋糕从而回忆起周一发生的事情（模式完成）。

总之，动物和人类研究表明海马与 ERc 跨越空间和时间进行信息整合，最终形成复杂、多成分的语义和情景记忆，这些信息处理很快，甚至无意识的情况下进行（Henke，2010）。海马的模式分离和模式完成反映记忆形成和恢复的基本过程，实现基于片段记忆线索的成功检索。

三、阿尔茨海默病和其他与 MTL 有关的痴呆症

阿尔茨海默病（AD）是一种神经退行性疾病，全球 60 岁以上人群中有 3.9% 患病（Qiu 等，2009）。由于患 AD 风险与年龄增长密切相关，考虑日益增长的预期寿命，AD 患病率预计未来几十年将呈指数增长，2010—2050 年将增长 3 倍（阿尔茨海默病协会，2011）。AD 的临床诊断标准中，除其他方面的认知功能障碍（语言、实践和执行功能），需要有记忆障碍，且严重到影响日常功能（美国精神病学协会，1994）。诊断 AD 的金标准是尸检，主要是两个神经病理学特征，即 β 类淀粉样蛋白（Aβ）斑块广泛沉积在大脑细胞外间隙，以及微管相关 tau 蛋白高磷酸化异构体聚集物（Mattson，2004；Ewers 等，2011），异常 tau 蛋白异构体在神经细胞形成神经原纤维缠结。

神经原纤维缠结沉积在大脑皮层通常逐渐加重（Braak 和 Braak，1991），而且神经原纤维病理的阶段与认知功能障碍相关，但 Aβ 斑块与认知之间的关系尚不清楚（Ghoshal 等，2002；Guillozet 等，2003）。神经原纤维缠结首先影响 PRc 的横嗅皮层，然后进展至 ERc 和海马，再到新皮层（Braak 和 Braak，1985，1991）。这种模式也有例外，如罕见的额叶变异型 AD，疾病早期额叶皮层神经原纤维缠结严重（Taylor 等，2008），随后皮层萎缩，之后神经原纤维缠结和斑块主要位于顶叶和枕叶皮层（Crutch 等，2012）。通常疾病早期 PRc 和 ERc 体积减小（Juottonen 等，1998）和皮层变薄（Dickerson 等，2009），与神经原纤维缠结和神经元丢失有关（Silbert 等，2003）。MTL 萎缩伴有进行性情景记忆障碍，表现为学习能力差、快速遗忘、以及语义记忆障碍（Taylor 和 Monsch，2007；Salmon 和 Bondi，2009；Salmon，2011）。疾病晚期整个新皮层的皮层厚度变薄（Lerch 等，2005），与其他认知功能的渐进性损伤有关，如语言和视觉空间功能。

AD 发病率预计呈指数增长（Qiu 等，2009），使痴呆研究侧重于识别神经原纤维病理的早期标志物。发现早期或临床前标志物，将使治疗窗口提前到疾病早期。一系列研究记忆任务 fMRI 成像在早期 AD 检测的应用，结果发现与对照组相比 AD 患者执行情景记忆任务时海马激活减低（Rombouts 等，2000；Machulda 等，2003；综述见 Dickerson 和 Sperling，2008），而 aMCI（临床前期 AD）患者记忆任务 MTL 的 BOLD 激活增加（Dickerson 等，2004）。与 aMCI 患者类似，携带一个或两个 apoE ε4 等位基因的健康受试者 MTL 激活增强，并且与患 AD 风险增加有关（Bondi 等，2005）。临床前期 AD 患者的 MTL 激活增加、早期 AD 患者的 MTL 激活降低反映疾病早期代偿性过度激活，以及随着疾病进展代偿机制的破坏（Dickerson 等，2004）。因此，临床前期 AD 患者 BOLD 标志物的研究，区分 MTL 正常活性与病理性增强或降低是难点，即确定记忆形成的正常 BOLD 激活水平。

将神经原纤维缠结形成时间、空间特点和上述 MTL 功能的研究结合（Barbeau 等，2004；Taylor 和 Probst，2008）可能识别早期 AD，由于与 AD 认知功能障碍相关的 tau 病理通常始于 PRc（Braak 和 Braak，1991），且神经心理测试显示 PRc 相关功能障碍，推测 PRc 可能是临床前期和早期 AD 变化的脑区。横断面研究为这一推测提供了初步证据：遗忘型 MCI 和早期 AD 患者与 PRc 有关的功能，如跨模态整合、复杂的感知和单个物体的语义分析（见上文）受损，通过基于体素的形态测量学、皮层厚度和各向异性分数分析，证明这些损伤与 PRc 的完整性相关（Hirni 等，2011；Kivisaari 等，2012；Taylor 等，2011b）。另外与 PRc 功能障碍相关的神经心理学变化可能很轻微，日常生活中不一定可以检测到（情景记忆障碍），但可以通过专业的神经心理测试进行评估。未来将神经心理学、遗传影像学、脑脊液测量结合的跨学科研究，将揭示 AD 更加特异和有效的临床前期标志物，将具有巨大的应用价值。

四、MTL 的解剖

准确识别 MTL 分区是理解和研究功能相关性的前提，本节介绍 MTL 的大体解剖和高分辨 MRI 对脑区的分割方法，主要基于细胞结构（Insausti 等，1998；Suzuki 和 Amaral，2003a；Blaizot 等，2010）、髓鞘结构（Hopf，1956）、以及与脑白质连接模式（Suzuki 和 Amaral，1994a；Saleem 等，2007；Zilles 和 Amunts，2009）。

（一）MTL 的脑回和脑沟特征

MTL 主要有 3 个脑回，即钩（U，图 24-1）、海马旁回（PHg，图 24-1 和图 24-2）和梭状回（Fg，图 24-2），还有两条主要脑沟，海马裂（Hf，图 24-2）和侧副沟（Cs，图 24-1 和图 24-2），前者位于海马旁回上方，后者为海马旁回和梭状回的分界（Fg，图 24-2），这些脑回和脑沟是识别海马、ERc、PRc 和 PHc 的关键。

钩回是 MTL 最内上方的脑回（图 24-1），从前至后分别为环回（gA，图 24-1 和图 24-2；ERc 的一部分）、钩回（Ug，图 24-1）、缘内回（ILg，图 24-1 和图 24-2，图 24-6 和图 24-7），其中 Giacomini 带（bG，图 24-1）将钩回和缘内回分开，缘内回是区分 ERc/PRc 和 PHc 的重要解剖标志（见下文），钩切迹（un；图 24-1 和图 24-2）是小脑幕游离缘形成的凹痕（Van Hoesen 等，2000）。海马旁回、大部分 ERc、PRc 和 PHc（PHg，图 24-1 和图 24-2）位于钩切迹的下外侧，海马旁回的下外侧缘是梭状回。颞极（TP，图 24-2）为整个 MTL 的前部，通常表面有一个或两个 Schwalbe 回（gS，图 24-1 和图 24-3）。

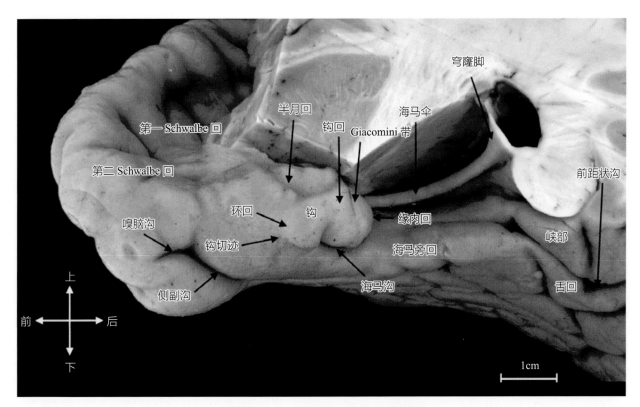

▲ 图 24-1　右侧 MTL 的内上侧视图

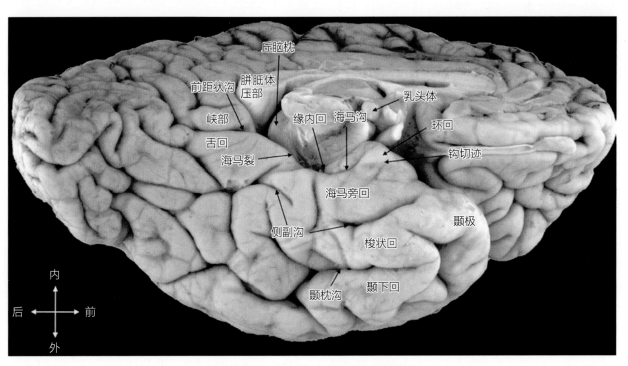

▲ 图 24-2　左侧大脑半球的下视图

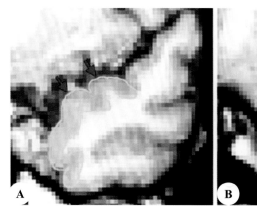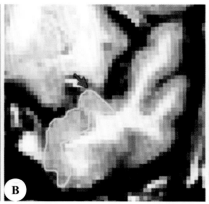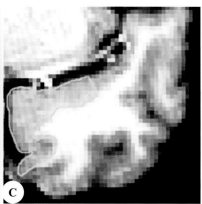

▲ 图 24-3　右侧大脑半球岛阈前 1～2mm 颞极的冠状位

图中显示 Schwalbe 回的 3 种变异（红箭），以及在 PRc 的位置（黄色轮廓）：A. 两个 Schwalbe 回；B. 一个 Schwalbe 回；C. 颞极上缘相对平坦，没有 Schwalbe 回

海马沟（Hs，图 24-1；又称为钩沟）将钩回与邻近的海马旁回分开（Insausti 和 Amaral，2004），起始部是浅沟，向后部逐渐加深。缘内回顶端的后部，海马沟移行为海马裂（图 24-2），在外侧前部嗅沟（Rs，图 24-1）将海马旁回与颞极分开（Hanke，1997）。侧副沟将海马旁回和梭状回分开（图 24-2），嗅沟和侧副沟解剖学有个体变异，如侧副沟可深、可浅、可分叉，或沿前后走行中断。颞枕沟（OTs；图 24-2）是颞叶腹侧面最外侧的脑沟（图 24-2），将梭状回与颞下回分开（ITg，图 24-2；Van Hoesen 等，2000）。海马旁回在其最后方，经胼胝体前裂纵向分为两个脑回（aCf；图 24-1 和图 24-2，图 24-9）：上部分形成压后皮层的峡部（Is，图 24-1），下半部分形成舌回（Lg；图 24-1 和图 24-9）。

（二）MTL 的分割方法

下文描述识别 MTL 亚区结构解剖边界的方法，从最前部和最外侧的 PRc 开始，向内侧到达 ERc，向后到达 PHc，然后转向最内侧结构即海马。所有标志都基于对人类和非人灵长类动物 MTL 的解剖学研究（von Economo 和 Koskinas，1925；Hopf，1956；Watson 等，1992；Insausti 等，1998；Pruessner 等，2000，2002；Malykhin

等，2007；Taylor 和 Probst，2008），均参照沿 AC-PC 轴扫描的 1mm³ 分辨率冠状位图像，调整对比度以优化图像使其在结构 MRI 图像易于识别。

1. 嗅周皮层（PRc）的边界

PRc 位于侧副沟内侧，因此从皮层表面仅显示一小部分（图 24-4），前方与颞极相邻，后方与 PHc 相邻，内侧与 ERc 相邻，外侧与梭状回相邻。PRc 内侧部分即横嗅皮层，是 PRc 和 ERc 之间细胞结构明显过渡的区域，是 AD 皮层早期神经纤维病变的部位（图 24-4；Braak 和 Braak，1985）。位于前方的颞极皮层厚度不均，与 PRc 有共同之处（Suzuki 和 Amaral，2003a；Blaizot 等，2010）。一些研究者认为，PRc 可延伸到颞极皮层（Suzuki 和 Amaral，2003a；Insausti 等，1998；Ding 等，2009；Brodmann，1909；von Bonin 和 Bailey，1947）。然而由于 PRc 到颞极的精确范围和相应的解剖学边界目前还存在争议（参考 Insausti 等，1998；Ding 等，2009；Ding 和 Van Hoesen，2010），因此这个分割方法不包括颞极皮层。

PRc 边界难以勾画的原因，一是随时间推移，其结构边界已经被重新定义（Suzuki 和 Amaral，

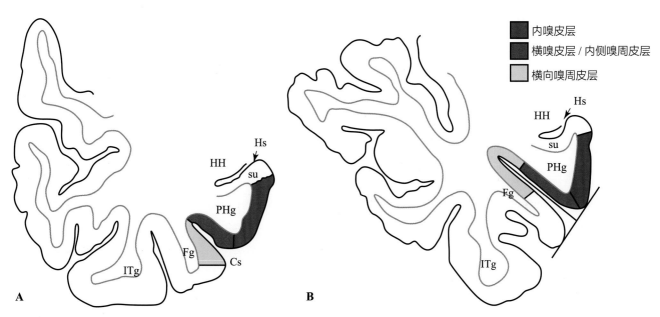

内嗅皮层
横嗅皮层 / 内侧嗅周皮层
横向嗅周皮层

▲ 图 24-4　海马沟水平内侧颞叶的冠状位示意（与图 24-8 相似）

PRc 和横嗅皮层的位置取决于侧副沟的深度（见正文）：A. 常规侧副沟深度时（1～1.5cm）的边界；B. 侧副沟较深时（> 1.5cm）的边界。Fg. 梭状回；HH. 海马头；Hs. 海马沟；ITg. 颞下回；PHg. 海马旁回；su. 海马下托；Cs. 侧副沟

2003b），另一原因是其重要解剖标志侧副沟存在个体变异（Hanke1997；Pruessner 等，2002）。下面描述的 PRc 内侧和后部标志适用于整个 PRc，包括内侧横嗅皮层。描述 PRc 的解剖边界，需要明确横嗅皮层的解剖边界，因此需要考虑PRc 和横嗅皮层位置对侧副沟形状和深度的影响（Insausti 等，1998；Taylor 和 Probst，2008）。

（1）嗅周皮层（PRc）

前界：对人体 MTL 的细胞结构研究表明，PRc 的前部包裹在 ERc 的前端（Insausti 等，1998），PRc 的前界约位于颞极顶端后方 24mm 处，或位于岛阈灰质最前端的前方几毫米处（如额颞交界；图 24-8；Insausti 等，1998）。由于颞极的长度比岛阈灰质的变异更大，PRc 的前界被定义为冠状位前方 2mm 处，包含岛阈灰质，在 MNI坐标对应 y=9（图 24-8），在这一层面通常可见侧副沟。然而如上所述颞极区和 PRc 之间的细胞结构相似，表明这个边界可能低估了 PRc 的真实前界范围；因此需要更多研究来明确（Insausti 等，

1998；Suzuki 和 Amaral，2003b）。

上外侧或内侧界：在岛阈前方水平，上外侧边界是根据 Schwalbe 回的数目和位置来定义的，Schwalbe 回是 PRc 的一部分（图 24-1、图 24-3 和图 24-8），在存在两个 Schwalbe回时，每个脑回的外侧缘都有一个颞极脑沟（概率约为 80%；Insausti 等，1998），上外侧边界为最外侧颞极脑沟的基底部（图 24-3A 和图 24-8）。当有一个 Schwalbe 回时（概率约为 12%；Insausti 等，1998），PRc 的上外侧边界定义为颞极脑沟的底部（见图 24-3B）。如果无 Schwalbe 回（概率约为 8%；Insausti 等，1998），上外侧边界定义为颞极上表面的内、外侧角之间的中点（图 24-3C；Insausti 等，1998）。

在岛阈灰质水平及其后方，PRc 的内侧边界是侧副沟的内侧面（图 24-8；Insausti 等，1998；Taylor 和 Probst，2008），这也是整个横嗅皮层的内侧边界（见下文），如果侧副沟没有显示或不连续，则可通过更靠后的层面侧副沟内侧面

轨迹的角度来粗略估计 PRc 内侧边界 ❶。如果侧副沟分叉，上述标准适用于最内侧沟（Taylor 和 Probst，2008）。在后方，PRc 向内侧包裹 ERc，并延伸 2～4mm 至缘内回（ERc 的后边界）。在这个层面，PRc 的内侧边界延伸到海马旁回的最内侧（参考 ERc 内侧边界）。

外侧界：PRc 的外侧边界取决于侧副沟的长度和形状（Insausti 等，1998），如果副侧沟深度在 1～1.5cm（占 82%；Insausti 等，1998），则 PRc 的外侧边界是侧副沟外侧面（图 24-4A）。如果侧副沟较浅，深度＜1cm（占 16%；Insausti 等，1998），则 PRc 的外侧边界是梭状回的中点。需要注意的是，这一标准并不适用于侧副沟刚刚出现的层面，在这些靠前的层面中，需要采用常规侧副沟的标准，或者根据侧副沟更明显的靠后层面来估计边界（Insausti 等，1998；图 24-5）。最后，如果侧副沟深度超过 1.5cm（占 2%），外侧边界是侧副沟外侧面的中点（图 24-4B）。

后界：PRc 向前包绕 ERc 后方，形成了平均 3mm 宽的边界（2～4mm，Insausti 等，1998；

Krimer 等，1997）。因此，PRc 后界设定为包含缘内回顶点（ERc 的后边界）的冠状层面后方 3mm 处（如缘内回最后一个冠状层面是 MNI 空间 y=18，则 PRc 最后一个冠状层面是 MNI 空间 y=21，图 24-8）。

（2）横嗅皮层

前界：PRc 的内侧部分横嗅皮层，是 ERc 和 PRc 的过渡区域（Braak 和 Braak，1985），因此，它的前界被定义为 ERc 出现的第一个层面，即岛阈白质出现的第一个层面后方 2mm 处（图 24-8）。

内侧界：横嗅皮层的内侧边界与上述 PRc 的内侧边界相同，即侧副沟内侧面（Insausti 等，1998；Taylor 和 Probst，2008；图 24-4 和图 24-8）。

外侧界：如侧副沟的深度≤1.5cm，横嗅皮层的外侧边界为侧副沟的底部（图 24-4A；Taylor 和 Probst，2008）。如侧副沟的深度＞1.5cm，横嗅皮层外侧边界是侧副沟内侧面和侧副沟外侧面之间的中点（图 24-4B；Insausti 等，

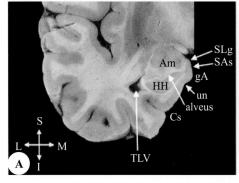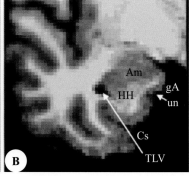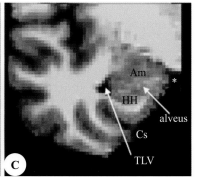

▲ 图 24-5　颞叶在钩水平的切面（大约为 MNI y=-5）：组织学切片（A）和相似的冠状位（B）MRI 层面，能看到环回（gA）和钩切迹（un）。相似的冠状位 MRI 层面（C），看不到 gA 和 un。在这些情况下，海马旁回的内侧尖（*）定义为 ERc 的内侧边界

Am. 杏仁体；Cs. 侧副沟；HH. 海马头；SAs. 半环沟；SLg. 半月沟；TLV. 侧脑室颞角；alveus. 海马槽；S. 上；M. 内侧；I. 下；L. 外侧

---

❶　该方法认为在侧副沟不可见或不连续的情况下，PRc 的外侧和内侧边界由中断层面前、后方向的冠状层面确定，并从这些前后层面绘制虚拟线，以连接 PRc 的外侧边界和内侧边界。

1998；Taylor 和 Probst，2008）。如果侧副沟分叉，则以最内侧沟为准（Taylor 和 Probst，2008）。

后界：横嗅皮层的后边界与 ERc 的后边界相同，即在包含缘内回顶点的最后一层后方 1mm 处（见下文）。

2. 内嗅皮层（ERc）的边界

ERc 是海马旁回最大的皮层区，从内侧面可完全显示，ERc 前部皮层表面有许多细小隆起，称为海马回结节（Klingler，1948）。ERc 前方包绕环回（图 24-1 和图 24-2，图 24-5 和图 24-8），环回内上缘与半环沟相邻，半环状沟的上方是杏仁体周围皮层的半月回，海马下托在内上方与 ERc 相邻，PRc 围绕 ERc 的前、下、外侧面（Insausti 等，1998）。

（1）前界：细胞结构研究表明，PRc 包绕 ERc 的前端（Insausti 等，1998），但由于 ERc 前端定位困难，只能根据覆盖整个 ERc 的最前方冠状层面进行估计（Insausti 等，1998），约刚出现岛阈白质的冠状层面后方 2mm。由于这个边界并不明确，MTL 的这部分没有严格划分（图 24-8）。

（2）内侧界：ERc 内侧边界的前方是半环沟（图 24-5），但由于半环沟很浅，MRI 图像难以清晰显示，ERc 前部的内侧边界定为环回中点（内侧尖）（图 24-5B 和图 24-8）。如果看不见环回，则定为海马旁回内上侧面（内侧尖）（图 24-5C 和图 24-8）。当海马沟出现时，ERc 的内侧边界略下移（图 24-8），但由于这种改变 MRI 图像难以显示，因此定义为海马沟层面前方 1mm 处（图 24-8）。此层面及更后方层面，海马旁回最内侧部分，即海马旁回的内侧尖是 ERc 的内侧边界。

（3）外侧界：ERc 的外侧边界与 PRc/TR 的内侧边界相同（图 24-4 和图 24-8；Taylor 和 Probst，2008；Krimer 等，1997）。

（4）后边界：ERc 的后界是包含缘内回顶点的层面后方 1mm 处（图 24-6；注意，顶点位于 y=-18，图 24-8 两个层面之间）

3. 海马旁皮层的边界

PHc 位于 PRc 和 ERc 后方的海马旁回后部（Van Hoesen，1982；Sewards，2011）。目前对于 PHc 精确的细胞结构特征存在分歧，文献中对 PHc 的解剖边界的定义也不一致（von Economo 和 Koskinas，1925；Hopf，1956；Saleem 等，2007；Thangavel 等，2008）。本书将 PHc 视为大脑旧皮层和新皮层之间的过渡区，PHc 为 PRc 和 ERc 的后方延续（Suzuki 和 Amaral，2003a；Saleem 等，2007），因此下文采用 Hopf 描述的 PHc 外侧边界定义（Hopf，1956；Sewards，2011），与非人灵长类动物的解剖学描述相符

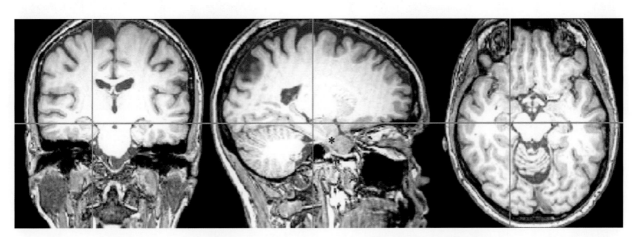

▲ 图 24-6 受试者的冠状位、矢状位和横轴位图，十字准线位置表明缘内回的顶点位置。（*）代表海马槽与海马旁回白质呈锥形交叉，标志海马头的前界

（Suzuki 和 Amaral，2003a；Saleem 等，2007）。

如上所述，PHc 是 PRc 和 ERc 的后方延续，位于海马体和下托的下外侧。在后方前距状沟将 PHc 纵向分为下方的舌回和上方的压后皮层（图 24-1 和图 24-2，图 24-9）。PHc 占据舌回的一部分，并与压下皮层和压后皮层合并，但没有明确的解剖标志（Vogt 等，2006），因此一般认为 PHc 后界在距状沟前方。

（1）**前界**：PHc 的前界位于 PRc 后界后方层面，即包含缘内回顶点层面的后方 4mm 处（图 24-9）。

（2）**内侧界**：海马下托在内侧与 PHc 相邻（图 24-4），因此 PHc 内侧边界是海马旁回的内侧尖（图 24-9）。

（3）**外侧界**：根据非人灵长类动物的研究（Suzuki 和 Amaral，2003a；Saleem 等，2007）和 Hopf 的髓鞘结构研究（Hopf，1956；Sewards，2011），PHc 为 PRc 和 ERc 的后方延续（vonEconomo 和 Koskinas，1925）。因此，与 PRc 的外侧边界一样，PHc 的外侧边界也要根据侧副沟的深度定义（见"嗅周皮层"部分，图 24-4 和图 24-9）。

（4）**后界**：PHc 的后端呈漏斗状，向后与压后皮层合并，根据 Vogt 的研究（Vogt，2006），PHc 向后延伸至胼胝体压部后缘数毫米处。但由于 PHc 内、外侧边界在靠后层面显示不清，其后界一般认为是丘脑枕的后方层面（图 24-2 和图 24-9），这个层面前方可以使用上文描述的外侧和内侧标志。

4. *海马边界*

本章着重介绍海马的后连合，从钩回、杏仁体的内下方延伸至胼胝体压部的后下方（图 24-7）。这部分海马完全位于胼胝体下方，从上面观察呈 C 形结构（图 24-7）。在钩回顶点后方，海马在中脑上部外侧呈弓状包绕，并向内

上方弯曲，在胼胝体（海马连合）表面延续为海马残留的薄层灰质（胼胝体上回），然后在胼胝体前部下行至胼胝体下区域。此分割方法不包括海马连合和前连合，海马槽由发自海马锥体细胞的纤维构成，覆盖在 Ammon 角的外上侧（图 24-5）。海马纤维大致沿着海马的纵轴方向走行，聚集成海马伞（Duvernoy，1998）。海马伞与突出的、扁平的白质纤维束即穹窿脚相延续（图 24-1 和图 24-9）。穹窿脚始于海马的后部，并在胼胝体下方向内上方弯曲，这些白质纤维束也不属于此分割方法（Hogan 等，2000；Pantel 等，2000，Pruessner 等，2000；Malykhin 等，2007）。

海马不同区域连接模式不同（Witter 和 Amaral，1991），可能与不同的功能相对应（Colombo 等，1998；Moser 和 Moser，1998；Giovanello 等，2004），本章分别描述海马头、体、尾的解剖标志（Watson 等，1992；Pantel 等，2000；Pruessner 等，2000；Maller 等，2006；Malykhin 等，2007）。解剖研究通常从海马体前缘开始，一直延续到海马尾部。海马头位于最前面，靠近杏仁体，是最难追踪的海马结构。因此，下文从海马体开始，依次介绍海马尾和海马头。

（1）**海马体**：海马体位于海马旁回的上方，由 CA1-3 亚区和下托组成。海马伞位于海马的内上方，并向海马尾部略弯曲，在此向内上方延续为穹窿脚（图 24-1），海马体分割图见图 24-8 和图 24-9。

前界：海马体的前界为缘内回后顶点后方层面（包含缘内回的层面；图 24-8；Malykhin 等，2007）。

内界：海马下托延伸至海马旁回的内侧顶点，为海马体的内侧边界（图 24-8 和图 24-9；Watson 等，1992）。

外界：海马体向外侧延伸至侧脑室颞角（图

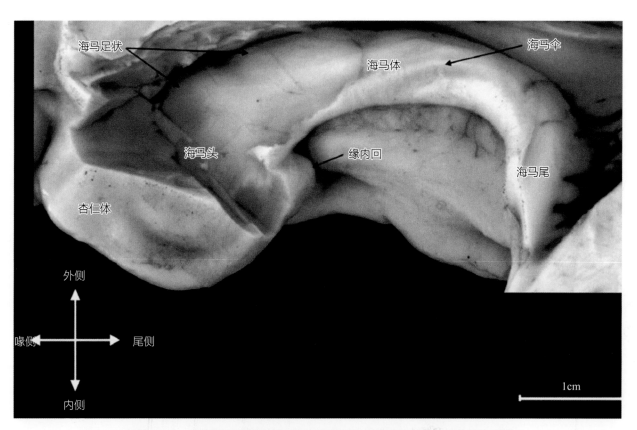

▲ 图 24-7　去除颞角顶部和部分杏仁体后的右侧大脑半球海马结构的上视图
显示海马结构的脑室内侧和外侧面

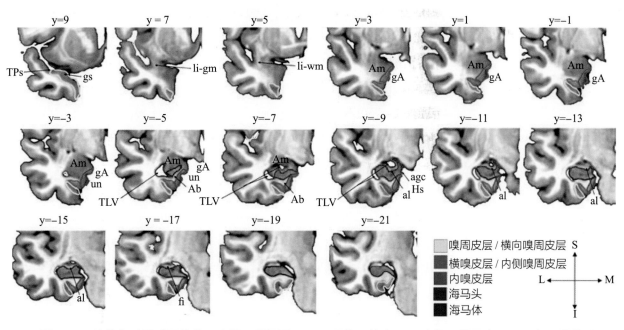

▲ 图 24-8　从前向后颞叶冠状位示意图，层间隔 2mm。冠状面符合 MNI 坐标，星号表示 TLV 与四叠体池相连的最前部层面（脑室出现）。结构是在 MriCron 模板绘制（http://www.mccauslandcenter.sc.edu/mricro/mricron/）。请注意，由于对 ERc 前端的追踪不可靠，内侧面的一部分未分割（见正文）。海马伞始于海马头的后部水平

Ab. 角束（海马旁回白质纤维）；al. 海马槽；Am. 杏仁体；fi. 海马伞；gA. 环回；Hs. 海马沟；li-gm. 岛阈灰质；li-wm. 岛阈白质；TLV. 侧脑室颞角；un. 钩切迹；S. 上；M. 内侧；I. 下；L. 外侧

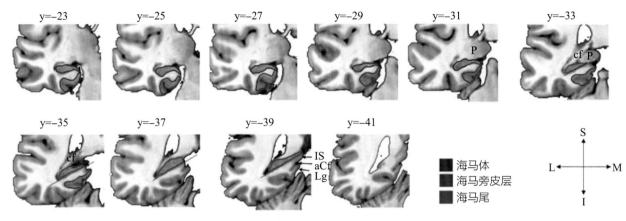

y=-23　y=-25　y=-27　y=-29　y=-31　y=-33

y=-35　y=-37　y=-39　y=-41

P

cf P

cf

IS
aCf
Lg

■ 海马体
■ 海马旁皮层
■ 海马尾

S
L ← → M
I

▲ 图 24-9

从前向后颞叶冠状位示意，层间隔 2mm。数字代表 MNI（y）坐标中不同的冠状层面，结构是在 MriCron 模板上绘制（http://www.mccauslandcenter.sc.edu/mricro/mricron/）。红线表示海马的内下缘边界

aCf. 前距状沟；cf. 穹窿脚；Is. 峡部；Lg. 舌回；P. 丘脑枕；S. 上；M. 内侧；I. 下；L. 外

24-8 和图 24-9；Pantel 等，2000；Pruessner 等，2000；Malykhin 等，2007）。

下界：海马体的下方和内下方边界是海马旁回的白质纤维（图 24-8 和图 24-9；Pantel 等，2000；Malykhin 等，2007）。

上界：海马体的上边界是侧脑室颞角，但应除外海马伞的白质（Hogan 等，2000；Pantel 等，2000；Pruessner 等，2000；Malykhin 等，2007）。矢状面有助于显示海马和侧脑室脑脊液的界面，此外还必须注意识别海马上方侧脑室颞角的脉络丛。

后界：清晰区分穹窿脚与侧脑室壁的冠状层面，此层面后方的一个层面即是海马体的后界（图 24-9；Maller 等，2006；Malykhin 等，2007）。

（2）海马尾：海马尾略呈漏斗状，向内侧旋转，随后在胼胝体压部周围向上走行（图 24-7），CA1 区逐渐向内侧走行，并在海马旁回表面形成 Andreas Retzius 回，CA3 区在海马裂上方形成束状回（Duvernoy，1998）。海马尾的位置见图 24-9。

前界：海马尾前界是海马体后界后方的第一个层面（图 24-9；Maller 等，2006；Malykhin 等，

2007）。

内侧界：峡部位于海马内侧，该区域前方是下托（图 24-9）。为了确保区分峡部，本书定义海马尾的内侧边界，即沿海马旁回白质从角束内下外侧角到四叠体池的倾斜直线（图 24-9），海马尾定义为这条线外侧的灰质。

外界：海马尾的外侧边界是上行的穹窿脚白质和侧脑室颞角（图 24-9；Pantel 等，2000；Maller 等，2006）。

上界：海马尾的上界是穹窿脚及胼胝体压部脑白质（图 24-9），应注意区分丘脑枕，矢状面有助于区分海马尾灰质和丘脑灰质（Pantel 等，2000；Malykhin 等，2007）。

下界：下界是海马旁回的脑白质（Pantel 等，2000；Malykhin 等，2007）。

后界：海马尾的后部表现为卵圆形灰质结构（图 24-9），这种形状完全消失的层面即海马结构的后界（图 24-9）。

（3）海马头：海马头与侧脑室颞角（CA1-3、齿状回、下托）毗邻，先向内侧弯曲，再向后弯曲，为钩回的一部分（Insausti 和 Amaral，2004）。在前部海马头部位于杏仁体的下方（图 24-7），杏仁体位于海马 – 杏仁体复合体的前外

侧，层面越靠前体积越大（图24-8），因此下文从后界开始介绍。

后界：海马头的后界是缘内回的顶点，也就是包含这个结构的层面（图24-6和图24-8；Duvernoy，1998；Malykhin等，2007），矢状位观察最佳。

内界：后部海马头与海马旁回最内侧顶端相邻（图24-8），而在前部海马旁回的内侧边界为角束（图24-8）。这两个标志之间的过渡层面，对应杏仁体的皮质杏仁核出现的水平即为内界。

外界：外侧边界是侧脑室颞角的内侧壁（Pantel等，2000；Pruessner等，2000），若侧脑室壁附近可见海马槽白质，则以海马槽白质为外界（Hogan等，2000；Pantel等，2000）。

上界：后部上界为侧脑室的颞角或海马槽白质（如果可见）（图24-8），前部杏仁体与海马的分界不是侧脑室颞角（图24-8），而是海马头上方周围的海马槽白质（Watson等，1992）。如果海马槽不可见，可以从矢状面最前部估计海马槽的位置，矢状位通常更容易识别海马槽，侧脑室下角的钩隐窝有助于显示海马头的上内侧边界（Watson等，1992；Hogan等，2000；Pruessner等，2000）。

下界：海马头的下界是海马旁回的白质（Malykhin等，2007；Pruessner等，2000）。

前界：矢状位海马槽与海马旁回白质呈锥形交叉，为海马头的前界（图24-6；Pantel等，2000；Pruessner等，2000），矢状面上确定该点后，可以在冠状面分辨内、外、上、下界。

五、fMRI在阿尔茨海默病中的应用

许多先进的影像技术已应用于研究AD相关的大脑功能异常，如认知任务和静息态fMRI。基于任务态fMRI的研究发现，根据疾病的发病阶段和使用的特定任务不同，AD患者脑内表现为BOLD激活和去激活两种模式（Bondi等，2005；Gould等，2006；Rémy等，2005；Rombouts等，2005）。然而临床AD患者应用任务态fMRI难度很大，患者配合度差，数据很难采集。另外AD患者在认知功能和注意力维持方面存在很大差异，对数据处理结果的解释也很困难。因此更推荐静息态fMRI，不需要患者参与具体的任务，可以排除任务表现的个体差异，对结果的解释更直接。

静息态fMRI基于静息状态时大脑自发活动的波动，常用于观察大脑不同区域的功能耦合或连接（Dennis和Thompson，2014；Liu等，2008）。一些研究报道AD患者在静息态fMRI表现为多个大脑区域与海马的功能连接减低（Allen等，2007；Wang等，2006），包括内侧前额叶和前扣带回皮层，这些区域与情景记忆相关，因此可能与AD的记忆功能障碍有关。

独立成分分析揭示AD患者的静息态脑网络存在异常，最显著表现是默认网络连接减低，尤其是海马和后扣带回（Agosta等，2012；Binnewijzend等，2012；Damoiseaux等，2012；Greicius等，2004；Petrella等，2011）。一些学者还发现AD患者部分脑区的静息态功能连接增加，特别是前额叶皮层（Agosta等，2012；Supekar等，2008；Wang等，2006）。一项研究中AD执行网络的功能连接与执行功能和语言任务的表现相关（Agosta等，2012），功能连接增强与临床认知评分相关，反映了大脑对病理改变的功能代偿机制。

研究表明AD患者存在特有的静息态fMRI连接模式，这些指标有助于AD的检测和预测脑功能变化，但目前神经认知评价分数仍然是最好的指标（Petrella等，2011）。

六、总结

本章介绍了 MTL 的神经解剖及功能研究，目前最具影响力的功能模型强调整体在意识记忆形成的作用，许多患者的研究结果及神经解剖研究均支持这一观点，MTL 内部的相互连接使各亚区作为一个整体协同工作。动物实验和人类研究利用各种实验方法和神经心理学范式，发现 MTL 除了形成陈述性记忆之外，还有其他多种功能。基于功能连接的方法为研究其多维的认知功能提供了手段，每个 MTL 亚区专门处理特定类型的信息，加深了对这一复杂结构神经解剖和功能的了解，而且对获得性脑损伤和神经退行性疾病（尤其是 AD）患者也有重要临床意义。MTL 亚区之间的协同活动以及每个亚区的功能特化，从而处理特定的活动，完成对复杂事件、概念和场景的记忆编码和提取。

MTL 研究的基础是明确解剖标志，本章分别介绍了各个亚区的解剖。未来研究可以使用不同的技术手段、任务和人群以加深对 MTL 功能的理解。基于患者的研究仍然是 MTL 研究的重点，可以为不同类型和部位的脑损伤导致的功能障碍提供有价值信息（Squire 和 Wixted，2011）。但需要注意患者病变通常累及多个亚区，局限于 PRc、ERc 或 PHc 的病变很少，因此基于体素的结构测量（Tyler 等，2005；Ashburner，2007）在患者研究提供了可靠的定位信息（Dale 等，1999；Fischl 等，1999；Klein 等，2010；Kivisaari 等，2012）。基于健康受试者的 fMRI 研究越来越重要，高分辨率成像提供了特定任务正常脑网络的空间信息（Henson，2005）。静息态 fMRI 和扩散张量成像方法有助于 MTL 在脑功能和结构连接的认识，进一步揭示如何与其他脑区相互作用（Wang 等，2006；Catani 和 ThiebautdeSchotten，2008）。基于精准的解剖图谱，通过不同神经科学方法的证据，未来对 MTL 功能神经解剖学的理解会更加深入。

致谢

感谢 Daniela Hirni 博士和 Mia Liljeström 博士对书稿的宝贵建议。感谢摄影师 Martin Portmann 和巴塞尔大学医院神经病理学和神经放射学系提供尸检和 MRI 大脑数据。基金资助：这项项目研究由瑞士国家科学基金会 Ambizione Fellowship（KIT）、芬兰科学院（SLK：286070）、芬兰 Concordia 基金（SLK）、芬兰文化基金会（SLK）、以及瑞士联邦外国学生奖学金委员会（Berne）（SLK）基金资助。

参考文献

[1] Acres K, Taylor KI et al (2009) Complementary hemispheric asymmetries in object naming and recognition: a voxel-based correlational study. Neuropsychologia 47:1836–1843

[2] Aggleton JP, Brown MW (1999) Episodic memory, amnesia, and the hippocampal-anterior thalamic axis. Behav Brain Sci 22:425–489

[3] Aggleton JP, Brown MW (2006) Interleaving brain systems for episodic and recognition memory. Trends Cogn Sci 10:455–463

[4] Aggleton JP, Mishkin M (1985) Mamillary-body lesions and visual recognition in monkeys. Exp Brain Res 58:190–197

[5] Agosta F, Pievani M, Geroldi C, Copetti M, Frisoni GB, Filippi M (2012) Resting state fMRI in Alzheimer's disease: beyond the default mode network. Neurobiol Aging 33: 1564–1578

[6] Aguirre GK, D'Esposito M (1999) Topographical disorientation: a synthesis and taxonomy. Brain 122:1613–1628

[7] Allen G, Barnard H, McColl R et al (2007) Reduced

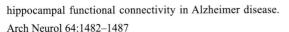
hippocampal functional connectivity in Alzheimer disease. Arch Neurol 64:1482–1487

[8] Alvarado MC, Bachevalier J (2005a) Comparison of the effects of damage to the perirhinal and parahippocampal cortex on transverse patterning and location memory in rhesus macaques. J Neurosci 25:1599–1609

[9] Alvarado MC, Bachevalier J (2005b) Selective neurotoxic damage to the hippocampal formation impairs performance of the transverse patterning and location memory tasks in rhesus macaques. Hippocampus 15:118–131

[10] Alvarado MC, Wright AA et al (2002) Object and spatial relational memory in adult rhesus monkeys is impaired by neonatal lesions of the hippocampal formation but not the amygdaloid complex. Hippocampus 12:421–433

[11] Alzheimer's Association (2011) 2011 Alzheimer's disease facts and figures. Alzheimers Dement 7:208–244

[12] American Psychiatric Association (ed) (1994) Diagnostic and statistical manual of mental disorders, 4th edn. American Psychiatric Association, Washington, DC

[13] Ashburner J (2007) A fast diffeomorphic image registration algorithm. NeuroImage 38:95–113

[14] Bachevalier J, Nemanic S (2008) Memory for spatial location and object-place associations are differently processed by the hippocampal formation, parahippocampal areas TH/TF and perirhinal cortex. Hippocampus 18:64–80

[15] Bakker A, Kirwan CB et al (2008) Pattern separation in the human hippocampal CA3 and dentate gyrus. Science 319:1640–1642

[16] Bar M, Aminoff E (2003) Cortical analysis of visual context. Neuron 38:347–358

[17] Bar M, Aminoff E et al (2008) Scenes unseen: the parahippocampal cortex intrinsically subserves contextual associations, not scenes or places per se. J Neurosci 28:8539–8544

[18] Barbeau E, Didic M et al (2004) Evaluation of visual recognition memory in MCI patients. Neurology 62:1317–1322

[19] Barense MD, Bussey TJ et al (2005) Functional specialization in the human medial temporal lobe. J Neurosci 25:10239–10246

[20] Barense MD, Gaffan D et al (2007) The human medial temporal lobe processes online representations of complex objects. Neuropsychologia 45:2963–2974

[21] Barense MD, Henson RNA et al (2010) Medial temporal lobe activity during complex discrimination of faces, objects, and scenes: effects of viewpoint. Hippocampus 20:389–401

[22] Barrash J (1998) A historical review of topographical disorientation and its neuroanatomical correlates. J Clin Exp Neuropsychol 20:807–827

[23] Barrash J, Damasio H et al (2000) The neuroanatomical correlates of route learning impairment. Neuropsychologia 38:820–836

[24] Bellgowan PSF, Bandettini PA et al (2006) Improved BOLD detection in the medial temporal region using parallel imaging and voxel volume reduction. NeuroImage 29:1244–1251

[25] Binnewijzend MAA, Schoonheim MM, Sanz-Arigita E et al (2012) Resting-state fMRI changes in Alzheimer's disease and mild cognitive impairment. Neurobiol Aging 33:2018–2028

[26] Blaizot X, Mansilla F et al (2010) The human parahippocampal region: I. Temporal pole cytoarchitectonic and MRI correlation. Cereb Cortex 20:2198–2212

[27] Bohbot VD, Allen JJB et al (2000) Memory deficits characterized by patterns of lesions to the hippocampus and parahippocampal cortex. Ann N Y Acad Sci 911:355–368

[28] Bondi MW, Houston WS et al (2005) FMRI evidence of compensatory mechanisms in older adults at genetic risk for Alzheimer disease. Neurology 64:501–508

[29] Braak H, Braak E (1985) On areas of transition between entorhinal allocortex and temporal isocortex in the human brain. Normal morphology and lamina-specific pathology in Alzheimer's disease. Acta Neuropathol 68:325–332

[30] Braak H, Braak E (1991) Neuropathological stageing of Alzheimer-related changes. Acta Neuropathol 82:239–259

[31] Brodmann K (1909) Vergleichende Lokalisationlehre der Grosshirnrinde. Barth, Leipzig

[32] Brown MW, Aggleton JP (2001) Recognition memory: what are the roles of the perirhinal cortex and hippocampus? Nat Rev Neurosci 2:51–61

[33] Buffalo EA, Bellgowan PSF et al (2006) Distinct roles for medial temporal lobe structures in memory for objects and their locations. Learn Mem 13:638–643

[34] Burgess N, Maguire EA et al (2001) A temporoparietal and prefrontal network for retrieving the spatial context of lifelike events. NeuroImage 14:439–453

[35] Burgess N, Maguire EA et al (2002) The human hippocampus and spatial and episodic memory. Neuron 35:625–641

[36] Bussey TJ, Saksida LM (2002) The organization of visual object representations: a connectionist model of effects of lesions in perirhinal cortex. Eur J Neurosci 15:355–364

[37] Bussey TJ, Saksida LM et al (2002) Perirhinal cortex resolves feature ambiguity in complex visual discriminations. Eur J Neurosci 15(2):365–374

[38] Bussey TJ, Saksida LM et al (2005) The perceptualmnemonic/feature conjunction model of perirhinal

cortex function. Q J Exp Psychol B 58:269–282

[39] Canto CB, Wouterlood FG et al (2008) What does anatomical organization of entorhinal cortex tell us? Neural Plast 2008:1–18

[40] Carr VA, Rissman J et al (2010) Imaging the human medial temporal lobe with high-resolution fMRI. Neuron 65: 298–308

[41] Catani M, Thiebaut de Schotten M (2008) A diffusion tensor imaging tractography atlas for virtual in vivo dissections. Cortex 44:1105–1132

[42] Chrobak JJ, Amaral DG (2007) Entorhinal cortex of the monkey: VII. Intrinsic connections. J Comp Neurol 500:612–633

[43] Colombo M, Fernandez T et al (1998) Functional differentiation along the anterior-posterior axis of the hippocampus in monkeys. J Neurophysiol 80:1002–1005

[44] Corkin S (1984) Lasting consequences of bilateral medial temporal lobectomy: clinical course and experimental findings in H.M. Semin Neurol 4:249–259

[45] Corkin S, Amaral DG et al (1997) H. M'.s medial temporal lobe lesion: findings from magnetic resonance imaging. J Neurosci 17:3964–3979

[46] Coutureau E, Di Scala G (2009) Entorhinal cortex and cognition. Prog Neuro-Psychopharmacol Biol Psychiatry 33:753–761

[47] Crutch SJ, Lehmann M et al (2012) Posterior cortical atrophy. Lancet Neurol 11:170–178

[48] Cusack R, Russell B et al (2005) An evaluation of the use of passive shimming to improve frontal sensitivity in fMRI. NeuroImage 24:82–91

[49] Dale AM, Fischl B et al (1999) Cortical surface-based analysis—I. Segmentation and surface reconstruction. Neuroimage 9:179–194

[50] Damoiseaux JS, Prater KE, Miller BL et al (2012) Functional connectivity tracks clinical deterioration in Alzheimer's disease. Neurobiol Aging 33:828.e19–828.e30

[51] Davachi L (2006) Item, context and relational episodic encoding in humans. Curr Opin Neurobiol 16:693–700

[52] Davachi L, Wagner AD (2002) Hippocampal contributions to episodic encoding: insights from relational and item-based learning. J Neurophysiol 88:982–990

[53] De Renzi E (1982) Disorders of space exploration and cognition. Wiley, New York

[54] De Renzi E, Faglioni P et al (1977) Topographical amnesia. J Neurol Neurosurg Psychiatry 40:498–505

[55] Deng W, Aimone JB et al (2010) New neurons and new memories: how does adult hippocampal neurogenesis affect learning and memory? Nat Rev Neurosci 11:339–350

[56] Dennis EL, Thompson PM (2014) Functional brain connectivity using fMRI in aging and Alzheimer's disease. Neuropsychol Rev 24:49–62

[57] Di Paola M, Macaluso E et al (2007) Episodic memory impairment in patients with Alzheimer's disease is correlated with entorhinal cortex atrophy a voxelbased morphometry study. J Neurol 254:774–781

[58] Diana RA, Yonelinas AP et al (2007) Imaging recollection and familiarity in the medial temporal lobe: a threecomponent model. Trends Cogn Sci 11:379–386

[59] Dickerson BC, Sperling RA (2008) Functional abnormalities of the medial temporal lobe memory system in mild cognitive impairment and Alzheimer's disease: insights from functional MRI studies. Neuropsychologia 46:1624–1635

[60] Dickerson BC, Salat DH et al (2004) Medial temporal lobe function and structure in mild cognitive impairment. Ann Neurol 56:27–35

[61] Dickerson BC, Feczko E et al (2009) Differential effects of aging and Alzheimer's disease on medial temporal lobe cortical thickness and surface area. Neurobiol Aging 30(3):432–440

[62] Ding S-L, Van Hoesen GW (2010) Borders, extent, and topography of human perirhinal cortex as revealed using multiple modern neuroanatomical and pathological markers. Hum Brain Mapp 31:1359–1379

[63] Ding S-L, Van Hoesen GW et al (2009) Parcellation of human temporal polar cortex: a combined analysis of multiple cytoarchitectonic, chemoarchitectonic, and pathological markers. J Comp Neurol 514:595–623

[64] Doeller CF, Barry C et al (2010) Evidence for grid cells in a human memory network. Nature 463:657–661

[65] Dolorfo CL, Amaral DG (1998) Entorhinal cortex of the rat: topographic organization of the cells of origin of the perforant path projection to the dentate gyrus. J Comp Neurol 398:25–48

[66] Duvernoy HM (1998) The human hippocampus, 2nd edn. Springer, Belin

[67] Eichenbaum H, Dudchenko P et al (1999) The hippocampus, memory and place cells: is it spatial memory or a memory space? Neuron 23:209–226

[68] Eichenbaum H, Yonelinas AP et al (2007) The medial temporal lobe and recognition memory. Annu Rev Neurosci 30:123–152

[69] Epstein R, Kanwisher N (1998) A cortical representation of the local visual environment. Nature 392:598–601

[70] Epstein R, Harris A et al (1999) The parahippocampal place area: recognition, navigation, or encoding? Neuron 23: 115–125

[71] Eustache F, Desgranges B et al (2001) Entorhinal cortex disruption causes memory deficit in early Alzheimer's

disease as shown by PET. Neuroreport 12:683–685

[72] Ewers M, Sperling RA et al (2011) Neuroimaging markers for the prediction and early diagnosis of Alzheimer's disease dementia. Trends Neurosci 34:430–442

[73] Fischl B, Sereno MI et al (1999) Cortical surface-based analysis—II: inflation, flattening, and a surface-based coordinate system. NeuroImage 9:195–207

[74] Fyhn M, Molden S et al (2004) Spatial representation in the entorhinal cortex. Science 305:1258–1264

[75] Fyhn M, Hafting T et al (2007) Hippocampal remapping and grid realignment in entorhinal cortex. Nature 446:190–194

[76] Gadian DG, Aicardi J et al (2000) Developmental amnesia associated with early hypoxic–ischaemic injury. Brain 123:499–507

[77] Gale SD, Hopkins RO (2004) Effects of hypoxia on the brain: neuroimaging and neuropsychological findings following carbon monoxide poisoning and obstructive sleep apnea. J Int Neuropsychol Soc 10:60–71

[78] Ghoshal N, García-Sierra F et al (2002) Tau conformational changes correspond to impairments of episodic memory in mild cognitive impairment and Alzheimer's disease. Exp Neurol 177:475–493

[79] Giovanello KS, Schnyer DM et al (2004) A critical role for the anterior hippocampus in relational memory: evidence from an fMRI study comparing associative and item recognition. Hippocampus 14:5–8

[80] Gould RL, Brown RG, Owen AM et al (2006) Taskinduced deactivations during successful paired associates learning: an effect of age but not Alzheimer's disease. NeuroImage 31:818–831

[81] Greicius MD, Srivastava G, Reiss AL et al (2004) Defaultmode network activity distinguishes Alzheimer's disease from healthy aging: evidence from functional MRI. Proc Natl Acad Sci 101:4637–4642

[82] Grill-Spector K, Malach R (2004) The human visual cortex. Annu Rev Neurosci 27:649–677

[83] Guillozet AL, Weintraub S et al (2003) Neurofibrillary tangles, amyloid, and memory in aging and mild cognitive impairment. Arch Neurol 60:729–736

[84] Hafting T, Fyhn M et al (2005) Microstructure of a spatial map in the entorhinal cortex. Nature 436:801–806

[85] Hanke J (1997) Sulcal pattern of the anterior parahippocampal gyrus in the human adult. Ann Anat 179:335–339

[86] Hannula DE, Ranganath C (2008) Medial temporal lobe activity predicts successful relational memory binding. J Neurosci 28:116–124

[87] Hasselmo ME, Brandon MP (2008) Linking cellular mechanisms to behavior: entorhinal persistent spiking and membrane potential oscillations may underlie path integration, grid cell firing, and episodic memory. Neural Plast 2008:1–12

[88] Henke K (2010) A model for memory systems based on processing modes rather than consciousness. Nat Rev Neurosci 11:523–532

[89] Henke K, Buck A et al (1997) Human hippocampus establishes associations in memory. Hippocampus 7: 249–256

[90] Henke K, Kroll NEA et al (1999a) Memory lost and regained following bilateral hippocampal damage. J Cogn Neurosci 11:682–697

[91] Henke K, Weber B et al (1999b) Human hippocampus associates information in memory. Proc Natl Acad Sci U S A 96:5884–5889

[92] Henson R (2005) A mini-review of fMRI studies of human medial temporal lobe activity associated with recognition memory. Q J Exp Psychol B 58:340–360

[93] Hirni D, Monsch AU et al (2011) Relative association of perirhinal and entorhinal cortex integrity with semantic and episodic memory performance: implications for early detection of Alzheimer's disease. In: 288.0 Neuroscience meeting planner. Society for Neuroscience, Washington, DC

[94] Hogan RE, Mark KE et al (2000) Mesial temporal sclerosis and temporal lobe epilepsy: MR imaging deformation-based segmentation of the hippocampus in five patients. Radiology 216:291–297

[95] Hopf A (1956) Über die Verteilung myeloarchitektonischer Merkmale in der Stirnhirnrinde beim Menschen. J Hirnforsch 2:311–333

[96] Insausti R, Amaral DG (2004) Hippocampal formation. In: Paxinos G, Mai JK (eds) The human nervous system. Elsevier, Amsterdam, pp 871–914

[97] Insausti R, Amaral DG et al (1987) The entorhinal cortex of the monkey: II. Cortical afferents. J Comp Neurol 264: 356–395

[98] Insausti R, Juottonen K et al (1998) MR volumetric analysis of the human entorhinal, perirhinal, and temporopolar cortices. AJNR Am J Neuroradiol 19:659–671

[99] Jacobs J, Kahana MJ et al (2010) A sense of direction in human entorhinal cortex. Proc Natl Acad Sci U S A 107:6487–6492

[100] Jung MW, Wiener SI et al (1994) Comparison of spatial firing characteristics of units in dorsal and ventral hippocampus of the rat. J Neurosci 14:7347–7356

[101] Juottonen K, Laakso MP et al (1998) Volumes of the entorhinal and perirhinal cortices in Alzheimer's disease. Neurobiol Aging 19(1):15–22

[102] Kivisaari SL, Tyler LK et al (2012) Medial perirhinal

cortex disambiguates confusable objects. Brain 135:3757–3769

[103] Klein A, Ghosh SS et al (2010) Evaluation of volumebased and surface-based brain image registration methods. NeuroImage 51:214–220

[104] Klingler J (1948) Die makroskopische Anatomie der Ammonsformation. Kommissionsverlag von Gebrüder Fretz A.G, Zürich

[105] Köhler S, Crane J et al (2002) Differential contributions of the parahippocampal place area and the anterior hippocampus to human memory for scenes. Hippocampus 12:718–723

[106] Köhler S, Danckert S et al (2005) Novelty responses to relational and non-relational information in the hippocampus and the parahippocampal region: a comparison based on event-related fMRI. Hippocampus 15:763–774

[107] Kravitz DJ, Saleem KS et al (2011) A new neural framework for visuospatial processing. Nat Rev Neurosci 12:217–230

[108] Krimer LS, Hyde TM et al (1997) The entorhinal cortex: an examination of cyto- and myeloarchitectonic organization in humans. Cereb Cortex 7:722–731

[109] Lashley KS (1929) Brain mechanisms and intelligence: a quantitative study of injuries to the brain. University of Chicago Press, Chicago

[110] Lavenex P, Amaral DG (2000) Hippocampal-neocortical interaction: a hierarchy of associativity. Hippocampus 10:420–430

[111] Lavenex P, Suzuki WA et al (2004) Perirhinal and parahippocampal cortices of the macaque monkey: intrinsic projections and interconnections. J Comp Neurol 472:371–394

[112] Lee ACH, Barense MD et al (2005) The contribution of the human medial temporal lobe to perception: bridging the gap between animal and human studies. Q J Exp Psychol B 58:300–325

[113] Lee ACH, Scahill VL et al (2008) Activating the medial temporal lobe during oddity judgment for faces and scenes. Cereb Cortex 18:683–696

[114] Leonard BW, Amaral DG et al (1995) Transient memory impairment in monkeys with bilateral lesions of the entorhinal cortex. J Neurosci 15:5637–5659

[115] Lerch JP, Pruessner JC et al (2005) Focal decline of cortical thickness in Alzheimer's disease identified by computational neuroanatomy. Cereb Cortex 15:995–1001

[116] Leutgeb JK, Leutgeb S et al (2007) Pattern separation in the dentate gyrus and CA3 of the hippocampus. Science 315:961–966

[117] Lipton PA, Eichenbaum H (2008) Complementary roles of hippocampus and medial entorhinal cortex in episodic memory. Neural Plast 2008:1–8

[118] Liu Z, Murray EA et al (2000) Learning motivational significance of visual cues for reward schedules requires rhinal cortex. Nat Neurosci 3:1307–1315

[119] Liu Y, Wang K, Yu C et al (2008) Regional homogeneity, functional connectivity and imaging markers of Alzheimer's disease: a review of resting-state fMRI studies. Neuropsychologia 46:1648–1656

[120] Machulda MM, Ward HA et al (2003) Comparison of memory fMRI response among normal, MCI, and Alzheimer's patients. Neurology 61:500–506

[121] Maguire EA, Frith CD et al (1998) Knowing where things are: parahippocampal involvement in encoding object locations in virtual large-scale space. J Cogn Neurosci 10:61–76

[122] Mahut H, Zola-Morgan S et al (1982) Hippocampal resections impair associative learning and recognition memory in the monkey. J Neurosci 2:1214–1220

[123] Maller JJ, Réglade-Meslin C et al (2006) Sex and symmetry differences in hippocampal volumetrics: before and beyond the opening of the crus of the fornix. Hippocampus 16:80–90

[124] Malykhin NV, Bouchard TP et al (2007) Threedimensional volumetric analysis and reconstruction of amygdala and hippocampal head, body and tail. Psychiatry Res 155:155–165

[125] Mattson MP (2004) Pathways towards and away from Alzheimer's disease. Nature 430:631–639

[126] Meunier M, Bachevalier J et al (1993) Effects on visual recognition of combined and separate ablations of the entorhinal and perirhinal cortex in rhesus monkeys. J Neurosci 13:5418–5432

[127] Mishkin M (1978) Memory in monkeys severely impaired by combined but not by separate removal of amygdala and hippocampus. Nature 273:297–298

[128] Mishkin M, Ungerleider LG et al (1983) Object vision and spatial vision: two cortical pathways. Trends Neurosci 6:414–417

[129] Mishkin M, Suzuki WA et al (1997) Hierarchical organization of cognitive memory. Philos Trans R Soc Lond B Boil Sci 352:1461–1467

[130] Montaldi D, Mayes AR (2010) The role of recollection and familiarity in the functional differentiation of the medial temporal lobes. Hippocampus 20:1291–1314

[131] Montaldi D, Mayes AR (2011) Familiarity, recollection and medial temporal lobe function: an unresolved issue. Trends Cogn Sci 15:339–340

[132] Moscovitch M, Rosenbaum RS et al (2005) Functional neuroanatomy of remote episodic, semantic and spatial memory: a unified account based on multiple trace theory. J Anat 207:35–66

[133] Moser M-B, Moser EI (1998) Functional differentiation in the hippocampus. Hippocampus 8:608–619

[134] Moss HE, Rodd JM et al (2005) Anteromedial temporal cortex supports fine-grained differentiation among objects. Cereb Cortex 15:616–627

[135] Murray EA, Mishkin M (1998) Object recognition and location memory in monkeys with excitotoxic lesions of the amygdala and hippocampus. J Neurosci 18:6568–6582

[136] Murray EA, Richmond BJ (2001) Role of perirhinal cortex in object perception, memory, and associations. Curr Opin Neurobiol 11:188–193

[137] Murray EA, Malkova L et al (1998) Crossmodal associations, intramodal associations, and object identification in macaque monkeys. In: Milner AD (ed) Comparative neuropsychology. Oxford University Press, Oxford, pp 51–69

[138] O'Donnell P, Buxton PJ et al (2000) The magnetic resonance imaging appearances of the brain in acute carbon monoxide poisoning. Clin Radiol 55:273–280

[139] O'Kane G, Kensinger EA et al (2004) Evidence for semantic learning in profound amnesia: an investigation with patient H.M. Hippocampus 14:417–425

[140] O'Keefe J, Dostrovsky J (1971) The hippocampus as a spatial map: preliminary evidence from unit activity in the freely-moving rat. Brain Res 34:171–175

[141] O'Neil EB, Cate AD et al (2009) Perirhinal cortex contributes to accuracy in recognition memory and perceptual discriminations. J Neurosci 29:8329–8334

[142] O'Reilly RC, McClelland JL (1994) Hippocampal conjunctive encoding, storage, and recall: avoiding a trade-off. Hippocampus 4:661–682

[143] Pantel J, O'Leary DS et al (2000) A new method for the in vivo volumetric measurement of the human hippocampus with high neuroanatomical accuracy. Hippocampus 10:752–758

[144] Paterson A, Zancwill OL (1945) A case of topographical disorientation associated with a unilateral cerebral lesion. Brain 68:188–212

[145] Petrella JR, Sheldon FC, Prince SE (2011) Default mode network connectivity in stable vs progressive mild cognitive impairment. Neurology 76:511–517

[146] Pihlajamäki M, Tanila H et al (2004) Visual presentation of novel objects and new spatial arrangements of objects differentially activates the medial temporal lobe subareas in humans. Eur J Neurosci 19:1939–1949

[147] Pruessner JC, Li LM et al (2000) Volumetry of hippocampus and amygdala with high-resolution MRI and three-dimensional analysis software: minimizing the discrepancies between laboratories. Cereb Cortex 10:433–442

[148] Pruessner JC, Köhler S et al (2002) Volumetry of temporopolar, perirhinal, entorhinal and parahippocampal cortex from high-resolution MR images: considering the variability of the collateral sulcus. Cereb Cortex 12:1342–1353

[149] Qiu C, Kivipelto M et al (2009) Epidemiology of Alzheimer's disease: occurrence, determinants, and strategies toward intervention. Dialogues Clin Neurosci 11:111–128

[150] Ranganath C (2010) A unified framework for the functional organization of the medial temporal lobes and the phenomenology of episodic memory. Hippocampus 20:1263–1290

[151] Rémy F, Mirrashed F, Campbell B et al (2005) Verbal episodic memory impairment in Alzheimer's disease: a combined structural and functional MRI study. NeuroImage 25:253–266

[152] Rolls ET (2007) An attractor network in the hippocampus: theory and neurophysiology. Learn Mem 14:714–731

[153] Rombouts SARB, Barkhof F et al (2000) Functional MR imaging in Alzheimer's disease during memory encoding. AJNR Am J Neuroradiol 21:1869–1875

[154] Rombouts SARB, Goekoop R, Stam CJ et al (2005) Delayed rather than decreased BOLD response as a marker for early Alzheimer's disease. NeuroImage 26:1078–1085

[155] Saleem KS, Price JL et al (2007) Cytoarchitectonic and chemoarchitectonic subdivisions of the perirhinal and parahippocampal cortices in macaque monkeys. J Comp Neurol 500:973–1006

[156] Salmon DP (2011) Neuropsychological features of mild cognitive impairment and preclinical Alzheimer's disease. Curr Top Behav Neurosci 179:34–41

[157] Salmon DP, Bondi MW (2009) Neuropsychological assessment of dementia. Annu Rev Psychol 60:257–282

[158] Schmidt CF, Degonda N et al (2005) Sensitivity-encoded (SENSE) echo planar fMRI at 3T in the medial temporal lobe. NeuroImage 25:625–641

[159] Schwarzbauer C, Mildner T et al (2010) Dual echo EPI – the method of choice for fMRI in the presence of magnetic field inhomogeneities? NeuroImage 49:316–326

[160] Scoville WB, Milner B (1957) Loss of recent memory after bilateral hippocampal lesions. J Neurol Neurosurg Psychiatry 20:11–21

[161] Sewards TV (2011) Adolf Hopf's 1954 myeloarchitectonic

parcellation of the human temporal lobe: a review and assessment. Brain Res Bull 86:298–313

[162] Silbert LC, Quinn JF et al (2003) Changes in premorbid brain volume predict Alzheimer's disease pathology. Neurology 61:487–492

[163] Skotko BG, Rubin DC et al (2008) H.M'.s personal crossword puzzles: understanding memory and language. Memory 16:89–96

[164] Squire LR, Wixted JT (2011) The cognitive neuroscience of human memory since H.M. Annu Rev Neurosci 34:259–288

[165] Squire LR, Zola SM (1998) Episodic memory, semantic memory and amnesia. Hippocampus 8:205–211

[166] Squire LR, Zola-Morgan S (1988) Memory: brain systems and behavior. Trends Neurosci 11:170–175

[167] Squire LR, Stark CEL et al (2004) The medial temporal lobe. Annu Rev Neurosci 27:279–306

[168] Staresina BP, Duncan KD et al (2011) Perirhinal and parahippocampal cortices differentially contribute to later recollection of object- and scene-related event details. J Neurosci 31:8739–8747

[169] Steffenach H-A, Witter M et al (2005) Spatial memory in the rat requires the dorsolateral band of the entorhinal cortex. Neuron 45(2):301–313

[170] Supekar K, Menon V, Rubin D et al (2008) Network analysis of intrinsic functional brain connectivity in Alzheimer's disease. PLoS Comput Biol 4:e1000100

[171] Suzuki WA, Amaral DG (1994a) Perirhinal and parahippocampal cortices of the macaque monkey: cortical afferents. J Comp Neurol 350:497–533

[172] Suzuki WA, Amaral DG (1994b) Topographic organization of the reciprocal connections between the monkey entorhinal cortex and the perirhinal and parahippocampal cortices. J Neurosci 14:1856–1877

[173] Suzuki WA, Amaral DG (2003a) Perirhinal and parahippocampal cortices of the macaque monkey: cytoarchitectonic and chemoarchitectonic organization. J Comp Neurol 463:67–91

[174] Suzuki WA, Amaral DG (2003b) Where are the perirhinal and parahippocampal cortices? A historical overview of the nomenclature and boundaries applied to the primate medial temporal lobe. Neuroscience 120:893–906

[175] Suzuki WA, Miller EK et al (1997) Object and place memory in the macaque entorhinal cortex. J Neurophysiol 78:1062–1081

[176] Takahashi S, Yonezawa H et al (2002) Selective reduction of diffusion anisotropy in white matter of Alzheimer disease brains measured by 3.0 Tesla magnetic resonance imaging. Neurosci Lett 332:45–48

[177] Taylor KI, Monsch AU (2007) The neuropsychology of Alzheimer's disease. In: Richter RW, Richter BZ (eds) Alzheimer's disease? The basics. A physician's guide to the practical management. The Humana Press Inc., Totowa

[178] Taylor KI, Probst A (2008) Anatomic localization of the transentorhinal region of the perirhinal cortex. Neurobiol Aging 29:1591–1596

[179] Taylor KI, Moss HE et al (2006) Binding crossmodal object features in perirhinal cortex. Proc Natl Acad Sci U S A 103:8239–8244

[180] Taylor KI, Probst A et al (2008) Clinical course of neuropathologically confirmed frontal-variant Alzheimer's disease. Nat Clin Pract Neurol 4:226–232

[181] Taylor KI, Stamatakis EA et al (2009) Crossmodal integration of object features: voxel-based correlations in brain-damaged patients. Brain 132:671–683

[182] Taylor KI, Devereux BJ et al (2011a) Conceptual structure: towards an integrated neuro-cognitive account. Lang Cogn Proc 26:1368–1401

[183] Taylor KI, Kivisaari S et al (2011b) Crossmodal integration of audiovisual objects is related to anteromedial temporal lobe integrity in patients with very early Alzheimer's disease. In: 287.20 Neuroscience meeting planner. Society for Neuroscience, Washington, D.C.

[184] Thangavel R, Van Hoesen GW et al (2008) Posterior parahippocampal gyrus pathology in Alzheimer's disease. Neuroscience 154:667–676

[185] Tyler LK, Stamatakis EA et al (2004) Processing objects at different levels of specificity. J Cogn Neurosci 16(3):351–362

[186] Tyler LK, Marslen-Wilson W et al (2005) Dissociating neuro-cognitive component processes: voxel-based correlational methodology. Neuropsychologia 43:771–778

[187] Van Hoesen GW (1982) The parahippocampal gyrus: new observations regarding its cortical connections in the monkey. Trends Neurosci 5:345–350

[188] Van Hoesen GW (1995) Anatomy of the medial temporal lobe. Magn Reson Imaging 13:1047–1055

[189] Van Hoesen GW, Augustinak JC et al (2000) The parahippocampal gyrus in Alzheimer's disease: clinical and preclinical neuroanatomical correlates. Ann N Y Acad Sci 911:254–274

[190] Vargha-Khadem F, Gadian DG et al (1997) Differential effects of early hippocampal pathology on episodic and semantic memory. Science 277:376–380

[191] Victor M, Adams RD et al (1989) The Wernicke-Korsakoff syndrome and related neurologic disorders due to alcoholism and malnutrition, 2nd edn. F.A. Davis Co, Philadelphia

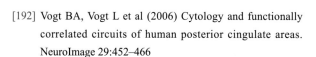
[192] Vogt BA, Vogt L et al (2006) Cytology and functionally correlated circuits of human posterior cingulate areas. NeuroImage 29:452–466

[193] von Bonin G, Bailey P (1947) The neocortex of *Macaca mulatta*. University of Illinois Press, Urbana

[194] von Economo C, Koskinas GN (1925) Die Cytoarchitecktonik der Grosshirnrinde des erwachsenen Menschen. Springer, Berlin

[195] Wallenstein GV, Hasselmo ME et al (1998) The hippocampus as an associator of discontiguous events. Trends Neurosci 21:317–323

[196] Wang L, Zang Y et al (2006) Changes in hippocampal connectivity in the early stages of Alzheimer's disease: evidence from resting state fMRI. NeuroImage 31:496–504

[197] Wang W-C, Lazzara MM et al (2010) The medial temporal lobe supports conceptual implicit memory. Neuron 68:835–842

[198] Watson C, Andermann F et al (1992) Anatomic basis of amygdaloid and hippocampal volume measurement by magnetic resonance imaging. Neurology 42:1743–1750

[199] Whiteley AM, Warrington EK (1978) Selective impairment of topographical memory: a single case study. J Neurol Neurosurg Psychiatry 41:575–578

[200] Winblad B, Palmer K et al (2004) Mild cognitive impairment—beyond controversies, towards a consensus: report of the International Working Group on Mild Cognitive Impairment. J Intern Med 256:240–246

[201] Witter MP (2007) The perforant path: projections from the entorhinal cortex to the dentate gyrus. In: Scharfman HE (ed) The dentate gyrus: a comprehensive guide to structure, function, and clinical implications. Elsevier, Boston, pp 43–61

[202] Witter MP, Amaral DG (1991) Entorhinal cortex of the monkey: V. Projections to the dentate gyrus, hippocampus, and subicular complex. J Comp Neurol 307:437–459

[203] Witter MP, Moser EI (2006) Spatial representation and the architecture of the entorhinal cortex. Trends Neurosci 29:671–678

[204] Yassa MA, Stark CEL (2011) Pattern separation in the hippocampus. Trends Neurosci 34:515–525

[205] Yonelinas AP (2002) The nature of recollection and familiarity: a review of 30 years of research. J Mem Lang 46:441–517

[206] Zilles K, Amunts K (2009) Receptor mapping: architecture of the human cerebral cortex. Curr Opin Neurol 22:331–339

[207] Zola-Morgan S, Squire LR et al (1986) Human amnesia and the medial temporal region: enduring memory impairment following a bilateral lesion limited to field CA1 of the hippocampus. J Neurosci 6:2950–2967

[208] Zola-Morgan S, Squire LR et al (1989a) Lesions of the hippocampal formation but not lesions of the fornix or the mammillary nuclei produce long-lasting memory impairment in monkeys. J Neurosci 9:898–913

[209] Zola-Morgan S, Squire LR et al (1989b) Lesions of the amygdala that spare adjacent cortical regions do not impair memory or exacerbate the impairment following lesions of the hippocampal formation. J Neurosci 9:1922–1936

[210] Zola-Morgan S, Squire LR et al (1989c) Lesions of perirhinal and parahippocampal cortex that spare the amygdala and hippocampal formation produce severe memory impairment. J Neurosci 9:4355–4370

第25章

阿尔茨海默病和额颞叶痴呆的脑网络功能连接

Brain Network Functional Connectivity in Alzheimer's Disease and Frontotemporal Dementia

Juan Helen Zhou　Kwun Kei Ng　Siwei Liu　著

闫少珍　崔亚东　卢　洁　译

一、概述

神经退行性疾病选择性破坏脑网络，导致患者出现特定的行为和认知功能障碍。阿尔茨海默病（Alzheimer's disease，AD）和额颞叶痴呆（frontotemporal dementia，FTD）是 65 岁以下人群最常见的两种神经退行性疾病（Ratnavalli 等，2002；Ikeda 等，2004），AD 在 65 岁以上人群更常见（见附表 25-1 的临床和病理特征）。20 多年前，神经病理学（Braak 和 Braak，1991）和转基因动物模型（Palop 等，2007）研究提出基于脑网络的神经退行性疾病假说，即每种疾病都对应特定的大尺度神经网络异常。随着神经退行性疾病的有效、特异和个性化治疗，需要客观、无创、基于生物学的网络神经影像方法早期诊断、预测风险，以及监测病程和治疗。与基于脑区的 fMRI 方法不同，静息态 fMRI（RS-fMRI）的功能连接方法可以在体评估大尺度脑网络，并检测疾病的特定网络功能障碍。目前，RS-fMRI 已广泛用于评估正常人功能连接（Greicius 等，2003；Damoiseaux 等，2006；Biswal 等，2010），并预测人类行为和认知的个体差异（DiMartino 等，

2009；Hampson 等，2006；Seeley 等，2007）。本章重点介绍神经退行性疾病的功能连接改变（Bokde 等，2009；Pievani 等，2011；Sperling 等，2010；Sorg 等，2009；Dickerson 和 Sperling，2009；Guye 等，2010；Di Biasio 等，2011；

附表 25-1　阿尔茨海默病（AD）和额颞叶痴呆（FTD）

1. AD 是一种慢性神经退行性疾病，起病缓慢，逐渐进展。AD 开始表现为情景记忆下降，伴内侧颞叶、后扣带 / 楔前叶和外侧颞顶叶明显萎缩（Hyman 等，1984；Mitchell 等，2002），逐渐进展为其他认知障碍，如语言障碍及视空间障碍。AD 神经病理改变包括 β 淀粉样蛋白斑块和 tau 蛋白神经纤维缠结。载脂蛋白 E（APOE）ε4 是散发性 AD 的遗传危险因素（Dubois 等，2007）。

2. FTD 包括 3 种亚型：行为变异型（BvFTD）（Seeley 等，2011）、语义变异型原发性进行性失语（svPPA）和非流利性 / 语法变异型原发性进行性失语（nfvPPA）（Gorno-Tempini 等，2011）。BvFTD 表现为不当社会行为和情感障碍，伴前扣带回、额 – 岛叶、纹状体和额极变性。SvPPA 表现为单词理解障碍和物体命名障碍，累及左侧颞极和膝下扣带回。NfvPPA 表现为语言表达不流畅 / 费力和语法缺失，伴左侧额盖、背侧前岛叶和中央前回萎缩。

3. FTD 综合征包括多种分子病理学异常，统称为额颞叶变性（FTLD）。FTLD 主要分为 3 种分子病理学亚型，包括 tau 蛋白型（FTLD-tau）、反式激活应答 DNA 结合蛋白 43kDa 型（TDP-43，FTLD-TDP），以及最少见的肉瘤融合蛋白型（FTLD-FUS）（Mackenzie 等，2010）。已发现多种染色体显性致病基因，主要是微管相关蛋白 tau（MAPT）、颗粒蛋白前体（GRN）和 C9orf72 基因突变（Whitwell 等，2012 年）。

Firbank 等，2011），尤其是 AD 和 FTD，以及临床前期和临床前驱期人群（Zhou 和 Seeley，2014）。

二、静息态 fMRI 评估脑网络

静息态 fMRI 成像只需要受试者保持静止和清醒状态（通常眼睛注视"十"字），无须任何刺激。由于 RS-fMRI 只需要保持清醒状态，很容易进行患者研究，包括 AD 患者（Teipel 等，2016）。在没有外部刺激的情况下，RS-fMRI 能检测到低频（< 0.1Hz）状态下，血氧水平依赖（blood oxygenation level-dependent，BOLD）信号的自发性振荡。执行特定认知功能时，参与协同激活或去激活的脑区，其 BOLD 信号振荡表现高度的时间相关性（Biswal 等，2010；Smith 等，2009），这种现象最初见于双侧 运动 皮层 之间（Biswal 等，1995）。时间同步性说明脑区之间存在固有功能连接（Wig 等，2011），研究发现猴子的视觉皮层功能连接模式与多突触解剖学层次结构一致，进而证实 RS-fMRI 显示的连接具有功能相关性（Vincent 等，2007）。应用 RS-fMRI 的 FC 分析发现，多脑区固有连接网络（intrinsic connectivity networks，ICNs）（Sporns 和 Betzel，2016；Menon，2011）在 物 种 间 具 有 同 源 性（Vincent 等，2007），并受心理生理条件（如清醒和发育）（Samann 等，2011；Gao 等，2015）的系统性调控，在认知中发挥重要作用。认知功能和行为障碍与脑网络破坏有关（Cole 等，2014；Spronk 等，2018），解释许多神经退行性疾病的症状和病理机制。

RS-fMRI FC 是脑区之间 BOLD 信号时序的 Pearson 相关性（Pedersen 等，2018），分析 RS-fMRI FC 的方法很多（图 25-1），下面介绍目前常用的 4 种方法。

基于种子点的分析（图 25-1A）将种子点的 BOLD 信号与大脑其他体素的信号进行相关性分析，提取 ICN（Biswal 等，1995），连接模式的代表性和效用取决于种子点，ICN 图的体素表示与种子点的功能连接。Seeley 等（2009）对 5 种不同类型神经退行性疾病（包括 AD 和变异型 FTD）患者和健康人的 RS-fMRI 数据进行基于种子点的 FC 研究，发现不同疾病的 ICN 改变模式不同，支持基于网络的神经退行性变假说（图 25-2）。

其他方法可同时分析多个脑区，独立成分分析（independent component analysis，ICA）（图 25-1B）大脑所有体素 BOLD 信号分解为空间不重叠、时间一致的网络（McKeown 等，2003；Erhardt 等，2011），ICN 图表示与特定网络的功能连接。Qian 等（2015）使用 ICA 分析默认网络、背侧注意网络和腹侧注意网络，发现 AD 和遗忘型 MCI 患者这些网络变化存在差异。虽然基于种子点方法和 ICA 方法主要提取网络内部的功能连接（通常体素水平），但对网络之间的功能连接也很敏感，如 DMN 种子点和非 DMN 体素之间的功能连接（Chen 等，2017a），使用 ICA 的网络间功能连接（Bos 等，2014）。

通过分析基于分割的连接矩阵，基于种子点的功能连接（一对多）可以扩展到整个大脑（多对多）（图 25-1C）。应用分割技术，预设覆盖全脑的感兴趣区（regions of interest，ROI）（Wig 等，2014；Arslan 等，2018），计算所有 ROI 之间的功能连接并排列到矩阵中。ICA 不同独立成分（空间图）之间的同步也可以用类似的方法处理（Allen 等，2014），该方法的空间分辨率适用于研究，并简化脑区或网络之间及其内部的复杂连接模式。

获得功能连接性数据后，可以通过单变量或多变量统计分析不同组间的差异。对于高维矩阵，图论方法（图 25-1D）有助于分析复

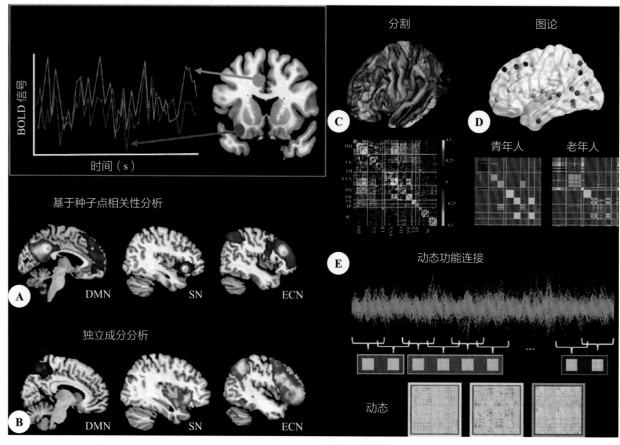

▲ 图 25-1　基于静息态 fMRI 功能连接推导和分析方法

左上图：功能连接（FC）通常指大脑两个感兴趣区（ROI）之间血氧水平依赖性（BOLD）信号低频振荡的时间同步性，通过皮尔森相关分析进行量化。A. 使用基于种子点方法获得 3 个高级固有连接网络（ICN；热色），以每个网络的代表性 ROI 作为种子点（绿点）：默认网络（DMN）、突显网络（SN）和执行控制网络（ECN）。B. 相同的 3 个 ICN 使用独立成分分析（ICA），不需要预定义种子点，显示与基于种子点的功能连接高度一致。C. 分割方法类似多种子点方法，对 FC 矩阵中所有 ROI 配对计算 FC。ROI 除可提取球形，还可提取正方形。ROI 通常显示主要的网络结构（沿对角线的热色正方形）和网络之间的相互关系（热色和冷色非对角线方块）。D. 脑图将脑网络抽象为节点（不同颜色的球体代表不同 ICN 的脑区）和边（细线代表 FC）。社区发现算法等方法可用于突显关键网络结构，如健康年轻人和老年人之间的 ICN（"社区"）大脑区域之间的差异：年轻人 ICN 脑区更集中，而老年人 ICN 脑区更加分散。E. 较短的数据（如 20～40s，而不是 8min）分割 ROI 的 FC，得出不同时间的多个 FC 矩阵，这些矩阵根据空间相似性进行聚类为 FC 动态图。聚类中心表示"动态连接状态"，与认知和行为相关。FreeSurfer 分割渲染图（C）（Yeo 等，2011）使用开源软件 3DSlicer 创建（https://www.slicer.org/）

杂的大脑交互作用及其网络拓扑，并将其可视化。脑图中的节点由边相连，节点根据边强度进行聚类，形成网络，网络内部的功能连接较强，网络之间的功能连接较弱。图论分析可在节点、网络和全脑水平计算，以评估拓扑特征（Sporns 2013；Fornito 等，2013），对于揭示疾病机制有重要价值。Zhou 等（2012）分析 1128 个 ROIs（635 628 个 ROI 对）之间的功能连接

矩阵，计算图论拓扑参数，比较基于网络的神经退行性疾病假说与其他疾病机制，详见本章第六节。

除了上述静态功能连接分析方法（几分钟内同步），动态、时变的功能连接（几十秒内同步）能更精准反映功能网络结构时空特征（图 25-1E）。例如可以将基于种子点、ICA 或分割方法与滑动窗口方法相结合，使用聚类算法（Allen

等，2014 年）识别典型的"动态连接状态"，然后通过图论分析比较其拓扑差异。图像处理还需要进一步评估参数设置对预期结果的敏感性，如某一刺激状态的持续时间及状态间的切换时间（Quevenco 等，2017）。Brenner 等（2018）对遗忘型轻度认知障碍（amnestic mild cognitive impairment，aMCI）和健康老年人研究发现 4 种状态，通过将这些方法与数据预处理和参数设置相结合（框 25-2），RS-fMRI 作为可重复性的无创方法，对脑功能网络很敏感，能够研究健康和疾病人群的脑功能连接。

三、痴呆亚型的脑功能连接网络变化

既往研究发现 5 种不同神经退行性疾病（包括 AD 和 FTD 变异）的空间萎缩模式，与基于 RS-fMRI 的正常人群 ICN 研究结果类似（Seeley 等，2009）（图 25-2），证实基于网络的神经退行性疾病假说。这些大尺度脑网络中，不同痴呆亚型是否具有特定的功能连接变化，下面将介绍 AD 与 FTD 及其变异型的神经影像学研究。

AD 和 bvFTD 具有不同的脑网络变化：AD 导致海马后部 - 扣带回 - 颞叶 - 顶叶脑区体积减小，分布类似"默认网络"（default mode network，DMN）（Greicius 等，2003；Buckner 等，2005；Toussaint 等，2014）。Greicius 等研究发现与健康对照组相比，AD 患者的 DMN 功能连接降低（Greicius 等，2004）。许多研究得到相同结果（Zhou 和 Seeley，2014）。BvFTD 的特点是前岛叶、前扣带回皮层（anterior cingulate cortex，ACC）及纹状体和丘脑脑区萎缩，分布类似"突显网络"（salience network，SN）（Seeley 等，2007；Boccardi 等，2005；Seeley 等，2008a）。突显网络在突显处理中发挥重要作用，其关键节点 -ACC 和额岛叶 - 在接受内部或外部情感刺激时激活（Craig，2009；Craig，2002）。DMN 主要参与情景记忆、心理状态归因和视空间想象（Buckner 等，2005；Zysset 等，2003；Cavanna 和 Trimble，2006），尽管 DMN 部分脑区在不同认知任务经常表现为去激活（Raichle 等，2001；Shulman 等，1997）。bvFTD 患者突显网络前部皮

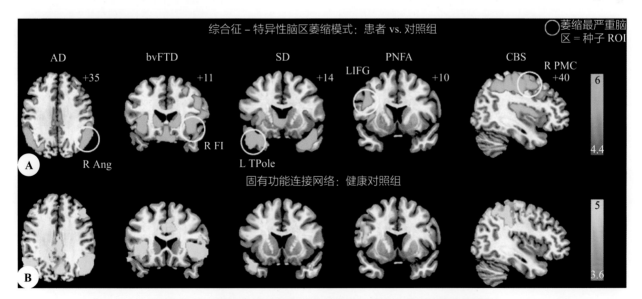

▲ 图 25-2　神经退行性疾病的萎缩模式和健康人群的固有连接网络

A.5 种临床综合征表现出不同的萎缩模式，将皮层最大值（圆圈）作为 ICN 和结构协方差分析的种子点 ROI。B.ICN 根据 5 个种子点发现 5 种不同网络。彩色条表示 t 值。冠状位和轴位图像，图像的左侧对应大脑的左侧。Ang. 角回；FI. 额岛叶；PMC. 运动前皮层；TPole. 颞极（经 Seeley 等许可转载，2009）

层的激活减低，但后部皮层功能仍正常，甚至过度激活（Miller 等，1998；Seeley 等，2008b）。相比之下，AD 患者情景记忆和视空间功能受损，而社会情感功能保持正常。健康人的突显网络和默认网络之间呈负相关（Greicius 和 Menon，2004；Fox 等，2005）。Zhou 等对症状不同的 AD 和 bvFTD 患者的 RS-fMRI 数据进行基于 ICA 方法的研究，发现 AD 和 bvFTD 患者的默认网络和突显网络功能连接变化不同（Zhou 等，2010），bvFTD 患者突显网络功能连接降低，AD 患者反而增强；AD 患者默认网络功能连接降低，bvFTD 患者反而增强（图 25-3）。右侧额岛叶的 SN 功能连接降低，能够反映 bvFTD 的疾病严重程度。许多研究应用静息态 fMRI 和其他成像方法进一步证实，AD 和 bvFTD 的脑网络特征不同（de Haan 等，2012；Machulda 等，2011；Bai 等，2009；Brier 等，2012；Whitwell 等，2011；Farb 等，2013；Filippi 等，2013）。

AD 变异型具有不同的脑网络变化：许多 AD 患者表现为非记忆障碍，如语言、执行功能和高级视觉功能（Snowden 等，2007）。AD 变异型主要有 3 种，包括 logopenic 型原发性进行性失语症（logopenic variant of primary progressive aphasia，lvPPA）、后部皮层萎缩（posterior cortical atrophy，PCA）和早发性阿尔茨海默病（early-onset Alzheimer's disease，EOAD）。除了常见的 DMN 后部萎缩（Lehmann 等，2010；Migliaccio 等，2009），AD 变异型在执行功能、语言功能和视觉功能脑区表现为脑萎缩和代谢减低（Lehmann 等，2013）。RS-fMRI 研究表明 AD 变异型之间存在相似的病理变化，但每种变异型脑网络不同，可能是 AD 出现临床解剖变异型的病理基础。Lehmann 等（2013）采用基于种子点的方法，发现 AD 变异型患者萎缩脑区与认知障碍相关功能网络的组成脑区具有类似分布（图 25-4）。具体

而言，此研究在健康受试者以 AD 变异型患者的萎缩脑区作为种子点，以明确与 AD 变异型认知障碍相关的内在功能网络。lvPPA 萎缩部位主要是语言网络（Lehmann 等，2013），对淀粉样蛋白沉积程度相匹配的 lvPPA 和遗忘型 AD 患者进行研究，也有类似发现（Whitwell 等，2015）。PCA 萎缩部位主要是高级视觉网络（Lehmann 等，2013），研究对 PCA 患者的背侧和腹侧视觉网络进行分析，发现脑网络功能连接破坏（Migliaccio 等，2016）。EOAD 患者 65 岁之前即出现临床症状，主要是 SN 前部和右侧 ECN 受损（Lehmann 等，2013；Gour 等，2014），同时视空间功能、执行功能和语言功能受损（Joubert 等，2016），与健康对照组相比广泛 FC 网络异常改变（Filippi 等，2017），包括功能连接长度增加、平均节点强度降低、局部效率和聚类系数降低。与迟发性 AD 不同，EOAD 的 DMN 没有严重的 FC 损伤（Gour 等，2014；Lehmann 等，2015；Adriaanse 等，2014a），DMN 以外的脑网络 FC 严重损伤（Gour 等，2014；Adriaanse 等，2014a）。与 bvFTD 相比，EOAD 的脑网络破坏更广泛，特别是后部网络，包括顶叶脑区（Filippi 等，2017）。

此外，AD 患者常合并脑血管病（cerebrovascular disease，CeVD）（Toledo 等，2013），后者是年龄相关认知障碍的主要原因（Schneider 等，2009；Chen 等，2016），会导致执行功能下降（Prins 等，2005）、额叶代谢减低（Kuczynski 等，2009），以及额顶叶功能连接破坏（Schaefer 等，2014）。同时，AD 和 CeVD 对认知功能下降具有累加效应（Zekry 等，2002a；Iadecola，2010；Attems 和 Jellinger，2014；Kalheim 等，2017）。对于临床上痴呆严重程度相同的患者，与合并 CeVD 的 AD 患者相比，不合并 CeVD 的 AD 患者病理改变更严重（β 淀粉样蛋白和 tau 蛋白）

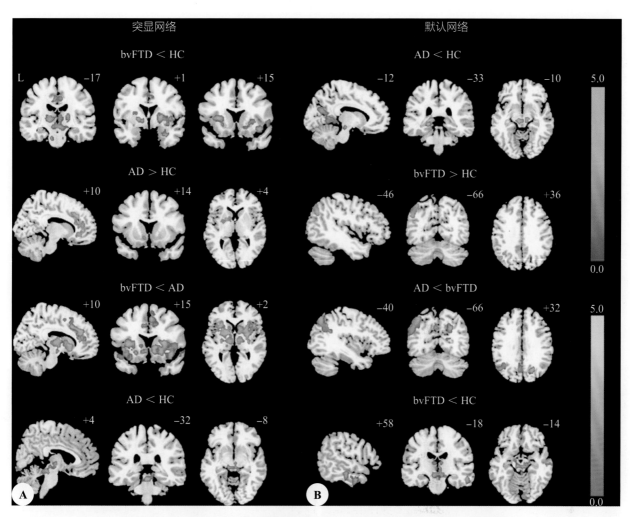

▲ 图 25-3 BvFTD 和阿尔茨海默病具有不同的突显网络和 DMN 动态特征

组差异图显示每个 ICN 功能连接明显减少或增加的脑区。与健康对照（HC）组和阿尔茨海默病（AD）患者相比，bvFTD 患者突显网络（A）表现为广泛功能连接降低。与健康对照组相比，AD 患者的前扣带回皮层和腹侧纹状体的功能连接增强。与健康对照和 bvFTD 患者相比，AD 患者 DMN（B）出现多种功能连接损害，而 bvFTD 患者左侧角回功能连接增强。bvFTD 和 AD 患者在"已受损"网络（bvFTD 的 DMN，AD 的突显网络）内显示与中脑的功能连接受损。结果采用 P < 0.05 作为阈值，并在全脑水平进行校正。彩色条表示 t 值，统计图叠加在"蒙特利尔神经病学研究所"模板（图片经许可改编自 Zhou 等，2010）

（Toledo 等，2013；Goulding 等，1999；Zekry 等，2002b）。Chong 等（2017）应用 RS-fMRI 研究发现伴有和不伴有 CeVD 的 AD 患者网络变化不同，不伴有 CeVD 的 AD 患者 DMN 后部功能连接降低，而伴有 CeVD 的 AD 患者没有这种改变；两组患者顶叶执行控制网络功能连接降低，但伴有 CeVD 的 AD 患者额叶执行控制网络功能连接增加；证实执行控制网络在伴有和不伴有 CeVD 的 AD 前驱期患者具有不同改

变模式。AD 患者 DMN 的功能连接强度与海马体积呈正相关，而执行控制网络的功能连接强度与脑白质高信号范围呈正相关（图 25-5）。上述神经网络功能变化反映伴有 CeVD 的 AD 患者，CeVD 导致的网络功能损伤更严重，而 AD 导致的网络功能损伤较轻，与病理改变密切相关。

FTD 变异型网络变化的新证据：研究发现，FTD 变异型存在不同的 RS-fMRI 网络破坏

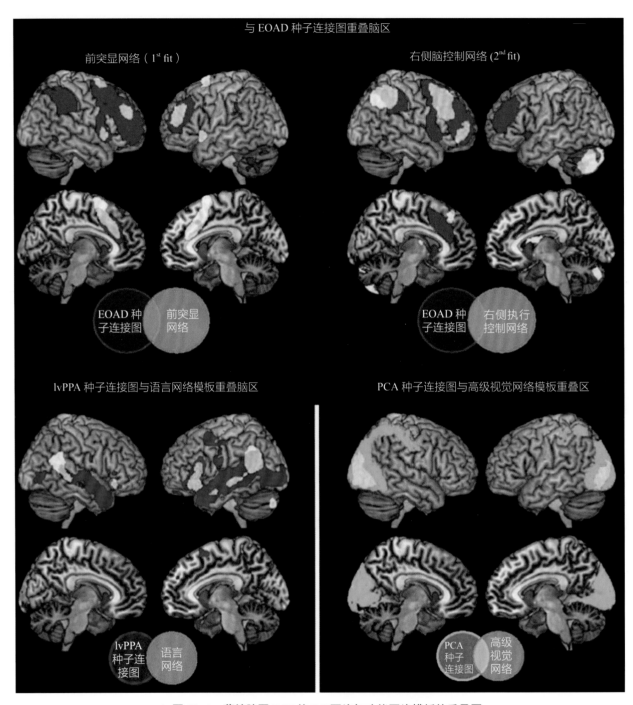

▲ 图 25-4　萎缩脑区 ROI 的 FC 网络与功能网络模板的重叠图

与 EOAD 种子点 FC 图的两种最佳拟合模板：SN 前部与左侧大脑半球 FC 图匹配最佳，而右侧 ECN 与右侧大脑半球 FC 图匹配最佳。lvPPA 种子点和 PCA 种子点 FC 图的最佳拟合网络是语言和高级视觉网络。EOAD. 早发性阿尔茨海默病；lvPPA. logopenic 型原发性进行性失语症；PCA. 后部皮层萎缩（图片经许可改编自 Lehmann 等，2013）

模式。SPPA 前颞叶与语言处理脑区之间存在广泛的功能连接破坏（Guo 等，2013）。NfvPPA 与额下回相关网络有关（Wilson 等，2012），尚未发现 nfvPPA 的功能连接模式。近期 RS-fMRI 在

原发性进行性失语症患者的研究发现，辅助运动区与言语和语言脑区（包括左侧外侧前额叶皮层）之间的功能连接降低（Botha 等，2018），而且某些功能连接改变与 FTD 变异型行为障碍有

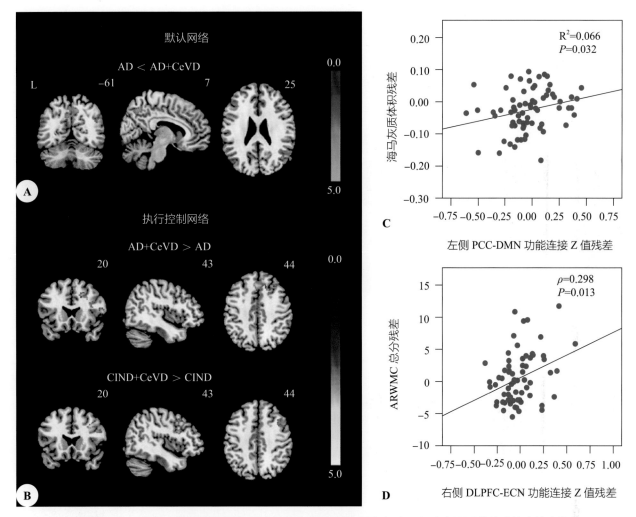

▲ 图 25-5　伴有和不伴有脑血管病（CeVD）的阿尔茨海默病（AD）患者不同的脑功能连接变化

A. 与伴有 CeVD 的 AD 患者相比，不伴有 CeVD 的 AD 患者 DMN 后部脑区 FC 减低（冷色），包括楔前叶、PCC 和角回。
B. 与不伴有 CeVD 的 AD 患者相比，伴有 CeVD 的 AD 患者 ECN 的额叶 FC 增强（热色）。与不伴有 CeVD 的 CIND 患者相比，伴有 CeVD 的 CIND 患者表现类似的额叶 FC 增强。结果显示采用阈值 $P < 0.01$ 和组水平 $P < 0.05$。彩色条表示 t 值。C. 伴有或不伴有 CeVD 的所有 AD 患者，左侧 PCC-DMNFC 强度（Z 分数残差）与灰质体积正相关（Z 分数残差）。D. 右侧 DLPFC 的 ECNFC 强度（Z 分数残差）与脑白质高信号严重程度正相关。控制年龄、性别、教育程度、利手和种族之后进行残差计算。CeVD. 脑血管病；AD. 阿尔茨海默病；CIND. 非痴呆认知功能障碍；DMN. 默认网络；ECN. 执行控制网络；PCC. 后扣带回皮层；DLPFC. 背外侧前额叶皮层（图片经许可，改编自 Chong 等，2017）

关。bvFTD 和 svPPA 患者额叶 - 边缘系统功能连接降低，与去抑制评分相关；前额叶局部皮层的功能连接增加，与冷漠评分相关（Farb 等，2013）。最近研究应用图论分析全脑功能连接组，发现 bvFTD 和 svPPA 的网络拓扑不同，bvFTD 患者额叶网络核心节点减少，包括 ACC、眶额皮层和尾状核，与执行功能障碍相关（Filippi 等，2017；Agosta 等，2013）（图 25-6A）；svPPA 患者颞叶下腹侧以及枕叶核心节点减少、节点强度减低（Agosta 等，2014）（图 25-6B）；此外，网络中心度与社会执行行为结合，可区分 bvFTD 患者与健康对照组和额岛叶脑卒中患者，分类准确率较高（Sedeno 等，2016）。

　　综上所述，与症状相关的脑网络异常加重了脑功能退化，支持神经退行性病变的脑网络选择性破坏观点。

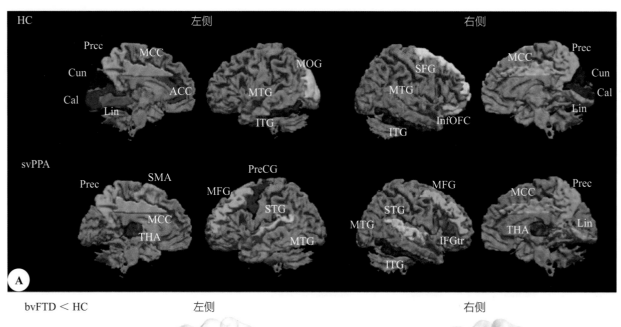

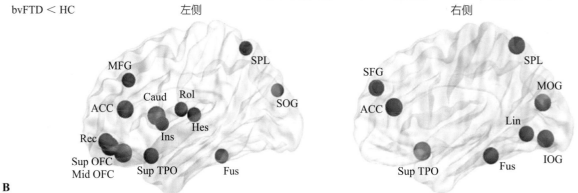

▲ 图 25-6　图论分析显示 FTD 患者脑功能核心节点改变

A. svPPA 患者和健康对照组的核心节点基于整体节点强度和中心度确定（大于网络平均值 1 个标准差）。对照组的特异性脑区包括左侧 ITG、ACC、Lin、MOG、右侧 SFG、InfOFC、Cal 和 Cun 的区域，而 STG、MFG、THA、右侧 IFG、左侧 PreCG 和 SMA 仅见于 svPPA 患者。B. 与对照组相比，bvFTD 患者核心节点中心度降低，节点大小与 bvFTD 患者和对照组之间的整体节点参数差值呈正比。ACC. 前扣带回皮层；Cal. 距状裂皮层；Caud. 尾状核；Cun. 楔叶；Fus. 梭状回；Hes. 颞横回；IFGtr. 额下回（额下回三角部）；InfOFC. 下眶额皮层；Ins. 岛叶；IOG. 枕下回；ITG. 颞下回；Lin. 舌回；MCC. 中扣带回；FMG. 额中回；MOG. 枕中回；MTG. 颞中回；OFC. 眶额叶皮层；Prec. 楔前叶；PoCG. 中央后回；PreCG. 中央前回；Rec. 直回；Rol. 罗兰迪克岛盖；SFG. 额上回；SMA. 辅助运动皮层；SOG. 枕上回；SPL. 顶上小叶；STG. 颞上回；THA. 丘脑；TPO. 颞极；HC. 健康对照；bvFTD. 行为变异型额颞痴呆；svPPA. 语义变异原发性进行性失语（图片经许可，改编自 Agosta 等，2013，2014）

四、早期脑网络变化及其预测痴呆前驱期转化

由于 AD 临床期患者神经元减少和结构连接破坏严重，因此衰老和痴呆研究越来越关注 AD 前驱期，期望采取有效干预措施减缓或阻止疾病进展。轻度认知障碍（mild cognitive impairment，

MCI）介于正常衰老和痴呆的中间阶段，基于 RsfMRI 的功能连接分析方法加深了对脑网络变化的认识，包括 AD 进展阶段和转化的转折点。

MCI 期：MCI 患者可以观察到 AD 期的特征性网络改变，即使没有脑灰质萎缩，DMN 核心节点功能连接降低，包括后扣带回皮层（posterior cingulate cortex，PCC）（Drzezga 等，2011；Sorg 等，2007；Qi 等，2010；Zhan 等，2016；Gili 等，2011）。与匹兹堡化合物 B（Pittsburg compound B，PiB）阴性的健康老年人相比，MCI 患者 PCC/ 楔前叶、角回和颞外侧回的皮层核心节点（全脑与种子点功能连接程度）明显降低。PiB 阳性无症状人群出现轻度功能连接破坏（图 25-7）（Drzezga 等，2011），aMCI 表现为海马与主要 DMN 脑区（如楔前叶、PCC 和内侧前额叶）之间的 FC 破坏（Brueggen 等，2016；deFlores 等，2017；Tahmasian 等，2015），与海马失连接假说一致（Yassa 等，2011；Das 等，2013）。海马与 PCC/ 楔前叶和颞中回脑区之间的 FC 降低，与主要回忆任务表现不良（Brueggen 等，2016）和简易精神状态检查评分较低（Liu 等，2016a）相关。应用图论分析全脑功能连接组，发现与健康对照组相比，aMCI 患者的特征路径长度更大，表明信息跨脑区传递效率降低（Wang 等，2013a）。

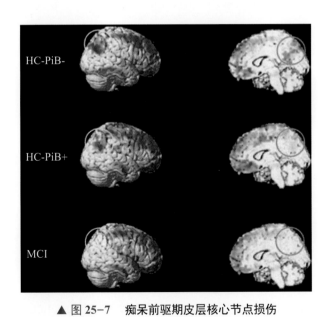

▲ 图 25-7　痴呆前驱期皮层核心节点损伤

与 PiB 阴性健康老年人相比，MCI 患者 PCC 全脑功能连接明显降低。MCI 患者皮层核心节点损伤分布在大脑半球内侧（蓝色）和外侧（黄色），而 PiB 阳性健康老年人也有类似变化，但损伤较轻。HCPiB-. PiB 阴性健康对照组；HC-PiB+. PiB 阳性健康对照组；MCI. PiB 阳性轻度认知障碍患者（图片经许可，改编自 Drzezga 等，2011）

转化：超过一半的 MCI 患者 5 年内转化为痴呆，年转换率约 25%，其余患者则长期处于 MCI 期（Petersen 等，2001），静息态 FC 可以鉴别进展 aMCI 患者是否进展为 AD。AD 患者 DMN 内部（楔前叶和 PCC）功能连接降低，而 aMCI 患者 DMN 的 FC 介于 AD 患者和健康对照组之间。与转化为 AD 的 aMCI 患者不同，2 年内保持稳定的 aMCI 患者，DMNFC 明显高于 AD 患者（Binnewijzend 等，2012）。Serra 等发现 DMN 楔前叶基线 FC 降低，可预测 2 年内疾病转化（Serra 等，2016）。Petrella 等应用 ICA 对 DMN 进行研究，计算拟合优度评分，评估每例患者与正常受试者之间 DMN 的相似度，发现未转化为 AD 的 MCI 患者与正常对照组之间的相似度明显高于转化为 AD 患者（Petrella 等，2011），但仍需要更多纵向研究进行独立验证，并纳入其他风险因素，如遗传风险因素，才能更好地预测痴呆转化。

异质性：MCI 主要包括两种亚型，即遗忘型（amnestic MCI，aMCI）和非遗忘型 MCI。aMCI 常认为是 AD 痴呆前期，非遗忘型 MCI 通常记忆功能正常，注意力、语言、视空间和执行功能的损害程度更重，可能与其他神经退行性或非退行性疾病相关，如血管性疾病或精神疾病（Petersen 等，1999；Petersen，2011）。研究揭示 MCI 两种亚型的脑网络变化差异，Dunn 等发现两种 MCI 亚型的 DMN 功能连接相似，但遗忘型 MCI 患者 PCC 与海马之间的 FC 损伤与情景记忆表现较差相关，而非遗忘型 MCI 没有发现相关（Dunn 等，2014）。此外，MCI 常伴其他并发症，如脑血管病（cerebrovascular disease，CeVD）和不同痴呆亚型，也会导致 MCI 的异质性。应用 RS-fMRI 对轻度认知障碍患者进行研究，发现伴有或不伴有 CeVD 患者的 DMN 和 ECN 功能网络破坏模式不同，与痴呆阶段的研究结果类似（Chong 等，2017）（图 25-5B）。

主观记忆障碍：主观记忆障碍（subjective memory complaints，SMC）是指患者个人主诉记忆力下降，但客观心理测试未见明确记忆功能障碍。越来越多的证据表明主观认知下降，即使在认知测试正常阶段（MCI 前期和 AD 前驱期），与 AD 病理生物标志物异常增加有关，并且与发生认知下降和 AD 痴呆的风险增加有关（Jessen等，2014；Rabin等，2017）。最近，Rönnlund等（2015）对 2043 例 60 岁以上老年人研究发现，10 年随访发现 SMC 人群更易发展为痴呆。大脑尸检表明，SMC 人群 AD 易损脑区淀粉样斑块增多（Kryscio等，2014）。一项 RS-fMRI 研究发现，SMC 的 DMNFC 高于无 SMC 的健康对照组（Hafkemeijer等，2013）；另一项研究发现 SMC 右侧海马 FC 低于对照组，但高于 MCI 组（Wang等，2013b）。基于大样本 RS-fMRI 时序呈非线性的特点，Jiang 及其同事（2018）发现 SMC 动态网络变化更明显，包括 PCC、内侧海马旁回和颞叶下外侧，与 MEG 研究 SMC 的 DMNFC 减低脑区一致（López-Sanz等，2017）。此外，主观认知障碍的老年人与 aMCI 或 AD 患者脑萎缩的模式相似（Saykin等，2006；Peter等，2014），并且情景记忆障碍相关脑区随时间推移发生脑萎缩（Peter等，2014）。脑功能连接的研究发现 SMC 的全局效率减低，富人俱乐部连接减低，提示 SMC 也有类似的功能连接改变（Shu等，2017）。主观认知下降检测方法不同和样本的异质性，导致研究结果存在不一致（Snitz等，2015）。研究 SMC 患者大脑早期结构和功能改变，及其相关的生物标志物，对于预测痴呆转化至关重要。

五、AD 临床前期的功能网络改变

Jack 等基于数十年的 AD 研究提出 AD 病理级联模型（JackJr等，2013），该模型假设患者年轻时表现轻微（甚至没有）认知或行为下降，

虽然尚无不可逆损害，但已经发生脑功能和结构的隐匿性变化（Yang等，2014；Fouquet等，2014）。症状前期不仅标志"真正"的疾病发作，而且是全面了解 AD 病理学改变的重要阶段，是进行有效干预和预防的时间窗（Papenberg等，2015；Sperling等，2014）。因此，许多 RS-fMRI 研究关注于临床前期的脑功能连接改变。Chhatwal 等发现正常衰老和 AD 表现为功能连接分离（Chhatwal等，2018），比较常染色体显性 AD 风险的临床前期患者与健康对照组的功能连接，发现 AD 的 FC 改变主要位于 ICN；比较一组年轻人和 AD 生物标志物阴性的老年人之间的 FC，发现脑网络广泛存在与年龄相关的变化，并影响网络间的"反相关性"（图 25-8），其他研究也有类似的 FC 改变（Klaassens等，2017）。无症状患者、AD 患者和正常衰老人群的脑功能连接模式存在差异的原因有待阐明。众多 AD 危险因素和生物标志物中，最受关注的是载脂蛋白 ε4（apolipoprotein ε4，APOE ε4）等位基因、β 淀粉样蛋白（beta amyloid，Aβ）和 tau 蛋白。

APOE 基因型：APOEε4 等位基因增加早发型和迟发型 AD 风险（Strittmatter等，1993；Mahley等，2006），可能通过改变脂质合成、Aβ 清除和炎症过程导致（Yu等，2014；Kanekiyo等，2014）。APOEε4 等位基因与 DMN 脑区（Fleisher等，2009；Filippini等，2009；Damoiseaux等，2012）和其他高级认知 ICN 的功能连接减少和增加有关。研究应用基于种子点的 FC 发现，APOEε4 携带者与非携带者相比，PCC 种子点与 DMN 后部脑区之间的功能连接降低，ACC 种子点与 SN 脑区之间的功能连接增强（Machulda等，2011）。除了网络内部连接，APOEε4 也会导致网络间功能连接改变，DMN 与 ICN 网络之间功能连接通常呈"反相关"，提示内部和外部状态对脑功能存在竞争和拮抗（Fox等，2005；

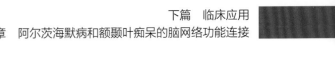

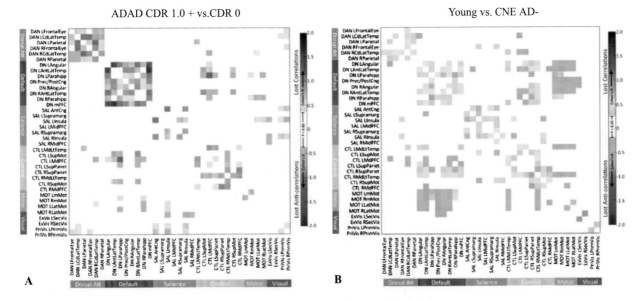

▲ 图 25-8　AD 和健康老年人功能连接改变

A. 常染色体显性 AD 风险年轻人代表迟发性散发性 AD，AD 病理学变化导致的静息态 FC 异常改变局限于固有连接网络（沿对角线的热色单元）。B. 正常衰老（健康年轻人与无 AD 生物标志物老年人之间）导致的 FC 异常改变存在于大部分网络，但改变较轻微，并且网络间 FC 负相关较多（对角线外的冷色）。ADAD. 常染色体显性阿尔茨海默病；CDR. 认知痴呆评定量表；CNE. 认知功能正常老年人；Young. 年轻人；AD. 阿尔茨海默病（图经许可改编自 Chhatwal 等，2018）

Menon 和 Uddin，2010）。功能分离能力降低是正常衰老的标志性改变（Ferreira 等，2016；Ng 等，2016）。Chen 等（2017b）发现记忆任务研究，健康 ε4 携带者与非携带者相比，右侧楔前叶伴有萎缩和功能去激活减少，将该区域作为 FC 种子点，发现 ε4 携带者在楔前叶与颞上回之间负 FC 减少，楔前叶与前扣带回、额上回和额中回之间正 FC 减少，这些脑区属于 DMN 和注意 / 执行控制网络（图 25-9A 至 C），表明静息状态上述网络之间功能分离和整合平衡破坏，推测有认知需求或认知任务也是如此。与此研究相一致，Ng 等基于感兴趣脑区分割的 FC 分析发现 APOEε4 携带者 DMN 和执行控制网络之间的 FC 随时间的推移显著增强，表明两个网络之间功能分离的能力显著下降（图 25-9D），且与认知加工速度下降有关（Ng 等，2016，2018）。这些研究证明不同神经退行性疾病，DMN 和其他高级认知网络具有关键作用（Zhou 和 Seeley，2014），推测

基于网络的神经退行性疾病存在基因调节。

FTD 遗传风险：RS-fMRI 研究不仅关注 AD 遗传风险，逐渐关注 FTD 遗传风险的早期功能连接变化。症状前期 C90rf72、GRN 和 MAPT 携带者发现突显网络（salience network，SN）功能连接异常（Dopper 等，2014；Borroni 等，2012），这些基因与 bvFTD 有关，表明疾病发生前数十年就已存在 ICN 改变（Premi 等，2014），但具体异常模式尚存在分歧（Dopper 等，2014；Borroni 等，2012；Pievani 等，2014）。目前，学者们从技术因素（Gordon 等，2016）、不同病理的影响（Ahmed 等，2016）、以及不同时间和空间特征（Gordon 等，2016）等方面开展研究。

Aβ 和 tau 蛋白负荷：Aβ 是淀粉样前体蛋白的肽片段，在细胞外发生错误折叠积聚成斑块。Aβ 是引起突触损伤的神经毒素，是 AD 疾病进展的关键因素（JackJr 等，2013；Gouras 等，2015）。大量高磷酸化 tau 蛋白在细胞内积聚，形

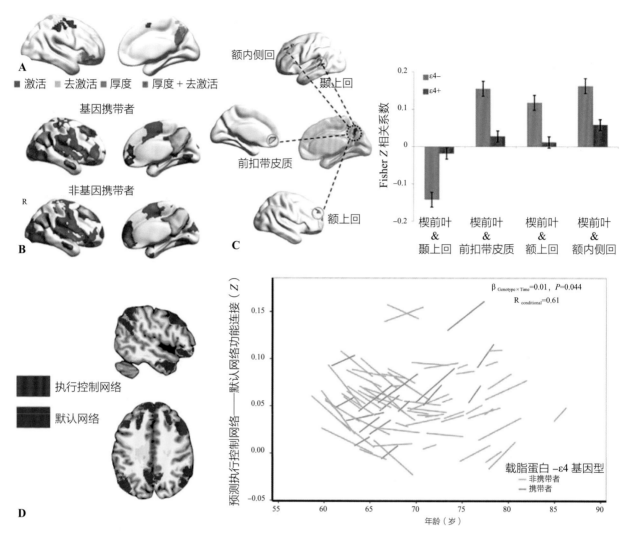

▲ 图 25-9　APOE 基因型影响健康老年人脑功能连接

携带 APOE ε4 的健康老年人楔前叶萎缩更严重，在记忆任务激活更明显（A. 图橙色区域，仅显示右侧大脑半球）。基于楔前叶种子点的全脑功能连接在任何基因型都表现为相似的连接拓扑（B 图，热色为正连接，冷色为负连接；仅显示右侧大脑半球）。基因携带者默认网络与控制 / 注意网络之间呈轻度负相关（C 图中的负值条形图），而且网络内相关性较弱（C 图的正值条形图），纵向研究也显示默认网络与高级认知网络之间功能连接存在差异（DMN 为红色，执行控制网络为蓝色（Yeo 等，2011）（D）。与非基因携带者（绿线）相比，APOE ε4 基因携带者（橙线）功能分离的能力显著下降，即基因型 × 时间交互作用（图片经许可改编自 Chen 等，2017b；Ng 等，2018）

成神经纤维缠结，导致神经元功能障碍（Iqbal 等，2010）。tau 蛋白积聚比 Aβ 沉积更加广泛，与认知下降和临床症状关系更密切（Tosun 等，2017；Hoenig 等，2018；Lewis 和 Dickson，2016）。由于 Aβ 沉积出现较早，健康人群和临床前期 AD 人群通常能同时检测到 tau 蛋白和 Aβ 沉积。

虽然研究尚未完全阐明（Herrup，2015），但 Aβ 对功能连接的影响已得到证明。两项研究

表明 Aβ 沉积量与 DMN 功能连接（腹内侧前额叶皮层、角回和后内侧脑区）呈负相关，而功能连接降低与正常衰老工作记忆表现降低相关（Kikuchi 等，2011；Mormino 等，2011）。如本章第四节所述，Drzezga 及其同事（2011）使用基于种子点的全脑体素 FC 分析方法发现，Aβ 水平较低的健康老年人、Aβ 水平较高的健康老年人、以及轻度认知障碍患者，右侧角回和后扣带回 /

楔前叶的核心节点（Hubs）的 FC 普遍降低，这项研究及其他研究还表明代谢减低与 Aβ 沉积和 FC 变化显著相关，提示 Aβ 损害突触功能，导致"失连接"（Forster 等，2012；Brier 等，2014），这种失连接在 AD 早期就已经出现。Gili 及其同事（2011）发现与对照组相比，没有灰质萎缩的 MCI 患者，DMN 的 PCC 功能连接破坏导致功能连接降低。Song 及其同事（2015）应用基于种子点的 FC 对内侧颞叶进行研究，发现皮层 Aβ 负荷与嗅周皮层 FC 破坏相关，但与认知和萎缩无明显相关。嗅周皮层是 AD 患者 tau 蛋白最早累及的区域（Braak 等，2011），该结果提示 Aβ 沉积对脑功能的影响发生在疾病非常早期阶段，表现为 FC 异常变化，可能与之后的 tau 蛋白积聚和记忆力下降有关。

其他研究表明 Aβ 沉积影响大脑 – 认知关系，Lim 及其同事（2014）应用基于 ICA 的 FC 研究高级认知功能的固有网络，发现 Aβ 阳性患者的 DMN（PCC 和海马）FC 高于 Aβ 水平较低的患者，而 ECNFC 低于 Aβ 水平较低的患者，提示与既往研究结果不同的 DMNFC 升高（Drzezga 等，2011；Sheline 等，2010），与代偿或储备有关。Aβ 阳性组前扣带回 Aβ 沉积最高，与 ECN 的 FC 呈正相关，与 DMN 的 FC 呈负相关，并且与 ECN-DMN 的反相关性呈负相关。上述的 FC 差异与情景记忆表现有关，提示 Aβ 沉积能够以"跨神经元传播"的方式介导或调节与记忆有关的功能连接，即 DMN 通过功能连接的方式将病理属性传递至其他高级网络（如 ECN）（图 25–10）。此外，Buckley 及其同事（2017）应用基于种子点的 FC，发现功能网络（默认、突显和执行控制）的基线连接能够预测综合认知功能下降，而且 Aβ 负荷能调节这种连接 – 认知关系，根据临床前期阿尔茨海默病认知综合评分，Aβ 负荷较高和基线功能连接较低的患者 6 年内

认知能力下降最严重，这些结果提示脑功能网络可塑性受损时，Aβ 负荷导致的损伤在临床前期已经发生（JackJr 等，2013）。

Wang 等（2013c）同时检测 Aβ 和 tau 蛋白，发现脑脊液（cerebrospinal fluid，CSF）Aβ 和 tau 蛋白生物标志物与 DMNFC 呈轻度负相关。最近 Sepulcre 及其同事（2017a）发现认知正常的老年人，tau 蛋白和 Aβ 分别与功能连接降低和增强相关。Schultz 等（2017）从 4 个 ICN 脑区提取基于分割的 FC，并将 Aβ、tau 蛋白和 Aβ-tau 相互作用作为协变量，进行多元回归分析发现 tau 蛋白和 Aβ 对脑网络功能连接的相互作用呈非线性，受试者颞下回和顶下小叶 tau 蛋白水平较低，神经功能更好保留，而 Aβ 阳性受试者 DMN 和突显网络（SN）的功能连接显著增加；相比之下，受试者 tau 蛋白水平较高、Aβ 阳性受试者 DMN 和突显网络（SN）的功能连接降低。作者提出"高功能连接 – 低功能连接转换"的假说，高功能连接代表病理标志物（如 tau 蛋白）的反应（Keller 和 Christopher，2017）或功能代偿，随后出现的低功能连接，反映网络功能的损伤。应用全脑计算模型同样发现 tau 蛋白和 Aβ 对功能连接的影响不同，其中 Aβ 对功能连接影响更明显，tau 蛋白对全脑功能整合影响更明显（Demirtas 等，2017）。AD 生物标志物研究具有前景，但有待进一步阐明，如可重复性、局部特异性和 tau 蛋白 –Aβ 相互依赖性等（Sepulcre 等，2017b）。

危险因素具有致病潜能，特定危险因素往往是发展为神经退行性疾病的必要条件（Snowdon 和 Study，2003）。危险因素不仅产生独特的影响（例如没有 Aβ 沉积，APOE ε4 引起 DMN 功能连接发生变化）（Sheline 等，2010；Lim 等，2015），也可通过协同作用加剧患 AD 风险，如 APOE ε4 促进 Aβ 病理进展（Reinvang 等，2013；Liu 等，2016b；Liu 等，2017），以及 tau 蛋白和

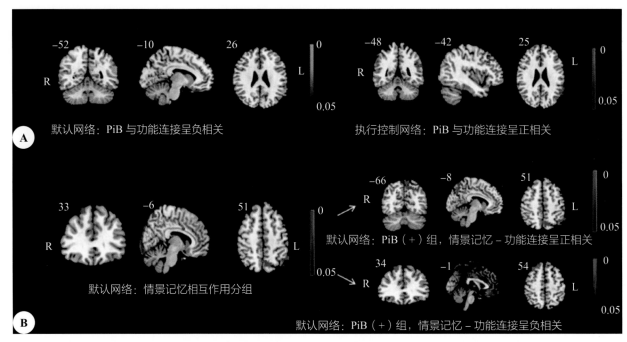

▲ 图 25-10　淀粉样蛋白沉积的健康老年人，淀粉样蛋白和 tau 蛋白沉积影响功能连接

淀粉样蛋白负荷 [PiB（+）] 的认知正常老年人，局部（前扣带皮层）Aβ 沉积量越多，则 DMNFC 越低（A 左图）、ECNFC 越高（A 右图）。DMN 后部和前部 FC（B 左图）发现显著的组 × 情景记忆交互作用，提示情景记忆较差与 DMN 后部 FC 增强（B 上箭）和 DMN 前部 FC 降低相关（B 下箭），与 AD 的 DMN 后部明显受累一致（图片经许可，改编自 Lim 等，2014）

Aβ 的 相 互 作 用（Tosun 等，2017；Schultz 等，2017）。危险因素还与性别等个体基本特征存在相互作用（Riedel 等，2016；Heise 等，2014）。此外，大脑具有保护机制，如功能代偿（Scheller 等，2018；Luo 等，2017；Ye 等，2016）和认知储备（Franzmeier 等，2017），可抵御病理性衰老（Damoiseaux，2012）。例如，最近学者提出左侧额叶是健康人和 MCI 患者认知储备的关键脑区：左侧额叶功能连接越强，受教育程度越高，则认知能力下降越晚（Franzmeier 等，2018）。未来需要对这些因素的复杂联系有更加全面的认识，以发现更敏感的生物标志物和个体化干预方案。

总之，即使 AD 临床前期功能连接也有助于揭示正常衰老和病理性衰老的复杂过程，研究结果很可能不久的将来对痴呆的干预和治疗发挥重要作用（Reuter-Lorenz 和 Park，2014）。

六、揭示发病机制和潜在神经病理改变

网 络 破 坏 模 型 假 说（Network breakdown modeling）：RS-fMRI 功能连接有助于理解不同疾病特定的脑网络特点。目前至少有 4 种疾病假说：① "节点应力"（nodal stress），功能连接较多的脑区（"核心节点"）出现与神经活动相关的 "损耗"，导致疾病发生或病情加重（Buckner 等，2009；Saxena 和 Caroni，2011）；② "跨神经元传播"，毒性物质沿网络连接传递，类似 "朊病毒样"（Baker 等，1994；Frost 和 Diamond，2010；Frost 等，2009；Jucker 和 Walker，2011；Lee 等，2010；Ridley 等，2006；Walker 等，2006；Prusiner，1984）；③ "营养耗竭"（trophic failure），网络功能连接的中断破坏节点间 "营养因子" 的支持，导致疾病进展（Salehi 等，2006；Appel，1981；Klupp 等，2015）；④ "共有的脆弱性"（shared vulnerability），同一网络内脑

区具有共同基因或蛋白质表达特征（Richiardi 等，2015），使整个网络对共同基因的疾病具有普遍易感性。上述 4 种基于网络退变机制的假说从不同角度揭示发病机制与网络功能的关系。

Zhou 等研究 5 种神经退行性疾病的关键网络节点，功能连接模式与疾病相关萎缩模式相对应。应用图论分析发现脑功能连接较强且功能路径（functional paths）较短的脑区更易受疾病损害（图 25-11）（Zhou 等，2012），提示活动依赖机制（activity-dependent mechanisms），此外，氧化应激、细胞外环境波动或胶质细胞依赖现象，也会影响局部脑区的易损性，可能是决定初次起病或疾病进展部位的关键因素。距核心节点功能路径较短的节点更易受到损伤，提示"跨神经元传播"是导致早期网络功能异常的关键因素之一，很可能致病蛋白或其他因子沿轴突的物理传递所致。换言之，核心节点受损后，根据距其功能路径的长短，预测即将出现损伤的脑区，跨神经元传播模型适用于全部大脑网络。总之，研究结果支持下述假说，即初始受损脑区可能反映脑网络中节点的中心度（"核心节点"），而继发受损脑区与核心节点的功能路径有关。未来需要进一步纵向研究基于网络的神经退行性变假说，解释核心节点以外脑区的损伤，以及这些脑区损伤是否与症状有关。

与病理生理学的关系：功能连接还可解释为什么某些脑区和某些网络的功能连接易损，甚至可以预测疾病潜在的病理改变。例如，通过使用匹兹堡化合物 B（Pittsburg compound B，PiB）PET 分析 AD 患者和健康对照组的 Aβ 沉积量，Buckner 等发现健康对照组的 DMN 核心节点与 AD 患者 Aβ 高沉积类似（Buckner 等，2009），提示核心节点作为信息处理关键中继站，可能增强 AD 潜在的病理级联反应。静息态功能网络变化与疾病病理生理学有关，Marchitelli 等（2018）发现 MCI 患者 AD 靶向脑区（如 PCC）的葡萄糖摄取和 DMN 网络活

动相关。此外，aMCI 和 AD 患者（Tahmasian 等，2015）楔前叶 - 海马的 FC 与海马葡萄糖代谢相关，支持海马失连接假说（Yassa 等，2011；Das 等，2013）。体素相关分析显示 MCI 患者楔前叶 FC 与脑脊液 Aβ42/P-tau 181p 比值相关（Li 等，2013），同样 MCI 患者和对照组 Aβ 沉积量增加与 PCC 的 FC 降低相关（Drzezga 等，2011）。相比之下，AD 患者的研究结果较为复杂，Adriaanse 等发现 DMN 的 FC 与 DMN 的 Aβ 负荷不相关（Adriaanse 等，2014b）。Malpas 等发现 AD 患者脑脊液 p-tau 和 Aβ 均与功能性网络相关（Malpas 等，2016），其中 CSF 的 p-tau 与以右侧内嗅皮层前部为核心节点的脑网络相关，而 CSF Aβ 与 DMN 前部的 FC 相关。总之，静息态网络 FC 与病理生物标志物有不同的联系，这种关系可能随疾病进展而变化。

鉴别诊断：根据不同痴呆患者和健康对照组之间不同的功能连接模式，研究者研发基于功能连接的标志物，以区分不同痴呆亚型和对照组。Greicius 等使用 RS-fMRI 计算 DMN 个体水平的拟合优度评分，发现鉴别 AD 与对照组的敏感性和特异性达 85% 和 75%（Greicius 等，2004）。应用 RS-fMRI 图论分析的聚类系数鉴别 AD 患者和对照组的敏感性为 72%，特异性为 78%（Supekar 等，2008）。最近一项研究计算全脑 116 个感兴趣区的功能连接鉴别 AD 组和非 AD 组（MCI 和对照组），敏感性和特异性分别达 85% 和 80%（Chen 等，2011）。Khazaee 等（2017）使用图论方法对 AD、MCI 和对照组进行鉴别诊断，准确性达 93.3%。此外，核心节点的数量从对照组到 AD 组依次减少，表明 AD 存在网络功能异常。Dai 等（2015）发现与对照组相比，AD 患者除网络间功能连接破坏以外，核心节点也存在损伤。Zhou 等（2010）发现 bvFTD 和 AD 患者的 SN 与 DMN 的功能连接不同，结合两种网络能更好鉴别 bvFTD、AD 患者以及健康对照组，

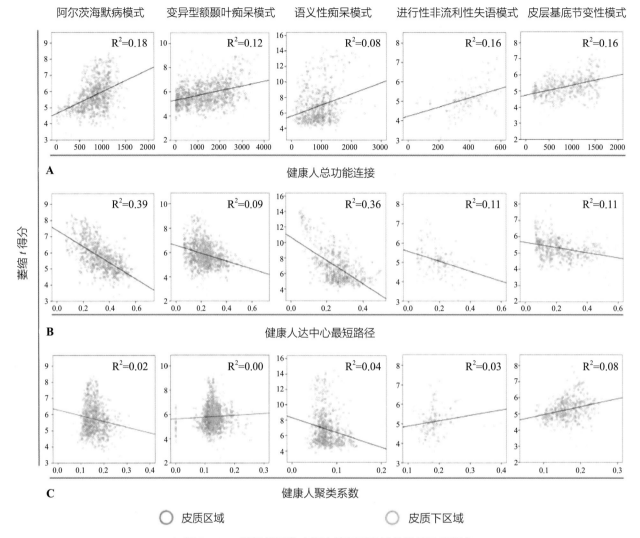

▲ 图 25-11　健侧的图论功能连接预测患侧的萎缩严重程度

功能连接较强（A）和功能路径较短（B）的脑区更易受到疾病损伤（对 AD、bvFTD、SD、PNFA 和 CBS 进行多重比较，对 P 值进行 FWE 校正），聚类系数与脑萎缩的关系较弱或不显著（C）。皮层区域 = 蓝色圆圈；皮层下区域 = 橙色圆圈（图片经许可，改编自 Zhou 等，2012）

鉴别诊断的敏感性和特异性可达 92% 和 96%，鉴别 AD 与 bvFTD 的准确性达 100%，表明脑网络功能连接对于疾病诊断和预后预测的特异性较高，但还需要在多个独立数据集以及病理证实的临床样本进行验证。

七、总结和展望

总之，RS-fMRI 功能连接研究揭示了神经退行性疾病的脑网络功能变化（Greicius 和 Kimmel，2012）、AD 临床前期和前驱期的脑网络损伤模式、

疾病进展预测、认知受损的脑网络机制以及与分子病理学改变（Aβ 和 tau 蛋白沉积）的关系。研究者希望应用 RS-fMRI 功能连接评估治疗干预效果，并帮助筛选患者进行个性化治疗。例如，轻度 AD 患者接受多奈哌齐治疗 12 周后，海马的异常功能连接明显恢复至正常，与简易精神状态量表的认知能力改善相关（Goveas 等，2011）。然而，基于 RS-fMRI 的 FC 需要复杂数据预处理和分析才能对痴呆患者脑网络功能异常做出推断。该领域多研究中心共享公开和可重复数据的方式，

确保 RS-fMRI 数据收集、分析和解读的顺利进行（Smith 和 Nichols，2018）。最后，作者介绍几种数据处理方法学的建议，以及痴呆相关功能连接研究的重要结果（附表 25-2）。

附表 25-2　基于 RS-fMRI 功能连接的方法学建议

1. 基本原则

- 每种方法各有利弊，需要根据研究问题，以及假设驱动（如特异种子点或网络）还是数据驱动（如全脑）选择正确的研究设计。种子点的选择（如形状、位置和大小）会影响结果（Chen 等，2017a）。建议根据既往 Meta 分析或基于脑分割方法的研究结果选择种子点。基于脑分割方法的可重复性较好，但由于多重比较校正，其敏感性较其他分析方法低。ICA 能够自动提取多个脑网络，但需要确定成分数量和样本外的泛化（Schultz 等，2014）。
- 全局信号回归仍有争议，它将生理噪声降至最低，但会损失神经信号和连接强度可解释性（Murphy 和 Fox，2017）。目前的共识是该技术的应用受研究问题、研究人群以及分析方法的影响（例如不建议将 ICA 和全局信号回归合用）。
- 进行组分析前要关注个体水平的原始数据和每个阶段的输出数据，以及功能连接图。

- 控制扫描相关伪影、睡眠和运动，以及数据采集和分析的配准误差。
- 静态和动态功能连接影响因素很多，使用哪种方法取决于所研究的问题（Córdova-Palomera 等，2017）。本书撰写时动态功能连接仍处于初期阶段，很多关键理论和分析问题仍需解决（Laumann 等，2017）。
- 使用多重比较校正可减少假阳性结果（Gong 等，2018），在使用某些分析方法时更明显，如基于种子点方法。

2. 痴呆功能连接研究的提示

- 痴呆或老年人由于脑萎缩或脑白质病变，图像配准不准确更明显（Razlighi 等，2014），分析时需要额外处理，如个体空间分析，或使用年龄特异性模板或组别特异性模板，应考虑脑萎缩对功能连接的潜在影响。
- 运动对功能连接的影响（Power 等，2015；Satterthwaite 等，2017），健康人群和痴呆患者存在显著差异，需要进行严格的运动质量控制，选择状态良好的受试者，并进行运动检查（Ciric 等，2017）。
- 警觉性水平的波动会引起功能连接变化（Falahpour 等，2018；Wang 等，2016），由于老年人容易入睡，建议 RS-fMRI 采集时进行眼球追踪，以保证组间警觉性水平一致。

参考文献

[1] Adriaanse SM, Binnewijzend MA, Ossenkoppele R, Tijms BM, van der Flier WM, Koene T et al (2014a) Widespread disruption of functional brain organization in early-onset Alzheimer's disease. PLoS One 9(7):e102995. https://doi.org/10.1371/journal.pone.0102995

[2] Adriaanse SM, Sanz-Arigita EJ, Binnewijzend MA, Ossenkoppele R, Tolboom N, van Assema DM et al (2014b) Amyloid and its association with default network integrity in Alzheimer's disease. Hum Brain Mapp 35(3):779–791. https://doi.org/10.1002/hbm.22213

[3] Agosta F, Sala S, Valsasina P, Meani A, Canu E, Magnani G et al (2013) Brain network connectivity assessed using graph theory in frontotemporal dementia. Neurology 81(2):134–143. https://doi.org/10.1212/WNL.0b013e31829a33f8

[4] Agosta F, Galantucci S, Valsasina P, Canu E, Meani A, Marcone A et al (2014) Disrupted brain connectome in semantic variant of primary progressive aphasia. Neurobiol Aging 35(11):2646–2655. https://doi.org/10.1016/j.neurobiolaging.2014.05.017

[5] Ahmed RM, Devenney EM, Irish M, Ittner A, Naismith S, Ittner LM et al (2016) Neuronal network disintegration: common pathways linking neurodegenerative diseases. J Neurol Neurosurg Psychiatry 87(11):1234–1241. https://doi.org/10.1136/jnnp-2014-308350

[6] Allen EA, Damaraju E, Plis SM, Erhardt EB, Eichele T, Calhoun VD (2014) Tracking whole-brain connectivity dynamics in the resting state. Cereb Cortex 24(3):663–676. https://doi.org/10.1093/cercor/bhs352

[7] Appel SH (1981) A unifying hypothesis for the cause of amyotrophic lateral sclerosis, parkinsonism, and Alzheimer disease. Ann Neurol 10(6):499–505. https://doi.org/10.1002/ana.410100602

[8] Arslan S, Ktena SI, Makropoulos A, Robinson EC, Rueckert D, Parisot S (2018) Human brain mapping: a systematic comparison of parcellation methods for the human cerebral cortex. NeuroImage 170:5–30. https://doi.org/10.1016/

j.neuroimage.2017.04.014

[9] Attems J, Jellinger KA (2014) The overlap between vascular disease and Alzheimer's disease - lessons from pathology. BMC Med 12:206. doi: ARTN 2061186/s12916-014-0206-2

[10] Bai F, Watson DR, Yu H, Shi Y, Yuan Y, Zhang Z (2009) Abnormal resting-state functional connectivity of posterior cingulate cortex in amnestic type mild cognitive impairment. Brain Res 1302:167–174. https://doi.org/10.1016/j.brainres.2009.09.028

[11] Baker HF, Ridley RM, Duchen LW, Crow TJ, Bruton CJ (1994) Induction of beta (A4)-amyloid in primates by injection of Alzheimer's disease brain homogenate. Comparison with transmission of spongiform encephalopathy. Mol Neurobiol 8(1):25–39. https://doi.org/10.1007/BF02778005

[12] encephalopathy. Mol Neurobiol 8(1):25–39. https://doi.org/10.1007/BF02778005

[13] Binnewijzend MA, Schoonheim MM, Sanz-Arigita E, Wink AM, van der Flier WM, Tolboom N et al (2012) Resting-state fMRI changes in Alzheimer's disease and mild cognitive impairment. Neurobiol Aging 33(9):2018–2028. https://doi.org/10.1016/j.neurobiolaging.2011.07.003

[14] Biswal B, Yetkin FZ, Haughton VM, Hyde JS (1995) Functional connectivity in the motor cortex of resting human brain using echo-planar MRI. Magn Reson Med 34(4):537–541

[15] Biswal BB, Mennes M, Zuo X-N, Gohel S, Kelly C, Smith SM et al (2010) Toward discovery science of human brain function. Proc Natl Acad Sci U S A 107(10):4734–4739. https://doi.org/10.1073/pnas.0911855107

[16] Boccardi M, Sabattoli F, Laakso MP, Testa C, Rossi R, Beltramello A et al (2005) Frontotemporal dementia as a neural system disease. Neurobiol Aging 26(1):37–44

[17] Bokde AL, Ewers M, Hampel H (2009) Assessing neuronal networks: understanding Alzheimer's disease. Prog Neurobiol 89(2):125–133. https://doi.org/10.1016/j.pneurobio.2009.06.004

[18] Borroni B, Alberici A, Cercignani M, Premi E, Serra L, Cerini C et al (2012) Granulin mutation drives brain damage and reorganization from preclinical to symptomatic FTLD. Neurobiol Aging 33(10):2506–2520. https://doi.org/10.1016/j.neurobiolaging.2011.10.031

[19] Bos DJ, van Raalten TR, Oranje B, Smits AR, Kobussen NA, Belle J et al (2014) Developmental differences in higher-order resting-state networks in Autism Spectrum Disorder. Neuroimage Clin 4:820–827. https://doi.org/10.1016/j.nicl.2014.05.007

[20] Botha H, Utianski RL, Whitwell JL, Duffy JR, Clark HM, Strand EA et al (2018) Disrupted functional connectivity in primary progressive apraxia of speech. Neuroimage Clin. 18:617–629. https://doi.org/10.1016/j.nicl.2018.02.036

[21] Braak H, Braak E (1991) Neuropathological staging of Alzheimer-related changes. Acta Neuropathol (Berl) 82(4):239–259

[22] Braak H, Thal DR, Ghebremedhin E, Del Tredici K (2011) Stages of the pathologic process in Alzheimer disease: age categories from 1 to 100 years. J Neuropathol Exp Neurol 70(11):960–969. https://doi.org/10.1097/NEN.0b013e318232a379

[23] Brenner EK, Hillary FG, Grossner EC, Bernier RA, Gilbert N, Sathian K et al (2018) Diminished neural network dynamics in amnestic mild cognitive impairment. Int J Psychophysiol 130:63–72. https://doi.org/10.1016/j.ijpsycho.2018.05.001

[24] Brier MR, Thomas JB, Snyder AZ, Benzinger TL, Zhang D, Raichle ME et al (2012) Loss of intranetwork and internetwork resting state functional connections with Alzheimer's disease progression. J Neurosci 32(26):8890–8899. https://doi.org/10.1523/JNEUROSCI.5698-11.2012

[25] Brier MR, Thomas JB, Ances BM (2014) Network dysfunction in Alzheimer's disease: refining the disconnection hypothesis. Brain Connect 4(5):299–311. https://doi.org/10.1089/brain.2014.0236

[26] Brueggen K, Kasper E, Dyrba M, Bruno D, Pomara N, Ewers M et al (2016) The primacy effect in amnestic mild cognitive impairment: associations with hippocampal functional connectivity. Front Aging Neurosci 8:244. https://doi.org/10.3389/fnagi.2016.00244

[27] Buckley RF, Schultz AP, Hedden T, Papp KV, Hanseeuw BJ, Marshall G et al (2017) Functional network integrity presages cognitive decline in preclinical Alzheimer disease. Neurology 89(1):29–37. https://doi.org/10.1212/WNL.0000000000004059

[28] Buckner RL, Snyder AZ, Shannon BJ, LaRossa G, Sachs R, Fotenos AF et al (2005) Molecular, structural, and functional characterization of Alzheimer's disease: evidence for a relationship between default activity, amyloid, and memory. J Neurosci 25(34):7709–7717

[29] Buckner RL, Sepulcre J, Talukdar T, Krienen FM, Liu H, Hedden T et al (2009) Cortical hubs revealed by intrinsic functional connectivity: mapping, assessment of stability, and relation to Alzheimer's disease. J Neurosci 29(6):1860–1873

[30] Cavanna AE, Trimble MR (2006) The precuneus: a review of its functional anatomy and behavioural correlates. Brain 129(3):564–583

[31] Chen G, Ward BD, Xie C, Li W, Wu Z, Jones JL et al (2011) Classification of Alzheimer disease, mild cognitive

impairment, and normal cognitive status with large-scale network analysis based on resting-state functional MR imaging. Radiology 259(1):213–221. https://doi.org/10.1148/radiol.10100734

[32] Chen C, Homma A, Mok VC, Krishnamoorthy E, Alladi S, Meguro K et al (2016) Alzheimer's disease with cerebrovascular disease: current status in the AsiaPacific region. J Intern Med 280(4):359–374. https://doi.org/10.1111/joim.12495

[33] Chen JE, Glover GH, Greicius MD, Chang C (2017a) Dissociated patterns of anti-correlations with dorsal and ventral default-mode networks at rest. Hum Brain Mapp 38(5):2454–2465. https://doi.org/10.1002/hbm.23532

[34] Chen Y, Liu Z, Zhang J, Chen K, Yao L, Li X et al (2017b) Precuneus degeneration in nondemented elderly individuals with APOE ε4: evidence from structural and functional MRI analyses. Hum Brain Mapp 38(1):271–282. https://doi.org/10.1002/hbm.23359

[35] Chhatwal JP, Schultz AP, Johnson KA, Hedden T, Jaimes S, Benzinger TLS et al (2018) Preferential degradation of cognitive networks differentiates Alzheimer's disease from ageing. Brain 141(5):1486–1500. https://doi.org/10.1093/brain/awy053

[36] Chong JSX, Liu S, Loke YM, Hilal S, Ikram MK, Xu X et al (2017) Influence of cerebrovascular disease on brain networks in prodromal and clinical Alzheimer's disease. Brain 140(11):3012–3022. https://doi.org/10.1093/brain/awx224

[37] Ciric R, Wolf DH, Power JD, Roalf DR, Baum GL, Ruparel K et al (2017) Benchmarking of participantlevel confound regression strategies for the control of motion artifact in studies of functional connectivity. NeuroImage 154:174–187. https://doi.org/10.1016/j.neuroimage.2017.03.020

[38] Cole MW, Repovš G, Anticevic A (2014) The frontoparietal control system: a central role in mental health. Neuroscientist 20(6):652–664. https://doi.org/10.1177/1073858414525995

[39] Córdova-Palomera A, Kaufmann T, Persson K, Alnæs D, Doan NT, Moberget T et al (2017) Disrupted global metastability and static and dynamic brain connectivity across individuals in the Alzheimer's disease continuum. Sci Rep 7:40268. https://doi.org/10.1038/srep40268

[40] Craig AD (2002) How do you feel? Interoception: the sense of the physiological condition of the body. Nat Rev Neurosci 3(8):655–666

[41] Craig AD (2009) How do you feel--now? The anterior insula and human awareness. Nat Rev Neurosci 10(1):59–70

[42] Dai Z, Yan C, Li K, Wang Z, Wang J, Cao M et al (2015) Identifying and mapping connectivity patterns of brain network hubs in Alzheimer's disease. Cereb Cortex 25(10):3723–3742. https://doi.org/10.1093/cercor/bhu246

[43] Damoiseaux JS (2012) Resting-state fMRI as a biomarker for Alzheimer's disease? Alzheimers Res Ther 4(2):8. https://doi.org/10.1186/alzrt106

[44] Damoiseaux JS, Rombouts SARB, Barkhof F, Scheltens P, Stam CJ, Smith SM et al (2006) Consistent restingstate networks across healthy subjects. Proc Natl Acad Sci U S A 103(37):13848–13853

[45] Damoiseaux JS, Seeley WW, Zhou J, Shirer WR, Coppola G, Karydas A et al (2012) Gender modulates the APOE ε4 effect in healthy older adults: convergent evidence from functional brain connectivity and spinal fluid Tau levels. J Neurosci 32(24):8254–8262. https://doi.org/10.1523/JNEUROSCI.0305-12.2012

[46] Das SR, Pluta J, Mancuso L, Kliot D, Orozco S, Dickerson BC et al (2013) Increased functional connectivity within medial temporal lobe in mild cognitive impairment. Hippocampus 23(1):1–6. https://doi.org/10.1002/hipo.22051

[47] de Flores R, Mutlu J, Bejanin A, Gonneaud J, Landeau B, Tomadesso C et al (2017) Intrinsic connectivity of hippocampal subfields in normal elderly and mild cognitive impairment patients. Hum Brain Mapp 38(10):4922–4932. https://doi.org/10.1002/hbm.23704

[48] de Haan W, van der Flier WM, Koene T, Smits LL, Scheltens P, Stam CJ (2012) Disrupted modular brain dynamics reflect cognitive dysfunction in Alzheimer's disease. NeuroImage 59(4):3085–3093. https://doi.org/10.1016/j.neuroimage.2011.11.055

[49] Demirtas M, Falcon C, Tucholka A, Gispert JD, Molinuevo JL, Deco G (2017) A whole-brain computational modeling approach to explain the alterations in restingstate functional connectivity during progression of Alzheimer's disease. Neuroimage Clin 16:343–354. https://doi.org/10.1016/j.nicl.2017.08.006

[50] Di Biasio F, Vanacore N, Fasano A, Modugno N, Gandolfi B, Lena F et al (2011) Neuropsychology, neuroimaging or motor phenotype in diagnosis of Parkinson's disease-dementia: which matters most? J Neural Transm 119(5):597–604. https://doi.org/10.1007/s00702-011-0733-3

[51] Di Martino A, Shehzad Z, Kelly C, Roy AK, Gee DG, Uddin LQ et al (2009) Relationship between cinguloinsular functional connectivity and autistic traits in neurotypical adults. Am J Psychiatry 166(8):891–899

[52] Dickerson BC, Sperling RA (2009) Large-scale functional brain network abnormalities in Alzheimer's disease: insights from functional neuroimaging. Behav Neurol 21(1):63–75. https://doi.org/10.3233/BEN-2009-0227

[53] Dopper EG, Rombouts SA, Jiskoot LC, den Heijer T, de Graaf JR, de Koning I et al (2014) Structural and

functional brain connectivity in presymptomatic familial frontotemporal dementia. Neurology 83(2):e19–e26. https://doi.org/10.1212/wnl.0000000000000583

[54] Drzezga A, Becker JA, Van Dijk KRA, Sreenivasan A, Talukdar T, Sullivan C et al (2011) Neuronal dysfunction and disconnection of cortical hubs in nondemented subjects with elevated amyloid burden. Brain 134(6):1635–1646. https://doi.org/10.1093/brain/awr066

[55] Dubois B, Feldman HH, Jacova C, Dekosky ST, BarbergerGateau P, Cummings J et al (2007) Research criteria for the diagnosis of Alzheimer's disease: revising the NINCDS-ADRDA criteria. Lancet Neurol 6(8):734–746. https://doi.org/10.1016/S1474-4422(07)70178-3

[56] Dunn CJ, Duffy SL, Hickie IB, Lagopoulos J, Lewis SJ, Naismith SL et al (2014) Deficits in episodic memory retrieval reveal impaired default mode network connectivity in amnestic mild cognitive impairment. Neuroimage Clin 4:473–480. https://doi.org/10.1016/j.nicl.2014.02.010

[57] Erhardt EB, Rachakonda S, Bedrick EJ, Allen EA, Adali T, Calhoun VD (2011) Comparison of multi-subject ICA methods for analysis of fMRI data. Hum Brain Mapp 32(12):2075–2095. https://doi.org/10.1002/hbm.21170

[58] Falahpour M, Chang C, Wong CW, Liu TT (2018) Template-based prediction of vigilance fluctuations in resting-state fMRI. NeuroImage 174:317–327. https://doi.org/10.1016/j.neuroimage.2018.03.012

[59] Farb NA, Grady CL, Strother S, Tang-Wai DF, Masellis M, Black S et al (2013) Abnormal network connectivity in frontotemporal dementia: evidence for prefrontal isolation. Cortex 49(7):1856–1873. https://doi.org/10.1016/j.cortex.2012.09.008

[60] Ferreira LK, Regina AC, Kovacevic N, Martin Mda G, Santos PP, Carneiro Cde G et al (2016) Aging effects on whole-brain functional connectivity in adults free of cognitive and psychiatric disorders. Cereb Cortex 26(9):3851–3865. https://doi.org/10.1093/cercor/bhv190

[61] Filippi M, Agosta F, Scola E, Canu E, Magnani G, Marcone A et al (2013) Functional network connectivity in the behavioral variant of frontotemporal dementia. Cortex 49(9):2389–2401. https://doi.org/10.1016/j.cortex.2012.09.017

[62] Filippi M, Basaia S, Canu E, Imperiale F, Meani A, Caso F et al (2017) Brain network connectivity differs in early-onset neurodegenerative dementia. Neurology 89(17):1764–1772. https://doi.org/10.1212/WNL.0000000000004577

[63] Filippini N, MacIntosh BJ, Hough MG, Goodwin GM, Frisoni GB, Smith SM et al (2009) Distinct patterns of brain activity in young carriers of the APOEepsilon4 allele. Proc Natl Acad Sci U S A 106(17):7209–7214

[64] Firbank MJ, Allan LM, Burton EJ, Barber R, O'Brien JT, Kalaria RN (2011) Neuroimaging predictors of death and dementia in a cohort of older stroke survivors. J Neurol Neurosurg Psychiatry 83(3):263–367. https://doi.org/10.1136/jnnp-2011-300873

[65] Fleisher AS, Sherzai A, Taylor C, Langbaum JBS, Chen K, Buxton RB (2009) Resting-state BOLD networks versus task-associated functional MRI for distinguishing Alzheimer's disease risk groups. NeuroImage 47(4):1678–1690

[66] Fornito A, Zalesky A, Breakspear M (2013) Graph analysis of the human connectome: promise, progress, and pitfalls. NeuroImage 80:426–444. https://doi.org/10.1016/j.neuroimage.2013.04.087

[67] Forster S, Grimmer T, Miederer I, Henriksen G, Yousefi BH, Graner P et al (2012) Regional expansion of hypometabolism in Alzheimer's disease follows amyloid deposition with temporal delay. Biol Psychiatry 71(9):792–797. https://doi.org/10.1016/j.biopsych.2011.04.023

[68] Fouquet M, Besson FL, Gonneaud J, Joie RL, Chételat G (2014) Imaging brain effects of APOE4 in cognitively normal individuals across the lifespan. Neuropsychol Rev 24(3):290–299. https://doi.org/10.1007/s11065-014-9263-8

[69] Fox MD, Snyder AZ, Vincent JL, Corbetta M, Van Essen DC, Raichle ME (2005) The human brain is intrinsically organized into dynamic, anticorrelated functional networks. Proc Natl Acad Sci U S A 102(27):9673–9678

[70] Franzmeier N, Duering M, Weiner M, Dichgans M, Ewers M (2017) Alzheimer's Disease Neuroimaging Initiative. Left frontal cortex connectivity underlies cognitive reserve in prodromal Alzheimer disease. Neurology 88(11):1054–1061. https://doi.org/10.1212/WNL.0000000000003711

[71] Franzmeier N, Hartmann J, Taylor ANW, AraqueCaballero MA, Simon-Vermot L, Kambeitz-Ilankovic L et al (2018) The left frontal cortex supports reserve in aging by enhancing functional network efficiency. Alzheimers Res Ther 10(1):28. https://doi.org/10.1186/s13195-018-0358-y

[72] Frost B, Diamond MI (2010) Prion-like mechanisms in neurodegenerative diseases. Nat Rev Neurosci 11(3):155–159

[73] Frost B, Ollesch J, Wille H, Diamond MI (2009) Conformational diversity of wild-type Tau fibrils specified by templated conformation change. J Biol Chem 284(6):3546–3551

[74] Gao W, Alcauter S, Elton A, Hernandez-Castillo CR, Smith JK, Ramirez J et al (2015) Functional network development during the first year: relative sequence and socioeconomic correlations. Cereb Cortex 25(9):2919–2928. https://doi.org/10.1093/cercor/bhu088

[75] Gili T, Cercignani M, Serra L, Perri R, Giove F, Maraviglia B et al (2011) Regional brain atrophy and functional disconnection across Alzheimer's disease evolution. J Neurol Neurosurg Psychiatry 82(1):58–66. https://doi.org/10.1136/jnnp.2009.199935

[76] Gong W, Wan L, Lu W, Ma L, Cheng F, Cheng W et al (2018) Statistical testing and power analysis for brainwide association study. Med Image Anal 47:15–30. https://doi.org/10.1016/j.media.2018.03.014

[77] Gordon E, Rohrer JD, Fox NC (2016) Advances in neuroimaging in frontotemporal dementia. J Neurochem 138(S1):193–210. https://doi.org/10.1111/jnc.13656

[78] Gorno-Tempini ML, Hillis AE, Weintraub S, Kertesz A, Mendez M, Cappa SF et al (2011) Classification of primary progressive aphasia and its variants. Neurology 76(11):1006–1014. https://doi.org/10.1212/WNL.0b013e31821103e6

[79] Goulding J, Signorini D, Chatterjee S, Nicoll J, Stewart J, Morris R et al (1999) Inverse relation between Braak stage and cerebrovascular pathology in Alzheimer predominant dementia. J Neurol Neurosurg Psychiatry 67(5):654–657

[80] Gour N, Felician O, Didic M, Koric L, Gueriot C, Chanoine V et al (2014) Functional connectivity changes differ in early and late-onset alzheimer's disease. Hum Brain Mapp 35(7):2978–2994. https://doi.org/10.1002/hbm.22379

[81] Gouras GK, Olsson TT, Hansson O (2015) beta-Amyloid peptides and amyloid plaques in Alzheimer's disease. Neurotherapeutics 12(1):3–11. https://doi.org/10.1007/s13311-014-0313-y

[82] Goveas JS, Xie C, Ward BD, Wu Z, Li W, Franczak M et al (2011) Recovery of hippocampal network connectivity correlates with cognitive improvement in mild Alzheimer's disease patients treated with donepezil assessed by resting-state fMRI. J Magn Reson Imaging 34(4):764–773. https://doi.org/10.1002/jmri.22662

[83] Greicius MD, Kimmel DL (2012) Neuroimaging insights into network-based neurodegeneration. Curr Opin Neurol 25(6):727–734. https://doi.org/10.1097/Wco.0b013e32835a26b3

[84] Greicius MD, Menon V (2004) Default-mode activity during a passive sensory task: uncoupled from deactivation but impacting activation. J Cogn Neurosci 16(9):1484–1492

[85] Greicius MD, Krasnow B, Reiss AL, Menon V (2003) Functional connectivity in the resting brain: a network analysis of the default mode hypothesis. Proc Natl Acad Sci U S A 100(1):253–258

[86] Greicius MD, Srivastava G, Reiss AL, Menon V (2004) Default-mode network activity distinguishes Alzheimer's disease from healthy aging: evidence from functional MRI. Proc Natl Acad Sci U S A 101(13):4637–4642

[87] Guo CC, Gorno-Tempini ML, Gesierich B, Henry M, Trujillo A, Shany-Ur T et al (2013) Anterior temporal lobe degeneration produces widespread networkdriven dysfunction. Brain 136(Pt 10):2979–2991. https://doi.org/10.1093/brain/awt222

[88] Guye M, Bettus G, Bartolomei F, Cozzone PJ (2010) Graph theoretical analysis of structural and functional connectivity MRI in normal and pathological brain networks. MAGMA 23(5-6):409–421. https://doi.org/10.1007/s10334-010-0205-z

[89] Hafkemeijer A, Altmann-Schneider I, Oleksik AM, van de Wiel L, Middelkoop HAM, van Buchem MA et al (2013) Increased functional connectivity and brain atrophy in elderly with subjective memory complaints. Brain Connect 3(4):353–362. https://doi.org/10.1089/brain.2013.0144

[90] Hampson M, Driesen NR, Skudlarski P, Gore JC, Constable RT (2006) Brain connectivity related to working memory performance. J Neurosci 26(51):13338–13343

[91] Heise V, Filippini N, Trachtenberg AJ, Suri S, Ebmeier KP, Mackay CE (2014) Apolipoprotein E genotype, gender and age modulate connectivity of the hippocampus in healthy adults. NeuroImage 98:23–30. https://doi.org/10.1016/j.neuroimage.2014.04.081

[92] Herrup K (2015) The case for rejecting the amyloid cascade hypothesis. Nat Neurosci 18(6):794–799. https://doi.org/10.1038/nn.4017

[93] Hoenig MC, Bischof GN, Seemiller J, Hammes J, Kukolja J, Onur OA et al (2018) Networks of tau distribution in Alzheimer's disease. Brain 141(2):568–581. https://doi.org/10.1093/brain/awx353

[94] Hyman BT, Damasio AR, Van Hoesen GW, Barnes CL (1984) Alzheimer's disease: cell-specific pathology isolates the hippocampal formation. Science 298:83–95

[95] Iadecola C (2010) The overlap between neurodegenerative and vascular factors in the pathogenesis of dementia. Acta Neuropathol (Berl) 120(3):287–296. https://doi.org/10.1007/s00401-010-0718-6

[96] Ikeda M, Ishikawa T, Tanabe H (2004) Epidemiology of frontotemporal lobar degeneration. Dement Geriatr Cogn Disord 17(4):265–268. https://doi.org/10.1159/000077151

[97] Iqbal K, Liu F, Gong CX, Grundke-Iqbal I (2010) Tau in Alzheimer disease and related tauopathies. Curr Alzheimer Res 7(8):656–664

[98] Jack CR Jr, Knopman DS, Jagust WJ, Petersen RC, Weiner MW, Aisen PS et al (2013) Tracking pathophysiological processes in Alzheimer's disease: an updated hypothetical model of dynamic biomarkers. Lancet Neurol 12(2):207–216. https://doi.org/10.1016/S1474-4422(12)70291-0

[99] Jessen F, Wolfsgruber S, Wiese B, Bickel H, Mosch E, Kaduszkiewicz H et al (2014) AD dementia risk in late MCI, in early MCI, and in subjective memory impairment. Alzheimers Dement 10(1):76–83. https://doi.org/10.1016/j.jalz.2012.09.017

[100] Jiang L, Sui D, Qiao K, Dong H-M, Chen L, Han Y (2018) Impaired functional criticality of human brain during Alzheimer's disease progression. Sci Rep 8(1):1324. https://doi.org/10.1038/s41598-018-19674-7

[101] Joubert S, Gour N, Guedj E, Didic M, Guériot C, Koric L et al (2016) Early-onset and late-onset Alzheimer's disease are associated with distinct patterns of memory impairment. Cortex 74:217–232. https://doi.org/10.1016/j.cortex.2015.10.014

[102] Jucker M, Walker LC (2011) Pathogenic protein seeding in Alzheimer disease and other neurodegenerative disorders. Ann Neurol 70(4):532–540. https://doi.org/10.1002/ana.22615

[103] Kalheim LF, Bjornerud A, Fladby T, Vegge K, Selnes P (2017) White matter hyperintensity microstructure in amyloid dysmetabolism. J Cereb Blood Flow Metab 37(1):356–365. https://doi.org/10.1177/0271678X15627465

[104] Kanekiyo T, Xu H, Bu G (2014) ApoE and Aβ in Alzheimer's disease: accidental encounters or partners? Neuron 81(4):740–754. https://doi.org/10.1016/j.neuron.2014.01.045

[105] Keller AS, Christopher L (2017) Distinct phases of tau, amyloid, and functional connectivity in healthy older adults. J Neurosci 37(37):8857–8859. https://doi.org/10.1523/JNEUROSCI.1687-17.2017

[106] Khazaee A, Ebrahimzadeh A, Babajani-Feremi A, Alzheimer's Disease Neuroimaging Initiative (2017) Classification of patients with MCI and AD from healthy controls using directed graph measures of resting-state fMRI. Behav Brain Res 322(Pt B):339–350. https://doi.org/10.1016/j.bbr.2016.06.043

[107] Kikuchi M, Hirosawa T, Yokokura M, Yagi S, Mori N, Yoshikawa E et al (2011) Effects of brain amyloid deposition and reduced glucose metabolism on the default mode of brain function in normal aging. J Neurosci 31(31):11193–11199. https://doi.org/10.1523/JNEUROSCI.2535-11.2011

[108] Klaassens BL, van Gerven JMA, van der Grond J, de Vos F, Möller C, Rombouts SARB (2017) Diminished posterior precuneus connectivity with the default mode network differentiates normal aging from Alzheimer's disease. Front Aging Neurosci 9:97. https://doi.org/10.3389/fnagi.2017.00097

[109] Klupp E, Grimmer T, Tahmasian M, Sorg C, Yakushev I, Yousefi BH et al (2015) Prefrontal hypometabolism in Alzheimer disease is related to longitudinal amyloid accumulation in remote brain regions. J Nucl Med 56(3):399–404. https://doi.org/10.2967/jnumed.114.149302

[110] Kryscio RJ, Abner EL, Cooper GE, Fardo DW, Jicha GA, Nelson PT et al (2014) Self-reported memory complaints: implications from a longitudinal cohort with autopsies. Neurology 83(15):1359–1365. https://doi.org/10.1212/WNL.0000000000000856

[111] Kuczynski B, Jagust W, Chui HC, Reed B (2009) An inverse association of cardiovascular risk and frontal lobe glucose metabolism. Neurology 72(8):738–743. https://doi.org/10.1212/01.wnl.0000343005.35498.e5

[112] Laumann TO, Snyder AZ, Mitra A, Gordon EM, Gratton C, Adeyemo B et al (2017) On the stability of BOLD fMRI correlations. Cereb Cortex 27(10):4719–4732. https://doi.org/10.1093/cercor/bhw265

[113] Lee JK, Jin HK, Endo S, Schuchman EH, Carter JE, Bae JS (2010) Intracerebral transplantation of bone marrow-derived mesenchymal stem cells reduces amyloid-beta deposition and rescues memory deficits in Alzheimer's disease mice by modulation of immune responses. Stem Cells 28(2):329–343. https://doi.org/10.1002/stem.277

[114] Lehmann M, Rohrer JD, Clarkson MJ, Ridgway GR, Scahill RI, Modat M et al (2010) Reduced cortical thickness in the posterior cingulate gyrus is characteristic of both typical and atypical Alzheimer's disease. J Alzheimers Dis 20(2):587–598. https://doi.org/10.3233/jad-2010-1401

[115] Lehmann M, Madison CM, Ghosh PM, Seeley WW, Mormino E, Greicius MD et al (2013) Intrinsic connectivity networks in healthy subjects explain clinical variability in Alzheimer's disease. Proc Natl Acad Sci U S A 110(28):11606–11611. https://doi.org/10.1073/pnas.1221536110

[116] Lehmann M, Madison C, Ghosh PM, Miller ZA, Greicius MD, Kramer JH et al (2015) Loss of functional connectivity is greater outside the default mode network in nonfamilial early-onset Alzheimer's disease variants. Neurobiol Aging 36(10):2678–2686. https://doi.org/10.1016/j.neurobiolaging.2015.06.029

[117] Lewis J, Dickson DW (2016) Propagation of tau pathology: hypotheses, discoveries, and yet unresolved questions from experimental and human brain studies. Acta Neuropathol (Berl) 131(1):27–48. https://doi.org/10.1007/s00401-015-1507-z

[118] Li X, Li T-Q, Andreasen N, Wiberg MK, Westman E, Wahlund L-O (2013) Ratio of Aβ42/P-tau181p in CSF is associated with aberrant default mode network in AD. Sci Rep 3:1339. https://doi.org/10.1038/srep01339

[119] Lim HK, Nebes R, Snitz B, Cohen A, Mathis C, Price J et al (2014) Regional amyloid burden and intrinsic connectivity networks in cognitively normal elderly subjects. Brain 137(12):3327–3338. https://doi.org/10.1093/brain/awu271

[120] Lim YY, Villemagne VL, Laws SM, Pietrzak RH, Snyder PJ, Ames D et al (2015) APOE and BDNF polymorphisms moderate amyloid β-related cognitive decline in preclinical Alzheimer's disease. Mol Psychiatry 20(11):1322–1328. https://doi.org/10.1038/mp.2014.123

[121] Liu J, Zhang X, Yu C, Duan Y, Zhuo J, Cui Y et al (2016a) Impaired parahippocampus connectivity in mild cognitive impairment and Alzheimer's disease. J Alzheimers Dis 49(4):1051–1064. https://doi.org/10.3233/JAD-150727

[122] Liu Y, Tan L, Wang H-F, Liu Y, Hao X-K, Tan C-C et al (2016b) Multiple effect of APOE genotype on clinical and neuroimaging biomarkers across Alzheimer's disease spectrum. Mol Neurobiol 53(7):4539–4547. https://doi.org/10.1007/s12035-015-9388-7

[123] Liu CC, Zhao N, Fu Y, Wang N, Linares C, Tsai CW et al (2017) ApoE4 accelerates early seeding of amyloid pathology. Neuron 96(5):1024–1032. e3. https://doi.org/10.1016/j.neuron. 2017.11.013

[124] López-Sanz D, Bruña R, Garcés P, Martín-Buro MC, Walter S, Delgado ML et al (2017) Functional connectivity disruption in subjective cognitive decline and mild cognitive impairment: a common pattern of alterations. Front Aging Neurosci 9:109. https://doi.org/10.3389/fnagi.2017.00109

[125] Luo X, Qiu T, Jia Y, Huang P, Xu X, Yu X et al (2017) Intrinsic functional connectivity alterations in cognitively intact elderly APOE ε 4 carriers measured by eigenvector centrality mapping are related to cognition and CSF biomarkers: a preliminary study. Brain Imaging Behav 11(5):1290–1301. https://doi.org/10.1007/s11682-016-9600-z

[126] Machulda MM, Jones DT, Vemuri P, McDade E, Avula R, Przybelski S et al (2011) Effect of APOE epsilon4 status on intrinsic network connectivity in cognitively normal elderly subjects. Arch Neurol 68(9):1131–1136. https://doi.org/10.1001/archneurol.2011.108

[127] Mackenzie IR, Neumann M, Bigio EH, Cairns NJ, Alafuzoff I, Kril J et al (2010) Nomenclature and nosology for neuropathologic subtypes of frontotemporal lobar degeneration: an update. Acta Neuropathol (Berl) 119(1):1–4. https://doi.org/10.1007/s00401-009-0612-2

[128] Mahley RW, Weisgraber KH, Huang Y (2006) Apolipoprotein E4: A causative factor and therapeutic target in neuropathology, including Alzheimer's disease. Proc Natl Acad Sci U S A 103(15):5644–5651. https://doi.org/10.1073/pnas.0600549103

[129] Malpas CB, Saling MM, Velakoulis D, Desmond P, O'Brien TJ (2016) Differential functional connectivity correlates of cerebrospinal fluid biomarkers in dementia of the Alzheimer's type. Neurodegener Dis 16(3-4):147–151. https://doi.org/10.1159/000438924

[130] Marchitelli R, Aiello M, Cachia A, Quarantelli M, Cavaliere C, Postiglione A et al (2018) Simultaneous resting-state FDG-PET/fMRI in Alzheimer disease: relationship between glucose metabolism and intrinsic activity. NeuroImage 176:246–258. https://doi.org/10.1016/j.neuroimage.2018.04.048

[131] McKeown MJ, Hansen LK, Sejnowski TJ (2003) Independent component analysis of functional MRI: what is signal and what is noise? Curr Opin Neurobiol 13(5):620–629

[132] Menon V (2011) Large-scale brain networks and psychopathology: a unifying triple network model. Trends Cogn Sci 15(10):483–506. https://doi.org/10.1016/j.tics.2011.08.003

[133] Menon V, Uddin LQ (2010) Saliency, switching, attention and control: a network model of insula function. Brain Struct Funct 214(5-6):655–667. https://doi.org/10.1007/s00429-010-0262-0

[134] Migliaccio R, Agosta F, Rascovsky K, Karydas A, Bonasera S, Rabinovici GD et al (2009) Clinical syndromes associated with posterior atrophy: early age at onset AD spectrum. Neurology 73(19):1571–1578. https://doi.org/10.1212/WNL.0b013e3181c0d427

[135] Migliaccio R, Gallea C, Kas A, Perlbarg V, Samri D, Trotta L et al (2016) Functional connectivity of ventral and dorsal visual streams in posterior cortical atrophy. J Alzheimers Dis 51(4):1119–1130. https://doi.org/10.3233/jad-150934

[136] Miller BL, Cummings J, Mishkin F, Boone K, Prince F, Ponton M et al (1998) Emergence of artistic talent in frontotemporal dementia. Neurology 51(4):978–982

[137] Mitchell TW, Mufson EJ, Schneider JA, Cochran EJ, Nissanov J, Han LY et al (2002) Parahippocampal tau pathology in healthy aging, mild cognitive impairment, and early Alzheimer's disease. Ann Neurol 51(2):182–189

[138] Mormino EC, Smiljic A, Hayenga AO, Onami SH, Greicius MD, Rabinovici GD et al (2011) Relationships between beta-amyloid and functional connectivity in different components of the default mode network in aging. Cereb Cortex 21(10):2399–2407. https://doi.org/10.1093/cercor/bhr025

[139] Murphy K, Fox MD (2017) Towards a consensus regarding global signal regression for resting state functional

connectivity MRI. NeuroImage 154:169–173. https://doi.org/10.1016/j.neuroimage.2016.11.052

[140] Ng KK, Lo JC, Lim JKW, Chee MWL, Zhou J (2016) Reduced functional segregation between the default mode network and the executive control network in healthy older adults: a longitudinal study. NeuroImage 133:321–330. https://doi.org/10.1016/j.neuroimage.2016.03.029

[141] Ng KK, Qiu Y, Lo JC-Y, Koay ES-C, Koh W-P, Chee MW-L et al (2018) Functional segregation loss over time is moderated by APOE genotype in healthy elderly. Hum Brain Mapp 39(7):2742–2752. https://doi.org/10.1002/hbm.24036

[142] Palop JJ, Chin J, Roberson ED, Wang J, Thwin MT, Bien-Ly N et al (2007) Aberrant excitatory neuronal activity and compensatory remodeling of inhibitory hippocampal circuits in mouse models of Alzheimer's disease. Neuron 55(5):697–711

[143] Papenberg G, Salami A, Persson J, Lindenberger U, Bäckman L (2015) Genetics and functional imaging: effects of APOE, BDNF, COMT, and KIBRA in aging. Neuropsychol Rev 25(1):47–62. https://doi.org/10.1007/s11065-015-9279-8

[144] Pedersen M, Omidvarnia A, Zalesky A, Jackson GD (2018) On the relationship between instantaneous phase synchrony and correlation-based sliding windows for time-resolved fMRI connectivity analysis. NeuroImage 2018(181):85–94. https://doi.org/10.1016/j.neuroimage.2018.06.020

[145] Peter J, Scheef L, Abdulkadir A, Boecker H, Heneka M, Wagner M et al (2014) Gray matter atrophy pattern in elderly with subjective memory impairment. Alzheimers Dement 10(1):99–108. https://doi.org/10.1016/j.jalz.2013.05.1764

[146] Petersen RC (2011) Clinical practice. Mild cognitive impairment. N Engl J Med 364(23):2227–2234. https://doi.org/10.1056/NEJMcp0910237

[147] Petersen RC, Smith GE, Waring SC, Ivnik RJ, Tangalos EG, Kokmen E (1999) Mild cognitive impairment: clinical characterization and outcome. Arch Neurol 56(3):303–308

[148] Petersen RC, Doody R, Kurz A, Mohs RC, Morris JC, Rabins PV et al (2001) Current concepts in mild cognitive impairment. Arch Neurol 58(12):1985–1992. https://doi.org/10.1001/archneur.58.12.1985

[149] Petrella JR, Sheldon FC, Prince SE, Calhoun VD, Doraiswamy PM (2011) Default mode network connectivity in stable vs progressive mild cognitive impairment. Neurology 76(6):511–517. https://doi.org/10.1212/WNL.0b013e31820af94e

[150] Pievani M, de Haan W, Wu T, Seeley WW, Frisoni GB (2011) Functional network disruption in the degenerative dementias. Lancet Neurol 10(9):829–843. https://doi.org/10.1016/S1474-4422(11)70158-2

[151] Pievani M, Filippini N, van den Heuvel MP, Cappa SF, Frisoni GB (2014) Brain connectivity in neurodegenerative diseases--from phenotype to proteinopathy. Nat Rev Neurol 10(11):620–633. https://doi.org/10.1038/nrneurol.2014.178

[152] Power JD, Schlaggar BL, Petersen SE (2015) Recent progress and outstanding issues in motion correction in resting state fMRI. NeuroImage 105:536–551. https://doi.org/10.1016/j.neuroimage.2014.10.044

[153] Premi E, Cauda F, Gasparotti R, Diano M, Archetti S, Padovani A et al (2014) Multimodal fMRI restingstate functional connectivity in granulin mutations: the case of fronto-parietal dementia. PLoS One 9(9):e106500. https://doi.org/10.1371/journal.pone.0106500

[154] Prins ND, van Dijk EJ, den Heijer T, Vermeer SE, Jolles J, Koudstaal PJ et al (2005) Cerebral small-vessel disease and decline in information processing speed, executive function and memory. Brain 128(Pt 9):2034–2041. https://doi.org/10.1093/brain/awh553

[155] Prusiner SB (1984) Some speculations about prions, amyloid, and Alzheimer's disease. N Engl J Med 310(10):661–663. https://doi.org/10.1056/NEJM198403083101021

[156] Qi Z, Wu X, Wang Z, Zhang N, Dong H, Yao L et al (2010) Impairment and compensation coexist in amnestic MCI default mode network. NeuroImage 50(1):48–55. https://doi.org/10.1016/j.neuroimage.2009.12.025

[157] Qian S, Zhang Z, Li B, Sun G (2015) Functionalstructural degeneration in dorsal and ventral attention systems for Alzheimer's disease, amnestic mild cognitive impairment. Brain Imaging Behav 9(4):790–800. https://doi.org/10.1007/s11682-014-9336-6

[158] Quevenco FC, Preti MG, van Bergen JM, Hua J, Wyss M, Li X et al (2017) Memory performance-related dynamic brain connectivity indicates pathological burden and genetic risk for Alzheimer's disease. Alzheimers Res Ther 9(1):24. https://doi.org/10.1186/s13195-017-0249-7

[159] Rabin LA, Smart CM, Amariglio RE (2017) Subjective cognitive decline in preclinical Alzheimer's disease. Annu Rev Clin Psychol 13:369–396. https://doi.org/10.1146/annurev-clinpsy-032816-045136

[160] Raichle ME, MacLeod AM, Snyder AZ, Powers WJ, Gusnard DA, Shulman GL (2001) A default mode of brain function. Proc Natl Acad Sci U S A 98(2):676–682

[161] Ratnavalli E, Brayne C, Dawson K, Hodges JR (2002) The prevalence of frontotemporal dementia. Neurology 58(11):1615–1621

[162] Razlighi QR, Habeck C, Steffener J, Gazes Y, Zahodne LB,

Mackay-Brandt A et al (2014) Unilateral disruptions in the default network with aging in native space. Brain Behav 4(2):143–157. https://doi.org/10.1002/brb3.202

[163] Reinvang I, Espeseth T, Westlye LT (2013) APOE-related biomarker profiles in non-pathological aging and early phases of Alzheimer's disease. Neurosci Biobehav Rev 37(8):1322–1335. https://doi.org/10.1016/j.neubiorev.2013.05.006

[164] Reuter-Lorenz PA, Park DC (2014) How does it STAC up? Revisiting the scaffolding theory of aging and cognition. Neuropsychol Rev 24(3):355–370. https://doi.org/10.1007/s11065-014-9270-9

[165] Richiardi J, Altmann A, Milazzo AC, Chang C, Chakravarty MM, Banaschewski T et al (2015) BRAIN NETWORKS. Correlated gene expression supports synchronous activity in brain networks. Science 348(6240):1241–1244. https://doi.org/10.1126/science.1255905

[166] Ridley RM, Baker HF, Windle CP, Cummings RM (2006) Very long term studies of the seeding of beta-amyloidosis in primates. J Neural Transm 113(9):1243–1251. https://doi.org/10.1007/s00702-005-0385-2

[167] Riedel BC, Thompson PM, Brinton RD (2016) Age, APOE and sex: triad of risk of Alzheimer's disease. J Steroid Biochem Mol Biol 160:134–147. https://doi.org/10.1016/j.jsbmb.2016.03.012

[168] Ronnlund M, Sundstrom A, Adolfsson R, Nilsson LG (2015) Subjective memory impairment in older adults predicts future dementia independent of baseline memory performance: evidence from the Betula prospective cohort study. Alzheimers Dement 11(11):1385–1392. https://doi.org/10.1016/j.jalz.2014.11.006

[169] Salehi A, Delcroix JD, Belichenko PV, Zhan K, Wu C, Valletta JS et al (2006) Increased App expression in a mouse model of Down's syndrome disrupts NGF transport and causes cholinergic neuron degeneration. Neuron 51(1):29–42

[170] Samann PG, Wehrle R, Hoehn D, Spoormaker VI, Peters H, Tully C et al (2011) Development of the brain's default mode network from wakefulness to slow wave sleep. Cereb Cortex 21(9):2082–2093. https://doi.org/10.1093/cercor/bhq295

[171] Satterthwaite TD, Ciric R, Roalf DR, Davatzikos C, Bassett DS, Wolf DH (2017) Motion artifact in studies of functional connectivity: characteristics and mitigation strategies. Hum Brain Mapp. https://doi.org/10.1002/hbm.23665

[172] Saxena S, Caroni P (2011) Selective neuronal vulnerability in neurodegenerative diseases: from stressor thresholds to degeneration. Neuron 71(1):35–48. https://doi.org/10.1016/j.neuron.2011.06.031

[173] Saykin AJ, Wishart HA, Rabin LA, Santulli RB, Flashman LA, West JD et al (2006) Older adults with cognitive complaints show brain atrophy similar to that of amnestic MCI. Neurology 67(5):834–842. https://doi.org/10.1212/01.wnl.0000234032.77541.a2

[174] Schaefer A, Quinque EM, Kipping JA, Arelin K, Roggenhofer E, Frisch S et al (2014) Early small vessel disease affects frontoparietal and cerebellar hubs in close correlation with clinical symptoms--a resting-state fMRI study. J Cereb Blood Flow Metab 34(7):1091–1095. https://doi.org/10.1038/jcbfm.2014.70

[175] Scheller E, Schumacher LV, Peter J, Lahr J, Wehrle J, Kaller CP et al (2018) Brain aging and APOE epsilon4 interact to reveal potential neuronal compensation in healthy older adults. Front Aging Neurosci 10:74. https://doi.org/10.3389/fnagi.2018.00074

[176] Schneider JA, Arvanitakis Z, Leurgans SE, Bennett DA (2009) The neuropathology of probable Alzheimer disease and mild cognitive impairment. Ann Neurol 66(2):200–208. https://doi.org/10.1002/ana.21706

[177] Schultz AP, Chhatwal JP, Huijbers W, Hedden T, van Dijk KR, McLaren DG et al (2014) Template based rotation: a method for functional connectivity analysis with a priori templates. NeuroImage 102(Pt 2):620–636. https://doi.org/10.1016/j.neuroimage.2014.08.022

[178] Schultz AP, Chhatwal JP, Hedden T, Mormino EC, Hanseeuw BJ, Sepulcre J et al (2017) Phases of hyperconnectivity and hypoconnectivity in the default mode and salience networks track with amyloid and tau in clinically normal individuals. J Neurosci 37(16):4323–4331. https://doi.org/10.1523/JNEUROSCI.3263-16.2017

[179] Sedeno L, Couto B, Garcia-Cordero I, Melloni M, Baez S, Morales Sepulveda JP et al (2016) Brain network organization and social executive performance in frontotemporal dementia. J Int Neuropsychol Soc 22(2):250–262. https://doi.org/10.1017/s1355617715000703

[180] Seeley WW, Menon V, Schatzberg AF, Keller J, Glover GH, Kenna H et al (2007) Dissociable intrinsic connectivity networks for salience processing and executive control. J Neurosci 27(9):2349–2356. https://doi.org/10.1523/jneurosci.5587-06.2007

[181] Seeley WW, Crawford R, Rascovsky K, Kramer JH, Weiner M, Miller BL et al (2008a) Frontal paralimbic network atrophy in very mild behavioral variant frontotemporal dementia. Arch Neurol 65(2):249–255

[182] Seeley WW, Matthews BR, Crawford RK, Gorno-Tempini ML, Foti D, Mackenzie IR et al (2008b) Unravelling

Bolero: progressive aphasia, transmodal creativity and the right posterior neocortex. Brain 131(Pt 1):39–49

[183] Seeley WW, Crawford RK, Zhou J, Miller BL, Greicius MD (2009) Neurodegenerative diseases target largescale human brain networks. Neuron 62(1):42–52. https://doi.org/10.1016/j.neuron.2009.03.024

[184] Seeley WW, Zhou J, Kim EJ (2011) Frontotemporal dementia: what can the behavioral variant teach us about human brain organization? Neuroscientist 18(4):373–385. https://doi.org/10.1177/1073858411410354

[185] Sepulcre J, Sabuncu MR, Li Q, El Fakhri G, Sperling R, Johnson KA (2017a) Tau and amyloid beta proteins distinctively associate to functional network changes in the aging brain. Alzheimers Dement 13(11):1261–1269. https://doi.org/10.1016/j.jalz.2017.02.011

[186] Sepulcre J, Grothe MJ, Sabuncu M, Chhatwal J, Schultz AP, Hanseeuw B et al (2017b) Hierarchical organization of tau and amyloid deposits in the cerebral cortex. JAMA Neurol 74(7):813–820. https://doi.org/10.1001/jamaneurol.2017.0263

[187] Serra L, Cercignani M, Mastropasqua C, Torso M, Spanò B, Makovac E et al (2016) Longitudinal changes in functional brain connectivity predicts conversion to Alzheimer's disease. J Alzheimers Dis 51(2):377–389. https://doi.org/10.3233/JAD-150961

[188] Sheline YI, Raichle ME, Snyder AZ, Morris JC, Head D, Wang S et al (2010) Amyloid plaques disrupt resting state default mode network connectivity in cognitively normal elderly. Biol Psychiatry 67(6):584–587. https://doi.org/10.1016/j.biopsych.2009.08.024

[189] Shu N, Wang X, Bi Q, Zhao T, Han Y (2017) Disrupted topologic efficiency of white matter structural connectome in individuals with subjective cognitive decline. Radiology 286(1):229–238. https://doi.org/10.1148/radiol.2017162696

[190] Shulman GL, Corbetta M, Fiez JA, Buckner RL, Miezin FM, Raichle ME et al (1997) Searching for activations that generalize over tasks. Hum Brain Mapp 5(4):317–322. https://doi.org/10.1002/(SICI)1097-0193(1997)5:4<317::AID-HBM19>3.0.CO;2-A

[191] Smith SM, Nichols TE (2018) Statistical challenges in "big data" human neuroimaging. Neuron 97(2):263–268. https://doi.org/10.1016/j.neuron.2017.12.018

[192] Smith SM, Fox PT, Miller KL, Glahn DC, Fox PM, Mackay CE et al (2009) Correspondence of the brain's functional architecture during activation and rest. Proc Natl Acad Sci U S A 106(31):13040–13045. https://doi.org/10.1073/pnas.0905267106

[193] Snitz BE, Lopez OL, McDade E, Becker JT, Cohen AD, Price JC et al (2015) Amyloid-beta imaging in older adults presenting to a memory clinic with subjective cognitive decline. J Alzheimers Dis 48(Suppl 1):S151–S1S9. https://doi.org/10.3233/JAD-150113

[194] Snowden JS, Stopford CL, Julien CL, Thompson JC, Davidson Y, Gibbons L et al (2007) Cognitive phenotypes in Alzheimer's disease and genetic risk. Cortex 43(7):835–845

[195] Snowdon DA, Study N (2003) Healthy aging and dementia: findings from the Nun Study. Ann Intern Med 139(5 Pt 2):450–454

[196] Song Z, Insel PS, Buckley S, Yohannes S, Mezher A, Simonson A et al (2015) Brain amyloid-β burden is associated with disruption of intrinsic functional connectivity within the medial temporal lobe in cognitively normal elderly. J Neurosci 35(7):3240–3247. https://doi.org/10.1523/JNEUROSCI.2092-14.2015

[197] Sorg C, Riedl V, Mühlau M, Calhoun VD, Eichele T, Läer L et al (2007) Selective changes of resting-state networks in individuals at risk for Alzheimer's disease. Proc Natl Acad Sci U S A 104(47):18760–18765. https://doi.org/10.1073/pnas.0708803104

[198] Sorg C, Riedl V, Perneczky R, Kurz A, Wohlschlager AM (2009) Impact of Alzheimer's disease on the functional connectivity of spontaneous brain activity. Curr Alzheimer Res 6(6):541–553

[199] Sperling RA, Dickerson BC, Pihlajamaki M, Vannini P, LaViolette PS, Vitolo OV et al (2010) Functional alterations in memory networks in early Alzheimer's disease. NeuroMolecular Med 12(1):27–43. https://doi.org/10.1007/s12017-009-8109-7

[200] Sperling R, Mormino E, Johnson K (2014) The evolution of preclinical Alzheimer's disease: implications for prevention trials. Neuron 84(3):608–622. https://doi.org/10.1016/j.neuron.2014.10.038

[201] Sporns O (2013) Network attributes for segregation and integration in the human brain. Curr Opin Neurobiol 23(2):162–171. https://doi.org/10.1016/j.conb.2012.11.015

[202] Sporns O, Betzel RF (2016) Modular brain networks. Annu Rev Psychol 67(1):613–640. https://doi.org/10.1146/annurev-psych-122414-033634

[203] Spronk M, Kulkarni K, Ji JL, Keane B, Anticevic A, Cole MW (2018) A whole-brain and cross-diagnostic perspective on functional brain network dysfunction. bioRxiv. https://doi.org/10.1101/326728

[204] Strittmatter WJ, Saunders AM, Schmechel D, PericakVance M, Enghild J, Salvesen GS et al (1993) Apolipoprotein E: high-avidity binding to betaamyloid and increased frequency of type 4 allele in late-onset familial Alzheimer

disease. Proc Natl Acad Sci U S A 90(5):1977–1981

[205] Supekar K, Menon V, Rubin D, Musen M, Greicius MD (2008) Network analysis of intrinsic functional brain connectivity in Alzheimer's disease. PLoS Comput Biol 4(6):e1000100

[206] Tahmasian M, Pasquini L, Scherr M, Meng C, Förster S, Mulej Bratec S et al (2015) The lower hippocampus global connectivity, the higher its local metabolism in Alzheimer disease. Neurology 84(19):1956–1963. https://doi.org/10.1212/WNL.0000000000001575

[207] Teipel S, Grothe MJ, Zhou J, Sepulcre J, Dyrba M, Sorg C et al (2016) Measuring cortical connectivity in Alzheimer's disease as a brain neural network pathology: toward clinical applications. J Int Neuropsychol Soc 22(2):138–163. https://doi.org/10.1017/S1355617715000995

[208] Toledo JB, Arnold SE, Raible K, Brettschneider J, Xie SX, Grossman M et al (2013) Contribution of cerebrovascular disease in autopsy confirmed neurodegenerative disease cases in the National Alzheimer's Coordinating Centre. Brain 136(Pt 9):2697–2706. https://doi.org/10.1093/brain/awt188

[209] Tosun D, Landau S, Aisen PS, Petersen RC, Mintun M, Jagust W et al (2017) Association between tau deposition and antecedent amyloid-beta accumulation rates in normal and early symptomatic individuals. Brain 140(5):1499–1512. https://doi.org/10.1093/brain/awx046

[210] Toussaint PJ, Maiz S, Coynel D, Doyon J, Messe A, de Souza LC et al (2014) Characteristics of the default mode functional connectivity in normal ageing and Alzheimer's disease using resting state fMRI with a combined approach of entropy-based and graph theoretical measurements. NeuroImage 101:778–786. https://doi.org/10.1016/j.neuroimage.2014.08.003

[211] Vincent JL, Patel GH, Fox MD, Snyder AZ, Baker JT, Van Essen DC et al (2007) Intrinsic functional architecture in the anaesthetized monkey brain. Nature 447(7140):83–86. https://doi.org/10.1038/nature05758

[212] Walker LC, Levine H 3rd, Mattson MP, Jucker M (2006) Inducible proteopathies. Trends Neurosci 29(8):438–443. https://doi.org/10.1016/j.tins.2006.06.010

[213] Wang J, Zuo X, Dai Z, Xia M, Zhao Z, Zhao X et al (2013a) Disrupted functional brain connectome in individuals at risk for Alzheimer's disease. Biol Psychiatry 73(5):472–481. https://doi.org/10.1016/j.biopsych.2012.03.026

[214] Wang Y, Risacher SL, West JD, McDonald BC, Magee TR, Farlow MR et al (2013b) Altered default mode network connectivity in older adults with cognitive complaints and amnestic mild cognitive impairment. J Alzheimers Dis 35(4):751–760. https://doi.org/10.3233/JAD-130080

[215] Wang L, Brier MR, Snyder AZ, Thomas JB, Fagan AM, Xiong C et al (2013c) Cerebrospinal fluid Abeta42, phosphorylated Tau181, and resting-state functional connectivity. JAMA Neurol 70(10):1242–1248. https://doi.org/10.1001/jamaneurol.2013.3253

[216] Wang C, Ong J, Patanaik A, Zhou J, Chee MWL (2016) Spontaneous eyelid closures link vigilance fluctuation with fMRI dynamic connectivity states. Proc Natl Acad Sci U S A 113(34):9653–9658. https://doi.org/10.1073/pnas.1523980113

[217] Whitwell JL, Josephs KA, Avula R, Tosakulwong N, Weigand SD, Senjem ML et al (2011) Altered functional connectivity in asymptomatic MAPT subjects: a comparison to bvFTD. Neurology 77(9):866–874. https://doi.org/10.1212/WNL.0b013e31822c61f2

[218] Whitwell JL, Weigand SD, Boeve BF, Senjem ML, Gunter JL, DeJesus-Hernandez M et al (2012) Neuroimaging signatures of frontotemporal dementia genetics: C9ORF72, tau, progranulin and sporadics. Brain 135(Pt 3):794–806. https://doi.org/10.1093/brain/aws001

[219] Whitwell JL, Jones DT, Duffy JR, Strand EA, Machulda MM, Przybelski SA et al (2015) Working memory and language network dysfunctions in logopenic aphasia: a task-free fMRI comparison with Alzheimer's dementia. Neurobiol Aging 36(3):1245–1252. https://doi.org/10.1016/j.neurobiolaging.2014.12.013

[220] Wig GS, Schlaggar BL, Petersen SE (2011) Concepts and principles in the analysis of brain networks. Ann N Y Acad Sci 1224:126–146. https://doi.org/10.1111/j.1749-6632.2010.05947.x

[221] Wig GS, Laumann TO, Petersen SE (2014) An approach for parcellating human cortical areas using resting-state correlations. Neuroimage 93(Part 2):276–291. https://doi.org/10.1016/j.neuroimage.2013.07.035

[222] Wilson SM, Galantucci S, Tartaglia MC, Gorno-Tempini ML (2012) The neural basis of syntactic deficits in primary progressive aphasia. Brain Lang 122(3):190–198. https://doi.org/10.1016/j.bandl.2012.04.005

[223] Yang AC, Huang C-C, Liu M-E, Liou Y-J, Hong C-J, Lo M-T et al (2014) The APOE ε4 allele affects complexity and functional connectivity of resting brain activity in healthy adults. Hum Brain Mapp 35(7):3238–3248. https://doi.org/10.1002/hbm.22398

[224] Yassa MA, Mattfeld AT, Stark SM, Stark CEL (2011) Age-related memory deficits linked to circuit-specific disruptions in the hippocampus. Proc Natl Acad Sci U S A 108(21):8873–8878. https://doi.org/10.1073/pnas.1101567108

[225] Ye Q, Su F, Shu H, Gong L, Xie C, Zhang Z et al (2016) The apolipoprotein E gene affects the three-year trajectories of compensatory neural processes in the left-lateralized hippocampal network. Brain Imaging Behav 11(5):1446–1458. https://doi.org/10.1007/s11682-016-9623-5

[226] Yeo BTT, Krienen FM, Sepulcre J, Sabuncu MR, Lashkari D, Hollinshead M et al (2011) The organization of the human cerebral cortex estimated by intrinsic functional connectivity. J Neurophysiol 106(3):1125–1165. https://doi.org/10.1152/jn.00338.2011

[227] Yu J-T, Tan L, Hardy J (2014) Apolipoprotein E in Alzheimer's disease: an update. Annu Rev Neurosci 37(1):79–100. https://doi.org/10.1146/annurev-neuro-071013-014300

[228] Zekry D, Duyckaerts C, Moulias R, Belmin J, Geoffre C, Herrmann F et al (2002a) Degenerative and vascular lesions of the brain have synergistic effects in dementia of the elderly. Acta Neuropathol (Berl) 103(5):481–487. https://doi.org/10.1007/s00401-001-0493-5

[229] Zekry D, Hauw JJ, Gold G (2002b) Mixed dementia: epidemiology, diagnosis, and treatment. J Am Geriatr Soc 50(8):1431–1438

[230] Zhan Y, Ma J, Alexander-Bloch AF, Xu K, Cui Y, Feng Q et al (2016) Longitudinal study of impaired intraand inter-network brain connectivity in subjects at high risk for Alzheimer's disease. J Alzheimers Dis 52(3):913–927. https://doi.org/10.3233/JAD-160008

[231] Zhou J, Seeley WW (2014) Network dysfunction in Alzheimer's disease and frontotemporal dementia: implications for psychiatry. Biol Psychiatry 75(7):565–573. https://doi.org/10.1016/j.biopsych.2014.01.020

[232] Zhou J, Greicius MD, Gennatas ED, Growdon ME, Jang JY, Rabinovici GD et al (2010) Divergent network connectivity changes in behavioural variant frontotemporal dementia and Alzheimer's disease. Brain 133(5):1352–1367

[233] Zhou J, Gennatas ED, Kramer JH, Miller BL, Seeley WW (2012) Predicting regional neurodegeneration from the healthy brain functional connectome. Neuron 73(6):1216–1227. https://doi.org/10.1016/j.neuron.2012.03.004

[234] Zysset S, Huber O, Samson A, Ferstl EC, von Cramon DY (2003) Functional specialization within the anterior medial prefrontal cortex: a functional magnetic resonance imaging study with human subjects. Neurosci Lett 335(3):183–186

帕金森病的 fMRI
fMRI in Parkinson's Disease

Hartwig R. Siebner David Meder Damian M. Herz 著

宋天彬 张 越 卢 洁 译

第26章

缩略语

ACC	anterior cingulate cortex	前扣带回
BA	Brodmann area	Brodmann 分区
BG	basal ganglia	基底节
BOLD	blood-oxygenation-level-dependent	血氧水平依赖
CMA	cingulate motor area	扣带回运动区
COMT	catechol O-methyltransferase	儿茶酚氧位甲基转移酶
DCM	dynamic causal modeling	动态因果模型
DLPFC	dorsolateral prefrontal cortex	背外侧前额叶皮质
fMRI	functional magnetic resonance imaging	功能磁共振成像
GPe	external globus pallidus	苍白球外侧部
GPi	internal globus pallidus	苍白球内侧部
HC	healthy control subjects	健康对照
ICD	impulse control disorder	冲动控制障碍
IFG	inferior frontal gyrus	额下回
IPC	inferior parietal cortex	顶下小叶皮质
LEDD	levodopa-equivalent daily dose	左旋多巴等效日剂量
LID	levodopa-induced dyskinesia	左旋多巴诱发异动症
M1	primary motor cortex	初级运动皮质
MCI	mild cognitive impairment	轻度认知功能障碍
MFC	middle frontal cortex	额中回皮质
MFG	middle frontal gyrus	额中回

OFC	orbitofrontal cortex	眶额回皮质
PC	parietal cortex	顶叶皮质
PD	Parkinson's disease	帕金森病
PDCP	Parkinson's disease-related cognitive pattern	帕金森病相关认知模式
PDRP	Parkinson's disease-related pattern	帕金森病相关模式
PET	positron-emission tomography	正电子发射计算机断层扫描
PFC	prefrontal cortex	前额叶皮质
PM	premotor cortex	运动前皮质
PPI	psychophysiological interaction	心理生理交互作用
Pre-SMA	pre-supplementary motor area	前运动辅助区
RS-fMRI	resting-state functional magnetic resonance imaging	静息态功能磁共振成像
SEM	structural equation modeling	结构方程模型
SMA	supplementary motor area	运动辅助区
SNc	substantia nigra pars compacta	黑质致密部
SNr	substantia nigra pars reticulata	黑质网状部
SPC	superior parietal cortex	顶上小叶皮质
SPECT	single-photon emission computed tomography	单光子发射计算机断层扫描
STN	subthalamic nucleus	丘脑底核
VS	ventral striatum	腹侧纹状体
VTA	ventral tegmental area	腹侧被盖区

一、帕金森病的临床特征和病理生理学

帕金森病（Parkinson's disease，PD）是一种原因不明的进行性神经退行性疾病，主要临床特征为运动迟缓、肌强直和静止性震颤（Postuma 等，2015）。此外，其非运动症状也很常见，包括认知、自主神经和感觉功能障碍（Schapira 等，2017）。PD 的运动障碍与黑质致密部（substantia nigra pars compacta，SNc）多巴胺能神经元退变有关，导致连接皮层和基底节（basal ganglia，

BG）的神经环路异常。这些环路维持机体正常的运动功能，帮助动作选择，即执行选定的运动，与之竞争的运动模式均被抑制（Mink，1996），该功能与基底节参与的 3 条不同通路有关（图 26-1）。示意图显示直接通路激活导致丘脑 - 皮层连接去抑制化，而间接通路广泛抑制周围连接（Albin 等，1989；DeLong，1990）。此外，连接皮层和丘脑底核（subthalamic nucleus，STN）的超直接通路是所有运动的"停止信号"（Nambu 等，2000），可以取消之前的运动或冲动性运动。

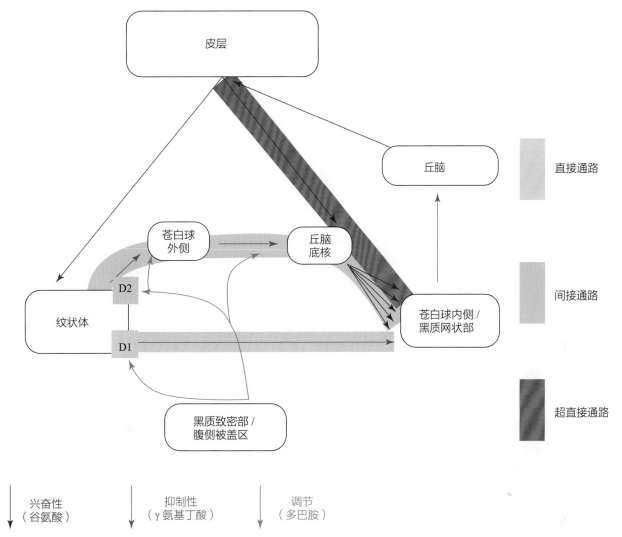

▲ 图 26-1　皮层 – 皮层下通路示意

大脑皮层的传出纤维至基底节并进行加工，通过丘脑再投射回大脑皮层，形成闭合的反馈环路。直接通路连接纹状体（包括壳核和尾状核）与苍白球内侧部（globus pallidus，GPi）/黑质网状部（substantia nigra pars reticulata，SNr）。直接通路及 GPi/SNr– 丘脑的连接均为抑制性通路，所以直接通路激活导致丘脑 – 皮层连接去抑制。间接通路激活通过苍白球外侧部（GPe）导致 STN 去抑制。STN 投射到 GPi/SNr 的兴奋性传出纤维，持续抑制丘脑皮层连接。纹状体的多巴胺能神经通过 D1 受体激活直接通路，通过 D2 受体抑制间接通路，因此对运动有兴奋作用。运动环路中多巴胺主要调节黑质致密部（stantia nigra pars compacta，SNc）到背侧纹状体的连接，而边缘系统环路多巴胺主要调节腹侧被盖区（ventral tegmental area，VTA）到腹侧纹状体的连接。超直接通路由皮层到丘脑底核（subthalamic nucleus，STN）的连接组成，可以在运动系统发出快速"停止信号"。示意图未显示基底节内部的反馈连接

直接通路和间接通路持续激活促进选择性运动的执行，同时抑制竞争性运动。多巴胺通过 D1 受体激活直接通路，通过 D2 受体抑制间接通路，多巴胺耗竭可以通过增加间接通路，抑制丘脑 – 皮层连接，从而导致运动障碍。尽管这个模型有助于解释帕金森病的主要运动特征，但存在局限性，目前模型（Obeso 等，2017）实现了突触可塑性和神经放电模式等复杂属性的评估。皮层—基底节—丘脑—皮层环路不仅涉及运动网络，还涉及其他功能，如认知功能或边缘系统功能（图 26-2；Alexander 等，1986）。PD 神经退行性变显著影响尾侧的感觉运动基底节环路，而喙侧的联想和边缘环路较少受累（Rinne 等，2001）。

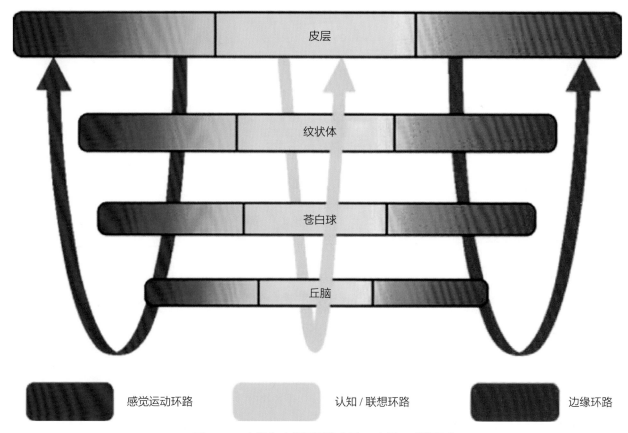

◀------------ 尾侧　　　　　　　　　　　　　　　　　　　　喙侧 ------------▶

皮层

纹状体

苍白球

丘脑

感觉运动环路　　　　　　　　　认知 / 联想环路　　　　　　　　　边缘环路

▲ 图 26-2　空间和功能不同的皮层 - 皮层下反馈环路
每个环路都起源于大脑皮层，通过基底节区的输入（纹状体）和输出（苍白球）结构到达丘脑，再返回皮层，皮层 - 皮层下反馈环路是行为选择和强化的基础（Redgrave 等，2008）

二、帕金森病的神经影像学成像

功能神经成像技术，如正电子发射计算机断层扫描（positron-emission tomography，PET）、单光子发射计算机断层扫描（single-photon emission computed tomography，SPECT）和功能磁共振成像（functional magnetic resonance imaging，fMRI）等，已广泛应用于神经网络功能和功能障碍的研究。早期的 PD 神经影像学研究主要应用 PET 测定局部脑血流量（Jahanshahi 等，1995；Playford 等，1992）。近年来，除了进行深部脑刺激治疗（deep brain stimulation，DBS）的 PD 患者外，大多应用 fMRI 代替 PET，成为研究疾病相关神经活动和功能连接的影像学方法。与 PET 相比，fMRI 没有辐射，能够进行多次检查；此外 fMRI 具有更好的空间和时间分辨率，可分析事件相关的神经活动；这些优势使得 fMRI 和 PET 成为研究 PD 神经网络的重要互补工具。下文作者重点介绍 PD 的 fMRI 研究，包括静息态 fMRI、运动任务和非运动任务态 fMRI、多巴胺能神经元退行性变临床前期 PD、无症状 PD 基因突变携带者的研究，详见表 26-1。

（一）静息态 fMRI 评估功能连接

静息态 fMRI（RS-fMRI）检测受试者静息状态下全脑血氧水平依赖（BOLD）信号的自发低频震荡（＜ 0.1Hz）活动，这些局部的 BOLD 信号波动在脑功能网络具有时间相关性，因此可作

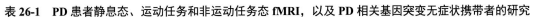

表 26-1　PD 患者静息态、运动任务和非运动任务态 fMRI，以及 PD 相关基因突变无症状携带者的研究

作　者	年　份	受试者	开期 / 关期	实验范式	主要研究发现
			静息态 fMRI 研究		
Helmich 等	2010	41 例 PD 和 36 例 HC	关期	静息态	皮层与壳核之间的功能连接降低
Luo 等	2014	52 例 PD 和 HC	关期（未服药）	静息态	纹状体与中脑边缘区域的功能连接降低，壳核后部与感觉运动区的功能连接降低
Rolinski 等	2015	32 例 PD，19 例 HC	关期 / 开期（仅 28 例）	静息态	关期状态 PD 患者 BG 的功能连接降低，尤其壳核后部。关期状态 BG 激活可鉴别 PD 患者，准确率为 81%
Skidmore 等	2013	15 例 PD 和 HC	关期	静息态	SMA、PFC、右侧 MFG 和左侧小脑的激活减少，而右侧小脑激活增加，可鉴别 PD 患者与对照组，敏感性为 92%，特异性为 87%
Vo 等	2017	20 例 PD 和 HC. 14 例 PD 和 HC 作为重复性检验样本	关期 / 开期（仅 9 例）	静息态	fMRI 发现 PD 相关模式（PDRP）与 PET 表现相似，验证样本进行了证实。PDRP 在开期状态减弱，与运动障碍相关
			运动任务激活 fMRI		
Buhmann 等	2003	8 例（未服药）	关期 / 开期	简单对指任务	关期状态 SMA 和 M1 的脑激活降低。左旋多巴增加 SMA 和 M1 激活
Haslinger 等	2001	8 例	关期 / 开期	有节奏的自由选择方向的单操纵杆运动	关期状态 pre-SMA 的脑激活降低，M1 和外侧 PM 的脑激活增加。左旋多巴增加 SMA 激活，降低 M1、外侧 PM SPC 激活
Herz 等	2014	13 例 LID 患者，13 例非 LID 患者	关期 / 关期到开期	Go-Nogo 任务	NoGo 试验左旋多巴使 PD 异动患者的 pre-SMA 和壳核激活增加，pre-SMA 激活增加与 LID 严重程度相关
Kraft 等	2009	12 例	关期 / 开期	简单的单手和双手用力紧握	关期状态 PD 患者壳核的激活减少；开期状态与正常对照无差异
Rowe 等	2002	12 例	关期	简单有节奏的过度学习运动序列任务，伴随或不伴随额外的注意任务	简单任务 SMA 激活增加，但由于 PFC 和 SMA 及外侧 PM 之间功能连接受损，注意力相关的 SMA 激活减少
Rowe 等	2010	16 例	关期 / 开期	简单视觉节奏的手指敲击任务	开期状态动作选择与 PFC 和 pre-SMA 之间的耦合增强有关。关期状态动作、选择与 PFC 和外侧 PM 之间的耦合相关

（续表）

作　者	年　份	受试者	开期 / 关期	实验范式	主要研究发现
Sabatini 等	2000	6 例	关期	复杂顺序运动任务	pre-SMA 和右侧 DLPFC 激活降低，M1、外侧 PM、IPC、SMA 和 ACC 激活增加
Wu 等	2010	15 例	关期	单手、双手同向和双手反向运动	反向运动任务 SMA 和 BG 的激活降低，M1、PM、IFG、楔前叶和小脑的激活增加。SMA 与 BG 和背外侧 PFC 的功能连接降低，与 M1、PC、楔前体和小脑的功能连接增加
Wu 等	2011	18 例	关期 / 开期	自主轻敲击任务	关期状态 PD 患者显示 BG 和皮层区（M1、pre-SMA、PM）及小脑之间的功能连接降低，而皮层 – 小脑区域之间的功能连接增强
非运动任务功能激活 fMRI					
Ekman 等	2014	28 例 PD 不伴 MCI，11 例 PD 伴 MCI	关期（未服药）和开期	工作记忆（2-back）任务	纵向研究未服药和服药后 12 个月的患者，伴发 MCI 的 PD 患者 MFC 激活减低，尾状核和梭状回之间的功能连接降低
Lewis 等	2003	21 例（认知受损和无受损）	开期	工作记忆任务	工作记忆损害与纹状体和 PFC 激活降低有关
MacDonald 等 .	2011	20 例	关期 / 开期	简单选择任务	左旋多巴增强干扰控制，但降低腹侧纹状体介导的学习刺激
Marklund 等	2009	20 例（未服药物）	关期	工作记忆（2-back）任务	PD 患者尾状核、壳核和苍白球表现短暂的（阶段性）激活减少，而壳核前部表现为持续性激活减少
Nombela 等	2014	168 例 PD，85 例 HC	开期	执行计划、视觉空间功能和记忆任务	左旋多巴每日剂量较低的 met/met 基因携带者（PFCDA 水平较高）执行计划任务（伦敦塔），PFC 和尾状核的激活程度最强，而每日剂量较高的 Val/Val 基因携带者（PFCDA 水平较低），上述脑区的激活程度最强
Politis 等	2013	12 例性欲亢进 ICD，12 例非 ICD	关期 / 开期	被动观看奖励暗示（包括性暗示）和中性的暗示	药物治疗与 ICD 状态间没有相互作用，但大脑部分脑区（包括 VS）对性暗示的脑活动增加，与药物无关
Rowe 等	2008	19 例	关期 / 开期	双模态连续执行任务	外侧 PFC 和尾状核激活与运动疾病严重程度呈非线性 U 型关系。左旋多巴导致 U 型函数发生变化，提示大脑皮层和 BG 之间的不同连接存在差异

（续表）

作　者	年　份	受试者	开期/关期	实验范式	主要研究发现
Voon 等	2010	22 例（有无冲动控制障碍）	关期/开期	概率学习任务	多巴胺受体激动剂可提高易感 PD 患者从获益结果中学习的速率，并增加纹状体预测误差的能力
Voon 等	2011	28 例（伴或不伴 ICD）	关期/开期	冒险任务	冲动控制障碍的患者会做出更危险的选择，表现为 OFC 和 ACC 激活降低。多巴胺受体激动剂增强对风险的敏感性，同时降低 VS 激活；而无冲动控制障碍的患者结果相反
Williams Gray 等	2008	29 例（高活性和低活性 CMOT 基因型）	开期	注意能力的认知任务	低 COMT 基因型的 PD 患者注意力下降，与额顶叶注意网络的激活减少有关
包含基因信息的临床前期 fMRI 研究					
Buhmann 等	2005	12 例（无症状的 Parkin 基因突变携带者）	—	内部选择和外部决定的手指运动	无症状 Parkin 基因突变携带者在内部选择运动时，右喙侧 CMA 和左背侧 PM 的激活增加
Van Nuenen 等	2009	22 例（无症状的 Parkin 或 Pink1 基因突变携带者）	—	简单顺序的 3 拇指和其他手指的对指运动	与健康对照相比，无症状 Parkin– 和 *Pink*1 突变携带者执行简单运动任务，pre-SMA 和右喙侧背侧 PM 激活

每部分研究排列按照字母排序
ACC. 前扣前回；BG. 基底节；CMA. 扣带回运动区；COMT. 儿茶酚氧位甲基转移酶；DA. 多巴胺；DLPFC. 背外侧前额叶皮层；HC. 健康对照；ICD. 冲动控制障碍；IFG. 额下回；IPC. 顶下小叶皮层；LID. 左旋多巴诱发异动症；M1. 初级运动皮层；MCI. 轻度认知障碍；MFC. 额中回皮层；MFG. 额中回；OFC. 眶额回皮层；PD. 帕金森病；PDRP. 帕金森病相关模式；PFC. 前额叶皮层；PM. 运动前皮层；Pre- SMA. 前运动辅助区；SMA. 运动辅助区；SPC. 顶上小叶皮层；VS. 腹侧纹状体

为功能连接的指标（Biswal 等，1995；Raichle，2015）。运动障碍是 PD 的核心症状，RS-fMRI 特别适用于研究 PD 患者的运动功能研究，因为 RS-fMRI 患者无须进行运动任务，连接模式不会被任务执行情况干扰。但是，PD 患者较健康对照的头动显著增多，尤其是关期状态，BOLD 信号强度降低，导致组间差异出现"假阳性"，并非真实功能连接差异。

最近，两篇综述对 PD 的 RS-fMRI 研究进行全面总结（Tahmasian 等，2017；Hohenfeld 等，2018），在此笔者对相关关键概念和内容进行叙述。静息态数据可以通过独立成分分析揭示内在神经网络，静息态 PET 研究发现 PD 相关模式（PD-related pattern，PDRP），即苍白球、丘脑和

脑桥代谢增加，而运动前区（premotor，PM）、辅助运动区（supplementary motor area，SMA）和后顶叶皮层的代谢减低；另外与认知能力下降有关的代谢模式（PD 相关认知模式，PDCP），即内侧额叶和顶叶代谢减少，小脑和齿状核代谢增加（Eidelberg，2009）；这些模式见于 PD 患者，但健康对照组未显示，最近 fMRI 研究证实相关结果（Vo 等，2017）。

此外，RS-fMRI 还可以研究预先选定的感兴趣区功能连接，使用这种方法大多数研究发现皮层感觉运动区、丘脑和纹状体间的功能连接减低（Tahmasian 等，2015；Hohenfeld 等，2018）。根据神经退行性变的解剖学研究进展，壳核前部和后部功能连接不同。研究表明与健康对照相比，

关期（多巴胺停药至少 12h）PD 患者的顶下小叶（inferior parietal cortex，IPC）与壳核后部之间的功能连接降低，IPC 与壳核前部之间的功能连接增强（Helmich 等，2010）。未服药 PD 患者和健康对照组进行对比研究，发现皮层 - 纹状体（壳核前部和壳核后部）的功能连接降低，但后部更显著（Luo 等，2014）。RS-fMRI 研究证实 STN 和感觉运动皮层之间的耦合增强，动物自主运动研究得到证实（Baudrexel 等，2011；Kurani 等，2015；Jia 等，2018）。

其他学者研究 RS-fMRI 是否可以作为区分 PD 患者和健康对照的有效指标，如 Skidmore 等（Skidmore 等，2013）发现 PD 患者 SMA、前额叶（prefrontal cortex，PFC）、右侧额中回（middle frontal gyrus，MFG）和左侧小脑的激活减低，右侧小脑激活增加，根据这种激活分布模式区分 PD 患者和健康对照组，敏感性为 92%，特异性为 87%。关于 BG 网络研究，Rolinski 发现 BG 功能连接普遍降低，尤其壳核后部，诊断准确率为 81%（Rolinski 等，2015）。RS-fMRI 对 PD 和健康对照组鉴别的敏感性和特异性通常为 90%，但独立验证样本进行分析时，其敏感性和特异性有所降低（Szewczyk-Krolikowski 等，2014；Chen 等，2015；Badea 等，2017；Pläschke 等，2017），表明 RS-fMRI 可作为 PD 的影像学标志物具有重要作用。

（二）运动控制的 fMRI 研究

许多 fMRI 研究探讨 PD 运动症状的神经机制，Herz 等对相关文献进行 Meta 分析（Eickhoff 等，2012），发现运动任务期间壳核后部激活减少（Herz 等，2014a），且运动功能受损越严重，患者激活减少的概率越大。额顶叶网络包括前运动辅助区（pre-supplementary motor area，pre-SMA）、初级运动皮层（M1）、IPC 以及顶上小叶。

尽管 PD 患者和健康对照额顶叶网络的激活模式不同，但 PD 患者该网络活动究竟是增加还是降低，目前尚存在争议，Haslinger 等（2001）对 8 例关期和开期状态患者，进行听觉节奏自由选择方向的单操纵杆运动 fMRI 研究，结果显示关期状态患者 pre-SMA 的激活减低，M1 和外侧 PM 的激活增加，服用左旋多巴后患者与健康对照组激活模式相似。另一项使用握力任务的 fMRI 研究，发现 PD 患者开期和关期状态大脑皮层广泛网络激活减少（Kraft 等，2009），关期状态与开期状态和健康受试者相比，壳核后部激活减低。有学者推测 PD 患者运动脑区在关期状态激活增加是代偿机制（Sabatini 等，2000；Haslinger 等，2001），而部分脑区激活减低与 SNc 多巴胺能神经元的退行性改变有关，导致 BG 到皮层运动脑区的兴奋性输入减少（Buhmann 等，2003；Kraft 等，2009），但结果差异也可能与 fMRI 任务难度和执行差异有关。

研究表明注意力是运动任务状态决定皮层活动模式的重要因素，Rowe 等（2002）对 12 例关期状态 PD 患者使用简单的定速序列学习任务证实了这个观点。虽然患者简单运动任务较正常对照 SMA 激活，但要求患者关注自己的动作时，SMA 激活却没有增加。基于结构方程模型的连接分析（SEM；Büchel 和 Friston，1997）表明，与健康对照相比患者在被要求注意自己的行为时，PFC 与两侧 PM 和 SMA 之间的有效连接并没有增加，表明前额叶注意网络和额顶叶运动网络之间的失连接可能是潜在脑网络机制。

其他研究不仅探索了脑激活变化，还研究了功能性神经网络的大脑区域间连接模式的变化（Rowe 等，2010）。例如，关期状态 PD 患者在执行双手反相运动时，运动受损与 SMA 和 BG 的激活减少、以及 M1、外侧 PM 和小脑等多个脑区激活增加有关（Wu 等，2010）。使用心理生理交互作用（psychophysiological interaction，PPI）方法（Friston 等，1997）的连接分析，显示 SMA 与前额叶脑区和 BG 的连接减低，与 M1、小脑、顶叶和楔前叶的连接增加；同一研究组对 18 例 PD 患者进行自主单手敲击任务 fMRI 发现类似结果（Wu 等，2011）。皮层 - 皮层和皮层 - 小脑连接增加可能代偿执行运动区与 BG 之间的功能连接受损，并可能与进展期 PD 显示 M1 过度激活有关（Haslinger 等，2001；Sabatini 等，2000）。Rowe 等（2010）应用动态因果模型（DCM；Friston 等，2003）和不同的脑功能后处理方法分析 16 例 PD 患者在关期和开期状态执行简单视觉节律手指敲打任务皮层 - 皮层功能连接，结果显示在用药患者和健康对照组，动作选择与 PFC 和 Pre-SMA 之间的功能连接增强相关，而关期状态用药患者的 PFC 和外侧 PM 之间的功能连接增强。

除了缺乏运动功能（运动迟缓），许多 PD 患者服用左旋多巴数年后开始出现过度不自主运动（Cilia 等，2014），这种现象称为左旋多巴诱发异动症（levodopa-induced dyskinesia，LID），由于容易出现运动伪影，fMRI 难以进行研究，但有些研究揭示了潜在的神经生物学发生机制。Herz 等对关期状态 LID 患者进行 fMRI 扫描，随后服用左旋多巴并立即再次扫描，直到出现运动障碍为止（Herz 等，2014b），与非 LID 患者运动抑制期间相比，Go-Nogo 任务 LID 患者服用左旋多巴后 SMA 前部和左侧壳核的激活明显增加，SMA 前部激活增强程度与 LID 运动症状的严重程度呈正相关。

综上所述，PD 患者运动系统的 fMRI 为研究病理生理机制提供了重要依据，并揭示了潜在的代偿机制。最常见的受累区域是 SMA、M1 和壳核后部（Meder 等，2018），网络分析能够评估 PD 的任务相关连接模式，应重视注意网络在调节运动环路的重要性。

（三）非运动功能的 fMRI 研究

尽管 PD 的运动症状最突出，但也会出现认知、睡眠、情绪、自主功能和疼痛的非运动症状（Schapira 等，2017）。首先，由于多巴胺参与认知过程，如学习（奖赏预测错误信号）、分配工作和承担风险（Niv2007；Christopoulos 等，2009；Schultz，2017），主要由大脑另一个主要的多巴胺核—腹侧被盖区（ventraltegmentalarea，VTA）介导，该区域也受神经退行性变影响，尽管影响程度很小（Alberico 等，2015）；其次，PD 也会导致其他神经递质系统发生退行性改变，包括去甲肾上腺素能、胆碱能和 5- 羟色胺能系统（Hawkes 等，2010）。PD 的认知障碍通常表现为额叶执行功能紊乱，包括注意控制，如工作记忆、注意力维持与转换，以及与奖赏相关的行为和冒险的控制（Meder 等，2018）。PD 患者认知功能障碍相当复杂，取决于疾病的严重程度、药物治疗和基因型（Rowe 等，2008；Williams-Gray 等，2008）。最佳多巴胺水平与运动、认知和边缘环路的不同而不同，通常多巴胺能状态和功能之间呈倒 U 型关系（图 26-3），但左旋多巴替代物的最佳剂量通常关注运动障碍的改善，而非运动环路的多巴胺水平较低（Cools 和 D'Esposito，2011）。

为了研究 PD 患者工作记忆受损的神经机制，Lewis 等应用工作记忆范式对 21 例伴或不伴认知障碍的开期状态 PD 患者进行研究（Lewis 等，2003），发现工作记忆受损与 BG 和额叶局部脑区的激活减低有关，由于无认知障碍未显示激活减低，提示 PD 的认知障碍与皮层—皮层下环路有关，该环路与运动功能障碍的环路不同。Marklund 等（2009）利用 2-back 工作记忆任务 fMRI 对 20 例未接受治疗新发 PD 患者工作记忆的不同过程进行评估，2-back 任务

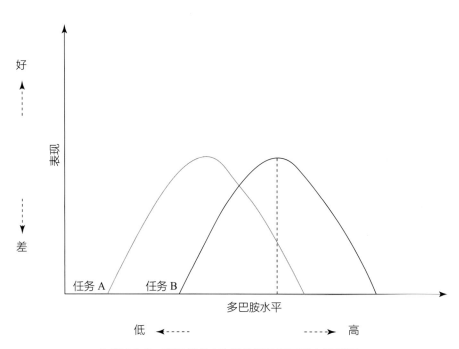

▲ 图 26-3　不同任务 / 功能的最佳多巴胺水平示意

虽然给定的多巴胺水平 X 能使任务 B 表现最佳，但会影响任务 A 的表现，任务 A 的最佳多巴胺水平较低，这种多巴胺依赖的表现差异见于不同神经系统（如运动与认知）或认知控制的不同方面（如稳定性与灵活性）

要求受试者指出当前呈现单词是否之前出现过两次，结果表明 PD 早期工作记忆障碍主要由尾状核多巴胺反应相位失调引起，尽管同时观察到最初征象为强制性运动障碍。另一项相似研究显示了尾状核的重要作用，在有轻度认知功能障碍的 PD 患者中，尾状核和梭状回之间的功能连接减低（Ekman 等，2014）。

最近，神经影像学研究的热点为阐明多巴胺能药物如何影响 PD 患者的脑功能（Rowe 等，2008），为解释多巴胺对不同皮层 – 皮层下环路的作用，MacDonald 等对 20 例 PD 患者服用左旋多巴前后进行选择实验范式研究（MacDonald 等，2011），结果显示腹侧纹状体负责奖赏相关的加工处理，而背侧纹状体介导干扰控制。尽管多巴胺替代增加背侧纹状体功能（干扰控制），但降低腹侧纹状体介导功能（奖赏相关功能）。另一项研究显示不同环路与药物和疾病严重程度，相互作用呈现复杂的倒 U 型关系（Rowe 等，2008），19 例 PD 患者进行双模态连续作业任务，

该任务字母显示在 8 个放射状位置之一，字母的位置或类型定义为一个目标实验范式，根据实验要求受试者指出实验是否为目标实验范式，如果患者正确指出 3 个连续靶点，就给予金钱奖赏，为了获得更多奖赏，参与者会提高注意力，并检出相应的目标实验范式。PD 患者能够成功解决这一任务，但根据运动障碍的疾病严重程度，脑激活存在个体差异。运动障碍与外侧 PFC 和尾状核任务相关激活均呈非线性 U 型关系，最严重和最轻微运动障碍患者的外侧 PFC 和尾状核均表现任务相关明显激活，而疾病严重程度中等的患者任务相关激活较低。多巴胺替代治疗导致这种关系侧向偏移，改善运动障碍，但不能改善认知功能。

PD 患者的注意力控制依赖儿茶酚氧位甲基转移酶（catechol O-methyltransferase，COMT）基因型，这种基因型影响 PFC 的多巴胺水平（Collins and Williams-Gray 2016）。Williams Gray 等（Williams-Gray 等，2008）对 16 例 COMT 高

活性基因型（val/val）和 13 例 COMT 低活性基因型（met/met）患者进行复杂的任务研究，探讨开期状态注意力形成能的力，COMT 低活性基因型的 PD 患者无法正常转移注意力，与额顶叶注意网络激活减低有关。另一项大队列 PD 患者和健康对照的对比研究显示，执行计划任务 COMT 基因型和药物对额叶纹状体激活存在交互作用（Nombela 等，2014）。

奖赏行为改变具有重要临床意义，冲动控制障碍（impulse control disorders，ICD），如病态赌博或强迫性购物常见于 PD 患者，与使用多巴胺受体激动药有关（Weintraub 等，2015）。然而，多巴胺受体激动剂对奖赏相关行为和冒险行为控制受损机制尚不完全清楚。Voon 等对 22 例有或无过度赌博和过度购物的 PD 患者进行概率学习任务研究（Voon 等，2010），这项任务受试者必须学习一个符号是否与奖赏或损失有关，第三种情况为中立试验，研究表明腹侧纹状体与奖赏预期错误反应相关（Rushworth 和 Behrens，2008）。PD 伴 ICD 患者服用多巴胺受体激动剂后，纹状体预测错误的能力高于预期，可能使伴有 ICD 的 PD 患者具有强迫性的奖赏寻求行为倾向。

同一课题组的另一项研究发现纹状体在 ICD 具有重要作用，PD 患者服用药物后 ICD 的冒险行为控制改变与腹侧纹状体的激活减少有关（Voon 等，2011）。Politis 等对伴有 ICD 的 PD 患者研究，发现腹侧纹状体对性暗示的激活增加（Politis 等，2013）。通常 ICD 患者使用多巴胺能药物对运动环路的获益，与对认知和奖赏加工的不利影响之间存在明显不平衡（Meder 等，2018），有学者认为这种不平衡导致药物预后的不确定性增加，可能是导致 ICD 行为的基础（Averbeck 等，2013）。

综上所述，PD 患者非运动功能的研究表明，参与注意力控制的网络在疾病早期已经发生改变。多巴胺能治疗根据具体任务（如运动和认知）、疾病严重程度对神经功能产生不同的影响，此外多巴胺受体激动剂可以通过影响纹状体多巴胺能信号调节，改变患者对奖赏行为和风险行为的控制能力，导致严重的不良反应，如 ICD。2018 年 Mede 等对 PD 认知灵活性、学习和奖赏处理的神经影像学研究进行综述（Meder 等，2018）。

（四）临床前期的代偿机制

Parkin 和 Pink1 基因突变是导致家族性 PD 最常见的隐性遗传基因（Gasser，2007；Greenland 等，2018）。Parkin 和 Pink1 突变的非显性杂合子携带者表现亚临床黑质纹状体多巴胺能退行性改变（Hilker 等，2001；Khan 等，2005），为研究多巴胺能功能障碍临床前期的代偿机制提供了独特的机会，而且无症状携带者没有运动障碍，因此可以在无临床症状的情况下评估运动相关神经活动。Buhmann 等（2005）对 12 例无症状 Parkin 突变携带者进行单手的简单对指运动任务，这些动作节奏频率为 0.33Hz，使用手指既可以自我判定，也可以外界指导。非显性突变携带者显示与外界指导运动相比，自我判定运动时扣带回运动区喙部（cingulate motor area，CMA）和左背侧 PM 的激活增加。此外，使用 PPI 的连接分析显示，Parkin 突变携带者自我判定运动期间，喙侧 CMA 和多巴胺缺乏的左侧壳核后部之间有效连接增加。van Nuenen 及其同事对 9 例 Pink1- 和 13 例 Parkin 突变携带者，进行视觉提示的简单序列的 3 个单手对指运动，与健康对照相比 Pink1- 和 Parkin 突变携带者 Pre-SMA 和右背侧 PM 的激活增加（vanNuenen 等，2009）。

这两项研究表明临床前期黑质纹状体多巴胺能变性，导致任务特定网络内运动皮层激活的代偿性增加，这种代偿机制可能与散发 PD 患者多巴胺能纹状体神经变性数年后才出现首发症状有关；而且出现运动症状之前使用 fMRI 也有可能检测出 PD，特别是超高场 fMRI 获得的细节，预示具有巨大的研究潜力（Lehericy 等，2017），基于遗传信息的研究很容易推广到其他携带 PD 相关基因突变的患者群体。另外对临床有症状人群进行 fMRI 研究，这些症状如嗅觉功能丧失或快速眼动睡眠障碍等可能先于 PD 运动障碍，发现能够早期预测 PD（Savica 等，2010），Barber 等（2017）对临床前期人群的影像研究进行了综述。

三、未来展望

fMRI 研究为 PD 运动和非运动症状的神经网络异常提供了重要方法，解释这些研究结果时必须注意，因为震颤会严重影响数据采集，研究报道几乎纳入的都是运动不能 – 肌强直的 PD 患者。通过在线监测和运动矫正这些先进设备，可有效协助 PD 患者的研究，此外 fMRI 研究联合药物调节，可以对患者进行从无到出现不自主运动多次扫描，评估神经活动的动态变化（Herz 等，2014b；Cerasa 等，2015；Herz 等，2015），这些研究对于理解运动障碍的病理生理变化非常必要。静息态和任务态 fMRI 分析对 PD 的脑网络变化具有很高的敏感性，超高场成像技术有助于显示小核团的结构成像，为精确诊断和个体化治疗提供了帮助（Lehericy 等，2017）。纵向研究能够更好了解进行性神经退行性变对神经网络的影响，分析激活模式与新出现症状或不良反应的关系，检出容易不良反应的 PD 患者，从而制订个体化治疗方案。

参考文献

[1] Alberico SL, Cassell MD, Narayanan NS (2015) The vulnerable ventral tegmental area in Parkinson's disease. Basal Ganglia 5:51–55. https://doi.org/10.1016/j.baga.2015.06.001

[2] Albin RL, Young AB, Penney JB (1989) The functional anatomy of basal ganglia disorders. Trends Neurosci 12:366–375

[3] Alexander GE, DeLong MR, Strick PL (1986) Parallel Organization of Functionally Segregated Circuits Linking Basal Ganglia and Cortex. Annu Rev Neurosci 9:357–381. https://doi.org/10.1146/annurev.ne.09.030186.002041

[4] Averbeck BB, Djamshidian A, O'Sullivan SS et al (2013) Uncertainty about mapping future actions into rewards may underlie performance on multiple measures of impulsivity in behavioral addiction: evidence from Parkinson's disease. Behav Neurosci 127:245–255. https://doi.org/10.1037/a0032079

[5] Badea L, Onu M, Wu T et al (2017) Exploring the reproducibility of functional connectivity alterations in Parkinson's disease. PLoS One 12:e0188196. https://doi.org/10.1371/journal.pone.0188196

[6] Barber TR, Klein JC, Mackay CE, Hu MTM (2017) Neuroimaging in pre-motor Parkinson's disease. Neuroimage Clin 15:215–227. https://doi.org/10.1016/j.nicl.2017.04.011

[7] Baudrexel S, Witte T, Seifried C et al (2011) Resting state fMRI reveals increased subthalamic nucleusmotor cortex connectivity in Parkinson's disease. NeuroImage 55:1728–1738. https://doi.org/10.1016/j.neuroimage.2011.01.017

[8] Biswal B, Yetkin FZ, Haughton VM, Hyde JS (1995) Functional connectivity in the motor cortex of resting human brain using echo-planar MRI. Magn Reson Med 34:537–541

[9] Büchel C, Friston KJ (1997) Modulation of connectivity in visual pathways by attention: cortical interactions evaluated with structural equation modelling and fMRI. Cereb Cortex 7:768–778

[10] Buhmann C, Binkofski F, Klein C et al (2005) Motor reorganization in asymptomatic carriers of a single mutant Parkin allele: a human model for presymptomatic parkinsonism. Brain 128:2281–2290. https://doi.org/10.1093/brain/awh572

[11] Buhmann C, Glauche V, Stürenburg HJ et al (2003) Pharmacologically modulated fMRI---cortical responsiveness to levodopa in drug-naive hemiparkinsonian patients. Brain 126:451–461. https://doi.org/10.1093/brain/

awg033

[12] Cerasa A, Koch G, Donzuso G et al (2015) A network centred on the inferior frontal cortex is critically involved in levodopa-induced dyskinesias. Brain 138:414–427. https://doi.org/10.1093/brain/awu329

[13] Chen Y, Yang W, Long J et al (2015) Discriminative analysis of Parkinson's disease based on whole-brain functional connectivity. PLoS One 10:e0124153. https://doi.org/10.1371/journal.pone.0124153

[14] Christopoulos GI, Tobler PN, Bossaerts P et al (2009) Neural correlates of value, risk, and risk aversion contributing to decision making under risk. J Neurosci 29:12574–12583. https://doi.org/10.1523/JNEUROSCI.2614-09.2009

[15] Cilia R, Akpalu A, Sarfo FS et al (2014) The modern pre-levodopa era of Parkinson's disease: insights into motor complications from sub-Saharan Africa. Brain 137:2731–2742. https://doi.org/10.1093/brain/awu195

[16] Collins LM, Williams-Gray CH (2016) The genetic basis of cognitive impairment and dementia in Parkinson's disease. Front Psych 7. https://doi.org/10.3389/fpsyt.2016.00089

[17] Cools R, D'Esposito M (2011) Inverted-U-shaped dopamine actions on human working memory and cognitive control. Biol Psychiatry 69:e113–e125. https://doi.org/10.1016/j.biopsych.2011.03.028

[18] DeLong MR (1990) Primate models of movement disorders of basal ganglia origin. Trends Neurosci 13:281–285

[19] Eickhoff SB, Bzdok D, Laird AR et al (2012) Activation likelihood estimation meta-analysis revisited. NeuroImage 59:2349–2361. https://doi.org/10.1016/j.neuroimage.2011.09.017

[20] Eidelberg D (2009) Metabolic brain networks in neurodegenerative disorders: a functional imaging approach. Trends Neurosci 32:548–557. https://doi.org/10.1016/j.tins.2009.06.003

[21] Ekman U, Eriksson J, Forsgren L et al (2014) Longitudinal changes in task-evoked brain responses in Parkinson's disease patients with and without mild cognitive impairment Front Neurosci 8:8. https://doi.org/10.3389/fnins.2014.00207

[22] Friston KJ, Buechel C, Fink GR et al (1997) Psychophysiological and modulatory interactions in neuroimaging. NeuroImage 6:218–229. https://doi.org/10.1006/nimg.1997.0291

[23] Friston KJ, Harrison L, Penny W (2003) Dynamic causal modelling. NeuroImage 19:1273–1302. https://doi.org/10.1016/S1053-8119(03)00202-7

[24] Gasser T (2007) Update on the genetics of Parkinson's disease. Mov Disord 22(Suppl 17):S343–S350. https://doi.org/10.1002/mds.21676

[25] Greenland JC, Williams-Gray CH, Barker RA (2018) The clinical heterogeneity of Parkinson's disease and its therapeutic implications. European Journal of Neuroscience in press: doi 49:328. https://doi.org/10.1111/ejn.14094

[26] Haslinger B, Erhard P, Kämpfe N et al (2001) Eventrelated functional magnetic resonance imaging in Parkinson's disease before and after levodopa. Brain 124:558–570

[27] Hawkes CH, Del Tredici K, Braak H (2010) A timeline for Parkinson's disease. Parkinsonism Relat Disord 16:79–84. https://doi.org/10.1016/j.parkreldis.2009.08.007

[28] Helmich RC, Derikx LC, Bakker M et al (2010) Spatial remapping of cortico-striatal connectivity in Parkinson's disease. Cereb Cortex 20:1175–1186. https://doi.org/10.1093/cercor/bhp178

[29] Herz DM, Eickhoff SB, Løkkegaard A, Siebner HR (2014a) Functional neuroimaging of motor control in parkinson's disease: a meta-analysis. Hum Brain Mapp 35:3227–3237. https://doi.org/10.1002/hbm.22397

[30] Herz DM, Haagensen BN, Christensen MS et al (2014b) The acute brain response to levodopa heralds dyskinesias in Parkinson disease. Ann Neurol 75:829–836. https://doi.org/10.1002/ana.24138

[31] Herz DM, Haagensen BN, Christensen MS et al (2015) Abnormal dopaminergic modulation of striatocortical networks underlies levodopa-induced dyskinesias in humans. Brain 138:1658–1666. https://doi.org/10.1093/brain/awv096

[32] Hilker R, Klein C, Ghaemi M et al (2001) Positron emission tomographic analysis of the nigrostriatal dopaminergic system in familial parkinsonism associated with mutations in the parkin gene. Ann Neurol 49:367–376

[33] Hohenfeld C, Werner CJ, Reetz K (2018) Resting-state connectivity in neurodegenerative disorders: is there potential for an imaging biomarker? NeuroImage: Clinical 18:849–870. https://doi.org/10.1016/j.nicl.2018.03.013

[34] Jahanshahi M, Jenkins IH, Brown RG et al (1995) Selfinitiated versus externally triggered movements. I An investigation using measurement of regional cerebral blood flow with PET and movement-related potentials in normal and Parkinson's disease subjects Brain 118(Pt 4):913–933

[35] Jia Q, Gao L, Zhang J et al (2018) Altered functional connectivity of the subthalamic nucleus during self-initiated movement in Parkinson's disease. J Neuroradiol 45:249–255. https://doi.org/10.1016/j.neurad.2017.11.008

[36] Khan NL, Scherfler C, Graham E et al (2005) Dopaminergic dysfunction in unrelated, asymptomatic carriers of a single parkin mutation. Neurology 64:134–136. https://doi.org/10.1212/01.WNL.0000148725.48740.6D

[37] Kraft E, Loichinger W, Diepers M et al (2009)

Levodopainduced striatal activation in Parkinson's disease: a functional MRI study. Parkinsonism Relat Disord 15:558–563. https://doi.org/10.1016/j.parkreldis.2009.02.005

[38] Kurani AS, Seidler RD, Burciu RG et al (2015) Subthalamic nucleus—sensorimotor cortex functional connectivity in de novo and moderate Parkinson's disease. Neurobiol Aging 36:462–469. https://doi.org/10.1016/j.neurobiolaging.2014.07.004

[39] Lehericy S, Vaillancourt DE, Seppi K et al (2017) The role of high-field magnetic resonance imaging in parkinsonian disorders: pushing the boundaries forward. Mov Disord 32:510–525. https://doi.org/10.1002/mds.26968

[40] Lewis SJG, Dove A, Robbins TW et al (2003) Cognitive impairments in early Parkinson's disease are accompanied by reductions in activity in frontostriatal neural circuitry. J Neurosci 23:6351–6356

[41] Luo C, Song W, Chen Q et al (2014) Reduced functional connectivity in early-stage drug-naive Parkinson's disease: a resting-state fMRI study. Neurobiol Aging 35:431–441. https://doi.org/10.1016/j.neurobiolaging.2013.08.018

[42] MacDonald PA, MacDonald AA, Seergobin KN et al (2011) The effect of dopamine therapy on ventral and dorsal striatum-mediated cognition in Parkinson's disease: support from functional MRI. Brain 134:1447–1463. https://doi.org/10.1093/brain/awr075

[43] Marklund P, Larsson A, Elgh E et al (2009) Temporal dynamics of basal ganglia under-recruitment in Parkinson's disease: transient caudate abnormalities during updating of working memory. Brain 132:336–346. https://doi.org/10.1093/brain/awn309

[44] Meder D, Herz DM, Rowe JB et al (2018) The role of dopamine in the brain - lessons learned from Parkinson's disease. NeuroImage 190:79. https://doi.org/10.1016/j.neuroimage.2018.11.021

[45] Mink JW (1996) The basal ganglia: focused selection and inhibition of competing motor programs. Prog Neurobiol 50:381–425. https://doi.org/10.1016/S0301-0082(96)00042-1

[46] Nambu A, Tokuno H, Hamada I et al (2000) Excitatory cortical inputs to pallidal neurons via the subthalamic nucleus in the monkey. J Neurophysiol 84:289–300. https://doi.org/10.1152/jn.2000.84.1.289

[47] Niv Y (2007) Cost, benefit, tonic, phasic. Ann N Y Acad Sci 1104:357–376. https://doi.org/10.1196/annals.1390.018

[48] Nombela C, Rowe JB, Winder-Rhodes SE et al (2014) Genetic impact on cognition and brain function in newly diagnosed Parkinson's disease: ICICLE-PD study. Brain 137:2743–2758. https://doi.org/10.1093/brain/awu201

[49] Obeso JA, Stamelou M, Goetz CG et al (2017) Past, present, and future of Parkinson's disease: a special essay on the 200th anniversary of the shaking palsy. Mov Disord 32:1264–1310. https://doi.org/10.1002/mds.27115

[50] Pläschke RN, Cieslik EC, Müller VI et al (2017) On the integrity of functional brain networks in schizophrenia, Parkinson's disease, and advanced age: evidence from connectivity-based single-subject classification. Hum Brain Mapp 38:5845–5858. https://doi.org/10.1002/hbm.23763

[51] Playford ED, Jenkins IH, Passingham RE et al (1992) Impaired mesial frontal and putamen activation in Parkinson's disease: a positron emission tomography study. Ann Neurol 32:151–161. https://doi.org/10.1002/ana.410320206

[52] Politis M, Loane C, Wu K et al (2013) Neural response to visual sexual cues in dopamine treatment-linked hypersexuality in Parkinson's disease. Brain 136:400–411. https://doi.org/10.1093/brain/aws326

[53] Postuma RB, Berg D, Stern M et al (2015) MDS clinical diagnostic criteria for Parkinson's disease. Mov Disord 30:1591–1601. https://doi.org/10.1002/mds.26424

[54] Raichle ME (2015) The restless brain: how intrinsic activity organizes brain function. Phil Trans R Soc B 370:20140172. https://doi.org/10.1098/rstb.2014.0172

[55] Redgrave P, Gurney K, Reynolds J (2008) What is reinforced by phasic dopamine signals? Brain Res Rev 58:322–339. https://doi.org/10.1016/j.brainresrev.2007.10.007

[56] Rinne OJ, Nurmi E, Ruottinen HM et al (2001) [(18)F]FDOPA and [(18)F]CFT are both sensitive PET markers to detect presynaptic dopaminergic hypofunction in early Parkinson's disease. Synapse 40:193–200. https://doi.org/10.1002/syn.1042

[57] Rolinski M, Griffanti L, Szewczyk-Krolikowski K et al (2015) Aberrant functional connectivity within the basal ganglia of patients with Parkinson's disease. NeuroImage: Clinical 8:126–132. https://doi.org/10.1016/j.nicl.2015.04.003

[58] Rowe J, Stephan KE, Friston K et al (2002) Attention to action in Parkinson's disease: impaired effective connectivity among frontal cortical regions. Brain 125:276–289

[59] Rowe JB, Hughes L, Ghosh BCP et al (2008) Parkinson's disease and dopaminergic therapy—differential effects on movement, reward and cognition. Brain 131:2094–2105. https://doi.org/10.1093/brain/awn112

[60] Rowe JB, Hughes LE, Barker RA, Owen AM (2010) Dynamic causal modelling of effective connectivity from fMRI: are results reproducible and sensitive to Parkinson's disease and its treatment? NeuroImage 52:1015–1026. https://doi.org/10.1016/j.neuroimage.2009.12.080

[61] Rushworth MFS, Behrens TEJ (2008) Choice, uncertainty and value in prefrontal and cingulate cortex. Nat Neurosci 11:389–397. https://doi.org/10.1038/nn2066

[62] Sabatini U, Boulanouar K, Fabre N et al (2000) Cortical motor reorganization in akinetic patients with Parkinson's disease: a functional MRI study. Brain 123(Pt 2):394–403

[63] Savica R, Rocca WA, Ahlskog JE (2010) When does Parkinson disease start? Arch Neurol 67:798–801. https://doi.org/10.1001/archneurol.2010.135

[64] Schapira AHV, Chaudhuri KR, Jenner P (2017) Nonmotor features of Parkinson disease. Nat Rev Neurosci 18:435–450. https://doi.org/10.1038/nrn.2017.62

[65] Schultz W (2017) Reward prediction error. Curr Biol 27:R369–R371. https://doi.org/10.1016/j.cub.2017.02.064

[66] Skidmore FM, Yang M, Baxter L et al (2013) Apathy, depression, and motor symptoms have distinct and separable resting activity patterns in idiopathic Parkinson disease. NeuroImage 81:484–495. https://doi.org/10.1016/j.neuroimage.2011.07.012

[67] Szewczyk-Krolikowski K, Menke RAL, Rolinski M et al (2014) Functional connectivity in the basal ganglia network differentiates PD patients from controls. Neurology 83:208–214. https://doi.org/10.1212/WNL.0000000000000592

[68] Tahmasian M, Bettray LM, van Eimeren T et al (2015) A systematic review on the applications of resting-state fMRI in Parkinson's disease: does dopamine replacement therapy play a role? Cortex 73:80–105. https://doi.org/10.1016/j.cortex.2015.08.005

[69] Tahmasian M, Eickhoff SB, Giehl K et al (2017) Restingstate functional reorganization in Parkinson's disease: an activation likelihood estimation meta-analysis. Cortex 92:119–138. https://doi.org/10.1016/j.cortex.2017.03.016

[70] van Nuenen BFL, Weiss MM, Bloem BR et al (2009) Heterozygous carriers of a Parkin or PINK1 mutation share a common functional endophenotype. Neurology 72:1041–1047. https://doi.org/10.1212/01.wnl.0000338699.56379.11

[71] Vo A, Sako W, Fujita K et al (2017) Parkinson's diseaserelated network topographies characterized with resting state functional MRI. Hum Brain Mapp 38:617–630. https://doi.org/10.1002/hbm.23260

[72] Voon V, Gao J, Brezing C et al (2011) Dopamine agonists and risk: impulse control disorders in Parkinson's; disease. Brain 134:1438–1446. https://doi.org/10.1093/brain/awr080

[73] Voon V, Pessiglione M, Brezing C et al (2010) Mechanisms underlying dopamine-mediated reward Bias in compulsive behaviors. Neuron 65:135–142. https://doi.org/10.1016/j.neuron.2009.12.027

[74] Weintraub D, David AS, Evans AH et al (2015) Clinical spectrum of impulse control disorders in Parkinson's disease. Mov Disord 30:121–127. https://doi.org/10.1002/mds.26016

[75] Williams-Gray CH, Hampshire A, Barker RA, Owen AM (2008) Attentional control in Parkinson's disease is dependent on COMT val 158 met genotype. Brain 131:397–408. https://doi.org/10.1093/brain/awm313

[76] Wu T, Wang L, Hallett M et al (2010) Neural correlates of bimanual anti-phase and in-phase movements in Parkinson's disease. Brain 133:2394–2409. https://doi.org/10.1093/brain/awq151

[77] Wu T, Wang L, Hallett M et al (2011) Effective connectivity of brain networks during self-initiated movement in Parkinson's disease. NeuroImage 55:204–215. https://doi.org/10.1016/j.neuroimage.2010.11.074

第27章 神经影像学研究中的偶然发现：伦理学思考

Incidental Findings in Neuroimaging Research: Ethical Considerations

Stephan Ulmer　　Thomas C. Booth　　Guy Widdershoven　　Olav Jansen　　Gunther Fesl

Rüdiger von Kummer　Stella Reiter-Theil **著**

郑爽爽　黄　靖　卢　洁 **译**

一、概述

神经影像特别是功能磁共振成像（fMRI），是无创性研究大脑皮层活动和了解大脑工作机制的重要手段。从 20 世纪 90 年代的基础研究（Ogawa 等，1990，1993；Kwong 等，1992）和临床应用（Yousry 等，1995），fMRI 技术已发展为神经功能研究广泛应用的工具。通过临床问题的研究，逐渐进入临床转化，使患者受益。本书重点阐述 fMRI 的临床应用，也关注在临床前期及健康对照者应用的稳定性和可靠性。本章重点介绍健康受试者 fMRI 检查的偶然发现（incidental findings，IF）带来的伦理问题及建议，伦理问题不仅涉及患者，也与健康受试者密切相关。fMRI 相关的伦理问题，包括受试者是否自愿参与，及其相关隐私的处理（Carli 等，2012），如何预防不良事件，以及获得知情同意前向受试者或患者告知研究信息和获益等（Reiter-Theil 和 Stingelin Giles，2007）。因为偶然发现可能严重影响受试者的生活，所以应当慎重处理相关的伦理问题（Ulmer 等，2009）。

二、偶然发现的患病率

偶然发现是指之前未发现，但具有潜在临床意义，且与检查目的无关的异常发现（Illes 等，2006）。近年来，偶然发现逐渐成为神经影像研究需要解决的新问题（Garnett 等，2011）。神经影像研究的广泛应用，使偶然发现出现率升高（Booth 等，2012），很多文章开始强调偶然发现管理的必要性（Woodward 和 Toms，2009；Ulmer 等，2009；Hartwigsen 等，2010）。偶然发现患病率很高，普通人群发现有临床意义的神经系统疾病患病率为 2%～9%（Katzman 等，1999；Weber 和 Knopf，2006；Vernooij 等，2007；Brown 和 Hasso，2008；Illes 和 Chin，2008；Hartwigsen 等，2010；Ulmer 等，2012）；老年人群患病率更高（如 Alphs 等，2006；Gupta 和 Belay，2008）。最近一项 Meta 分析（Morris 等，2009）纳入 16 项研究，共计 19 559 例被试，偶然发现率 2.7%。但由于排除了较小的白质病变、腔隙性梗死或微出血等病变，此研究明显低估了实际的偶然发现患病率。另外不同研究的 MRI 图像分辨率不同，且部分研究并不是由神经放射科医生评价图像结果，可能会遗漏相当数量的偶然发现。

三、偶然发现带来的影响

不同的偶然发现给受试者造成不同的影响，肿瘤（普通人群发病率为 0.2%~1.6%）或血管异常（0.5%~1.8%；Katzman 等，1999；Weber 和 Knopf，2006；Vernooij 等，2007）可能需要尽快进行神经外科手术、血管内或药物治疗，或需要随访观察（Morris 等，2009；Illes 和 Chin，2008；Hartwigsen 等，2010）。其他偶然发现即使目前没有临床症状，但也可能提示处在疾病临床前期（如多发性硬化症）（Okuda 等，2009；Ulmer 等，2012）。许多偶然发现可能需要药物治疗，影响受试者的家庭规划、职业选择、购买保险和娱乐活动等。

偶然发现除影响个人，还可能对社区产生影响，如许多大脑病变（如癫痫）会产生一系列的临床症状，可能伤害周围人群（可能造成包括交通事故在内的意外情况）。世界医学会（代表约 80 个国家的医学会）指出检出此类病变具有明显社会效益，尽管受试者有不知情权，但也应公开偶然发现（见下文；World Medical Association，2008）。

除此之外，偶然发现还有经济方面的影响。有些病灶不会出现症状，但随访影像检查往往需要个人、州或保险公司支付相关费用，具体取决于国家医疗体系（Machaalany 等，2009），此外如果偶然发现可治疗，那么可使患者获益，而且早期诊断能够改善疾病预后，降低死亡或长期残疾的风险，甚至减少整体的医疗成本。

四、知情同意

尽管研究人员均认同应在神经成像研究之前征得受试者的同意，但不同研究组提供的知情同意内容有很大差异，如英国＞10% 的受试者没有被告知偶然发现的潜在利弊及应对策略（2007；Booth 等，2012），放射科医生比其他医生更关注偶然发现的潜在影响，也更了解常见偶然发现及其引发的问题。欧洲"附加协议"（欧洲委员会生物伦理学指导委员会，2004）要求必须评估偶然发现是否可以治疗，但只有约 20% 的研究人员完成此评估，其中大部分是有医学背景的研究人员。世卫组织 / 教科文组织（WHO/UNESCO）建议，偶然发现需要在同意"研究者向受试者提供医疗服务的责任范围"之前进行讨论［国际医学科学组织理事会（the Council for International Organizations of Medical Sciences，CIOMS）2002年］。英国 42% 的研究人员遵循此伦理指南，但各研究组的做法不同，＞1/3 的英国研究人员会提醒受试者，研究完成后有可能对数据分析后进行再次联系，而美国研究人员仅 4% 会提醒患者（Lawrenz 和 Sobotka，2008；Wolf 等，2008）。英国有医学背景的研究人员比非医学研究人员更有可能再次联系受试者，反映不同背景的研究者对偶然发现的认知差异，以及研究人员限定的责任不同。

五、偶然发现的检测

即使无临床意义的偶然发现也可能会干扰数据的研究结果，如 fMRI 研究发现蛛网膜囊肿，图像进行标准化配准（MNI 空间）时会导致功能区定位不准确。大多数 fMRI 研究高分辨率 T_1WI 序列（如 MPRAGE 或 SPGR）通常用于图像标准化，尽管这些序列能很好的区分灰质和白质，但还需要结合 T_2WI 序列（TSE 或 FLAIR）、增强和其他序列一起进行临床评估。

神经成像研究中尚无公认的用于评估偶然发现的扫描方案（Booth 等，2010），如何报告偶然发现，英国和美国研究者之间的差异也很大（Booth 等，2012 年；Illes 等，2004），包括不进行影像学评价、研究人员或放射技师发现异常进行影像学评价、放射科医生进行常规序列的影像评价、放射科医生结合常规序列和解剖成像进行影像学评价（Ulmer 等，2009；Booth 等，2010）。

放射科医生进行的专业影像学评估可更敏感、更具体地检测具有临床意义的偶然发现（Royal 和 Peterson，2008）。此外 Meta 分析（Morris 等，2008）表明采取"非常主动"的策略，偶然发现的检测率几乎翻倍。英国最常用"被动"策略（26%），虽然部分研究者（16%）认为这是无奈之举（受限于资金或时间限制；Booth 等，2012）。最理想的办法是由专业放射科医生"主动"报告（29%），但只有 14% 研究人员这样做。与非医学研究人员相比，医学研究人员尤其是放射科医生倾向于"主动"进行报告。

没有"主动"报告的原因包括无法获得专业的影像评估意见、成本受限、对偶然发现的发生率和影响的认识有限，以及研究人员对于偶然发现的责任不明确等（Royal 和 Peterson，2008）。此外由于偶然发现超出了研究范围，"被动"报告策略也是合理的（Miller 等，2008）。

六、偶然发现的公开

关于公开偶然发现的研究很少，无论采用何种报告方法，一旦发现偶然发现研究小组必须决定如何处理。上述的英国研究受主要研究者背景的影响，偶然发现的处理办法不同。当判断其与临床疾病相关时，研究人员大多会向受试者公开偶然发现（47%），同时大部分研究者认可这种方式（46%）。面对面交流是最常见的沟通方式（41%），也得到大部分研究者认可（70%）。另外通过受试者家庭医生公开信息的方式最常见（43%），同时 1/3 的受试者（32%）认可这种做法

非医学研究人员不向受试者公开偶然发现的原因，一方面是非临床研究人员负责图像后处理，没有相应的资质，另一方面公开偶然发现会给受试者造成压力。

与长时间从事科研的研究者相比，从业时间较短的研究者更有可能向受试者公开偶然发现，经验丰富的研究者更倾向于向受试者公开与临床疾病相关的偶然发现。医学研究人员比非医学研究人员更有可能公开，放射科医生与非放射科医生相比也是如此，非医学研究者更倾向于通过受试者家庭医生进行报告。

然而神经影像研究目的并不是筛查偶然发现，许多研究组没有神经影像医生评估大脑 MRI 图像。此外为了减少扫描时间和成本，通常不进行额外的 MRI 高分辨率解剖成像，但检测偶然发现需要高分辨率的图像。

七、伦理学问题

1975 年的《赫尔辛基宣言》和 1979 年的《贝尔蒙报告》制订了人体研究的伦理标准，这些标准的依据是 1947 年的"纽伦堡法典"（赫尔辛基宣言 1975；美国保护人类生物医学及行为研究委员会 1979；Tröhler 和 Reiter-Theil，1998）。研究伦理的基本原则包括尊重受试者及其自主性、避免伤害（不伤害）、提高参与研究受试者的福利和公平性（Beauchamp 和 Childress，2009）。

对于不同的管理策略，存在不同的伦理问题，一方面研究目的不是检测偶然发现，所以有观点认为这并不是研究人员的责任；另一方面如果研究人员能够很容易检测到偶然发现，并且可以避免未来受试者的伤害，那么研究人员有责任告知。

各个研究小组发现评估偶然发现的能力明显不同，取决于是否对研究人员进行 MRI 图像分析和解读的相关培训。因为放射科医生能够识别

普通研究者不能发现的病变，因此应该让谁评估图像成为问题。

本书作者认为如果条件允许，保证图像质量的前提下由受过培训的神经影像专业医生评估图像，尽可能降低偶然发现漏诊，并通过更全面的影像特征确定偶然发现的临床意义。尽管可能会对受试者的生活产生重大影响，但受试者会长期获益，如可以在症状出现前，给受试者本人或其他人带来问题之前进行治疗。

对于是否应该将偶然发现告知受试者这一问题，Kirschen 等（2006）调查了神经影像学研究的一系列受试者，数据表明大部分受试者期望检出偶然发现和进一步处理，这项研究中尽管研究人员在获得了书面知情同意时没有提及公开偶然发现结果，但仍有 54% 的受试者期望检测到可能异常，＞90% 的受试者希望被告知偶然发现，此外受试者都希望图像由专业人员进行解读。

项目负责人的责任不仅限于检出偶然发现，一旦检出还需要遵循标准化方案处理可能的诊断检查或治疗（Illes 等，2006；Gupta 和 Belay，2008；Ulmer 等，2009；Hartwigsen 等，2010），建议研究小组和临床医生共同合作、评估受试者（Ulmer 等，2009；Hartwigsen 等，2010），包括门诊服务等。与尊重受试者自主权的伦理原则一致，若提供这种方案，每个受试者可以决定是接收该方案，还是由他们的家庭医生接手，或完全忽略这些发现直到出现症状。上述研究组（德国）的经验是所有受试者都接受了门诊服务的方案。如果受试者不想被告知扫描结果，也需要尊重其意愿，这些情况下主要研究者检测到偶然发现时可能面临两难境地：一方面应尊重受试者"不告知"的意愿；另一方面如果研究者已知了与受试者健康相关的信息，而不告知受试者会带来潜在的问题。此外如前所述，偶然发现可能会将受试者以外的其他人置于危险之中，可能的解决方案是将明确表示不愿获知偶然发现的受试者排除研究之外。

既往的遗传学研究也涉及到相似问题，多数实验室都没有获得"临床实验室改进修正案"（Clinical Laboratory Improvement Amendments，CLIA，N.D.；http://www.cms. hhs.）的认证，研究者通常没有经过临床认证的程序评估遗传或基因组偶然发现（Van Ness，2008）。2004 年美国国立卫生研究院（National Institutes Of Health，NIH）的国家心肺和血液研究所（the National Heart，Lung，and Blood Institute，NHLBI）制订了一套制度，即根据是否存在重大疾病风险，以及疾病是否对健康产生重要影响（致命后果或高发病率），决定是否向受试者报道基因结果，建议指出应在研究设计和机构审查委员会（Institutional Review Board，IRB）批准中明确（美国国家心肺和血液研究所，2004 年），此外只有 CLIA 认证的试验才被临床认可。Knoppers 等（2006）认为证明基因研究的有效性、重要性和效益后，将结果反馈给受试者是一种伦理责任。即使满足这些标准，还必须考虑研究受试者的"不知情"权。1991 年，国际医学科学组织理事会（the Council for International Organizations of Medical Sciences，CIOMS）关于伦理审查的国际指南认为，将偶然发现告知受试者，参与研究的团体和个人均能够获益性〔国际医学科学组织理事会（CIOMS）1991〕。欧洲委员会也表示相似的立场（Council of Europe，n.d. http://www.coe.int/T/E/Legal_affairs/Legal_cooperation/Bioethics/Activities/Biomedical_research/Protocol_Biomedical_research.pdf 和 http://conventions.coe.int/treaty/en/Treaties/Html/164.htm），讨论是否需要或要求告知偶然发现时，还应考虑是否存在有风险的家庭成员（Knoppers 等，2006）。

现在尚无关于处理这些问题的通用国际建议，因此研究者应意识到偶然发现的问题，且必须制订当地和自己的解决方案，确保即便在无国际建议的情况下，也要负责任地管理受试者。可以参考一些放射学会的意见，如英国关于偶然发现问题的国际会议摘要附录［英国放射学会（Royal College of Radiologists，RCR）2011］。

八、建议

偶然发现的处理因机构和国家不同而不同（Booth 等，2010），国际或欧洲标准保守且尚不完善，本书作者建议应该为受试者提供以下服务。

- 获得受试者初步的知情同意，包括检测出偶然发现的可能性，并对可能产生的后果做出详细解释。知情同意的要求取决于国家法律法规，但应如实向受试者解释如果发现偶然发现，则必须从此时开始如实记录，且可能需要立即治疗和进一步影像学或随访检查。此外偶然发现可能对个人生活产生重大影响，因此应向受试者告知。

- 如果研究者没有医学资质，则应将一名医疗专业人员纳入团队，以获得受试者的知情同意。如果受试者的保险公司不承担发现偶然发现的后续费用，由研究机构承担部分，取决于国家的医疗保障系统。对于明确"不告知"的受试者，可能的解决方案是在纳排标准中将明确表示不愿获知偶然发现的受试者排除。除了研究所需的扫描之外，还需要采集哪些序列仍然有争议，一般建议额外增加 T_2WI 序列。

- 如果研究小组中没有神经影像专业医生，也可以邀请外部专家讨论。不推荐增强扫描，因为是有创检查。一般应由神经影像专业医生负责阅片并检出异常，是否支付专业阅片费用取决于研究机构和当地政策（Booth 等，2010；Hartwigsen 等，2010）。如前所述，本书作者认为专业阅片是理所应当的伦理要求，不仅能够检测偶然发现，还可以评估病情程度和是否会影响数据后处理（功能区定位）。

- 本书作者认为如果发现偶然发现就需要采取进一步措施，由一名医疗专业人员解释偶然发现的后果。受试者（可能已经成为患者）提出的问题应由医疗人员进行专业回答，如有必要可以采取进一步医学处理，包括进行额外的检查或治疗，实践证明这可以使患者获益（Hartwigsen 等，2010；Ulmer 等，2009，2012）。若患者愿意，也可以联系他的家庭医生，产生的费用可以由受试者保险公司或专门机构支付。

参考文献

[1] Alphs HH, Schwartz BS et al (2006) Findings on brain MRI from research studies of occupational exposure to known neurotoxicants. AJR Am J Roentgenol 187:1043 1047

[2] Beauchamp TL, Childress JF (eds) (2009) Principles of biomedical ethics, 6th edn. Oxford University Press, Oxford. ISBN-13: 978-0-19-533570-5

[3] Booth TC, Jackson A et al (2010) Incidental findings discovered in 'healthy' volunteers during research imaging; legal and ethical lessons from UK and overseas. Br J Radiol 83:456–465

[4] Booth TC, Jackson A et al (2012) Management of incidental findings during imaging research in 'healthy' volunteers; current UK practice. Br J Radiol 85:11–21

[5] Brown DA, Hasso AN (2008) Toward a uniform policy for handling incidental findings in neuroimaging research. AJNR Am J Neuroradiol 29:1425–1427

[6] Carli V, Hadlaczky G et al (2012) Maintaining confidentiality in prospective studies: anonymous repeated measurements

via email procedure (ARME). J Med Ethics 38:127–129

[7] Clinical Laboratory Improvement Amendments, CLIA; Centers for Medicare and Medicaid Services. Clinical Laboratory Improvement Amendments. http://www.cms.hhs.gov/CLIA

[8] Council of Europe. http://www.coe.int/T/E/Legal_affairs/Legal_cooperation/Bioethics/Activities/Biomedical_research/Protocol_Biomedical_research.pdf and http://conventions.coe.int/treaty/en/Treaties/Html/164.htm

[9] Council of Europe Steering Committee on Bioethics (2004) Additional protocol to the convention on human rights and biomedicine concerning biomedical research. http://conventions.coe.int

[10] Declaration of Helsinki (1975) WMA declaration of Helsinki – ethical principles for medical research involving human subjects. www.wma.net/en/30publications/10policies/b3/

[11] Garnett A, Whiteley L et al (2011) Neuroethics and fMRI: mapping a fledgling relationship. PLoS One 6:e18537

[12] Gupta SN, Belay B (2008) Intracranial incidental findings on brain MR images in a pediatric neurology practice: a retrospective study. J Neurol Sci 264:34–37

[13] Hartwigsen G, Siebner HR et al (2010) Incidental findings are frequent in young healthy individuals undergoing magnetic resonance imaging in brain research imaging studies: a prospective single-center study. J Comput Assist Tomogr 34:596–600

[14] Illes J, Chin VN (2008) Bridging philosophical and practical implications of incidental findings in brain research. J Law Med Ethics 36(298–304):212

[15] Illes J, Kirschen MP et al (2004) Discovery and disclosure of incidental findings in neuroimaging research. J Magn Reson Imaging 20:743–747

[16] Illes J, Kirschen MP et al (2006) Ethics. Incidental findings in brain imaging research. Science 311:783–784

[17] Katzman GL, Dagher AP et al (1999) Incidental findings on brain magnetic resonance imaging from 1000 asymptomatic volunteers. JAMA 282:36–39

[18] Kirschen MP, Jaworska A et al (2006) Subjects' expectations in neuroimaging research. J Magn Reson Imaging 23:205–209

[19] Knoppers BM, Joly Y et al (2006) The emergence of an ethical duty to disclose genetic research results: international perspectives. Eur J Hum Genet 14:1170–1178

[20] Kwong KK, Belliveau JW et al (1992) Dynamic magnetic resonance imaging of human brain activity during primary sensory stimulation. Proc Natl Acad Sci U S A 89:5675–5679

[21] Lawrenz F, Sobotka S (2008) Empirical analysis of current approaches to incidental findings. J Law Med Ethics 36:249–255

[22] Machaalany J, Yam Y et al (2009) Potential clinical and economic consequences of noncardiac incidental findings on cardiac computed tomography. J Am Coll Cardiol 54:1533–1541

[23] Miller FG, Mello MM et al (2008) Incidental findings in human research: what do investigators owe research participants? J Law Med Ethics 36:271–279

[24] Morris Z, Whiteley WN et al (2009) Incidental findings on brain magnetic resonance imaging: systematic review and meta-analysis. BMJ 339:b3016

[25] National Heart, Lung, and Blood Institute (NHLBI) of the US National Institutes of Health (2004). http://www.nhlbi.nih.gov/meetings/workshops/gene-results.htm

[26] National Research Ethics Service (2007) National Patient Safety Agency information sheets and consent forms. Guidance for researchers and reviewers. http://www.nres.npsa.nhs.uk/EasySiteWeb/GatewayLink.aspx?alld

[27] Ogawa S, Lee TM et al (1990) Brain magnetic resonance imaging with contrast dependent on blood oxygenation. Proc Natl Acad Sci U S A 87:9868–9872

[28] Ogawa S, Menon RS et al (1993) Functional brain mapping by blood oxygenation level-dependent contrast magnetic resonance imaging. A comparison of signal characteristics with a biophysical model. Biophys J 64:803–812

[29] Okuda DT, Mowry EM et al (2009) Incidental MRI anomalies suggestive of multiple sclerosis: the radiologically isolated syndrome. Neurology 72:800–805

[30] Reiter-Theil S, Stingelin Giles N (2007) Ethical aspects of screening and preventive diagnosis with radiological imaging. In: Reiser MF, van Kaick G, Fink C, Schoenberg SO (eds) Screening and preventive diagnosis with radiological imaging. Springer, Berlin, pp 137–146

[31] Royal College of Radiologists (RCR) (2011) Management of incidental findings detected during research imaging. www.rcr.ac.uk/docs/radiology/pdf/BFCR(11)8_Ethics.pdf

[32] Royal JM, Peterson BS (2008) The risks and benefits of searching for incidental findings in MRI research scans. J Law Med Ethics 36:305–314

[33] The Council for International Organizations of Medical Sciences (CIOMS) (1991) International Guidelines for Ethical Review of Epidemiological, European Federation of the International Epidemiologist Association (IEA). http://www.dundee.ac.uk/iea/GoodPract.htm

[34] The Council for International Organizations of Medical Sciences (CIOMS) (2002) International ethical guidelines for biomedical research involving human subjects. http://www.cioms.ch

[35] The National Commission for the Protection of Human Subjects of Biomedical and Behavioral Research (1979) Belmont report. http://ohsr.od.nih.gov/guidelines/belmont. html

[36] Tröhler U, Reiter-Theil S (eds) (1998) Ethics codes in medicine: foundations and achievements 1947–1997. Ashgate, Aldershot

[37] Ulmer S, Jensen UR et al (2009) Impact of incidental findings on neuroimaging research using functional MR imaging. AJNR Am J Neuroradiol 30(4):E55

[38] Ulmer S, Stippich C et al (2012) Incidence and responsible management of incidental findings (IF) in neuroimaging research. Nervenheilkunde 31(4):246–249

[39] Van Ness B (2008) Genomic research and incidental findings. J Law Med Ethics 36(2):292–297, 212

[40] Vernooij MW, Ikram MA et al (2007) Incidental findings on brain MRI in the general population. N Engl J Med 357:1821–1828

[41] Weber F, Knopf H (2006) Incidental findings in magnetic resonance imaging of the brains of healthy young men. J Neurol Sci 240:81–84

[42] Wolf SM, Lawrenz FP et al (2008) Managing incidental findings in human subjects research: analysis and recommendations. J Law Med Ethics 36:219–248

[43] Woodward CI, Toms AP (2009) Incidental findings in "normal" volunteers. Clin Radiol 64:951–953

[44] World Medical Association (2008) World Medical Association declaration on the Rights of the Patient. http://www.wma.net

[45] Yousry TA, Schmid UD et al (1995) Topography of the cortical motor hand area: prospective study with functional MR imaging and direct cortical mapping at surgery. Radiology 195:23–29

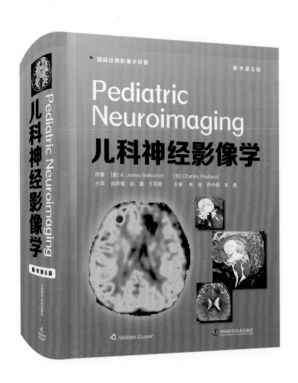

原　著　[美] A. James Barkovich

　　　　[加] Charles Raybaud

主　译　战跃福　赵　鑫　干芸根

主　审　朱　铭　乔中伟　韦　勇

定　价　598.00 元

　　本书引进的 Wolters Kluwer 出版社，由国际著名儿科神经影像学专家 A. James Barkovich 博士和 Charles Raybaud 院士倾力打造。本书自 1989 年初版以来，不断更新再版，目前已更新至全新第 6 版。本书共 12 章，先对儿科神经影像学技术进行了概括性介绍，然后从儿童颅脑和脊柱正常发育、各种脑病、颅脑和脊柱损伤、先天性颅脑畸形、神经皮肤病、颅内和颈部肿瘤、脑积水、脊柱先天畸形、脊柱肿瘤、神经系统感染及脑血管畸形等方面进行了具体细致的介绍，同时辅以大量图表帮助读者理解。本书内容丰富、实用，对儿科中枢神经系统疾病的流行病学、生物学、病理学、临床特征、影像检查技术、影像特征及鉴别诊断等做了详细全面的介绍，非常适合各级放射科医师、放射科技师、神经内外科医师、儿科各级临床医师阅读参考。

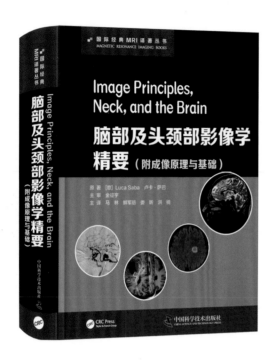

原　著　[荷] Luca Saba

主　审　金征宇

主　译　马　林　鲜军舫　娄　昕　洪　楠

定　价　428.00 元

　　本书是引进自 CRC 出版社的一部高质量 MRI 影像学著作。相比于 CT 和 X 线成像技术，MRI 是一种能够为不同软组织提供更好对比度的成像技术。原著者先对 MRI 物理基础及超高场强 MRI 进行了概述，然后对五官 MRI 及脑部 MRI 的成像方法、病理生理基础、影像学特征等进行了具体介绍。本书在 MRI 影像学应用方面涵盖内容丰富、细致且新颖，不仅可以帮助初学者对 MRI 影像学技术有相对全面的认识，还能让更多有一定基础的放射科医师更好地理解、应用 MRI 及其后处理技术。

出版社官方微店